アレキサンダーの矯正臨床シリーズ 第１巻

アレキサンダーディシプリン 20の原則

The 20 Principles of the Alexander Discipline

アレキサンダーの矯正臨床シリーズ 第1巻

アレキサンダーディシプリン 20の原則

THE 20 PRINCIPLES OF THE ALEXANDER DISCIPLINE

R. G. "Wick" Alexander, DDS, MSD 著

Clinical Professor of Orthodontics
Baylor College of Dentistry
Dallas, Texas

Private Practice Limited to Orthodontics
Arlington, Texas

浅井保彦／黒田康子 監訳

加藤博重／小山勲男／堀内敦彦／正木史洋 訳

クインテッセンス出版株式会社 2012

Tokyo, Berlin, Chicago, London, Paris, Barcelona, Istanbul, Milano, São Paulo, Moscow, Prague, Warsaw,
Delhi, Beijing, Bucharest, and Singapore

Quintessence Publishing Co, Inc
4350 Chandler Drive
Hanover Park, IL 60133
www.quintpub.com

目次

献辞

この本を私の人生に大きな影響を与えてくれたすべての人に捧げることは，私にとってこのうえない喜びである．はじめに私の妻であるJanna．彼女の愛情と支えがあったからこそ，私は安心して夢を追うことができた．私の両親JakeとGerry，私の兄妹C.Moody，SkipそしてKayは，幼い頃の私にとってとても大切な存在であった．兄のMoodyは４歳年上で，私にとってはもう１人の父のような存在であった．私の子どもたちは，本当に信じられないくらい素晴らしい人間である．Chuckと彼の妻のKeriには３人の驚くべき子どもたち，Mac，Blake，そしてKellynがいる．J.MoodyとEmilyは，Hill，Wick，AveryそしてIsabelleを深く愛している子煩悩な親である．娘のShannaとその夫のLuisはMateoとMarcoという，２人の素晴らしい息子がいる．

私に影響を及ぼした人々のなかで忘れてはならないのは，Amarillo高校時代のスペイン語の先生であるMiss Weir，フットボールのDefeeコーチ，話し方の先生のMr.Flathersである．テキサス工科大，テキサス大学歯学部や矯正学講座の多くの同級生や仲間たちは，私の人生を前向きにしてくれた．矯正学講座におけるA.P.Westfall教授のご指導とご鞭撻がなければ，すべては始まらなかったであろう．

最初の本で「息子たちが矯正医になりたいと言ってくれたならばこのうえない幸せである」と私は書いたが，その夢は現実となった．将来，私の孫たちが矯正医になってくれればと期待するのは，高望みし過ぎであろうか．

Stephen Coveyは，彼の最新本"第８の習慣（The 8th Habit, Free Press, 2004）"のなかで，「人が人生で成し遂げられるもっとも崇高な試みとは，"自分の声を見つけること"である」という考え方に着目している．私にとってその"声"とは，シンプルでいつもどおりの順序だったやり方で，当たり前のようにもっとも質の高い矯正治療結果を生み出す治療方法を見つけるという私の探究心に関連したものである．いく年にもわたる試行錯誤を通して，アレキサンダーディシプリンは作り上げられた・・・，私の声とともに．さらにCoveyは「ほかの人にも彼ら自身の"声"を見つけるように刺激せよ」とわれわれに求めている．それがまさにこの本である．

この本を，世界中の現在そして未来の矯正医であるあなたに捧げる．私の願いは，この本の内容があなたの習ってきた基本的な真理を補強し，治療結果や長期安定性が改善されるような新しいアイデアと概念をあなたに与えること，である．あなたに私の"声"を楽しく読んでほしい．この本があなた自身の"声"を見つけ出すために，大きな意味をもつことを切に願う．あなたはあなたの船の船長なのだ．あなたが患者を治療している間に下す１つひとつの決断が，患者の治療結果に影響を及ぼすのだ．あなたは何をするべきか知っている．あなたの"声"が１人ひとりの患者のなかで実現するためには，基本的な目標，知恵，責任をもちなさい．そして彼らの美しい笑顔を作るためになすべきことをしなさい．最終的には，その笑顔こそがあなたが責任をもってサイン（Signature）した結果なのだから

序文

一説によれば，誰もが人生のいくつかの時点で本を書くべきだという．1987年に私は“The Alexander Discipline”を書き，この本は今，日本語やスペイン語，フランス語，イタリア語，ポルトガル語，中国語，ロシア語に翻訳されている． あなたたちの多くが，どうして同じ主題の本をもう１冊書くのだろうか，同じ情報を繰り返すだけなのではないか，とおそらく思っているだろう．

その答えは，はっきりいって“ノー”である．この本は前の本の代替品でも改訂版でもない．と言うのは，前の本は主として私の臨床経験を事例報告の形で述べたものだからだ．それ以降，しばしばわれわれの患者を用いての多くの調査研究が行われ，われわれのテクニックはより強固な地盤のうえに立つようになった．このテクニックについて，さらなる説明が必要であろうか．その答えは“イエス”である．この本は，そのような礎のうえに立つものである．

科学的根拠に基づく歯科医療とは，個々の患者の治療に関する決断をする際に，最新の優れた研究や臨床的証拠を良心的に用いることである．この本および引き続き執筆中の本のなかでは，多くの科学的根拠に基づく知見が示され，われわれの症例による臨床的な経験を実証するだろう．時が経つにつれ，科学は患者をより効果的に治療するための新しい機会をわれわれに与え続けてくれるだろう．

アレキサンダーディシプリンは長い年月を経て発展を続けているので，私の考え方とそれを書き言葉を通して表現する能力もまた進化していると期待したい．また仲間からの建設的な批判も素晴らしい教材となるものだ．もうずいぶん昔になるが，あるフランスの矯正医が私の友達を捕まえて，ある批判を言った．アレキサンダーディシプリンは原則をもたず，歯を上手に動かすための単なるブラケットのセットに過ぎない，と．彼はこのブラケットがどんなテクニックを用いても，歯をより効果的に動かせると信じていた．このブラケットは確かにその点で効果的ではあるが，この矯正医は治療順序（訳者注：上顎から始めること．適切なアーチワイヤーの順序，など）による差，連続したワイヤーと部分的なワイヤーによる違いや，そのほかにこの本で述べられている原則については理解していなかった（もしくは私が適切な説明に失敗したのだろう）．

どうして私の意図が十分に理解されていないのかいろいろと考えてみて，私は自分の講義のなかで，われわれのテクニックをほかとは際立たせている根幹となる考え方や概念を十分に強調してこなかったのだということに気がついた．そこで自分が重視している多くの項目を整理し直し，アレキサンダーディシプリンがほかのテクニックと一線を画すような概念を強調するように初級コースを再構成した．コースのタイトルは“アレキサンダーディシプリンの総合的探究（The Comprehensive Exploration of the Alexander Discipline）”から“アレキサンダーディシプリンの原則（The Principles of the Alexander Discipline）”に変更した．

この巻はアレキサンダーディシプリンの最新の原則を詳しく述べている．さらに近刊では矯正学上の特定の問題にスポットを当ててそれらをどのように解決するかに充てるつもりだ．この本では20章それぞれの特別な領域に焦点を当てることによって，治療を完全に成功させるために必須の“些細（ささい）な（しかし重要な）こと”を行うために必要な知識を，読者に提供したつもりである．それぞれの章のための主題の選択は，予想以上に明確であった．私は長年にわたり世界を旅し，異なったグループが私を毎年招待してくれ，すでに初級のコースを受講したドクターに対して，アドバンスコースを行っている．そこではある特定の不正咬合の治療を詳しく解説することに焦点を合わせているので，これらの講義が，新しい章の主題となっている．

装置の進化

最初の装置は1977年に作られ，“the Vari Simplex Discipline”と名づけられた．第二世代は“the Mini Wick appliance”と呼ばれ，1985年に作られた．この装置では，より強い合金が使われ，ブラケットのサイズは小さくなり，ウィングはより効果的に再設計された．1997年に，第三世代“the Alexander Signature appliance”が開発された．そしてこの本が出版される頃には，新しいセルフライゲーションのアレキサンダーブラケットが評価されているところであろう．

ほとんどの章で，論ずべき主題を説明するために患者の記録を用いている．これにより，読者はさまざまな不正咬合の治療方法や治療結果を見ることができる．もちろん，いくつかの症例は１つ以上の主題を含んでおり，これは本文の中に示してある．

John Cotton Danaは明確に断言した．「いやしくも教える立場にあるものは学ぶことを止めてはならない」と．長年にわたり，私は矯正医としての人生を省みて，「主よ，どうして私なのでしょうか」と自分自身に問いかけてきた．標準的な知力であっても，抑えきれない好奇心こそが私の最大の才能であると思っている．さらに私には物事を単純化することが必要で，物事を良くするための生まれついての意欲またはこだわりをもっていると思う．Calvin Coolidgeが端的に述べている．「この世に持続力に勝るものはない．才能はどうか．才能をもちながら成功しなかった人々は数えきれない．天才はどうか．報いられなかった天才というのは，言い古された言葉だ．教育はどうか．世界は教育を受けた浮浪者であふれている．持続力と決意こそが絶対的な力なのである」と．好奇心，持続力そして多くの人々の手助けがあったおかげで，私はこのテクニックを創り出し，それを長年にわたり世界中の矯正医と共有する機会を得ることができた．

矯正学の理念

今世紀への変わり目に，矯正治療の供給モデルにおいて新しい概念が生まれた．一部の人々は，われわれの専門分野が従来からの専門職という概念からビジネスに変わっていくことに興味をもっているように思える．おそらくすでに医科で起こっている変化と同じ理由であろう．確かに個人の開業医では，扉を開いていれば利益が発生するには違いないが，これは昔から，患者にとってできるかぎりもっとも質の高い治療を受けられるように努め，そのサービスに対して適正な対価を請求するという形でとても適切に成し遂げられてきた．もしわれわれが今日知るところの専門性を生き残らせたいのならば，医療の質に重点をおくことを続けていかねばならない．

もちろん，われわれの治療システムがいっそう効率的になることも重要だ．私はつねに私のテクニックの効率が改善するように探求してきた．私を当惑させている問題は，いくつかの治療戦略が“効率”のために使われているが，それが必ずしも患者にとって一番大切なことのためではない，ということだ．たとえば，私は矯正医が「私は彼らにヘッドギアーを使わせることができない，だから機能的矯正装置を使うつもりだ」と話すのを数えられないほど聞いた．ヘッドギアーが必要な理由やその効果などさまざまなことを話して教育することにもう少し努力をすれば，患者は最善を尽くし，あなたを驚かすかもしれないのに．

患者の来院の頻度を少なくするということも，私が長年にわたり支持してきた概念である．“Let it cook”という13番目の原則が，これを表している．しかし，動的治療中，３か月ごとに患者を診るということは，多くの症例において現実的ではないだろう．風雪に耐えうる信念とは，時間と経験によって試され証明された，疑う余地のない“本当のこと”を基盤として成立すべきなのだ．アレキサンダーディシプリンにおいては，確かな原則がこのテクニックに独自性を与えている．

最初の３つの原則は哲学的な本質と，その規律を実施するための姿勢に焦点を当てる．このテクニックが最初に目指していた目標の１つは，治療を簡便にして患者をより快適にすることである．どのような矯正歯科のテクニックでも，成功するためには，患者が治療に関与しているはずだ．いくつかの装置は“協力不要”型であるといわれているが，現実にはそのようなことは不可能である．それぞれの患者は，歯をきれいに磨いて，装置の様子に気を配り，何を食べたかを観察し，約束の日にやって来ようとする意思があるに違いない．患者が治療進行のパートナーになることは，単にその過程を理解させるだけでなく，治療結果がより高いレベルに達することを保証するものである．

患者の協力は，このテクニックの成功に不可欠なものである．テクニックの治療メカニクスのみが注目されることがあまりにも多すぎる．もちろんメカニクスは大切であるが，それだけでは患者の協力なしに優れた結果を得ることはできないだろう．矯正学の教育現場において，患者に動機づけする技術を学生に教えることがおそらく忘れられているようだ．この技術が必要であると理解してはじめて，矯正医は質の高い治療結果を作り出すためには患者を動機づけする能力を向上させる技術を学ぶべき責任があることを受容するのだ．

私の長兄で，矯正一家のヘッドという称号の持主，C.Moody Alexanderは，1975年から1985年までの間，ベイラー大学の矯正学講座の主任教授であった．彼は長年にわたり私に多くのことを教えてくれたが，そのなかで私がもっとも好きな彼の教育哲学の１つに“学ぶことは楽しいことであるべきだ”がある．私も本当にそう思う．

遺産

人生を学問に費やし，その才能を使って同僚たちのために尽くしてきた専門家が，いざ引退したら，彼が生前に集めた知識と経験のすべても彼とともに失われてしまい，空っぽの大きな穴が残ってしまったという事例を私はいくつも知っている．そして別の人物がその後任になってわざわざ一からやりなおすという困難な役割を担った．数年間に及ぶ試行錯誤の末，この人物はやっと前任者のレベルに達した．なんという時間と才能の浪費であろうか．

Alexander一族の矯正学は，私の長兄であるC.Moody Alexanderが始めた．もし彼が違う職業を選んでいたならば，私もまた矯正医にならなかったに違いない．兄はいつも私の道標であり，感化されてきた．兄の息子であるCliffも父の足跡をたどりわれわれの理念の確立に大いなる貢献をしてくれている．

父親が受けるもっとも偉大な祝福の１つは，子どもたちが自分の仕事を引き継いでくれることである．私の受けた最大の賛辞は私の２人の息子が同じ矯正医の道を選んだことである(残念なことに，娘の Shannaはホテルマネージャーを仕事に選び，大成功しているが)．しかし，私の父としてまた先生としてのゴールは，息子であるChuckとJ.Moody，甥であるCliffに，私がこの40年間に学んだことをすべて教えることであった．だから彼らは早く私のレベルに到達し，さらに成長を続けていくことができた．私は今，このゴールが達成されたと言える．なぜなら彼らは父や叔父よりも優れた矯正医になっているからだ．これは，なんと楽しいことだろう．

実際には，これは私の矯正学の概念に興味をもってくれた，すべての矯正医のための私のゴールでもある．われわれのディシプリンを選択し，実践してくれたベイラー大学や世界中の学生たちもまた，私より優れた矯正医である，と言える．すべての先生と呼ばれる人のゴールは，学生がその先生のレベルを超えることであるべきだ．

これらの考えを胸に，今，私はアレキサンダーディシプリンの２番目の本をあなたに贈る．知識と技術の変化とともに，われわれのテクニックも変化するし，終わりはない．Robert Schullerはかつて「山の頂に登ってこそ見えるものがある」と言った．人はまず１つの山の頂上に登らなければならない．そこで初めて今まで見えなかった景色，ほかの山々の頂も見ることができるのだ．さあ，旅を楽しもう！

謝辞

この本は，私のスタッフの献身的な働きがなければ，出版できなかったにちがいない．Dr Elisa Espinas-San Juanは，私の研究，講演そして出版の助手として，写真収集，図の作成，章の構成の手助けに，膨大な時間を費やしてくれた．Becky Davisは管理スタッフとして，本稿が完成するまでの間，“車輪が回り続けるように”調整してくれた．この２人の素晴らしい人たちが，このプロジェクトを最後までやり抜くことに，献身的に専念してくれた．

Dr Michael Swartzの知識と才能は，本稿の編集や校閲，多くの図表の作製に，かけがえのない助けとなった．ありがとうMike，オームコでの初期の時代にまでさかのぼって，君の支援と友情に感謝する．

数多くの良き師や友人が，私に特権として与えられたこの“旅”を形作る手助けしてくれた．その人々の名前をここですべて示すことはできないが，私を助け，刺激してくれた人々に感謝の意を表したい．

私の経歴を通して，とてつもない影響を与えてくれたのは，矯正学の先生，友人そして同僚である．Jim Reynolds，A.P.Westfall，Bob Gaylord，Howard Lang，Jay Barnett，John Lindquist，Jim Boley，Bill Robinson，Robert Orr，Tucker Haltom，Peter Buschang，Buzz Behrents，Jerry English，George Cisneros，Olivier Nicolay，Elliott Moskowitz，Brian Prestonの名前を挙げたい．

私たちのアメリカの研究会は30年以上ともに歩んできた．その支援と指導はたいへん価値あるものであった．Alan Akridge，Dean Baesal，Mike Cherre，Joe Crain，Gayle Glenn，Lisa King，Chuck Pfister，Larry Roberts，そして Bob Smithの名前を挙げたい．

通常の患者のスケジュールを中断して，特別な写真を撮ったり，特定の症例を探すことを頼むことは，スタッフをとても混乱させるものである．そこで，臨床助手であるEllie OginskiとMisty Johnsonに感謝したい．彼女らは私たちが必要とするものを探しだすために，努力と積極的な姿勢を示してくれた．Gerrie Smith,Melanie LashleyとYalonda Kleinほかこれまでの助手たちもまた大いに助けになった．前の受付のスタッフであるGuelda MiddletonとBrenda Hortonは，今もわれわれの診療に貢献してくれている．

“人は１人では生きていけない(訳者注：イギリスの詩人ジョン・ダンの詩の一節)”．初期の頃，私の診療所では矯正学講座の大学院生たちを雇っていた．この診療所で治療されたほとんどすべての症例において，これらの矯正医の手助けがあった．私を大いに助けてくれたことに加えて，彼らは私のテクニックの基本を学び，彼ら自身の診療所においてとても優れた矯正医となった．

長い間，治療結果を出すための日常の臨床を経験してもらう目的で，１年間の研修期間で世界中から10人の矯正医をわれわれは受け入れてきた．

国際アレキサンダー研究会のリーダーやほかの影響力の大きい友人たちは，つぎの人たちである．Crazy Horseこと浅井保彦，小山勲男，出口敏雄，佐藤英彦，堀内敦彦，正木史洋，黒田康子，久島文和，加藤博重，香川正之，髙木伸治，桜岡繁樹，小川晴也，立花京子，橋場千織，今村美穂，Remo Benedetti，Leonella Caliari，Maurizo Azzolina，Barbara Lapini，Florian Faessler，Kathrin Faessler，Iris Frasch，Peter Schopf，Astrid Heider，Ingrid Rudzki-Janson，Dominique Schreiber，Edith Fessel，Philippe Delo，Ann Singer，Laura Gonzalvo，Alain Decker，Werner Fiederer，Sylvie Pourret，Isabelle Soufflot，Patrice Yan Luk，Sergey Gerasimov，Prof Fevralina Khoroshilkina，Evgeniy Zubrilin，Urban Hagg，Song Wei，Prof Minkui Fu，Hong He，Feng Xue，Joung-Lin Liaw，Morgan Shen，Young-Chel Park，Schwan Somsiri，Marko Perkovic，Ali Ouazzani，Amina Elomrani，Anna Orzelska，Olga Kaska Morris Strauss，Rafi Romano，M.K Prakash，Stifanos Karakousoglou，Ivan Gorylov，Vessela Djoneva，Tatyana Karagenska，Andres Vegh，Gabriella Borsos，Claudia Corega，Martin Jenne，Lars Medin，Nazan Kucukkeles，Yildiz Ozturk，Joel Martins，Linda Martins，Graca Guimaraes，Carmen Luce Rocha Lune， Emilia Kobayashi，De la Cruz，Carlos Calva，Jorge Franco，Numa Escobar，Miguel Sanchez Herrera，Hong He，Melina Tjoe，Catherine Veneracion-Juliano，Julio Saldarriaga，Constanza Patino，Luis Batres，Elizabeth Cortez，Billy Wiltshire，Carlos Cabellero，Fouad Sidawi，Gene Gottlieb，そしてLarry Wolford．

50人以上の大学院生が私の診断資料を臨床研究のために使った．彼らは院生として必要な研究論文を執筆したというだけではなく，私の臨床的な仮説を科学的根拠に基づく事象に変えてくれたので私は感謝している．クインテッセンスからの技術的かつ専門的な支援は，編集主任のLisa Bywatersと作製主任のPatrick Penneyによってもたらされた．多くの試行錯誤の後，この２人のベテラン専門家はすべてを１つにまとめ上げてくれた．

私の息子たちには特別な感謝の言葉を送りたい．Chuckはコロラドに移住する前に６年間私の診療所で過ごし，Moodyは私のテキサス州アーリントンの診療所を引き継いでくれた．２人は，この本で紹介する症例に貢献してくれた．しかしそれ以上に，彼らが私のテクニックと原理を理解し，さらにそれをより良いものにしてくれたことは私の誇りだ．彼らそしてすべての学生たちに私の知っていることのすべてを教えることが，私にとってのゴールであった．今や，彼らは私よりも優れた矯正医であると私は断言できる．

監訳者・翻訳者・翻訳協力者一覧(五十音順)

監訳者

浅井保彦(浅井矯正歯科)

黒田康子(くろだ歯科・矯正歯科)

翻訳者

浅井保彦(浅井矯正歯科)

加藤博重(カトウ矯正歯科クリニック)

黒田康子(くろだ歯科・矯正歯科)

小山勲男(小山矯正歯科クリニック)

堀内敦彦(堀内矯正歯科)

正木史洋(二期会歯科クリニック)

翻訳協力者

浅井　農(浅井矯正歯科)

伊藤真也(カトウ矯正歯科クリニック)

上野洋史(小山矯正歯科クリニック)

黒田晋吾(徳島大学大学院ヘルスサイエンス研究部口腔顎顔面矯正学分野)

「アレキサンダーディシプリン20の原則」の日本語版発刊に寄せて

本を翻訳するということは大きな挑戦であるに違いない．題材は同じであっても，それぞれの言語によって表現の仕方は異なる．著者が意図していることを正確に表現する適切な言葉を翻訳者が選ぶことは，難しい課題である．

私と日本の矯正医の先生方との関係は1979年に日本矯正歯科学会で“The Vari-Simplex Discipline”というタイトルで講演したときに始まった．

その講演後に１人の若いドクターが私のところにやって来て，もう一度日本に戻って来て私のテクニックコースを行ってくれませんかと頼んできたのだ．問題は，私はそのときまでコースを行った経験がないということであった．この若い矯正医は一体誰であろうか？　それは今では全世界でもっとも有名な矯正家の１人になった人―“Crazy horse”こと浅井保彦先生そのひとである．彼の探究心によって私の心に種が撒かれ，それは今や世界中に拡がった根本原理とテクニックに成長した．また，長い年月にわたって，多くの素晴らしい日本の矯正家たちが，このテクニックの優秀性を世界中に証明するという“伝統”を生み，それを継承し続けてきてくださった．

この本の翻訳に携わったのは，浅井，加藤，小山，黒田，堀内，正木先生たちである．

内容を解釈し，可能なかぎりもっとも正確な理解に基づいて翻訳された本があるとすれば，それはまさにこの本である．翻訳者たちはアレキサンダーテクニックにきわめて精通しており，著者の講義を何度も何度も聴き，この主題についての科学的な英語を話し，理解することができる人たちである．読者の皆様は，この翻訳書には著者が意図した内容が正確に記述されているということにどうぞ確信をもっていただきたい．

楽しんで―そして学ばれんことを！！！

R. G. Alexander, DDS, MSD

日本語訳本の出版に際して

2008年に原本の"The 20 Principles of the Alexander Discipline"が発刊されたとき，アレキサンダーディシプリンに則って日常臨床を行っているもの，また単純なやり方で質の高い治療目標をつねに達成したいと志している矯正医にとって，何と素晴らしい教科書が出たことかと，感動しました．また，治療直後の素晴らしい結果のみならず長期経過後にも安定した状態で維持されている治療結果を導き出す数多くのパールが一杯詰まったこの本を，多くの臨床家にぜひ読んでほしいと思いました．

しかし，チェアーサイドにおいて，一目で今何をどうすべきかのマニュアルとするためには，やはり日本語で内容が速読できるものがほしいというご要望をアレキサンダー研究会会員や若い先生方からいただいておりました．諸般の事情でなかなか実現できなかったのですが，このたび，クインテッセンス出版株式社社長佐々木一高様のご尽力により，実現いたしました．翻訳者としては，アレキサンダー研究会に最初から参加し，長年にわたりアレキサンダー先生にご指導いただいてこのテクニックを実践し，研究会を牽引して来たメンバーが，この度の任に当たりました．30年間，何度も何度も繰り返して，この20の原則を聴き，学び，実践してきた私たちが，アレキサンダー先生が意図されていることを何とか正確に伝えようと，単語を選び，文章を練って，訳本を完成させました．それでもまだ，わかり難い表現や説明不足のことが残っているかもしれませんが，監訳者の力不足とご寛容にお願いいたします．

今回翻訳に携わった私たち自身が，原本を熟読して，あらためてこの治療哲学やテクニックに対する理解が深まり，アレキサンダーディシプリンの素晴らしさを実感しました．アレキサンダー先生が30年以上にわたり，毎年来日して指導され，日本の矯正臨床の質の向上に貢献されたことは，矯正専門医認定試験の結果が如実に物語っています．アレキサンダー先生の治療結果が臨床研究として客観的に分析され，この手法に科学的な論拠が加わって，以前にも増して信頼性が高まったことが，この本から読み取っていただけると思います．英文を熟読した私たちと同じように，アレキサンダーディシプリンの素晴らしさを実感していただき，患者さんたちのとびきりの笑顔に先生方自身のサインを記すことに，この訳本がお役に立てれば，翻訳者一同これに勝る幸せはありません．

さあ，アレキサンダー先生の先導にしたがって，矯正臨床の山の頂きを見る旅を，一緒に楽しみましょう！

最後にご尽力いただきましたクインテッセンス出版株式会社の佐々木一高社長，書籍編集部の大塚康臣氏に深く感謝いたします．

2012年９月
翻訳者代表　黒田康子

原　則

1

努力＝結果

“才能と知識と努力が成功の礎となる”

—Gertrude Samuels

アレキサンダーディシプリンの最初の原則は“努力＝結果(E=R)”という等式で表される．この基本公式あるいは根本原理はアレキサンダーディシプリンのほかのすべての原則の土台となるものであり，人生哲学から派生したものである．等式はJames Allen[1]により著された“As a Man Thinketh(人は思考するように)”からの引用である(図 1-1)．100年以上前に，Allenは述べている「人間に関するすべての事柄において，努力と結果が存在し，そして努力の大きさが結果の尺度となるのだ．幸運などではない」．この簡潔な言葉は，この哲学を自分自身の人生に当てはめている人々に，大きな影響力を及ぼしている．

人生がでこぼこのない，完全に平坦な道のようであるとは，誰も思っていないだろう．しかし，これらの凹凸に対して取り組むそれぞれの人の姿勢が，その結果に大きな影響を及ぼすのだ．問題に対する取り組みが熱心であればあるほど，多くの幸運が舞い込むものだ．これは矯正学にも当てはまる．その課題がオメガループを曲げることであっても，患者のモチベーションを上げることであっても，努力を重ねれば重ねるほど，より良い結果をともなうものである．

“努力＝結果”の概念は，開業してからずっと私の診療所のテーマである．患者が来院して最初に目にするのは，壁に掲げられたこの等式である(図 1-2)．あらゆる患者教育のための資料は，この考えを心に留めて準備されてきた(図 20-3も参照されたい)．

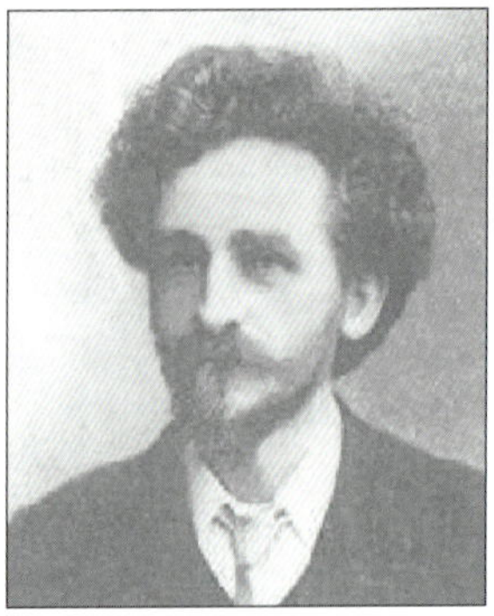

図 1-1　哲学者James Allen.

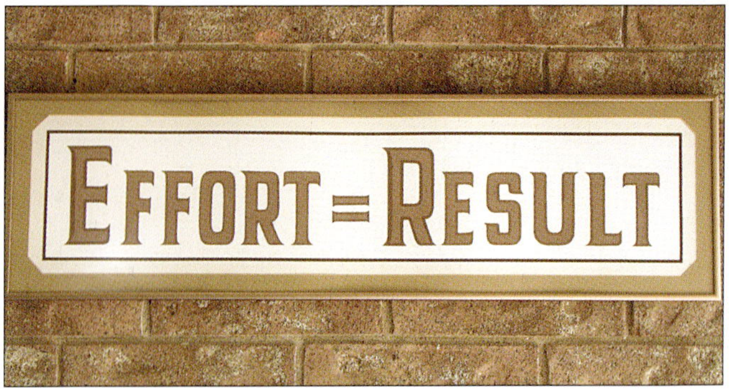

図 1-2　患者が著者の診療所にやってきて最初に目にするのは，努力＝結果という大原則である．

成功の鍵

40年にわたる矯正臨床から，私はいくつかの成功の鍵を見い出した．さまざまなシステムが現れては消え，治療技術は進んだが，確かな真実は時代と無関係に存在し，成功に導いてくれるものである.それは矯正学においても，人生においても同じである．

自信

人生においてもっとも大切な要素の1つに，自信がある．この概念はうぬぼれと誤解されるかもしれないが，矯正医は誰でも，成功したければ，自信をもたなければならない．“The Little Engine That Could(ちびっこきかんしゃだいじょうぶ)”という童話(訳者注：Watty Piper & Loren Long：原著，ふしみみさお：翻訳)では，小さな電車が「僕はできる，大丈夫，大丈夫」と言い続けることで，自分自身のモチベーションを保っていた．童話のなかの小さな電車のように，矯正医はそれぞれの患者に対して，全力を尽くさねばならない．臨床家は時に目標に達しないこともあっても，挑戦を続けなければならない．野球で有名なBabe Ruthは，あなたは三振したときに何を考えますかと尋ねられて，こう答えた．“すべての空振りが，私をつぎのホームランに導いてくれる”なんとポジティブな姿勢だろうか！

持続力

この本の後述の章のなかで示されている知識は，私の好奇心と持続力の産物である．米国第30代大統領である，Calvin Coolidgeは言った．

「この世の中に持続力に勝るものはない．才能はどうか・・・才能をもちながら成功しなかった人々は数えきれない．天才はどうか・・・報いられない天才というのは，言い古された言葉だ．教育はどうか・・・世界は教育を受けた浮浪者であふれている．継続と決意こそが絶対的な力なのである．スローガン“どんどん推し進めよう”が人類の問題を解決してきた．そしてこれからも解決するだろう」．

現実主義

努力＝結果の等式を矯正の治療結果に当てはめるならば，すべての患者は矯正医自身の子どもや配偶者のように扱われるべきである．しかし，私は最高の治療結果が得られるように努力し，14,000人以上の患者を治療したが，未だ完璧な結果を得られたことがない．臨床家は人間を相手の仕事である以上現実主義でなければならない．

“卓越性のために努力することは良いことだが，完璧を得るために努力することはおそろしく時間を無駄にすることである”と言われている．この格言は，最高級の治療結果が達成できなかったときの言い訳と解釈してはいけない．むしろそれは，単に人間が完璧なものではないという認識を受け入れることを表している．臨床ではすべての患者において治療終了のときがやってくる．そして治療を終わらせるために現実的な決断をしなければならない．矯正医は治療を続けた場合の利点を，装置を除去したのちの結果と比較検討しなければならない．もしその結果が臨床家の基準に満たないものならば，患者とその両親に，なぜ治療目標が達成されなかったか，その理由を示すべきである．

ディシプリン

すべての先生というものは，ディシプリンは教えることができるのかどうかといつも自問自答している．私はできると信じている．私が聞いたなかでもっとも良い定義はWalter Haleyによるものである．

ディシプリン：望むと望まないにかかわらず，するべきことを，するべきときに，しなさい！　言い訳はなし！

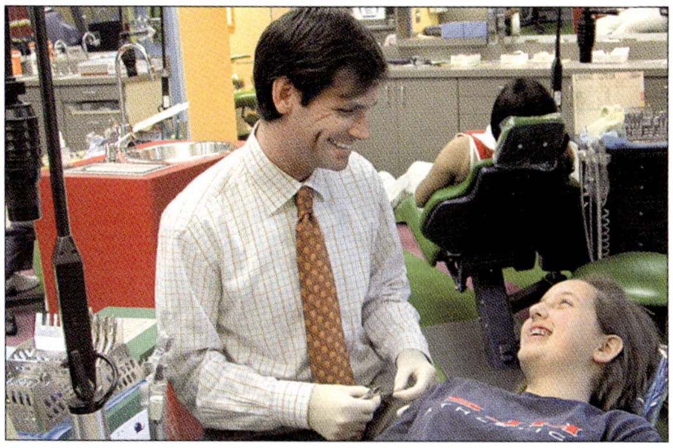

図 1-3 Dr Moody Alexanderは患者との会話がとても上手なモデルである．

持続力とディシプリンが，正しい方向へ向かっているなら，いつでも前向きな結果がもたらされるだろう．性格は“誰も見てないときに何をするか“として定義づけられてきた．この考え方もまたディシプリンに当てはまるものである．

結論

すべての矯正医は規則を守る患者を治療するのが好きであるけれども，従わない患者というものは，難しいがやりがいのあるものでもある(図 1-3)．患者の協力をあきらめて“協力不要な治療”を試みる傾向がある．そうではなくて，あなた方がアレキサンダーディシプリンのやり方を感じとり，吸収し，この“E=R”という考え方をすべての患者，とくに問題のある症例に適用することを希望している．問題症例においては，さらなる努力がいっそう良いた結果を生むという等式を生み出す．原則20の章で患者の協力性について詳細な考察を述べている．

参考文献

1. Allen J. As a Man Thinketh. 1902.

原則1 症例研究

概要

フェイスボウヘッドギアー，患者の協力ならびに成長により治療した重篤な骨格性Ⅱ級．

検査と診断

13歳の女児で，側貌は凸型，口唇の緊張，オトガイの後退を呈し，重篤なⅡ級であるが垂直的には正常な骨格型を呈していた．上顎前歯は唇側傾斜し，オーバージェット11mm，オーバーバイト4mmであった．下顎前歯部にわずかな空隙を認め，スマイル時に過剰な歯肉露出が認められた．

治療計画

通常このような患者は抜歯によって治療するだろう．しかし，下顎前歯部に空隙があったことから，歯を抜かずに治療することを試みた．側方セファログラムによる，SN/MPは33°で標準的であるが，臨床的には，今後さらに垂直的な骨格型になることは明らかであった．時に，数字というものは正確な内容を表していない．そこで，コンビネーションフェイスボウヘッドギアーを1日に9～12時間ずつ，19か月間使用した．

考察

上顎歯列はバンド，下顎歯列はボンディングを行った．患者は1978年に治療したが，そのころ，私の診療所ではちょうどバンドからブラケット接着法に移行している時期であった．患者は良好な成長が起こっている間治療にたいへんに協力的であった．そのために治療期間は比較的短く，20か月であった．本患者は“努力＝結果”の素晴らしい実例である．

評価

長期保定の資料(治療終了後15年)は，良好な安定性を示している．下顎左側側切歯に捻転を認めるが，これはブラケット位置づけが悪いことによるアンギュレーション不足に起因するものである．私はこの結果でボンディング時のアンギュレーションについて学んだ．スマイルが彼女の貴重な財産となって，この患者は国際的なモデルとして成功し活躍している．

原則 1　症例研究

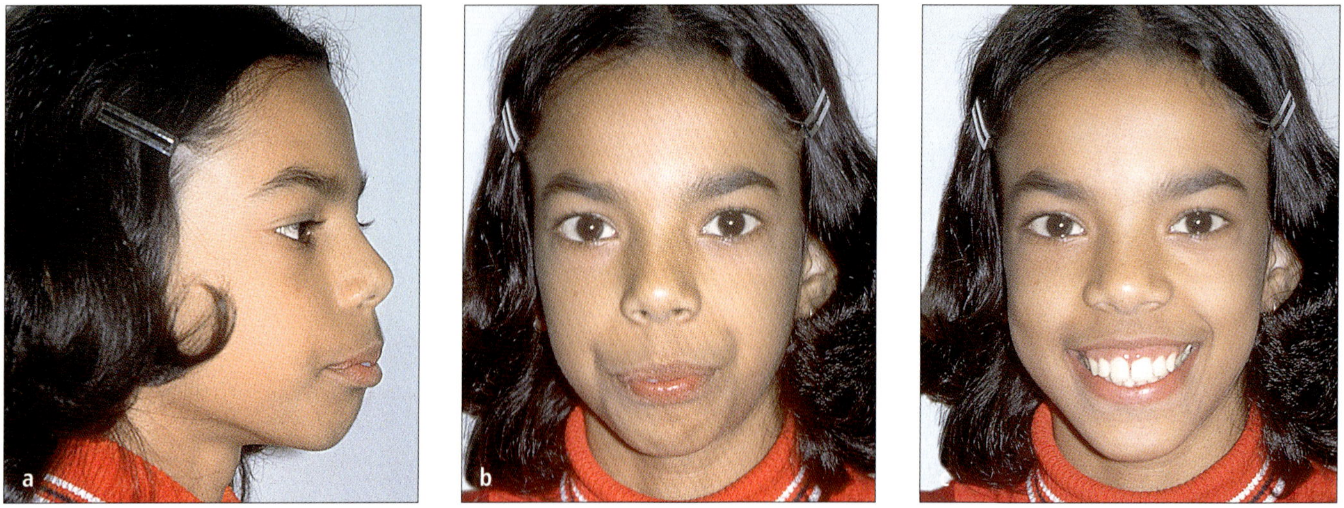

図 1-4a～図 1-4c　治療前の顔貌. 13歳２か月.

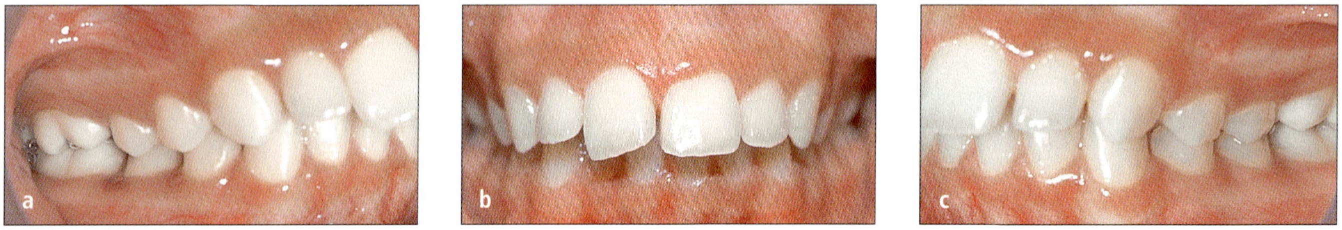

図 1-5a～図 1-5c　治療前の口腔内写真.

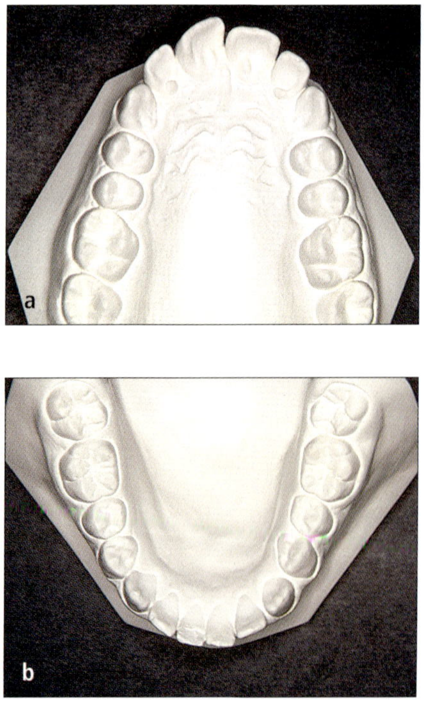

図 1-6a, 図 1-6b　治療前の模型の咬合面観.

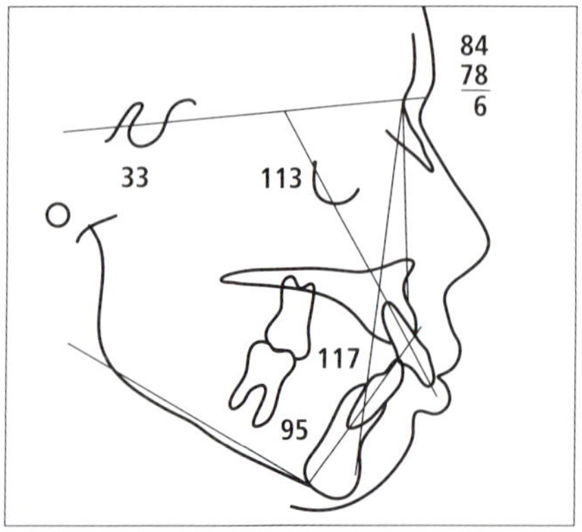

図 1-7　治療前のセファログラムトレース.

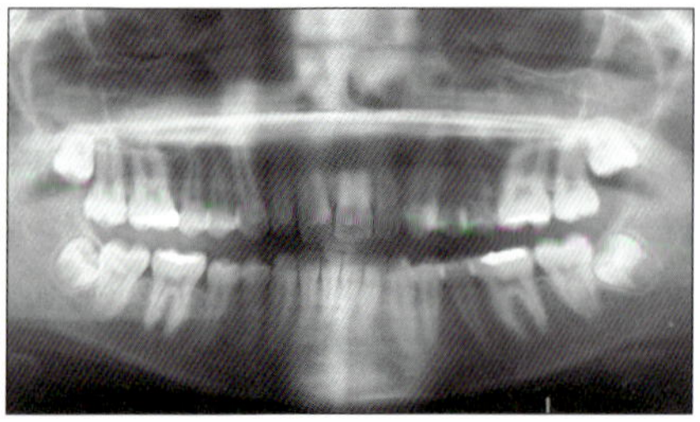

図 1-8　治療前のパノラマエックス線写真.

表 1-1　アーチワイヤーの順序

アーチワイヤー	期間（月）
上顎	
1. 0.0175 Twistflex	2
2. 0.016 SS	1
3. 0.017 × 0.025 SS	17
動的治療期間	20か月
下顎	
None	10
1. 0.0175 Twistflex	1
2. 0.016 SS	2
3. 0.017 × 0.025 SS	7
動的治療期間	10か月

表 1-2　個別の矯正力

矯正力	期間（月）
コンビネーションフェイスボウ	18
エラスティックス	
２級ゴム	1

原則 1　症例研究

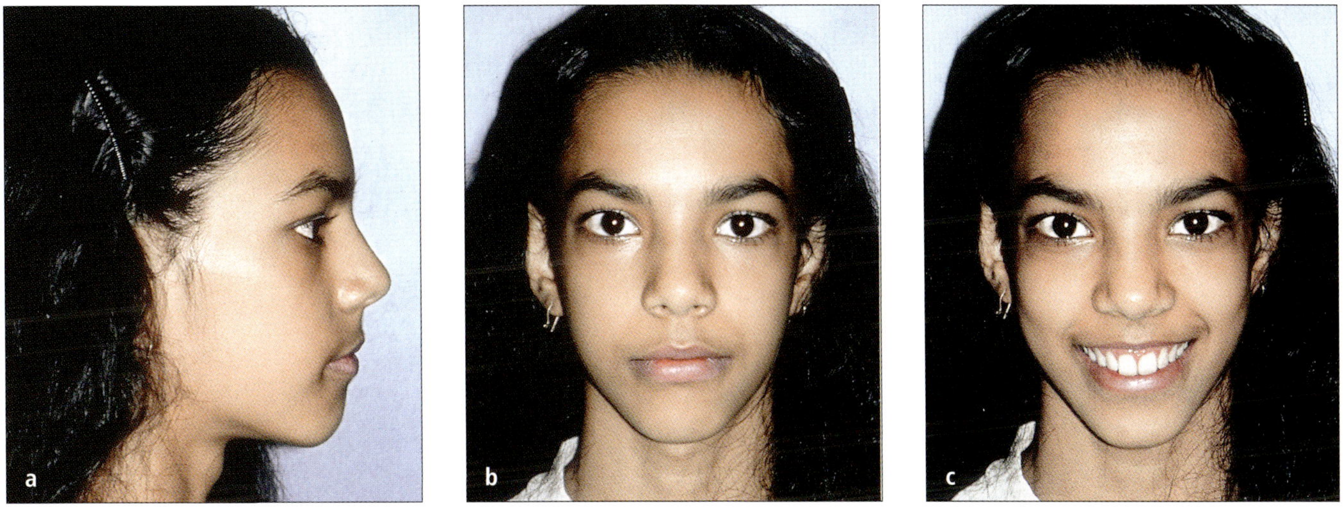

図 1-9a〜図 1-9c　動的治療終了時の顔貌. 14歳10か月.

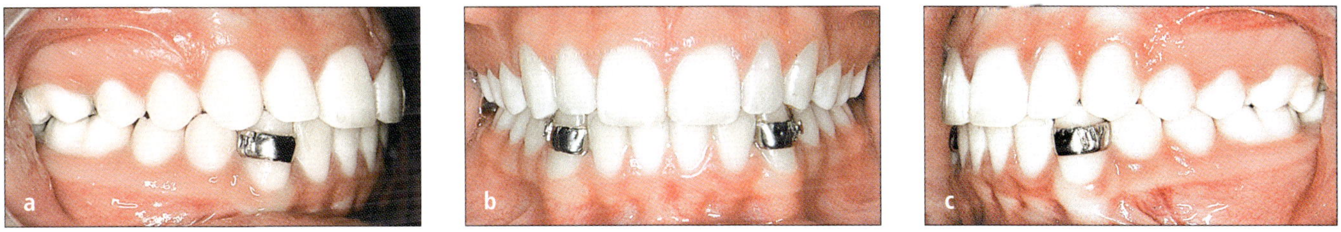

図 1-10a〜図 1-10c　動的治療終了時の口腔内写真. 動的治療期間20か月.

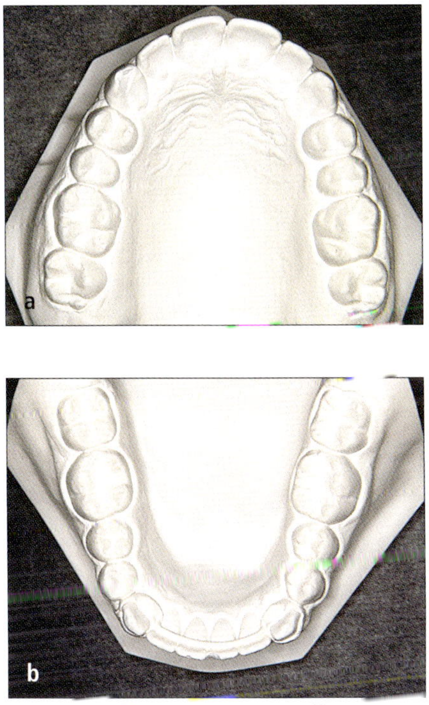

図 1-11a, 図 1-11b　治療後の模型の咬合面観.

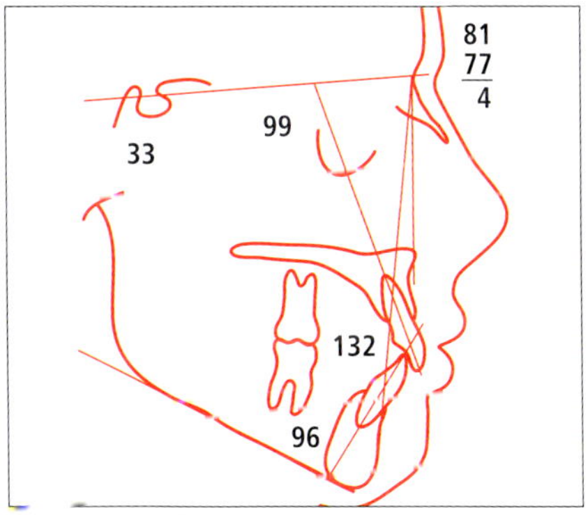

図 1-12　治療後のセファログラムトレース.

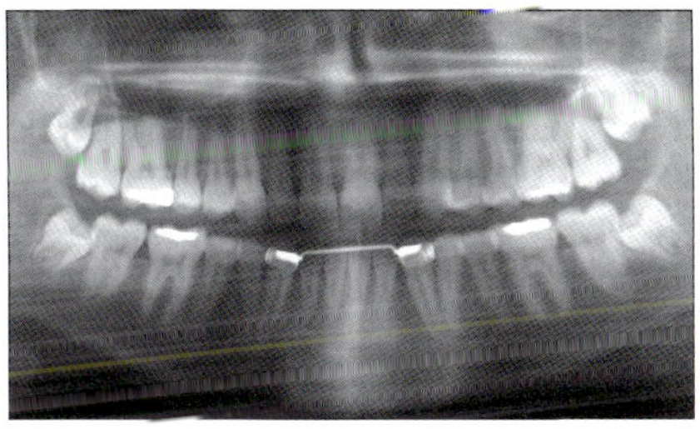

図 1-13　治療後のパノラマエックス線写真.

原則 1 症例研究

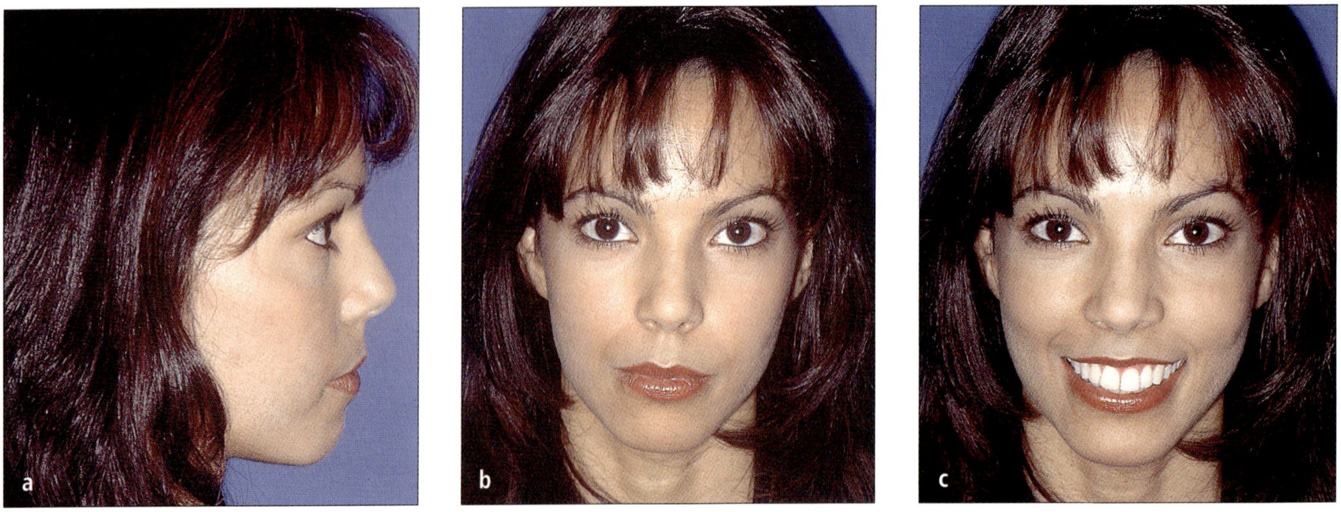

図 1-14a～図 1-14c　治療後15年経過時の顔貌. 30歳.

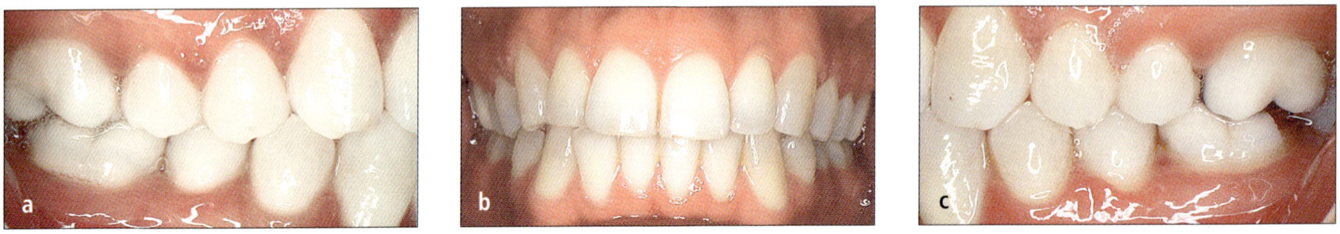

図 1-15a～図 1-15c　治療後15年経過時の口腔内写真.

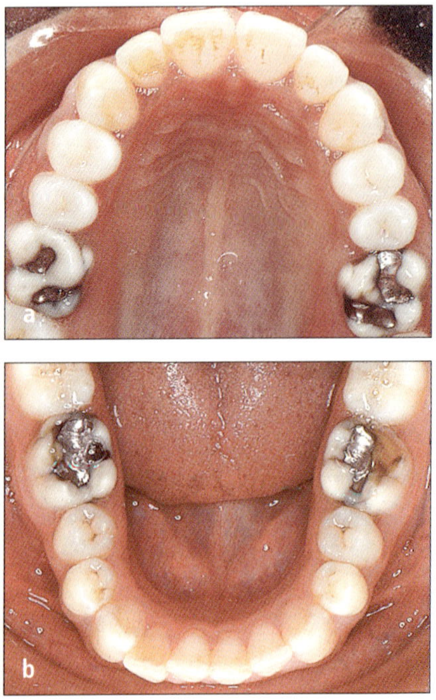

図 1-16a～図 1-16b　治療後15年経過時の咬合面観.

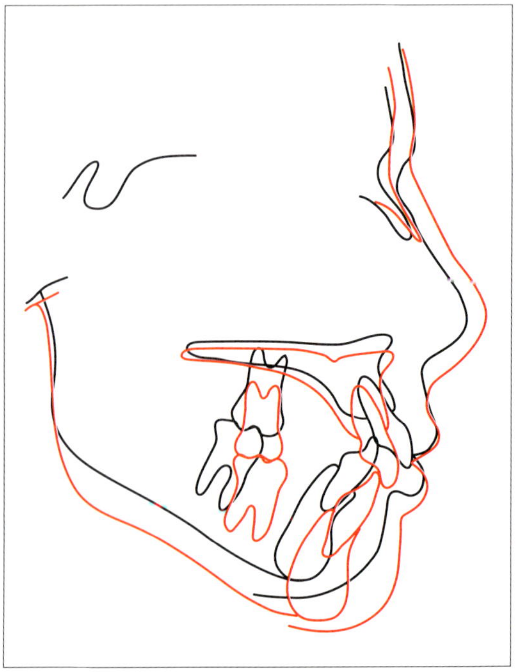

図 1-17　治療前(黒)および治療後(赤)のセファログラムトレースの比較.

原　則

2

“些細なこと”というものはない

“些細なことから完璧が生まれる，しかし完璧は些細なことではない”

—Michelangelo

米国で人気の自己啓発本に，“Don't Sweat the Small Stuff[1]（小さなことにくよくよするな）”というものがある．しかし，矯正学の世界ではこの助言は正しくない．正反対の考え方として，Stephen R. Covey は1989年に初版された彼の本“The 7 Habits of Highly Effective People[2]（７つの習慣 成功には原則があった！）”のなかで彼が信奉した原則によって国民の注目を集めた．Coveyは，いっそう効果的になるために誰でも適用することができる特定の習慣に焦点を当てた．私はCoveyの考え方の大部分に共感できるが，そのなかでももっとも好きなのは，アメリカ人作家Bruce Bartonの引用に基づく，つぎの一節である．「時々些細なことによって途方もなく大きな成果がもたらされるということ考えると，些細なことというものはないと考えたくなるのだ」．

私は最初に出版した本[3]で，第４章を矯正臨床に大きな影響を与える“些細なこと”についての検討に充てた．コンピューターが紙とペンにとって代わっても，基本的な概念は変わらない．矯正医は診療おいて，“大きな絵”を心に描かなければならない．しかしながら成功するためには，矯正医は適切に組み立てれば，実りのある結果に結びつくようなすべての“些細なこと”に気を配らなければならない．

この本は，矯正治療のバイオメカニクスと患者の協力性に焦点を当てている．しかし，治療を成功に導くためには，診療所のマネージメントと患者の治療メカニクスは分けることができない．治療のメカニクスが矯正医にとってより効率的であればあるほど診療所全体がより円滑に機能することができる．

以後の各章で，いつでも質の高い治療結果を得るために，日常的に行うべき個々の些細なことを記載し図示している．あらゆる矯正治療手順の結果は，適切な診断，治療計画および骨格的問題の管理によって決まってくる．その後に，正しいブラケットシステムの選択，ブラケットのきめ細かな配置，アーチワイヤーの順序，エラスティックスの使い方，フィニシングそして最後に保定といった一連の治療行為を開始することができる．もし，それぞれの段階において“些細なことというものはない”という原則が理解され，それぞれの患者に対して適切かつ日常的に適用されるならば，最終治療結果はいつでも，美しい笑顔，機能的に優れた咬合，健康な歯周組織そして長期安定性を有するものとなるだろう．

適切な治療時期

治療結果に影響するすべての些細なことのなかで，治療の開始時期はもっとも重要なものの1つである．臨床矯正医はいつ治療を始めるかというとても重要な決断をどのようにして行っているのだろうか．

考慮すべきこと

頸椎の成熟度を評価することは有効であり，いつの日か専門家は患者の成長段階を正確に特定する簡単な検査をもつようになるかもしれない．現在は成長期の子どもに対して，矯正医は毎回の約束のつどに，まるで新しい患者のように接しなければならない．なぜなら，彼らは成長と用いられている治療メカニクスによって，以前の状態と様変わりしているためである．

成長の段階

矯正医の観点から，患者の治療にもっとも適しているのは，最大成長の時期である．非常に難しい症例が，治療と成長のタイミングが合うことで成し遂げられる素晴らしい結果に導かれるのを見て，いつも私は満足している．優れた結果は，矯正医の技術と同様に成長に起因するものである．この逆の状態もまたしばしば起っている．すなわち，矯正医は，ひどい治療結果は“成長が悪かった”ことによると，責任転嫁しがちである．

年齢

一般的に，女児は男児よりも早く成長が始まる．たとえば，8歳から10歳の女児は通常，同じ年齢の男児よりも，ヘッドギアー治療に良く反応する．しかし，女児はその成長が早く終わる．男児は12歳から14歳の間に顎整形的変化がもっとも良く現れる．図2-1と図2-2は同じ年齢の2人の患者の歯列の成熟度の性差を示している．

とは言うものの，子どもの成長を十分に利用する機会には個人差が大きいということも理解し考慮しておかなくてはならい．初診検査時の問診で，患者の成長段階を把握するために有効な情報を引き出すことができる．

・今，成長しているのか．
・足は大きくなっているのか．
・パンツの丈は短くなっているのか．
・生理周期は始まっているのか（女性のみ）．
・最近，お父さんやお母さんに似てきたか．
・お父さんの身長はどのくらいか．
・Ⅲ級の患者：両親のどちらかの家族や親戚で患者のように下顎の大きい人はいるのか．

矯正診断

患者の治療開始の時期に影響するもう1つの因子は，患者のそれぞれの問題である．もし，外傷を受けやすい著しく突出した歯，患者のセルフイメージや笑顔にマイナスの影響を及ぼす不揃いな歯，埋伏歯や低位歯などの問題を含んでいるならば，治療の開始を遅らせる判断をすることは難しい．したがって，これらの問題をもつ患者であれば，早期治療が必要であろう．矯正医は，患者の心理的な健康状態や総治療期間について配慮しながら矯正治療の長所と短所を比較検討しなければならない．

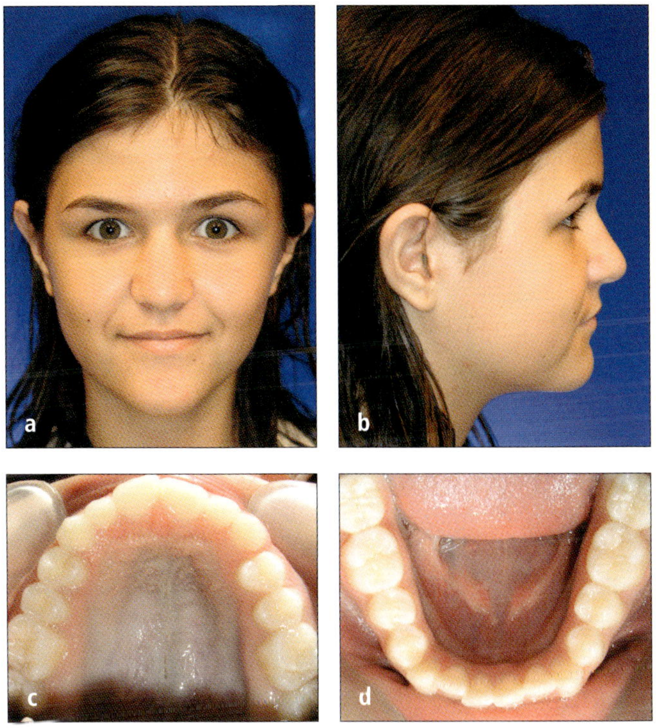

図 2-1a～図 2-1d　12歳２か月の女児で，第二大臼歯を含む永久歯列を呈している．患者は治療の準備が整っている．

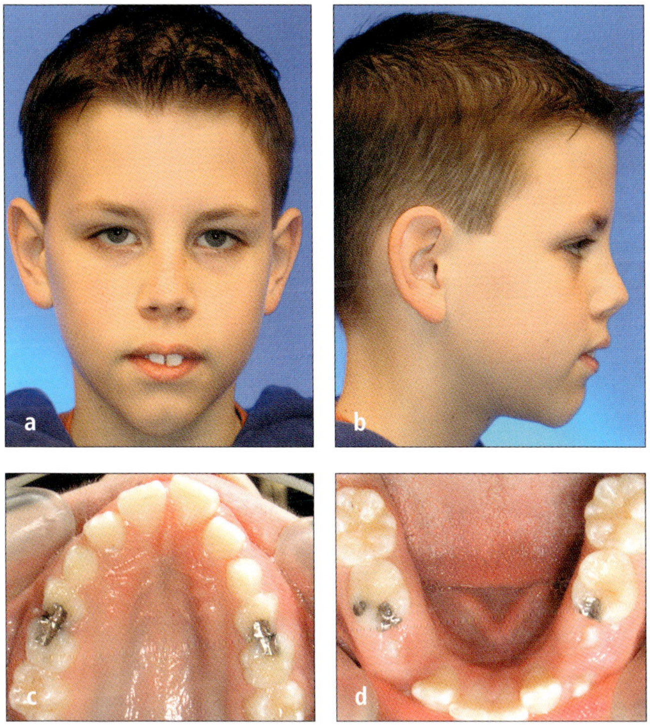

図 2-2a～図 2-2d　12歳５か月の男児で，８本の乳歯を含む混合歯列である．下顎の舌側弧線装置のみを装着し，以後，６か月後のリコールとする．

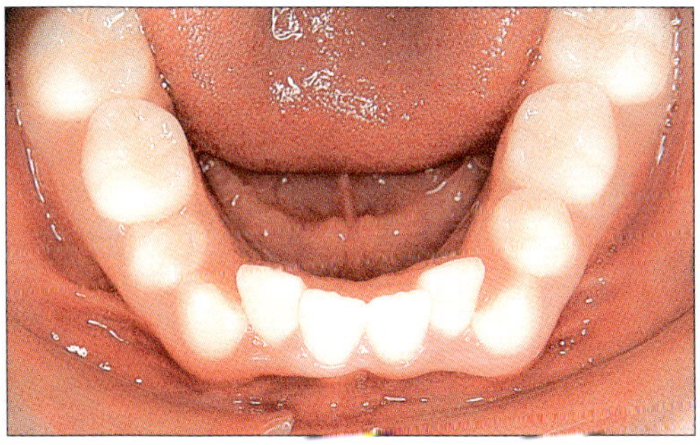

図 2-3　混合歯列後期．治療を開始するもっとも良い時期は，下顎の第二乳臼歯を除くすべての乳歯が抜けたときである．ボーダーライン症例では，“E-スペース”を使うというオプションが役に立つ．

一般的な法則

いつが治療に適した時期なのか．理想的には，私は下顎第二乳臼歯以外のすべての乳臼歯が失われたときに治療を開始するのが好きである（the E's）（図 2-3）．この時期はたいてい患者が11歳から12歳のころで，急速な成長を経験する．ただし治療開始時期の決定にあたっては，患者個々のさまざまな事情や状況が優先事項となる場合も多い．

ここでは早期治療における重要なテーマについて一般的な法則を短かく述べたのであるが，近刊ではこの主題のために１つの章を割くことになるだろう．

参考文献

1. Carlson R. Don't Sweat the Small Stuff—And It's All Small Stuff. New York: Hyperion, 1997.
2. Covey S. The 7 Habits of Highly Effective People. New York: Simon & Schuster, 1989.
3. Alexander RG. The Alexander Discipline: Contemporary Concepts and Philosophies. Glendora, CA: Ormco, 1986.

原則 2 症例研究

原則 2 症例研究

概要

ボーダーラインの中等度の骨格性Ⅱ級で，上顎前歯に叢生をともなう症例をコンビネーションフェイスボウヘッドギアーで治療した．長期安定性は良好．

検査と診断

11歳の女児で標準的な下顎下縁平面角をもつ骨格性Ⅱ級を示していた．大臼歯関係はⅡ級，オーバージェットは6.5mm，オーバーバイトは3.5mm であった．２mmの正中偏位とわずかなアーチレングスディスクレパンシーを認めた．すべての第二乳臼歯は存在していた．

治療計画

初診時には，本患者は第一小臼歯の抜歯症例と診断された．10か月間，コンビネーションフェイスボウヘッドギアーを装着し，第二小臼歯の萌出を待つ間に，再診断の結果，治療計画は非抜歯に変更された．

考察

患者は1970年代の初期，ダイレクトボンド法が開発される以前の時代に治療されたため，非抜歯症例で下顎切歯をコントロールすることはより困難であった．当時は治療初期に３級ゴムを使用することにより下顎切歯の唇側傾斜を防いだ．

評価

患者のチャートの審査からすると，彼女はヘッドギアーの装着が難しかったことがわかる．しかし，良好な成長があり，最終的には粘り強く続けたことが功を奏して，最終的な咬合と顔貌に良好な結果が得られた．

31年以上が経過し，この患者は娘の矯正治療の必要性から８歳の娘をともなって診療所を訪れた．この患者の長期経過の結果を評価すると，オーバージェットとオーバーバイトは非常に安定していることがわかった．臼歯部の咬合はたいへん良好で(顎関節症状もなく)，歯列弓形態も安定していた．下顎の固定式保定装置を動的処置終了４年後に撤去してから，左側の側切歯と犬歯間にわずかなズレを認めた．私の意見としては，これは左側側切歯の歯根の遠心傾斜不足の結果と思われる．これはアンギュレーションを組み込んだブラケットを開発する前の時代であることを思い出してほしい．当時は，前歯部隣接面エナメル質削除も行っていなかった．

表 2-1 アーチワイヤーの順序

アーチワイヤー	期間(月)
上顎	
1. 0.0175 Twistflex	2
2. 0.016 SS	3
3. 0.017 × 0.025 SS	8
動的治療期間	13か月

表 2-2 アーチワイヤーの順序

アーチワイヤー	期間(月)
下顎	
1. 0.0175 Twistflex	2
2. 0.016 SS	3
3. 0.017 × 0.025 SS	9
動的治療期間	14か月

表 2-3 個別の矯正力

矯正力	期間(月)
コンビネーションフェイスボウ	20 (上顎第二小臼歯萌出待ちの期間)
エラスティックス	
３級ゴム	4
正中ゴム／２級ゴム	3

原則２ 症例研究

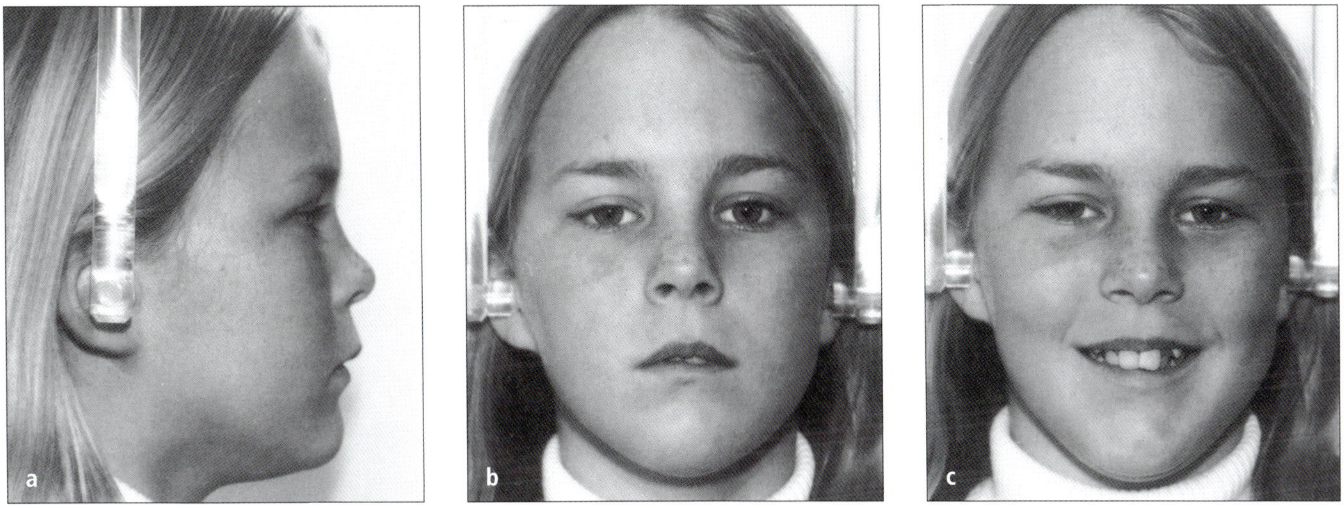

図 2-4a～図 2-4c　初診時の顔貌. 11歳.

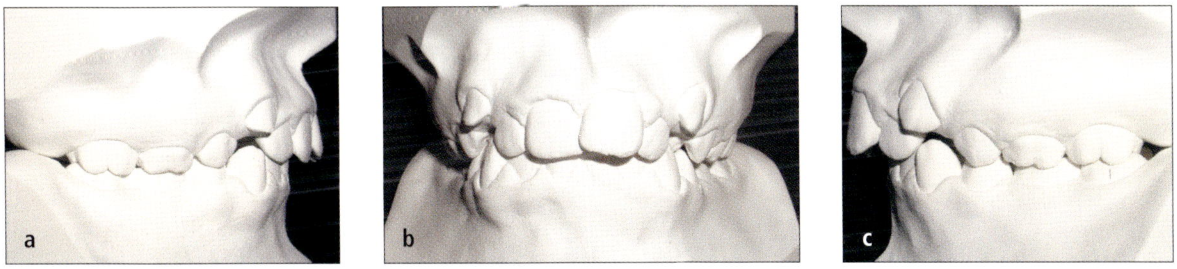

図 2-5a～図 2-5c　中等度のスピーカーブをともなう骨格性Ⅱ級, オーバーバイトは3.5mm, オーバージェットは6.5mmである.

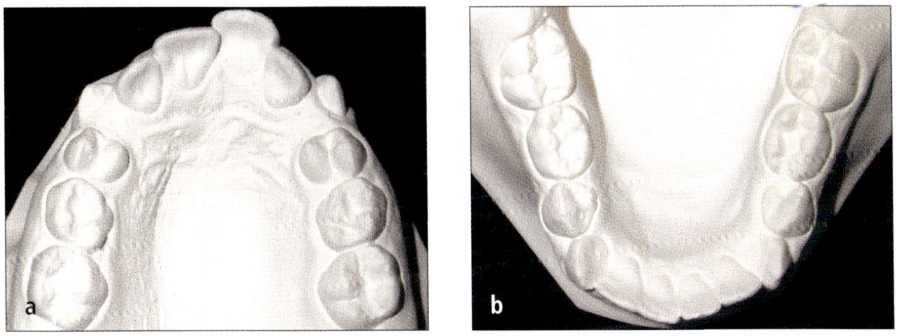

図 2-6a, 図 2-6b　中程度のアーチレングスディスクレパンシーの咬合面観. 治療計画としては, コンビネーションフェイスボウヘッドギアーを用いて非抜歯治療を試みた.

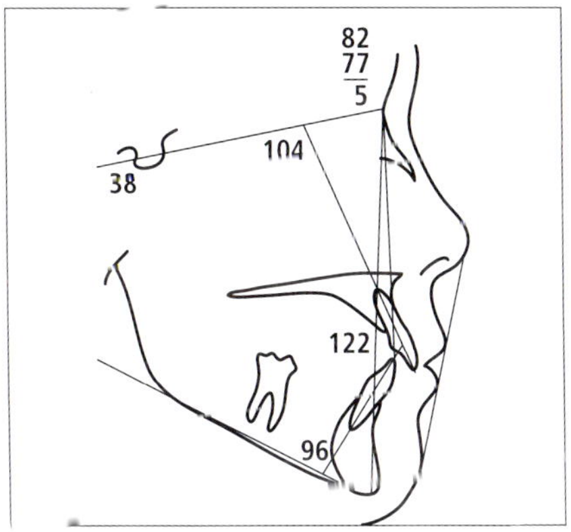

図 2-7　初診時のセファログラムトレース.

原則 2 症例研究

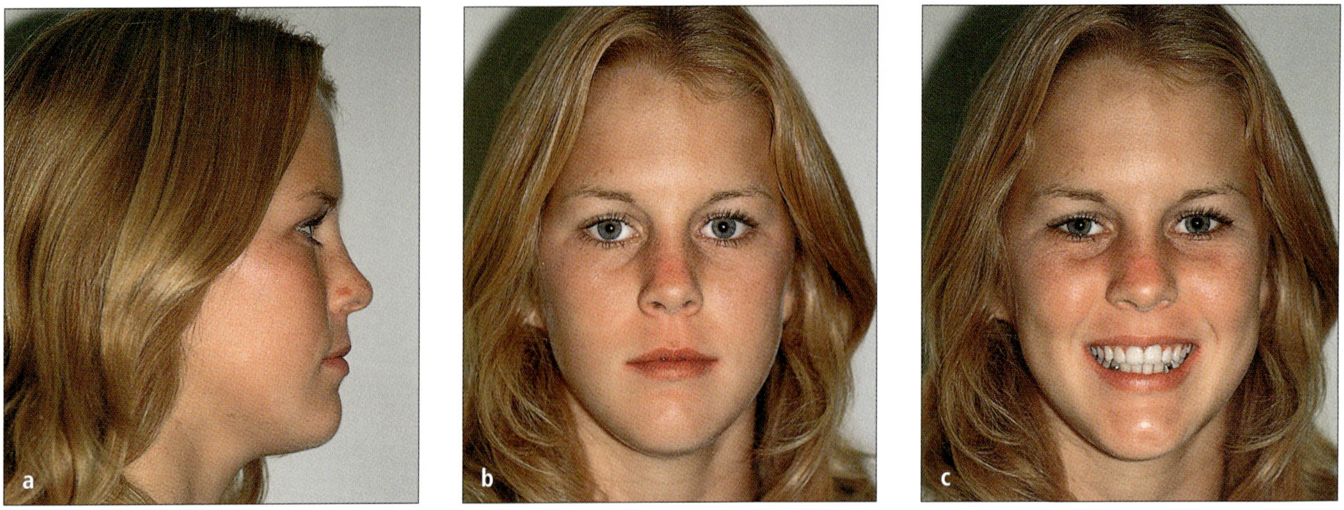

図 2-8a～図 2-8c 動的治療終了時の顔貌. 13歳.

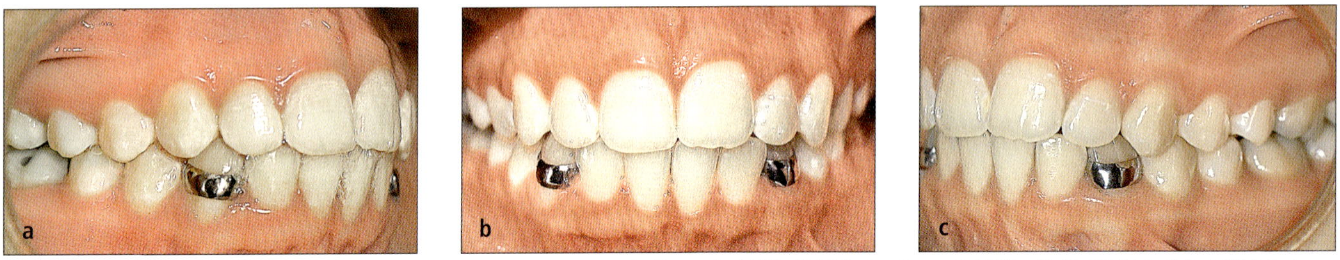

図 2-9a～図 2-9c 全帯環装置とコンビネーションフェイスボウヘッドギアーを夜間に使用することで, 成長期の患者で良好な結果が得られた.

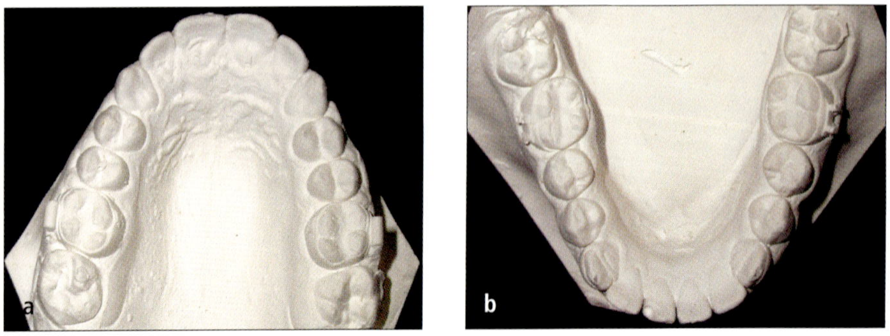

図 2-10a, 図 2-10b 装置が撤去時に採得された動的処置終了時の模型.

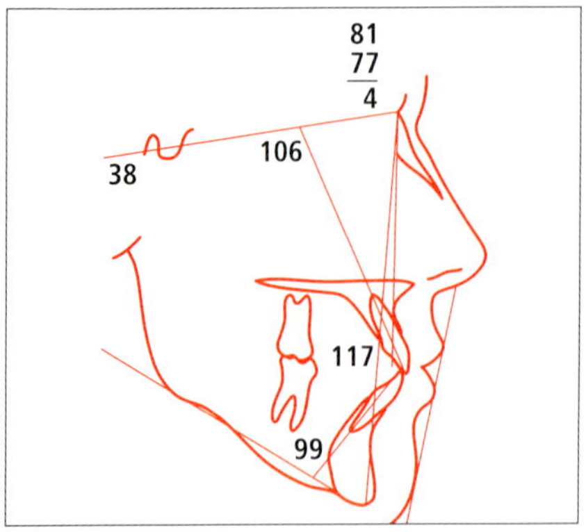

図 2-11 動的治療終了時のセファログラムトレース.

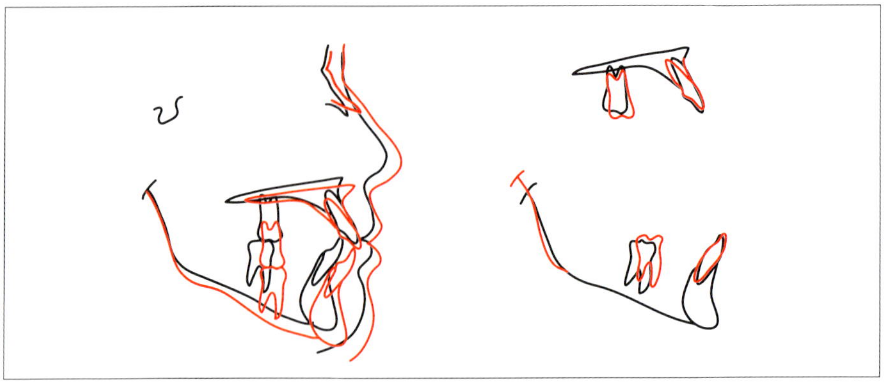

図 2-12 初診時(黒)と動的処置終了時(赤)のセファログラムトレースの比較.

原則 2　症例研究

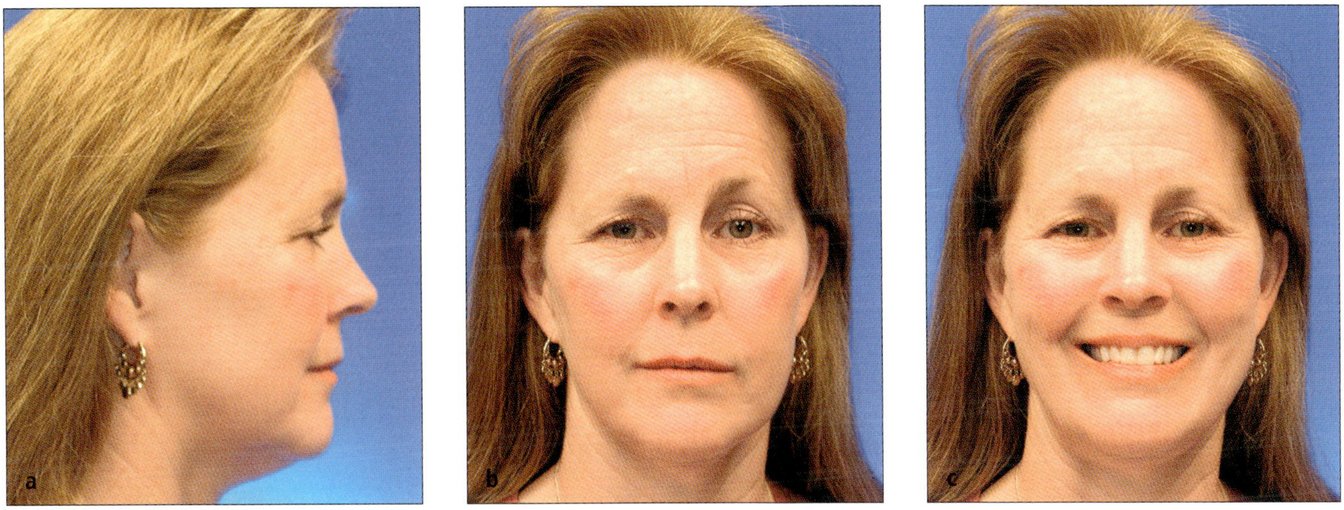

図 2-13a～図 2-13c　経過観察．44歳．顔貌所見ではバランスの取れた側貌とスマイルが認められる．

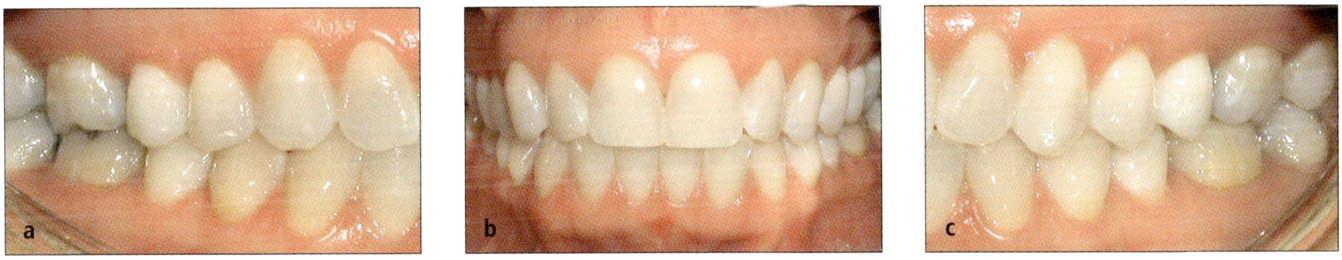

図 2-14a～図 2-14c　動的処置終了後31年の咬合．オーバージェット，オーバーバイトの安定性に注目されたい．

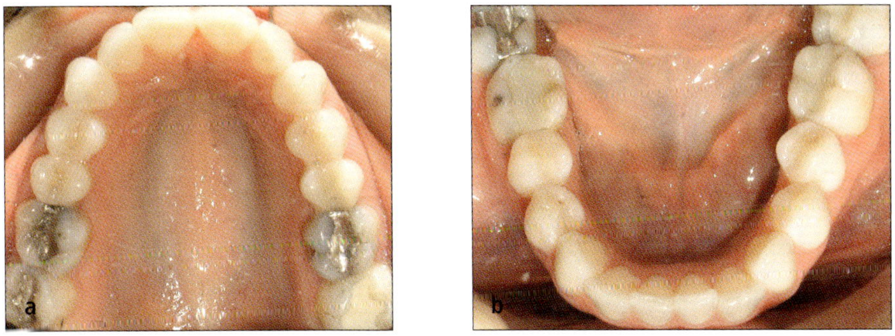

図 2-15a，図 2-15b　下顎前歯のわずかな捻転が認められた．

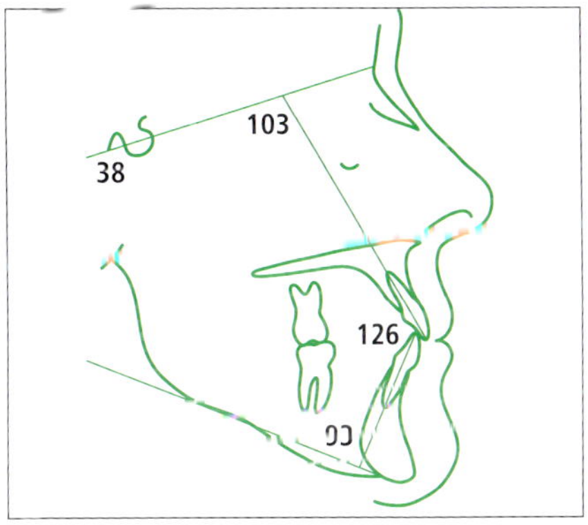

図 2-16　治療後のセファログラムトレース．

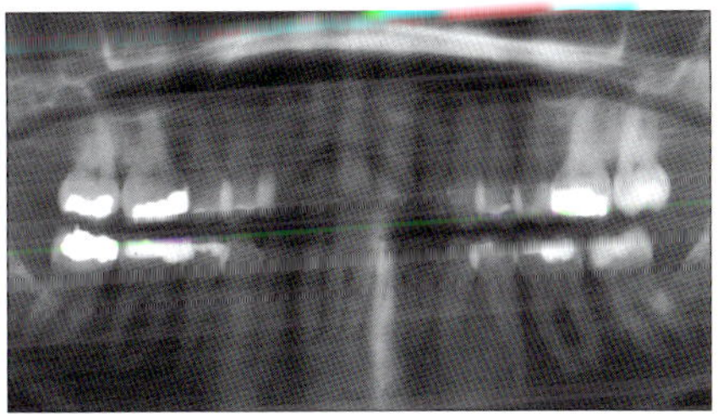

図 2-17　治療後のパノラマエックス線写真．

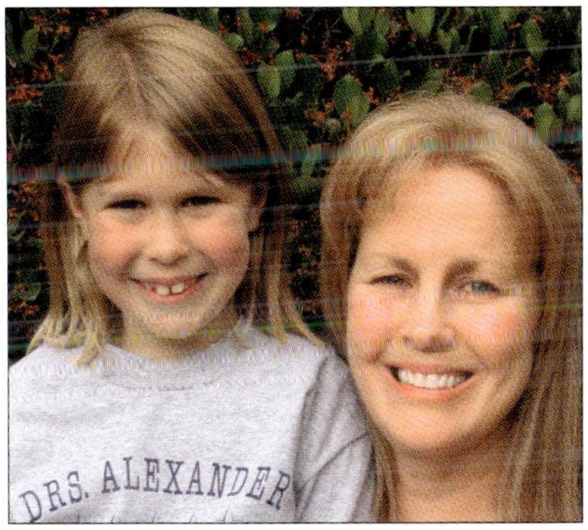

図 2-18　治療後31年で，患者は娘を矯正の診査のために連れてきた．

原則

3

KISSの原則

“あらゆる物事において，最高にすばらしいものは単純さである”

—Henry Wadsworth Longfellow

テキサス大学歯学部ヒューストン校での大学院時代，私はTweed(ツイード)法を習得した[1]．私はTweedのタイポドントコースを二度，受講した．学生時代と，開業してから師の話を聞くために，私の研究会でアリゾナ州のツーソンに旅したときの二度である(図3-1)．私は，矯正医がその治療ゴールに確実にたどり着くための，構造的で体系的な筋道を習った．この基本修練は，もちろんとても困難であったが，矯正学の基本原理を学ぶための素晴らしい方法であった．しかし私は開業したときに，もっと患者に優しく，複雑でないメカニクスを使って同様の質の高い治療結果が得られるような，より良い方法があるのではないだろうか，と自問した．そこで，私はTweed法のメカニクスを問うことにより，その探求を始めた．

よく知られている格言に“シンプルにしようよ，おばかさん(Keep it simple, stupid : KISS)”というのがある．この考えは，不必要に複雑なことを避けるためのものである．生体力学の複雑さを減らしたくて，私はシンプルで直接的かつ当たり前のやり方で行うことが可能な治療メカニクスを作り出すことを試みた．これは，私がこれまでに習ってきた大部分の概念に対して疑問をもち，必要な概念は残し，そうでないものは除いていくことで達成された．その目標は可能なかぎり回り道を少なくし最短コースで進行させることのできる治療計画を作り出すことであった．KISSの原則を守ることで，アレキサンダーディシプリンの治療順序は，簡便で予知性が高いものとなり，臨床助手が，ほとんどの患者のつぎの約束時の処置内容を明確にすることが可能になった．

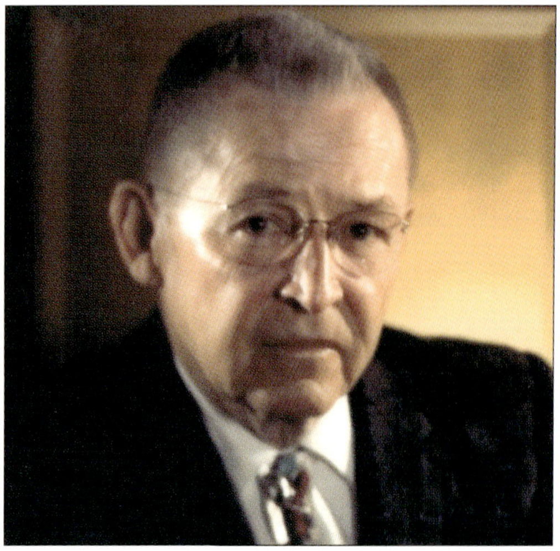

図 3-1　Dr Charles Tweed.

長所

KISSの原則はこの本で採用されているすべての原則に浸透している．時折，矯正医は「なぜオメガループを曲げるのか」とか「なぜ金属線で結紮するのか」と尋ねる．これらの作業は，初めのうちは余計な時間がかかるものだ．しかし，最終的にはオメガループがあることは，アーチワイヤーをタイバックでき，治療期間を通して歯列を一体化することができるので，たいへん効果的になる．金属の結紮線を使うことで，アーチワイヤーをブラケットスロットにいっそうしっかりと留めることができ，毎回の診療ごとにエラストマー(弾性材結紮材料)を交換する必要がなくなる．治療の初期にわずかな余分な努力をすることで，残りの治療期間を通して大きな利点をもたらし続けるのがこの発想である．

患者の良好な協力性は治療の成功にとってきわめて重要である．テクニックがシンプルであれば，患者にいろいろと複雑な指示に従うように要求することも少なくなる．優れた治療結果を得るために要求される義務を患者がより簡単に遂行でき，治療の成功率は明らかに向上する．

もし物事がいつもシンプルであるならば，患者，矯正医，スタッフのすべてが，より効率的に仕事をすることができる．

結論

シンプルということは容易であるということと必ずしも同じではない．物事をシンプルにすることは，難しい作業である．望まれるゴールに向かって治療を円滑に成功裏に進めるためには，多くの時間と努力が費やされるに違いない．

矯正治療のマネージメントにおいては，効率と効果が混同して用いられることが多すぎる．Stephen Covey[2]は彼の本の題名に目標とすべき人々についての表現として「非常に効率的な(efficient)」とせずに，「非常に効果的な(effective)」という言葉を用いた．効率的とは物事を正しく進めることである．効果的は正しいことをすることである．アレキサンダーディシプリンは有効性のため，すなわち正しいことをするために設計されている．

新たな技術は，間違いなくわれわれの方法や装置の設計をいっそう効果的で効率的にするだろう．しかしながら，機能的であり，健康的であり，魅力的であり，かつ安定した治療結果を得るための最終的な歯の位置づけについての基本となる真実は，いつでも変わることはないであろう．

参考文献

1. Tweed CH. Clinical Orthodontics. St Louis: Mosby. 1966.
2. Covey S. The 7 Habits of Highly Effective People. New York: Simon & Schuster, 1989.

原則３ 症例研究

原則３ 症例研究

概要

この症例は，かなり難しい不正咬合と骨格性Ⅱ級が，KISSの原理を用いて，どのように治療されるかを示している．

検査と診断

10歳半の女児で，中等度の下顎下縁平面傾斜をともなう骨格性Ⅱ級１類である．大臼歯関係はⅡ級でオーバージェットは10mm，オーバーバイトは５mmであった．上顎の大臼歯間幅径は32mmで，拡大の必要性を示していた．下顎歯列には４mmを超える中等度の叢生が認められた．下顎歯列の正中は２mm左側に偏位していた．軟組織プロフィールでは，鼻が高く下顎の劣成長を認めた．

治療計画

患者は薄い唇と尖った鼻であったことから抜歯の適応ではないと考えられ，非抜歯による治療を選択した．最初に上顎急速拡大装置を装着し，口蓋を約７mm拡大した．この期間に下顎歯列にリップバンパーを装着し，適度のスペース獲得を図った．

骨格的な問題に対処するため，コンビネーションフェイスボウヘッドギアーを夜間に装着した．すべての歯にブラケットを装着したのち，通法に従ってアーチワイヤーを交換し，最終的な咬合を獲得するため顎間ゴムを用いた．

考察

患者はバンドが外れたのは一度だけであったにもかかわらず，11回も診療予約を守らなかった．このことで，下顎第二大臼歯のボンディングが遅れ，不必要に治療期間が延長することとなった．動的処置終了のころでも，彼女は正中ゴムの装着に問題があった．しかしながら，私が彼女に“wedding story”（**原則20参照**）を話したところ，彼女は完全に正中を一致させた．

経過観察

この若い女性はわれわれの診療所の典型的な患者の一例である．好ましい成長と何とか得られた協力のお蔭で最終結果が生み出された．彼女は最近，ビューティーコンテストで優勝した．

原則 3 症例研究

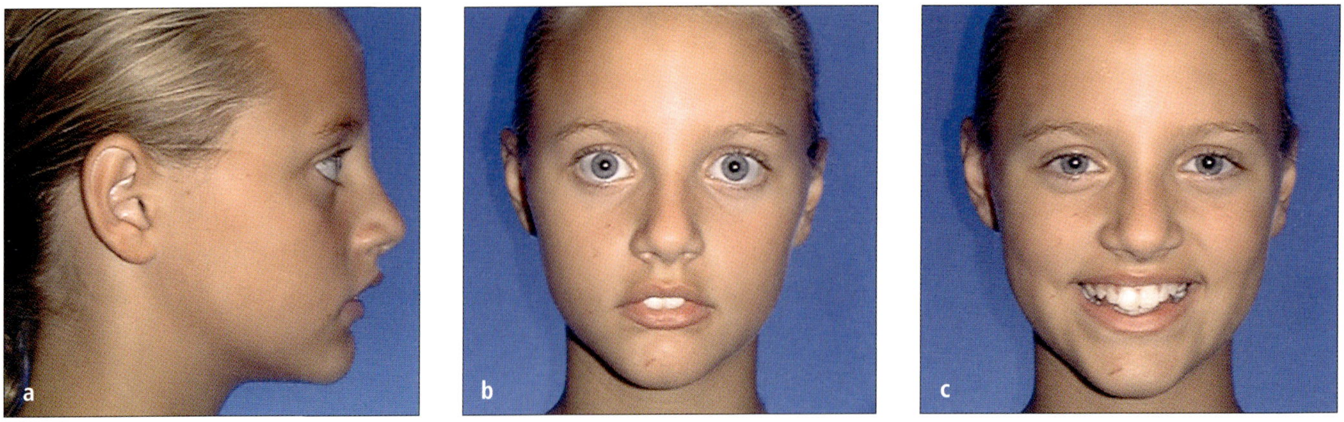

図 3-2a～図 3-2c　初診時の顔貌所見．10歳８か月．(a)軟組織の側貌．突出した短い上唇，口唇の離開，下顎の劣成長．(b)正面観．美しい目と左右対称な顔貌，安静時の口唇離開．(c)スマイル．上顎中切歯の突出．

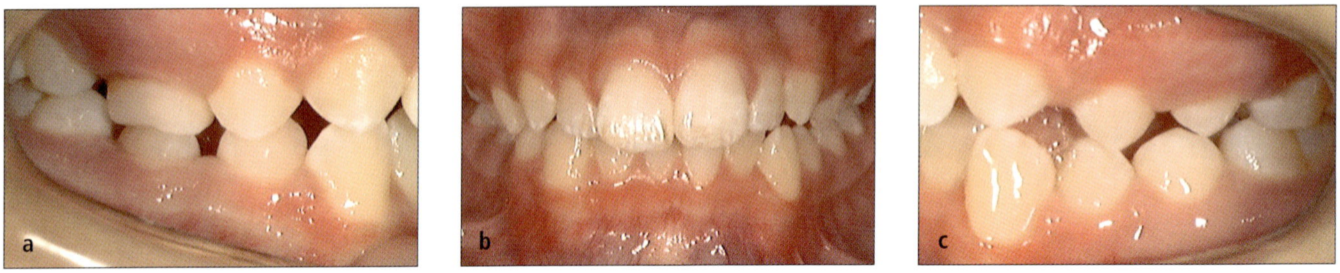

図 3-3a～図 3-3c　口腔内所見．(a)右側面観．エンドオンのⅡ級．(b)正面観．上顎歯列弓の狭窄．(c)左側面観．エンドオンのⅡ級．

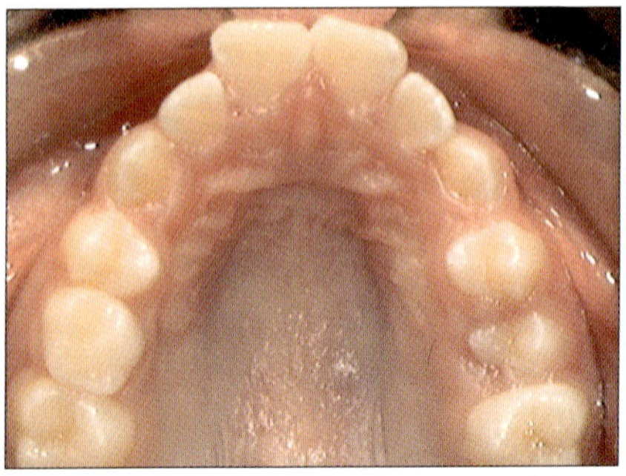

図 3-4a　上顎咬合面観．V字型の歯列弓．

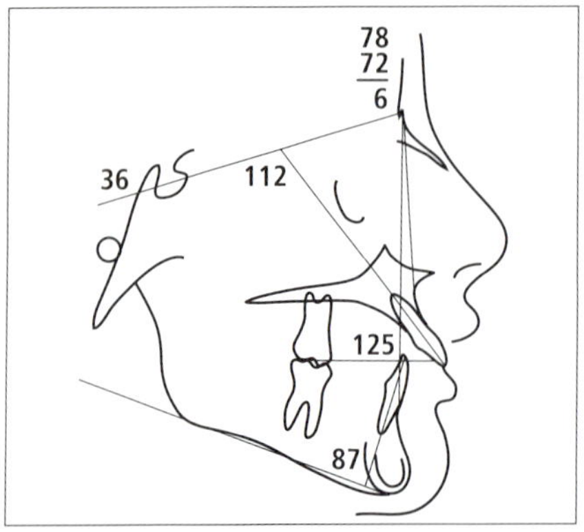

図 3-5　治療前の側面セファログラムトレース．

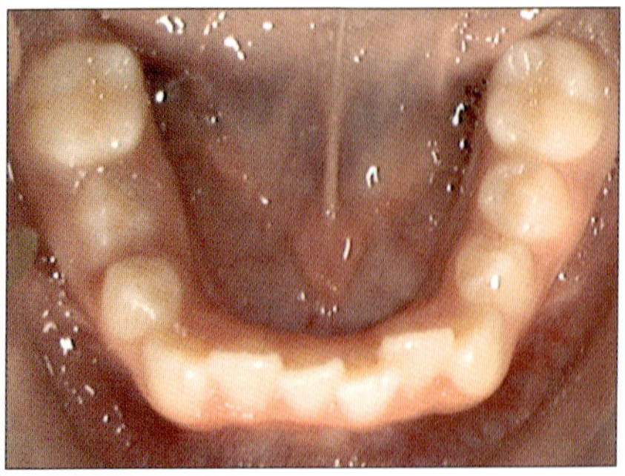

図 3-4b　下顎咬合面観．方型の歯列弓，4 mmの叢生．

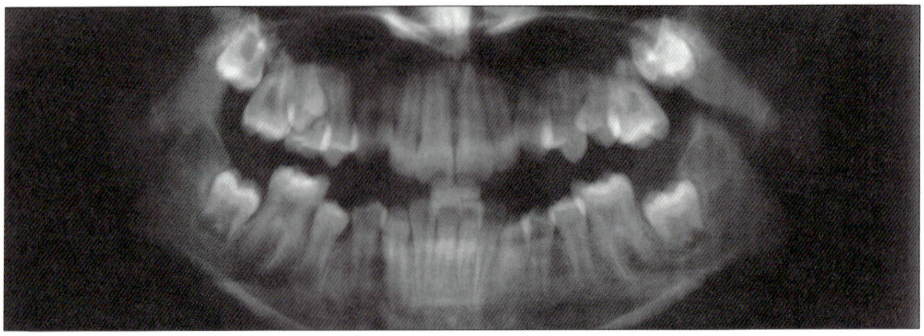

図 3-6　治療前のパノラマエックス線写真．

原則３ 症例研究

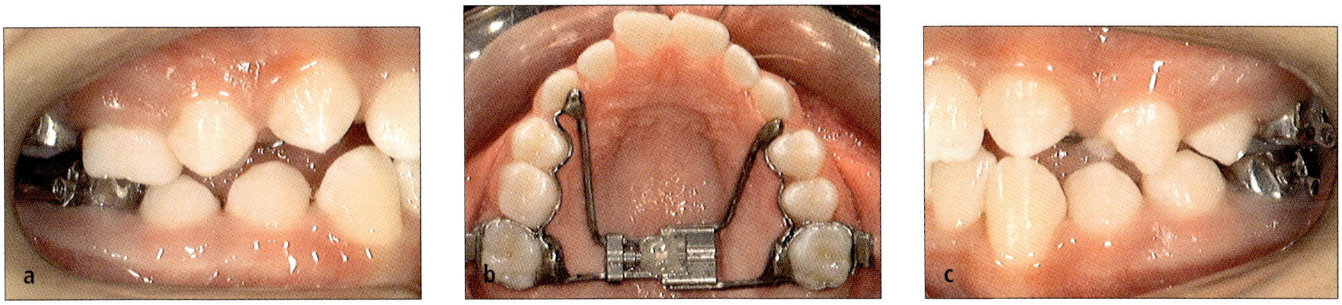

図 3-7a～図 3-7c　３か月経過時．上顎急速拡大装置は７mm活性化．Ⅱ級の大臼歯関係のため，就寝時にフェイスボウを使用．

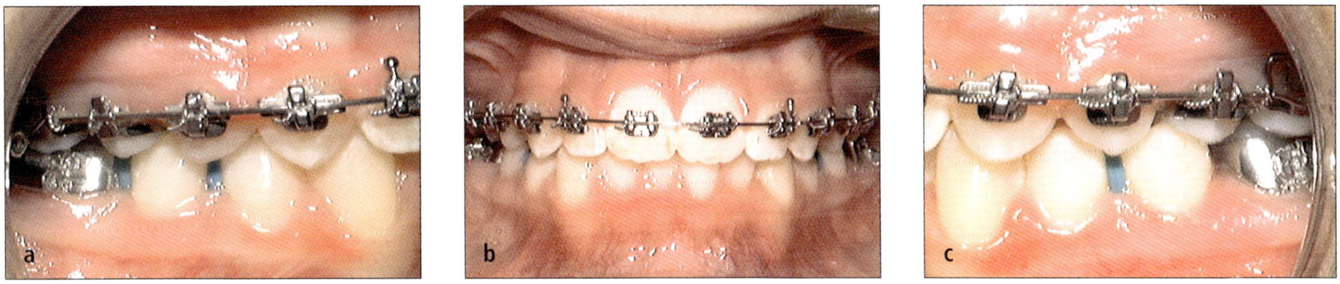

図 3-8a～図 3-8c　15か月経過時．上顎には0.017×0.025インチのステンレススティール フィニシングワイヤー．大臼歯と犬歯はともにⅠ級となり，オーバージェットは明らかに減少している．

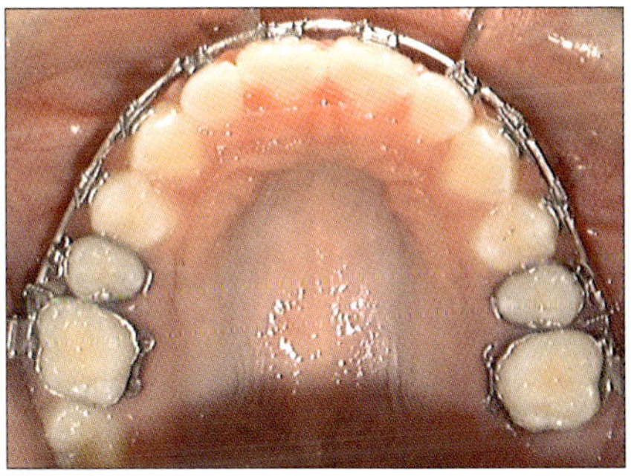

図 3-9a　上顎咬合面観．理想的な上顎の歯列弓形態．

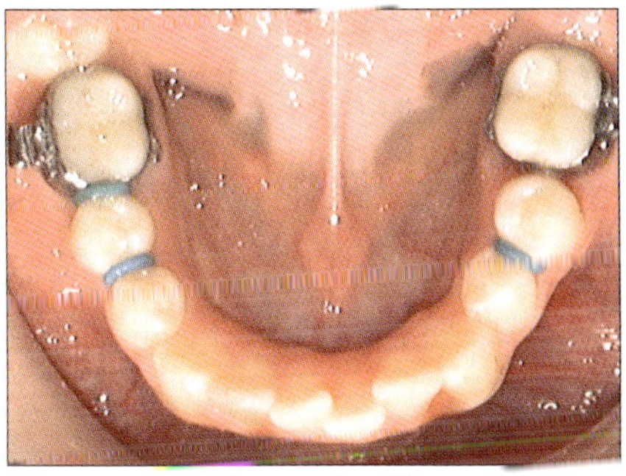

図 3-9b　下顎咬合面観．下顎歯列にバンドやブラケットを装着する前に，セパレーターが装着されている．

表 3-1　アーチワイヤーの順序

アーチワイヤー	期間（月）
上顎	
1．0.016 NiTi	3
2．0.017 × 0.025 NiTi	2
3．0.017 × 0.025 SS	20
動的治療期間	25か月
下顎	
1．0.017 × 0.025 CuNiTi	4
2．0.017 × 0.025 Twistflex	3
3．0.016 × 0.022 SS	9
動的治療期間	16か月

表 3-2　個別の矯正力

矯正力	期間（月）
急速拡大装置	5
リップバンパー	6
コンビネーションフェイスボウ	15
エラスティックス	
２級ゴム／正中ゴム	3
側方部四角ゴム	3
フィニシングゴム	2

原則 3　症例研究

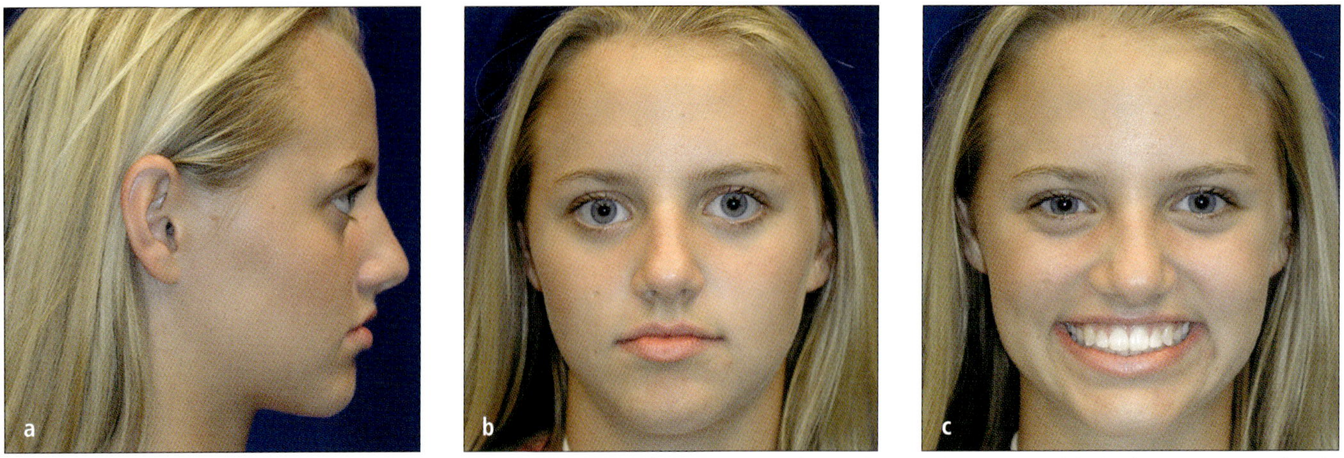

図 3-10a～図 3-10c　治療後，12歳 9 か月．(a)軟組織の側面観．上唇が短いため下唇がわずかに突出している．(b)正面観．バランスの取れた上下口唇，緊張感は認めない．(c)スマイル．大きいスマイルが得られ，エナメル質が十分に見えている．

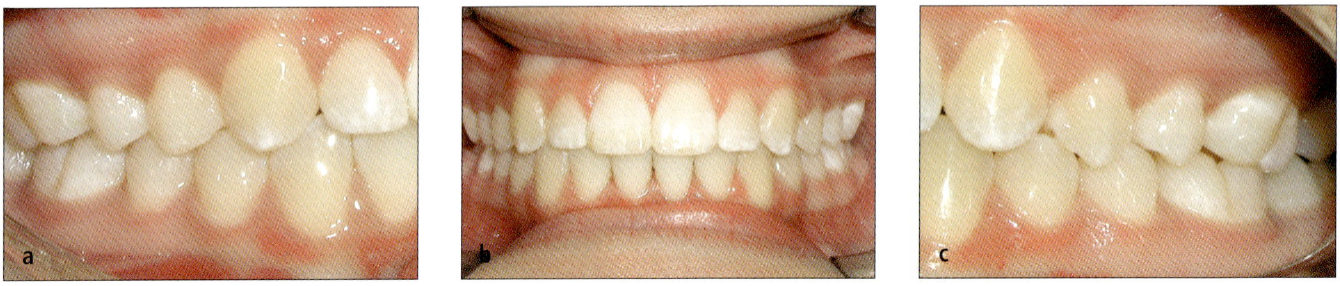

図 3-11a～図 3-11c　最終的な咬合は正常である．

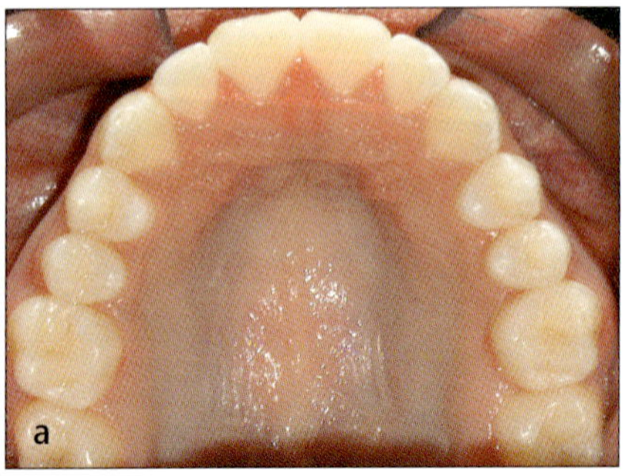

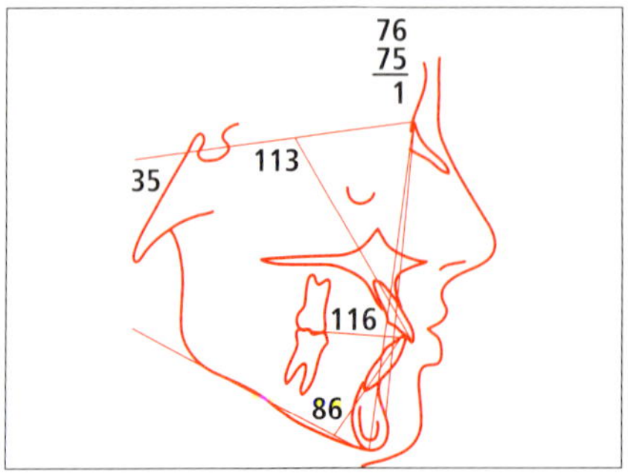

図 3-13a　治療後のセファログラムトレース．

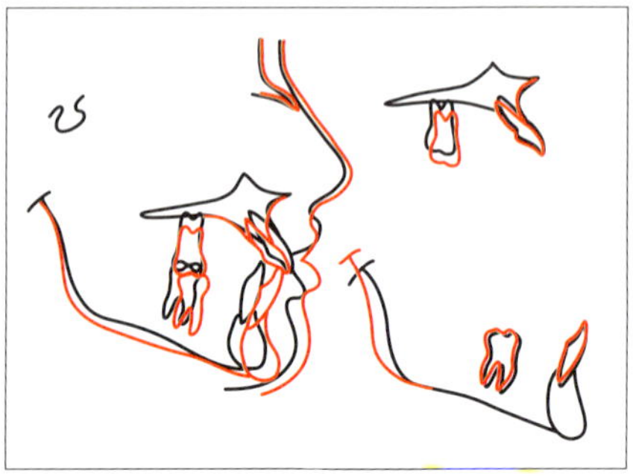

図 3-13b　治療前(黒)と治療後(赤)のセファログラムトレースの比較．

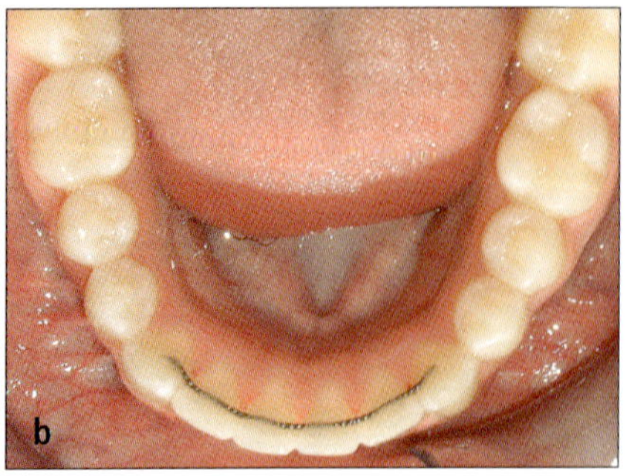

図 3-12a，図 3-12b　オーボイドの歯列弓形態．咬合面観．

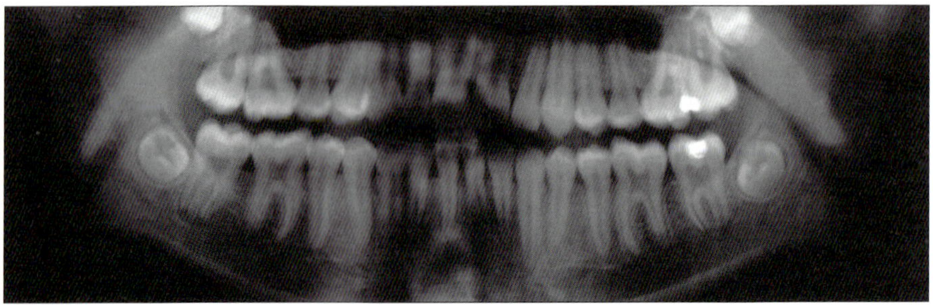

図 3-14　治療後のパノラマエックス線写真．

原　則

4

安定性を高めるための治療目標の確立

“われわれはすべての物事において，最終結果を考えておくべきである”

—Jean La Fontaine

矯正学において，本当に新しいというものはほとんどない．歯を動かす基本的な方法は1900年代初頭から変わっていない．もちろん，アレキサンダーディシプリンは，新しい金属やブラケットボンディングなど材料や治療方法の改良から，大きな恩恵を受けている．特別な手法，技術や材料は絶えず変化していくだろう，しかし礎となる真実はつねに変わらないものである．

矯正学の歴史の初期においては，歯を動かすということだけでも，とてもエキサイティングなものだったに違いない．その目的は歯を“真っ直ぐ”にすることであった．しかしこの目標では十分でないことを，歴史は示している．後戻りという言葉が，つねにその醜い頭をもたげてくるのだ．歯を真っ直ぐに並べることはとても大切なことであったが，それを維持することがもう１つの難問であることが時とともに明らかになった．それゆえ，矯正学のつぎの段階は，歯を真っ直ぐに保つことである．

20世紀の間に，矯正医は治療終了時の歯の位置に関連するいくつかの因子が，全体の治療結果に影響を及ぼすということを学んだ．疑う余地のない１つの真実は，「Primum non nocere（何よりもまず害をなすなかれ）」という教えである．矯正治療は，多くの弊害の一因となる可能性がある．過剰な拡大，歯軸の唇側傾斜，歯の挺出，不十分な歯根傾斜など枚挙にいとまがない．健康で，安定した結果を得る可能性がより高くなるように歯を並べることは，矯正医の責務である．たとえば，顎整形力は成長発育をコントロールし，促進させるべきである．矯正力は歯を不安定な場所に動かすべきではない．

矯正学では多くの解決されていない事柄がある．

- 矯正学の限界や境界はあるのか．
- 基準となる治療とは何か．
- 矯正学において，どれほど多くの部分が技ではなく科学になるのか．
- 大勢の矯正医が同じ患者を診査したときに，その治療計画と治療目標に同意が得られるほどに，矯正学の専門性は成熟しているのか．

患者の役割

成功のための公式においてもっとも大切な因子はその患者自身である．3つの因子，すなわち成長，習癖と協力度は，つねに矯正学が真の科学であることを妨げている．

矯正力または顎整形力の結果として生じる骨格性変化をセファロメトリックに予測することは，もっとも不確実な科学である．成長期の子どもたちを治療することは，動き続ける標的を撃ち落そうとするようなものだ．成長の量や方向は治療結果を決定することに，大きな役割を担っている．特定の顎整形力が与えられた場合でも，それぞれの患者は異なった反応を示す．

一般的に，顎整形的な改善は成長の著しい時期の患者において得られる．前後的な骨格の大きさの好ましい変化は，成長期の患者で生じる．大きな下顎下縁平面角をともなう垂直的成長パターンの患者は，小さな下顎下縁平面角をともなう患者ほど良好な成長方向ではないが，改善できる．側方向への拡大の場合では，もっとも予知性の高い顎整形的な改善が認められる．

拇指吸引癖，口呼吸，歯ぎしり，舌突出癖などの習癖は，骨格型にかかわらず，治療の結果に悪影響を及ぼす．

しかしながら，大部分の患者における成功の鍵は，患者の協力度である．原則20で述べるように，矯正医は患者と同レベルなだけである．

科学的根拠に基づく矯正治療

ずいぶんと昔の講義のなかで，テキサス州ヒューストンのDr Fred Schudyは冗談めかして言った「図は嘘をつかない・・・，しかし嘘つきは図を作る」と．矯正治療の目標を議論するとき，私はさまざまな人によって行われた特別な研究を信頼している．ベイラー大学歯学部の矯正学講座の研修医は，私の診療所の患者の資料を使って，多くの研究を行った．もし私がこれらの資料を個人的に選択していたならば，これは利益相反となったことだろう．これが起こるのを防ぐために，私は彼らが私の症例の資料を使うにあたって，いくつかの規則を作っている．

研修医はすべての資料に触れることを許されている．そこにはおいしいものだけを採る，いわゆる“さくらんぼ狩り”はない．すなわち，私はどんな研究に使われる患者の資料も選択したことはない．研修医たちは，彼らの研究のプロトコールにしたがって症例を選択する．彼らは，私の診療所からどんな資料も持ち出すことは許されていない．米国や世界中の他大学の矯正研修医がこれらの資料で研究を行った．これは大切なことである．なぜならこれらの研究の結果を聞いた世界中の矯正医が，その客観性を確信できるからだ．

すべての矯正医は，科学的根拠があるかぎり，それに基づいた矯正治療を行う義務がある．研究で議論されたすべての結果は，統計データをともなわねばならない．統計学的に妥当な標準値にたどり着くことが，その目標である．しかし，この標準値はつねにある範囲をともなう(標準偏差)．研究で示された数や計測値はしばしば単なるガイドラインに過ぎず，絶対的な値ではない．Dr Peter Buschangが言うように「“標準値”の形態の患者なんていないのだ」．例のごとく，どんな規則にも例外はあるだろう．しかし，この本で主張している原則は，矯正学を職人わざではなく，より科学的なものにするための試みである．

以下の目標が達せられたとき，健康で審美的に望ましく，安定した結果が得られるのがわかるであろう．

- 下顎前歯が基底骨上でバランスが取れている．
- 上顎前歯が良好なインターインサイザルアングル(interincisal angle)となるよう位置づけられている．
- 犬歯間幅径の拡大を避ける．
- 歯根の傾斜角度が適正に歯槽骨中に配置されている．
- 下顎第一大臼歯の整直．
- 標準的なオーバーバイトとオーバージェット．
- 中心位における機能的な咬合．

矯正治療を成功に導く15の鍵

近代矯正学の歴史をとおして，患者の診断資料はその患者の問題点の評価や，その結果による治療方針の決定のために用いられてきた．これらの資料は，側方セファログラム，パノラマエックス線写真，診断用模型，口腔内写真と顔面写真である．これらの資料のそれぞれから重要な情報を得て，患者の症状を評価している．多くの患者の長期経過の資料から得た，多くの研究や個々の計測値の評価から，確かな標準値が明白になった．そしてこれらの標準値は患者の治療目標を決める一助となってきた．

いろいろな可能性があるがそのなかで，診断資料から抽出した15の計測値を評価することによって，個々の患者に良好な治療結果と長期安定性をもたらすために必要な治療目標が，簡潔でしかも正確に決定できる．

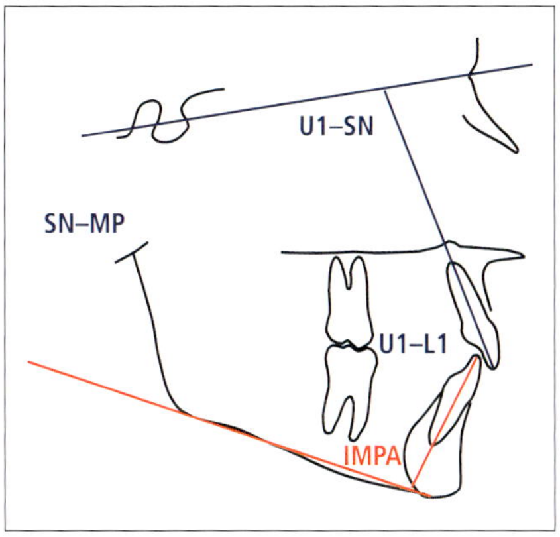

図 4-1 テトラゴン．下顎下縁平面角（SN-MP），上顎切歯歯軸角（U1-SN），上下中切歯歯軸間角（U1-L1），下顎切歯歯軸角（IMPA）．

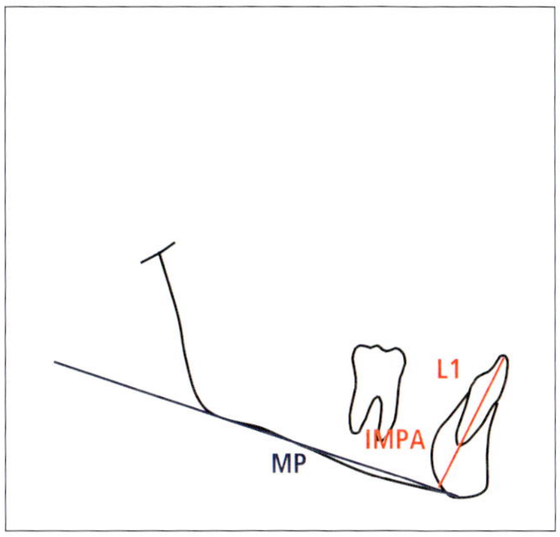

図 4-2 下顎切歯歯軸傾斜．下顎切歯（L1）歯軸と下顎下縁平面（MP）のなす角度（IMPA）．

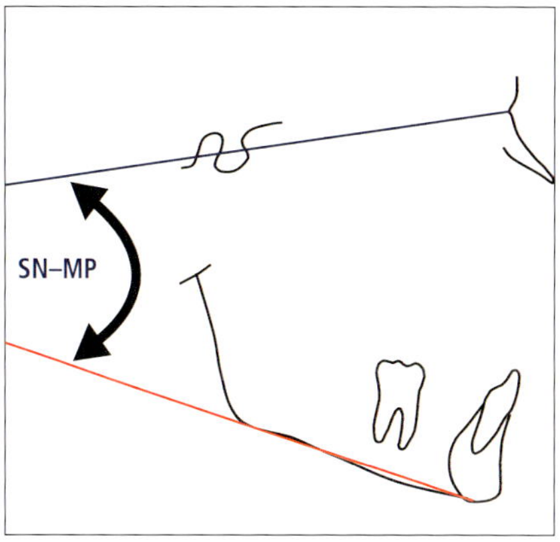

図 4-3 下顎下縁平面角（骨格系垂直的評価）．S-N平面と下顎下縁平面のなす角度（SN-MP）．

セファログラム分析：テトラゴン-プラス分析

いくつかの実証されたセファログラム計測値は，治療に影響を与えたり，治療中にコントロールしなければならない値である．下顎切歯歯軸と下顎下縁平面の角度（IMPA）または下顎前歯歯軸傾斜，SN平面と下顎下縁平面のなす角度（SN-MP）または下顎下縁平面角，上顎前歯とSN平面の角度（U1-SN）または上顎前歯歯軸傾斜，そして上顎前歯と下顎前歯のなす角度（U1-L1）またはインターインサイザルアングル（ⅡA）である．これらの4つの計測値を構成する線を結ぶと，四辺形とか四角形と呼ばれる形となる（tetragon）となる（図 4-1）．治療の成功の鍵は，これらの角度をコントロールすること，またはさらに理想的な位置に変化させることである．

1. 下顎前歯歯軸傾斜

IMPAの理想的な治療後の値には3つの可能性がある（図 4-2）．

1. 大部分の非抜歯治療では，下顎前歯は元の位置から3°以内に維持されるべきである（3°ルール）．
2. 過蓋咬合の患者では，とくにⅡ級2類の過蓋咬合では，下顎前歯はしばしば舌側に傾斜しているが，これは前方に，場合によっては大きく，移動しなければならない．
3. 上下顎前突の患者では，前歯はしばしば明らかに唇側傾斜している．これらの患者の場合に，前歯は3°以上，後方に牽引しなければならない．

大部分の患者は非抜歯で治療されるため，下顎前歯の位置をコントロールし，唇側傾斜を防ぐことは重要である．これはおそらく矯正治療で起こるもっとも一般的な間違いの1つであろう．なぜなら多くの臨床家がこの問題に対応できないためである．ほとんどすべての研究が，この3°ルールを破った（下顎前歯を元の位置から3°以上傾斜させる）場合に，長期的には高い確率で後戻りが起こることを示している[1-3]．臨床的には，下顎前歯に−5°のトルクが入ったブラケットを使うことは，この重要な下顎前歯の位置のコントロールに役立つだろう．これは**原則17**で詳細に述べている．

2. 下顎下縁平面角

ここでの目標は，可能なかぎり術前の下顎下縁平面角（SN-MP）の値を，維持することである（図 4-3）．下顎角が非常に小さい症例では，下顎下縁平面角は治療中に増加させねばならないだろう．標準的な垂直高径をもち，良好な成長力をもつ患者では，顎整形力が適正に用いられたならば，下顎下縁平面の開大なしに良好な結果が得られる．

患者が急峻な下顎下縁平面角をもつ垂直的成長を示す場合には，問題が起こる．これらの症例では上顎の大臼歯の挺出を防ぐことが重要である[4]．たとえば，ヘッドギアーが誤って用いられ，サービカルネックストラップのみが，下顎下縁平面の開大した患者に用いられると，上顎大臼歯は挺出し垂直的な開大の原因となるだろう．具体的なコントロールについては，後述の原則で述べる．

3. 上顎前歯歯軸傾斜

標準的な骨格形態あれば，上顎前歯の傾斜はSN平面に対し

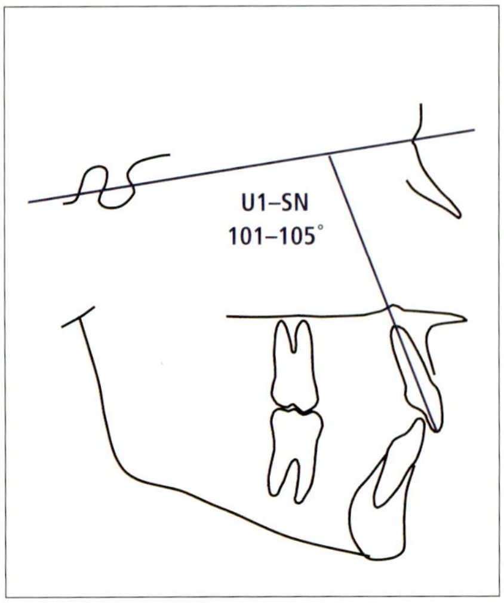

図 4-4　上顎前歯歯軸傾斜．上顎前歯-SN平面(U1-SN)．

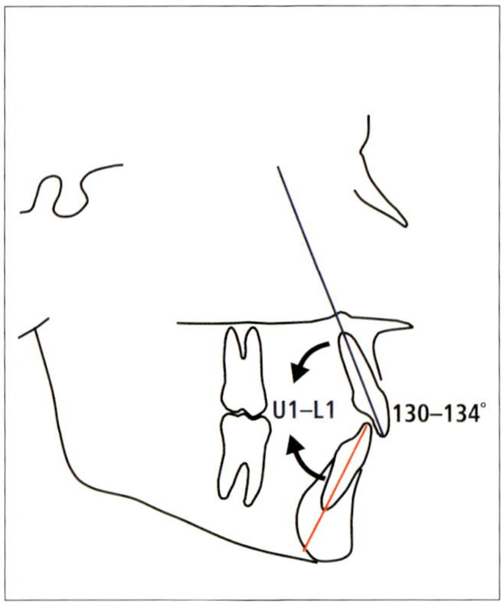

図 4-5　インターインサイザルアングル．上顎前歯と下顎前歯のなす角度(U1-L1)．

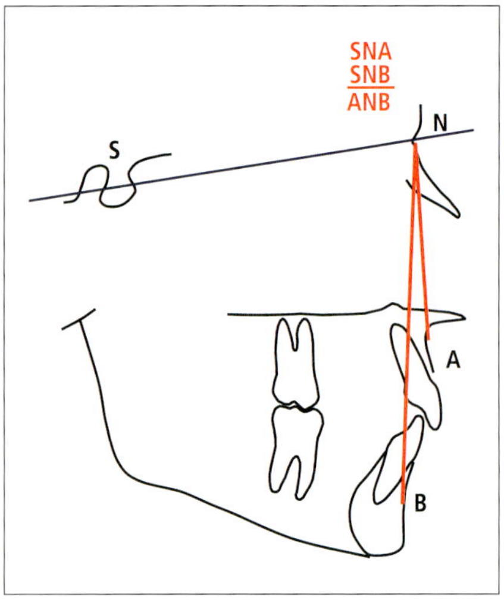

図 4-6　前後的なコントロール．SN平面とA点のなす角度(SNA)，SN平面とB点の角度(SNB)，上下顎の前後的関係(ANB)，S点，N点，A点(A)，B点(B)．

て101°から105°であるべきである(図 4-4)．このルールの1つの例外は，患者が急峻な下顎平面角をもつ場合である．これらの症例では，しばしばU1-SN角は減少して切歯がより垂直的に位置している．これに対して，患者が小さな下顎下縁平面をもつ場合には，上顎前歯の傾斜はより大きくなる．

上顎前歯歯軸傾斜(トルク)のコントロールは，適切な前歯誘導を形成するうえで重要であり，テトラゴンの4番目の角にあたる．アレキサンダーブラケットの設定を用いれば，前歯歯軸傾斜(トルクコントロール)は，トルクの入った0.018インチスロットの前歯部ブラケットに0.017×0.025インチのステンレススティールのアーチワイヤーを入れることで，達成される．

4. インターインサイザルアングル

許容できる上下顎前歯間の角度(U1-L1)は，130°から134°である(図 4-5)．ほかの計測値と同様に，U1-L1にもバリエーションがあり，患者それぞれの垂直的な骨格形態に依存する．矯正医は下顎前歯の位置づけに際して，かぎられた選択肢しかもっていないが，上顎前歯の位置づけには，ある程度の自由度がある．しかし，最終的な上顎前歯の位置は，下顎前歯の位置に直接的にかかわっている．

5. テトラゴンプラス

セファログラムから集められた追加情報は，テトラゴン"プラス"として参照する．前後的な骨格形態を決定する計測値とセファログラム上での軟組織側貌である．

5a. 前後的な骨格形態

骨格性Ⅰ級，Ⅱ級あるいはⅢ級のいずれの不正咬合の治療でも，理想的には，前後的な顎間関係(ANB)は1°から3°にすることが目標となる(図 4-6)．成長期で協力性の良好なⅡ級の子どもでは，フェイスボウの使用によってANB 1°～3°を達成することができる．しかし骨格性Ⅲ級では，治療のメカニクスに対して，つねに良好な反応を示すとはかぎらない．Wits appraisalの使用もまた，この型の不正咬合の診断に役に立つ．Ⅲ級治療のメカニクスは，このシリーズの続編で詳細に述べる．

5b. セファログラム計測上の軟組織の側貌

理想的には，Holdawayのハーモニーライン(軟組織上のポゴニオンと上唇を結んだ線)が下唇に接し，鼻の高さの1／2のところを通るべきである(図 4-7)．しかし，この審美性についての計測はかなりのばらつきがあり，鼻やオトガイの大きさにかか

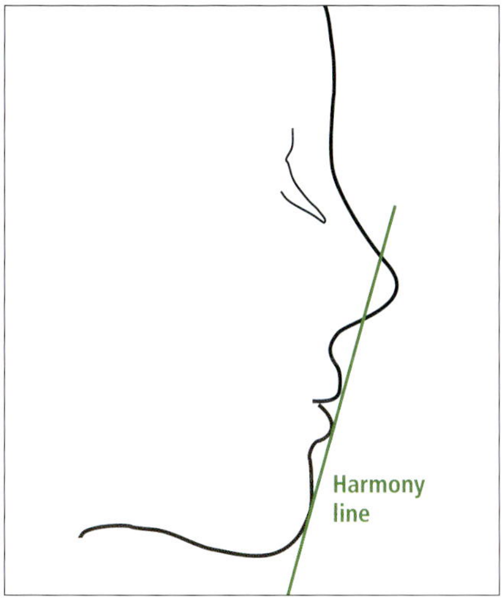

図 4-7 （左図）側貌．ハーモニーラインは軟組織のポゴニオンと上唇を結んだ線で，理想的には，下唇に接し，鼻を二等分する．

図 4-8 （右図）テトラゴンプラス．SN平面とNA線のなす角度（SNA），SN平面とNB線のなす角度（SNB），A点とN点とB点を結ぶ角度（ANB），SN平面と下顎下縁平面のなす角度（SN-MP），上顎前歯がSN平面となす角度（U1-SN），上顎前歯－下顎前歯（U1-L1），下顎前歯が下顎下縁平面となす角度（IMPA）．

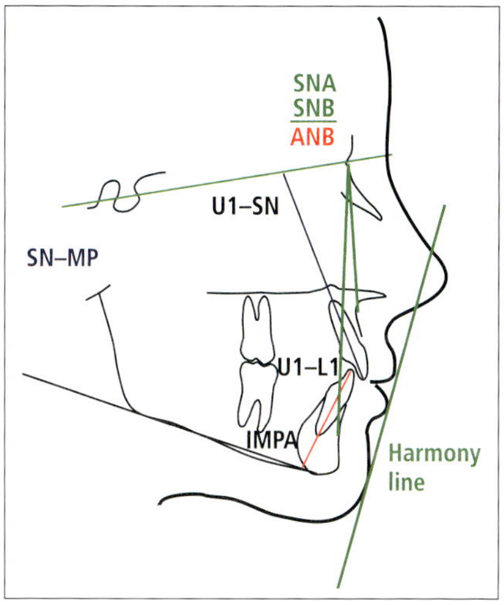

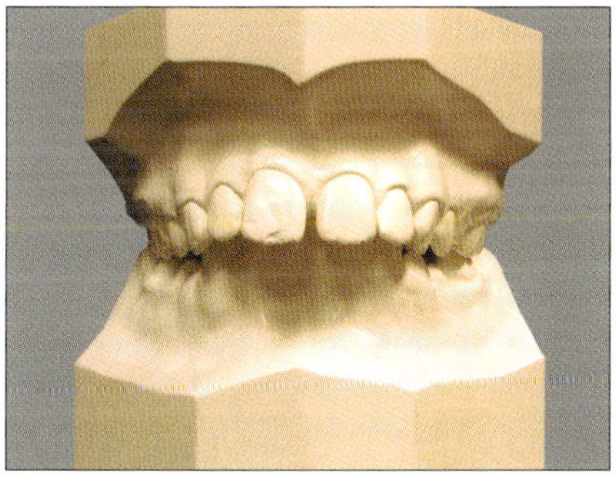

図 4-9 （左図）診断用模型．

図 4-10 （右図）治療前の診断用模型上での犬歯間幅径の計測．

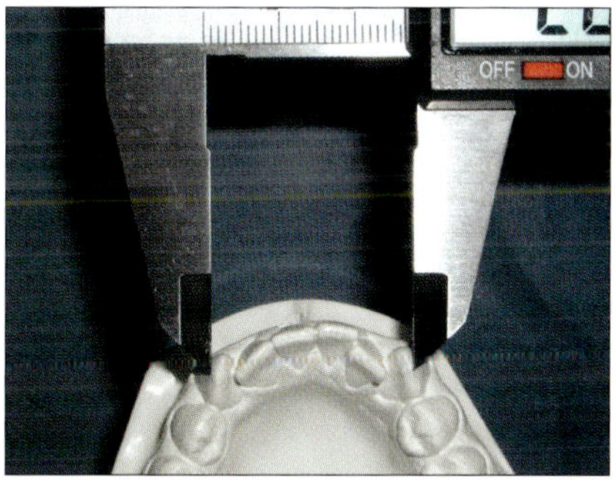

わってくる．たとえば，アジア人の患者では，理想的な線は軟組織のポゴニオン，下唇，上唇および鼻尖に接する．

テトラゴン"プラス"では，これらのすべてのセファログラム上の計測値を組み合わせて分析する（図 4-8）．

診断用模型

石膏模型は初期的な診断手段として，世界中で使われている（図 4-9）．現実的には，診断用模型のみで診断を立てることは不可能である．しかし模型から計測しなければならない，4つの重要な因子がある．良好な治療結果を得るためには，これらの因子はコントロールしなければならない．

6. 下顎犬歯間幅径

この重要な計測値に関する目標は，元の犬歯間幅径を維持することである（図 4-10）．長期変化についての研究では，1 mm以上の拡大は必ず後戻りを生じることを示している[5]．

この事実は研究で何度も確認されているにもかかわらず，矯正医はこの規則を破る言い訳を探し続けている．一般的に，抜歯症例では，下顎犬歯は歯列のより広いところへ牽引することができる．だから犬歯間の拡大は可能だ，と信じられている．もしこれが真実であったなら，抜歯治療の長期研究は犬歯間幅径の拡大の安定性を示したことだろう．しかし文献的に，この説は支持されてない[6,7]．

この規則の唯一の例外は，犬歯が正常な歯列の舌側に萌出したときであろう．このような症例では，犬歯は正常な歯列形態になるように，拡大が可能である（図 4-11）．

臨床的には，犬歯間幅径は初診時の下顎歯列模型を参考にして決定し（図 4-12），最終のアーチワイヤーを下顎歯列上に再現する（図 4-13）．

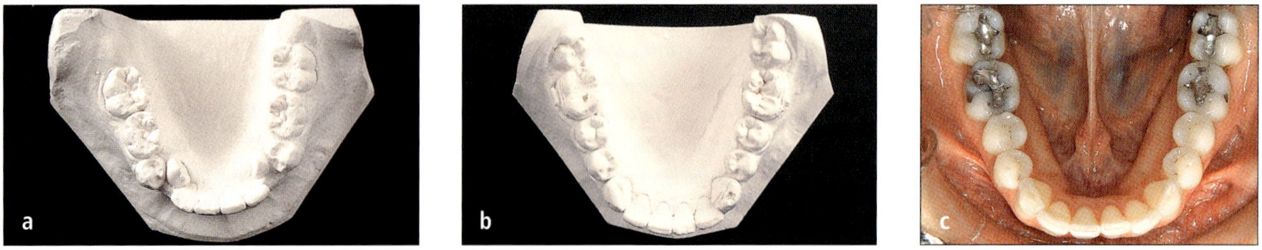

図 4-11　咬合面観.（a）治療前の模型は下顎犬歯の舌側転位を示している.（b）治療後の模型では，犬歯が歯列形態に沿うように拡大されている.（c）保定後15年経過しても，犬歯間幅径の後戻りは見られない.

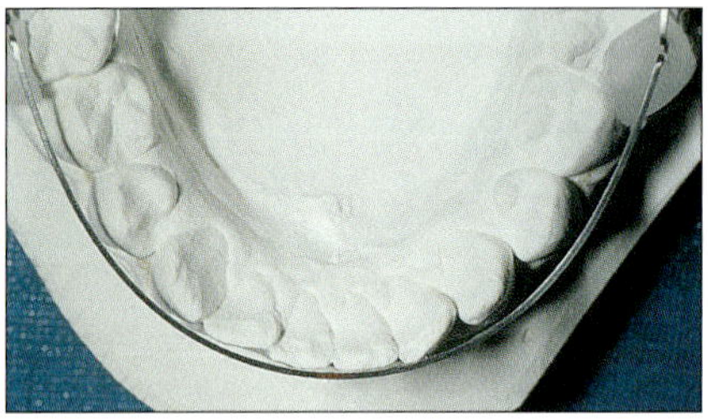

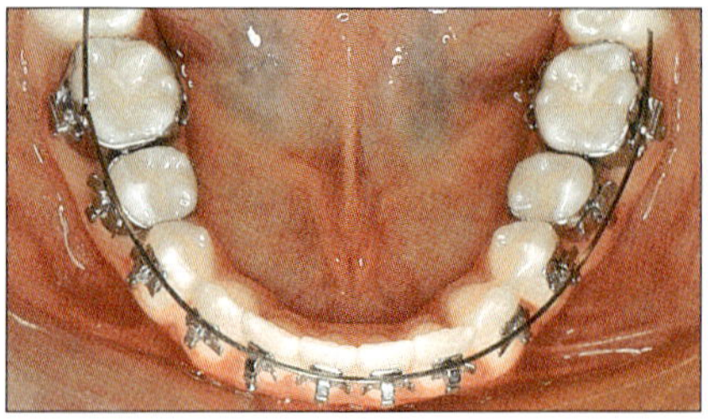

図 4-12　（左端図）0.017×0.025インチのステンレススティールのフィニシングワイヤーを治療前の診断用模型の上において，オリジナルの犬歯間幅径を計測する．これにより犬歯間が拡大されてないことを確認する．
図 4-13　（左図）その後，ファイナルアーチワイヤーを患者の下顎歯列に装着する．

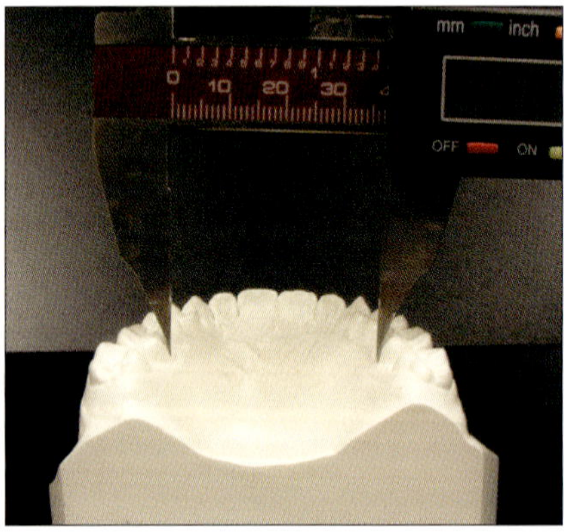

図 4-14　治療前の上顎臼歯間幅径を計測して，拡大が可能かどうかを判断する．

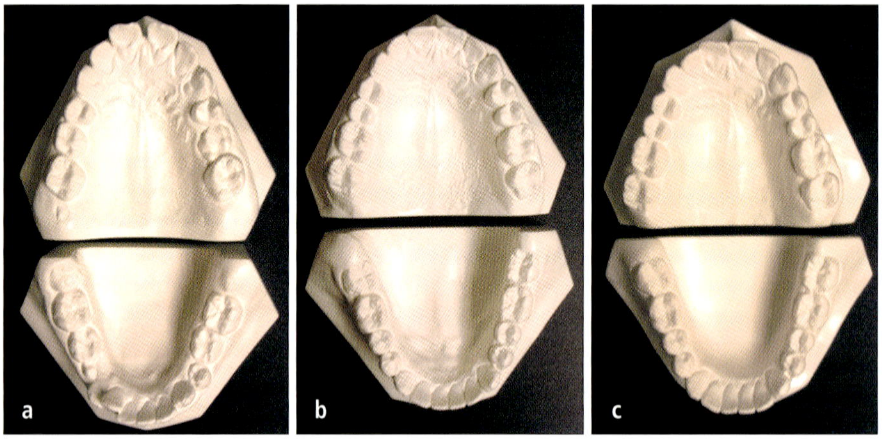

図 4-15　（a）治療前の模型はV字型の上顎歯列弓形態，下顎歯列弓は標準的な形態を示している．（b）治療後の模型はオーボイド（卵形）型の上顎歯列弓形態と標準的な下顎歯列形態を示している．（c）治療後25年が経過した模型では，歯列弓形態が安定しているのがわかる．

7. 上顎大臼歯間幅径

上顎第一大臼歯の歯頸部ライン上での舌側溝間距離を計測値は，34mmから36mmの間であるべきである（図 4-14）．もし個々の歯の大きさが標準値に近ければ，この幅径の値は叢生の歯を並べ，バッカルコリドー（訳者注：スマイル時に歯列と頬部の間に認められる暗い隙き間）の見え方を改善するのに十分である．上顎大臼歯間幅径が33mm以下であれば，ほとんどの症例に対し上顎急速拡大装置またはアーチワイヤーによる歯列弓拡大を治療方針に加えよう．

下顎犬歯間幅径の拡大は避けるべきであるが，上顎大臼歯は拡大することができ，その結果下顎大臼歯のアップライトや拡大が可能となる．これはまた小臼歯部のわずかな拡大が可能であることを意味している（下顎犬歯と第一大臼歯を結ぶ線）．これらの事実は長期安定性の研究によって立証されている[5]．このような部位による違いは，顔面筋と舌の間のバランスよって説明できるであろう．口輪筋は，過剰な前歯の唇側傾斜または拡大に抵抗するのに十分な圧を与える．しかし，頬筋は圧が弱く，臼歯部の拡大の安定性が可能となる．

8. アーチフォーム

オーボイド（卵形）のアーチフォームデザインは，大部分の患者について，もっとも審美的で安定した形態である（図 4-15）．こ

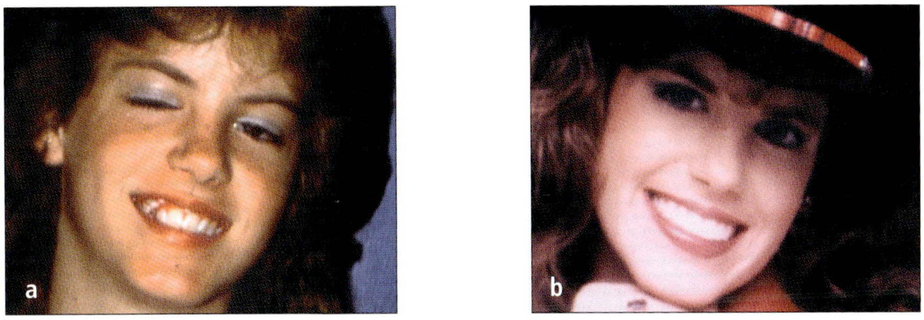

図 4-16　(a)治療前のスマイル．(b)治療後にはバッカルコリドーがない美しいスマイルが見られる．

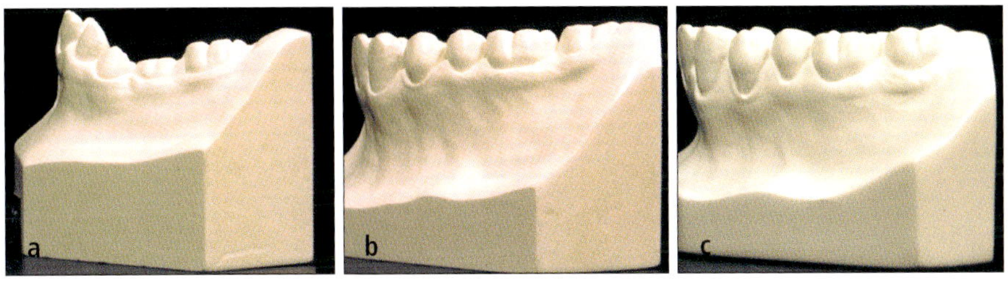

図 4-17　(a)治療前の重篤なスピーカーブ．(b)治療後のレベリングされた下顎歯列弓．(c)治療後25年が経過した歯列模型では，スピーカーブがきわめて安定しているのがわかる．

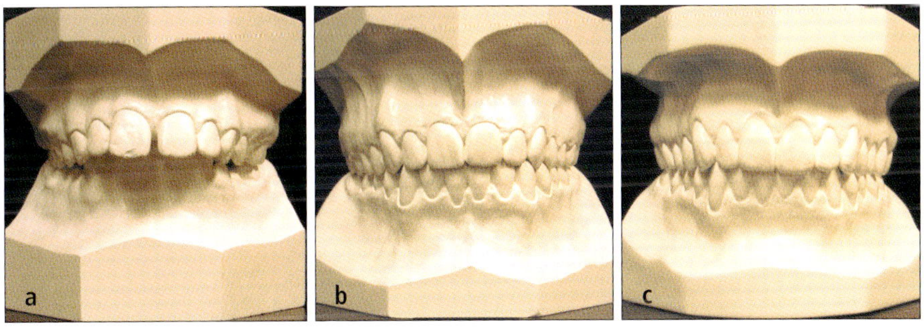

図 4-18　(a)治療前の歯列模型は，重篤な不正咬合を示している．(b)治療後の模型では，正常咬合を示している．(c)治療後25年が経過した歯列模型では，咬合の長期安定性が示されている．

の結論はつぎの理論的根拠に基づいている．下顎の犬歯間が拡大されず，下顎前歯の位置がコントロールされていれば，上顎および下顎前歯のアーチフォームはほぼ既定することができる．もし上顎大臼歯間幅径が約36mmとなるならば，それで上顎と下顎の臼歯部の幅径とアーチフォームは決定される．したがって，犬歯と大臼歯を結ぶ線が結果として，オーボイドの形となるのである．

このオーボイドのアーチフォームは，臼歯(頬側のセグメント)が連続的に拡大され，バッカルコリドーが満たされるので，とても審美的でもある(図 4-16)．アーチフォームについての詳細な分析は，原則9で示す．

9.平坦化された下顎歯列

下顎歯列のスピーカーブをレベリング(平坦化)することは，過蓋咬合の改善や是正したオーバーバイトの維持に重要である．このレベリングは症例評価においてしばしば見落とされるが，私の研究ではレベリングが十分であればあるほど，いっそう安定性が増すことを示している(図 4-17)[8,9]．臨床的には，この歯列のレベリングは，アーチワイヤーにリバースカーブを加えることで，達成される．ただし，開咬型の治療はこの規則の例外である．開咬の患者では，下顎歯列にわずかなスピーカーブを付与することが望ましい．原則14で歯列のレベリングのメカニクスについて詳しく述べる．

10. 咬合

良好な咬合が機能，健康，安定性に重要であることには，誰でも賛成することである．良好な咬合とは，犬歯のⅠ級関係，緊密な臼歯の咬頭嵌合，正常なオーバーバイトとオーバージェット，側方運動時の犬歯誘導，前歯のガイダンス，咬頭嵌合位と中心位の一致などが確立されている状態である(図 4-18)．

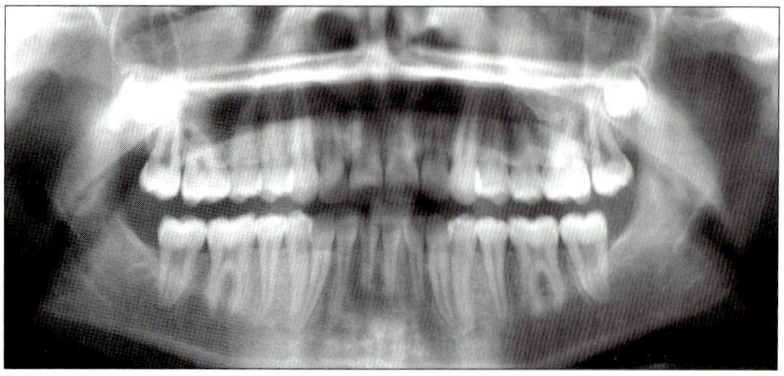

図 4-19　パノラマエックス線写真は，上下顎の良好な歯根の平行性を示す．これらの位置は長期安定性に重要である．アップライトされた下顎第一大臼歯にも注目されたい．

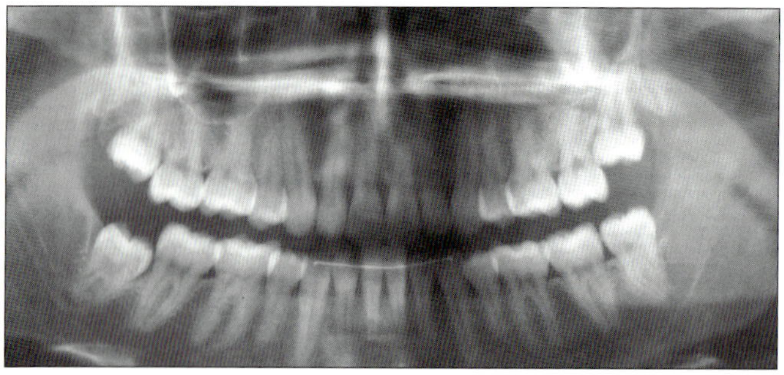

図 4-20　この症例では 4 本の小臼歯が抜歯された．抜歯部の歯根は互いに平行である．

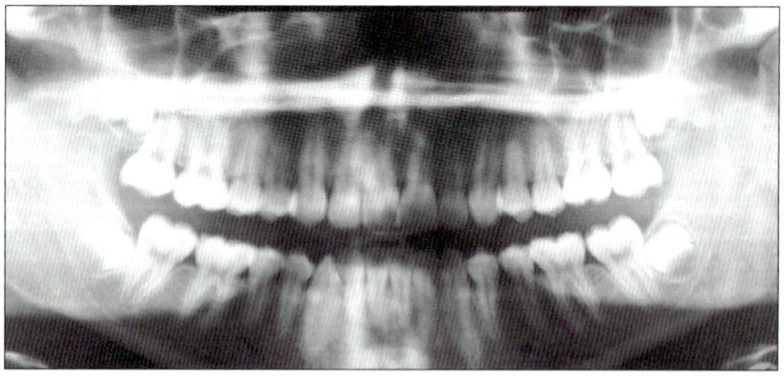

図 4-21　隣接面の骨レベルの観察は，歯周組織の健康状態を診断する初期の方法である．

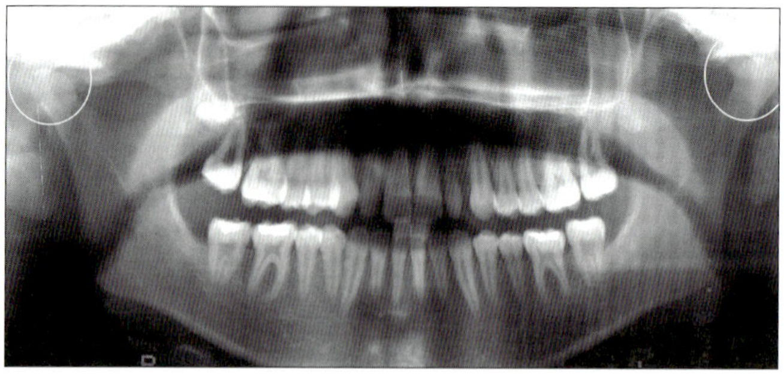

図 4-22　パノラマエックス線写真における下顎頭の観察は，顎関節の問題の診断に対する予備的な方法である．

パノラマエックス線写真

11. 歯根のポジショニング

パノラマエックス線写真に示されるように，犬歯から犬歯までの前歯の歯根は上顎，下顎とも，適切に離れているべきである（図 4-19）．この歯根の位置を得るためのアンギュレーションは，ブラケットに組み込まれている．

過蓋咬合の患者の治療後には，下顎第一大臼歯はアップライトしていなければならない．下顎第一大臼歯のチューブに付与されている－6°のアンギュレーションは，これを達成するように設計したものである（図 4-19）．

抜歯症例では，抜歯部位に隣接する歯の歯根が，動的治療の終了時に平行になっていなければならない（図 4-20）．適切なブラケットの位置づけにより，この目標は達成することができる．このことについては，原則 7 で触れる．

12. 健康な歯周組織

具体的な骨吸収を示すには，デンタルエックス線写真が必要であるが，隣接面の歯槽骨，歯根尖，および埋伏歯，膿瘍や歯根吸収といった病変の注意深い観察は，高品質なパノラマエックス線写真の詳細な診査によって，達成することができる（図 4-21）．

13. 顎関節

ほかの因子にもよるが，顎関節の状態の初期の診断は，正しく撮影されたパノラマエックス線写真上での，下顎頭の大きさや形の観察によって可能である（図 4-22）．もし顎関節症状があるのであれば，より詳細な診査が必要である．

顔貌写真

14. 軟組織の側貌

最終的な口唇の位置は，インターインサイザルアングルを形成する上下顎前歯の位置によって決まる（図 4-23）．もしこれらの歯が唇側や舌側に大きく離れて位置していたら，好ましくない側貌で終わってしまう．

すでに触れたように，白人の理想的な側貌は，軟組織のオトガイと上唇に接し，鼻を二等分する線で表現される．側貌は加齢にともなって平坦化する傾向があることから，患者の側貌に関して妥協が必要な場合には，患者の側貌をいくぶん前突した状態で終了することが望ましい．

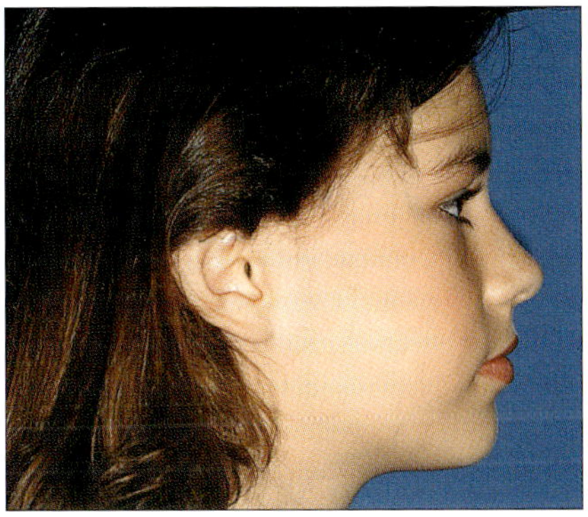
図 4-23　バランスの取れた軟組織の側貌.

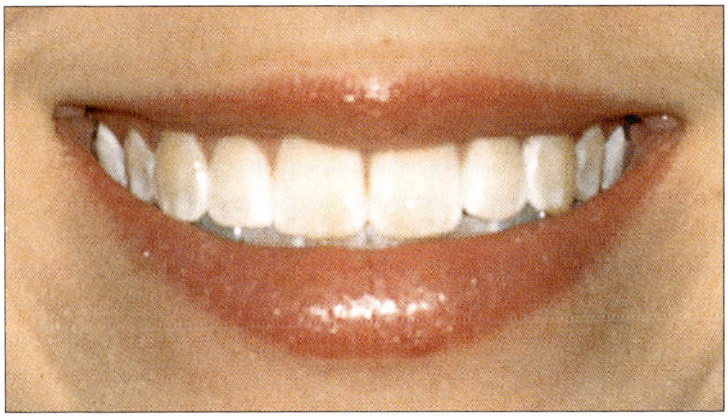
図 4-24　このスマイルが治療で達成されたすべての目標を表している.

15. スマイル

アレキリンダーディシプリンは，矯正治療の終了時に，つぎの結果を得ることを目的としている(図 4-24).

- 歯列正中の一致.
- 顔面正中と歯列正中の一致.
- 審美的に排列された歯列.
- バランスの取れたスマイルライン.
- バランスの取れたスマイルアーク.
- 暗いバッカルコリドーを認めない.

患者に上顎の垂直的過成長や非対称な成長パターンといった骨格的な問題を認めなければ，大部分の患者についてこのゴールは達成しなければならない.

結論

古い格言がある.“すべての道はローマに通ず”. しかし矯正学においては，ローマを見つけることは難しいかもしれない. なぜなら，選ぶことのできる多くの異なった道があるからだ. 理想的な矯正の結果にたどり着くための目標と目的を明確にすることが大切である. ここで述べた15の目標が治療を通して達成されるならば，健康で，機能的，審美的に安定した結果をつねに得ることができるだろう.

特別な不正咬合を治すために必要な系統的な操作手順は，この本のほかの原則で述べる. 治療メカニクスの一貫性は，一貫した治療結果を導くだろう.

参考文献

1. Glenn G, Sinclair PM, Alexander RG. Nonextraction orthodontic therapy: Posttreatment dental and skeletal stability. Am J Orthod Dentofacial Orthop 1987;92:321–328.
2. Elms TN, Buschang PH, Alexander RG. Long-term stability of Class II, Division 1, nonextraction cervical face-bow therapy. I. Model analysis. Am J Orthod Dentofacial Orthop 1996;109:271–276.
3. Elms TN, Buschang PH, Alexander RG. Long-term stability of Class II, Division 1, nonextraction cervical face-bow therapy. II. Cephalometric analysis. Am J Orthod Dentofacial Orthop 1996;109:386–392.
4. Parks LR, Buschang PH, Alexander RA, Dechow P, Rossouw PE. Masticatory exercise as an adjunctive treatment for hyperdivergent patients. Angle Orthod 2007,77:457–462.
5. Ferris T, Alexander RG, Boley J, Buschang PH. Long-term stability of combined rapid palatal expansion—lip bumper therapy followed by full fixed appliances. Am J Orthod Dentofacial Orthop 2005;128:310–325.
6. Alexander JM. A Comparative Study of Orthodontic Stability in Class I Extraction Cases (thesis). Dallas: Baylor Univ, 1995.
7. Boley JC, Mark JA, Sachdeva RCL, Buschang P. Long term stability of class I premolar extraction treatment. Am J Orthod Dentofacial Orthop 2003;124:277–287.
8. Carcara S, Preston CB, Jureyda O. The relationship between the curve of Spee, relapse, and the Alexander Discipline. Semin Orthod 2001;7:90–99.
9. Bernstein RL, Preston CB, Lampasso J. Leveling the curve of Spee with a continuous archwire technique: A long term cephalometric study. Am J Orthod Dentofacial Orthop 2007;131:363–371.

原則 4 症例研究

原則 4 症例研究

概要

課題はこの美しい側貌を変えることなく，叢生の歯を並べることである．

検査と診断

この若い成人女性(18歳7か月)は，非抜歯かどうかボーダーラインのⅠ級咬合と美しい軟組織側貌を呈していたが，中等度のスピーカーブと5mm以上のアーチレングスディスクレパンシーを認めた．

治療計画

われわれの治療目標は非抜歯で治療しながら，下顎前歯と犬歯間幅径をコントロールすることであった．この目標は，トルクコントロール，隣接面のエナメル質の削除と3級ゴムを賢く適用することによって達成した．

考察

課題は，適正に歯を適正に並べ，側貌を維持しながら，患者を非抜歯で治療することであった．連続した下顎歯列咬合面写真は，どのようにして前歯の叢生が解除され，どのように下顎前歯の位置や犬歯間幅径がコントロールされたかを示している．

患者がたいへん協力的であったため，比較的短い治療期間(20か月)で治療できた．

評価

患者の側貌は維持され，不正咬合は単純な方法で良好に治療された．

表 4-1 アーチワイヤーの順序

アーチワイヤー	期間(月)
上顎	
1. 0.016 NiTi	3
2. 0.017 × 0.025 NiTi	3
3. 0.017 × 0.025 SS	14
動的治療期間	20か月

表 4-2 アーチワイヤーの順序

アーチワイヤー	期間(月)
下顎	
None	3
1. 0.017 × 0.025 CuNiTi	6
2. 0.016 × 0.022 SS	2
3. 0.017 × 0.025 SS	9
動的治療期間	17か月

表 4-3 個別の矯正力

矯正力	期間(月)
エラスティックス	
3級ゴム	3
2級ゴム（左側）	3
側方部四角ゴム	3
フィニシングゴム	2

原則 4 症例研究

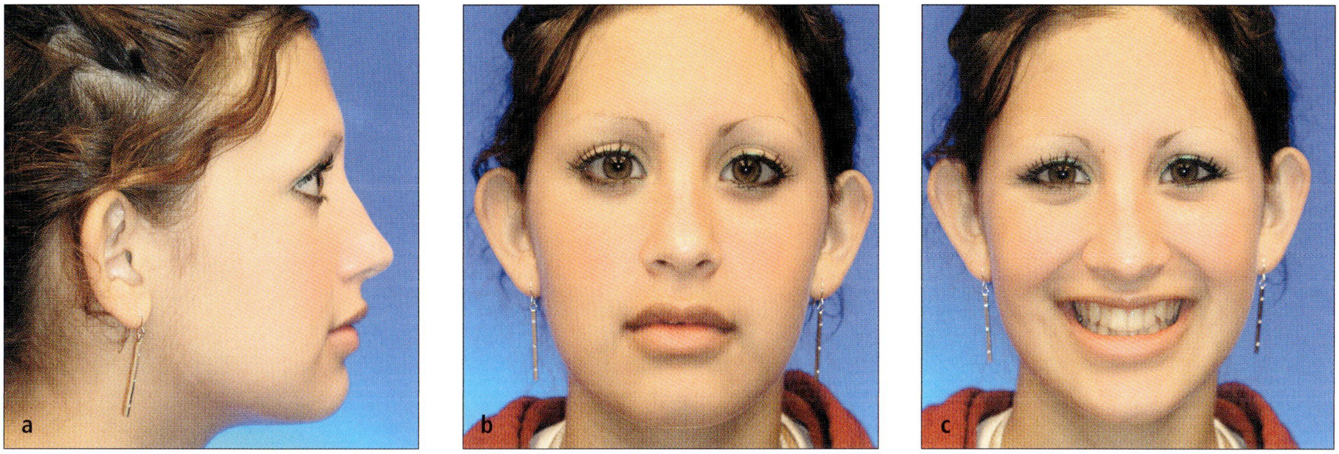

図 4-25　治療前の正面観. 18歳 7 か月. (a)軟組織の側貌では, 鼻, 口唇, オトガイが, とてもバランスの取れた状態である. (b)バランスの取れた正面観. (c)スマイルは良好な口唇のラインと狭いバッカルコリドーを呈している.

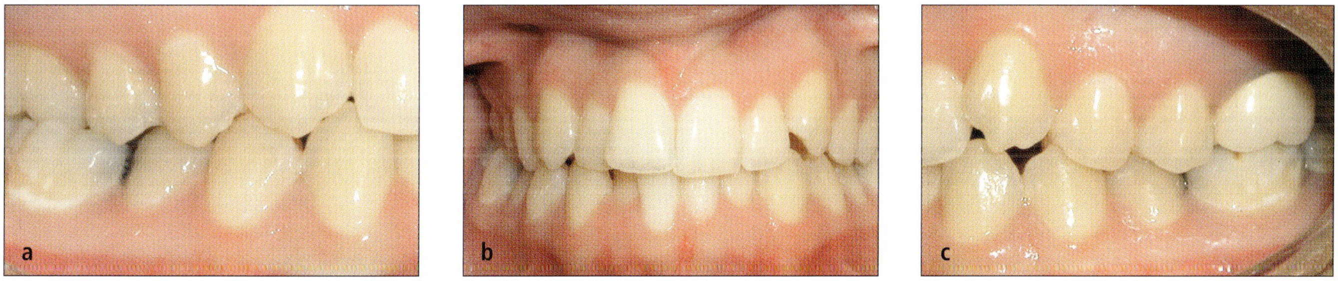

図 4-26　(a)右側の口腔内写真は第一大臼歯のクロスバイトをともなうⅠ級を示す. (b)前歯の叢生をともなう正中の不一致. (c)左側の犬歯は部分的にブロックアウトしている. 犬歯の尖頭の異常形態に注目されたい.

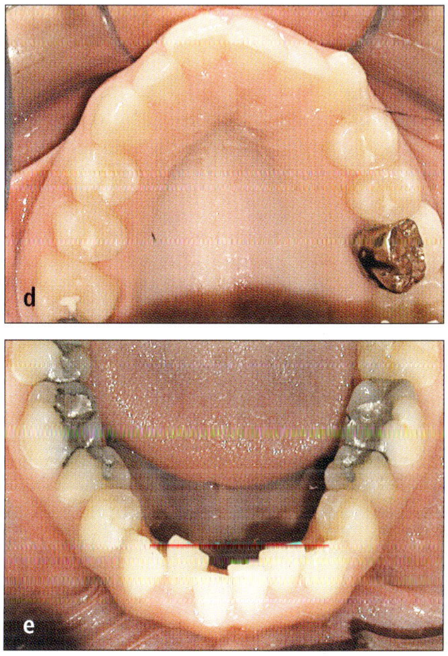

図 4-26d, 図 4-26e　治療前の咬合面観. 下顎の犬歯間幅径は24.9mm.

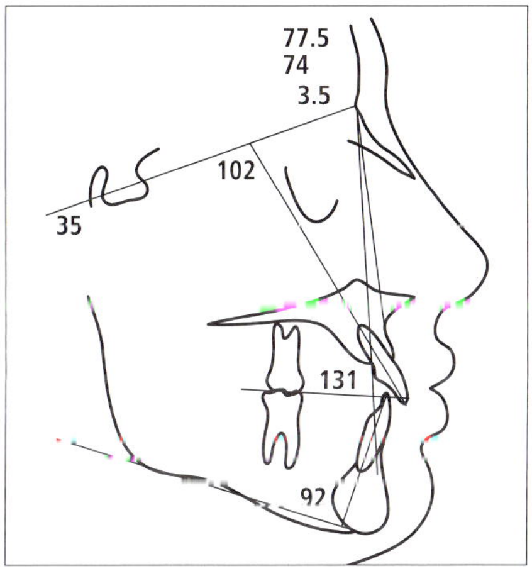

図 4-27　治療前のセファログラムトレースは, 良好な骨格性および歯性の数値を示している.

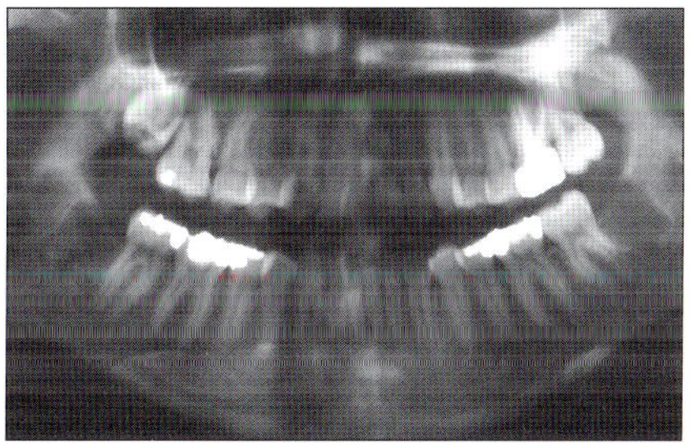

図 4-28　治療前のパノラマエックス線写真では, 異常所見は認めない.

原則４ 症例研究

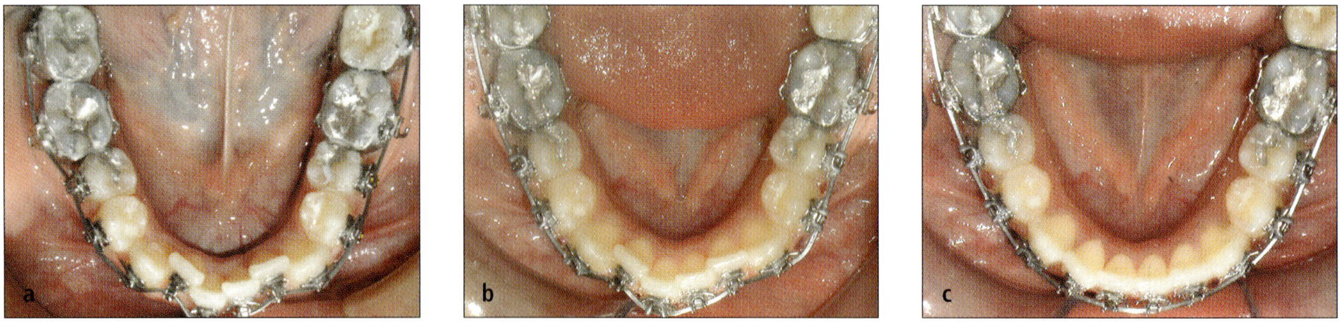

図 4-29　下顎咬合面観．(a)ブラケットの装着と0.017×0.025インチのCuNiTiのイニシャルアーチワイヤー．右側側切歯のブラケットのウィングが除去されていることに注目されたい．３級ゴムは夜間に使用した．(b)６週目．前歯の隣接面削除(スレンダライズ)．左側犬歯の遠心のウィングは活性化されている．(c)14週目．３級ゴムの使用は終了し，さらにスレンダライズ．

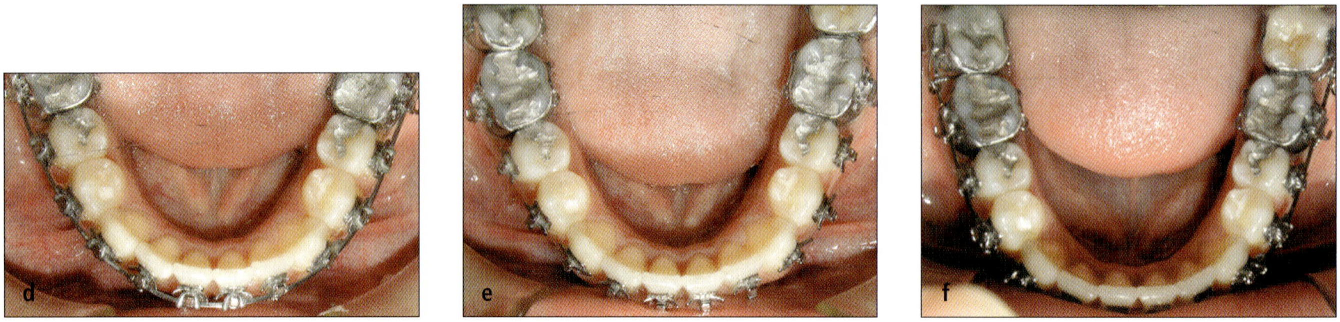

図 4-29　(続き)．(d)19週目．右側側切歯のブラケットの着け替え．(e)６か月目．0.016×0.022インチ ステンレススティールのアーチワイヤー．(f)８か月．0.017×0.025インチ ステンレススティールのフィニシングアーチワイヤー．

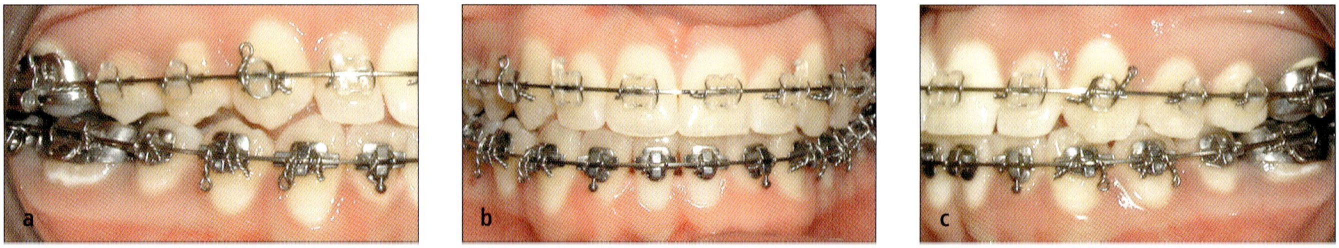

図 4-30a〜図 4-30c　正面観と両側面観．18か月目．アーチフォームと咬合の最終調整．

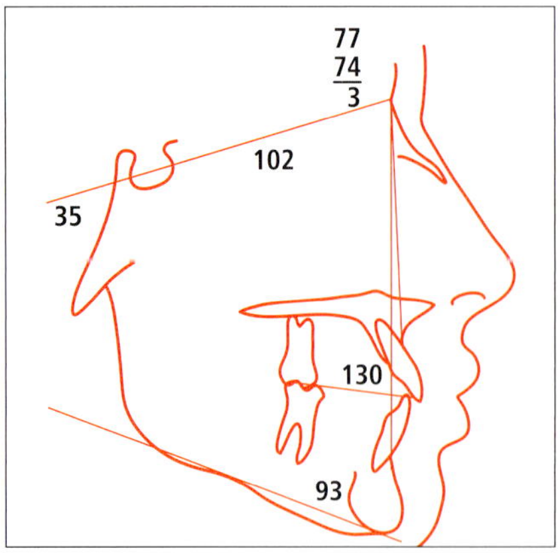

図 4-31　治療後のセファログラムトレースはすべての計測値がコントロールされたことを示している．

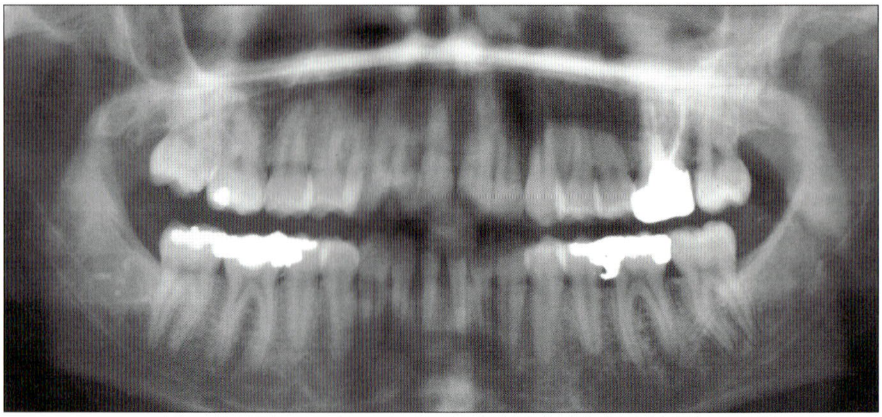

図 4-32　治療後のパノラマエックス線写真．

原則 4　症例研究

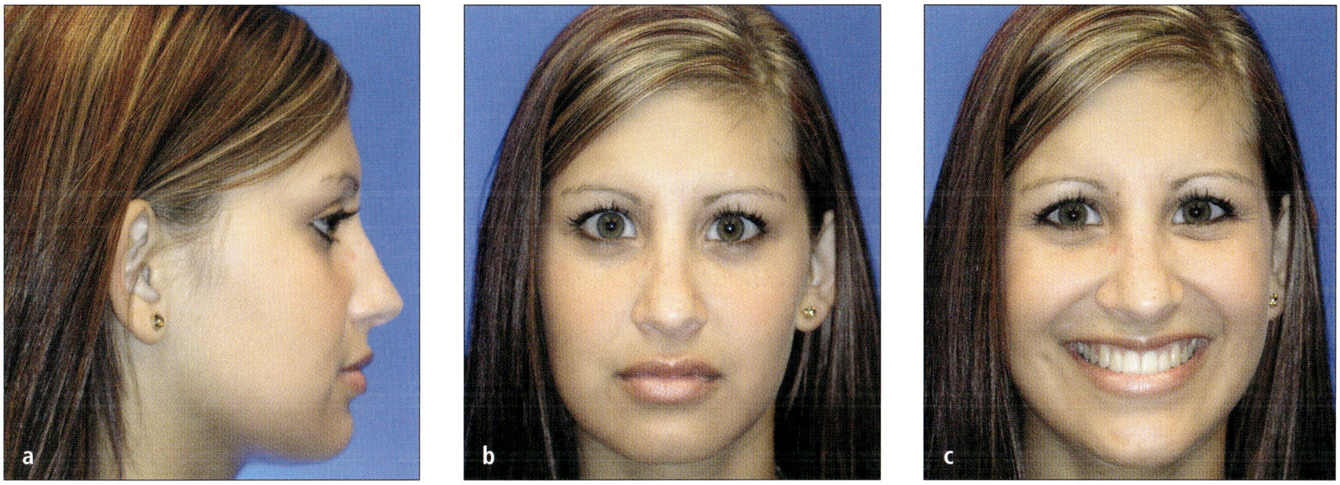

図 4-33　治療後の顔貌. 20歳 3 か月. (a)側貌. (b)正貌. (c)スマイル.

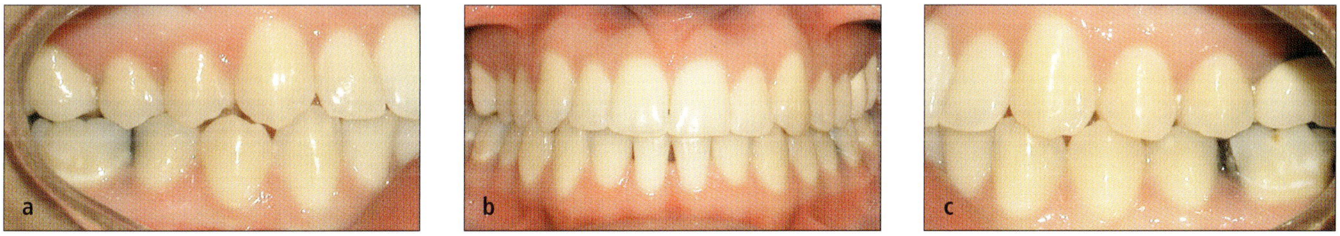

図 4-34a～図 4-34c　治療後の咬合状態. 上下顎正中の是正と上顎左側犬歯の形態修正に注目されたい.

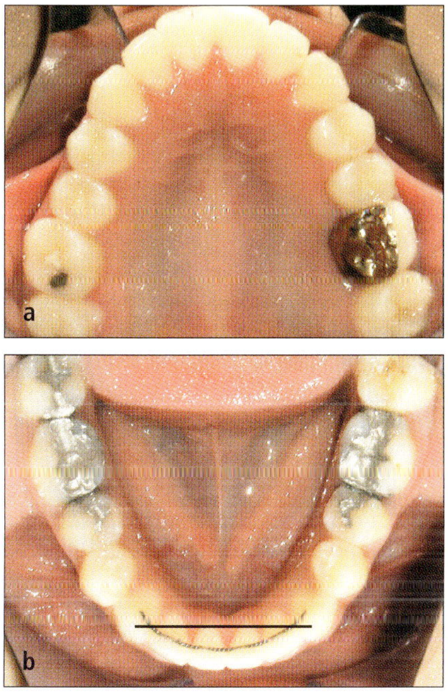

図 4-35a, 図 4-35b　治療後の咬合面観. 下顎犬歯間幅径は25.8mm.

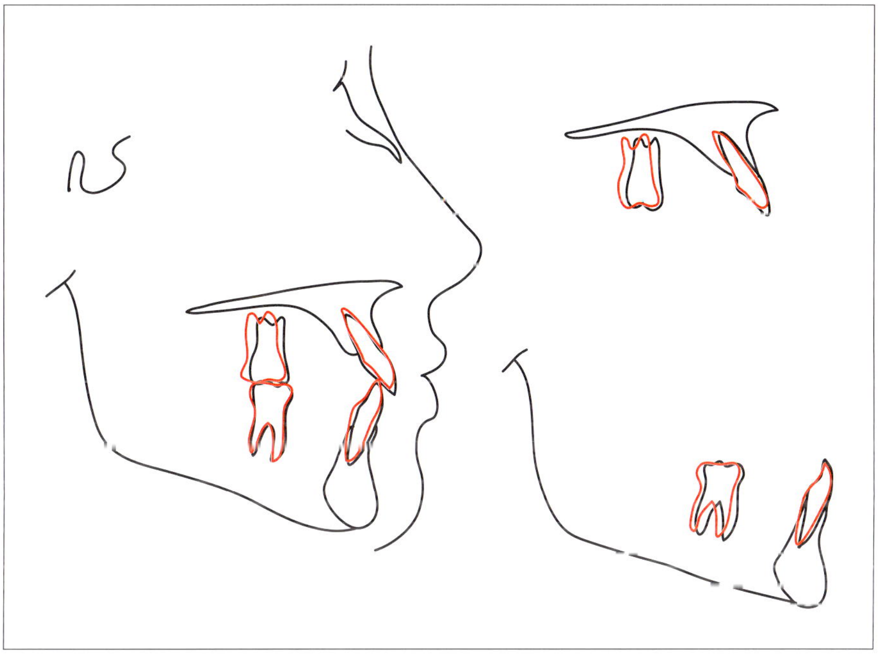

図 4-36　治療前(黒)および治療後(赤)のセファログラムトレースの比較.

原　則
5
治療計画を立て，それに従って治療する

“目標を見つけることに全力をそそぎなさい…それから目標に達することに専念しなさい”
—Col Michael Friedson

診断と治療計画の歴史は過去100年以上にわたり，興味深い道をたどってきた．Angleの初期の方針である非抜歯治療とCalvin Case[1,2]との戦いから，20世紀半ばのTweedの抜歯の理念にいたるまで，この論争は続いてきた．最新の装置(固定式および可撤式)と治療理念は非抜歯治療を推進している．しかし今日でも，非抜歯治療と抜歯治療に関する論争は続いている．

テキサス州，アーリントンの私の診療所では，患者の約85%は非抜歯で治療している．米国での平均の抜歯症例数は全患者の約20%であり，一部の矯正医では抜歯が50%に達している．これらの症例の割合が，境界線と考えられる．もちろん，世界中での患者の特徴の差異，すなわち骨格型，歯の大きさや形態，軟組織側貌といった特徴の違いは，抜歯・非抜歯の割合を著しく変えるだろう．

つぎの8つの因子は，抜歯か非抜歯かの困難な判断を明確にするための一助となる．

1. 顔面および筋肉の形態．
2. 下顎の機能的パターン．
3. 歯の大きさと形．
4. アーチレングスディスクレパンシー．
5. 歯の萌出異常．
6. 成長．
7. 習癖．
8. 協力性．

“Begin with the end in mind(目的をもって始める)”はStephen Covey[3]のもう1つの決まり文句である(訳者注：Coveyの著書「7つの習慣」の第二の習慣として挙げられている)．しかし，最初に目標を立てて，それにどのように到達することができるかを考えることが必要である．治療の到達点または治療の目標は**原則4**で詳細に述べた．これらの目標に到達することを確実にするために，矯正医は質の高い診断資料を集められるように，自分自身を鍛えなければならない．患者の資料の質は，その治療の質に直接的に影響を及ぼすのだ(**図5-1**)．

私の最初の本[4]の第4章は，診断と治療計画の基本について詳細に述べている．この原則では，その一連の過程を完成させる手助けとなる追加の因子について述べる．

セファログラム分析

どのようなセファグラムロ分析が使われようとも，適切な治療計画を作成するためには，3つの基本的な計測値をセファログラムトレースから得なければならない．

1. 前後的な骨格形態．
2. 垂直的な骨格形態．
3. 前歯の位置．

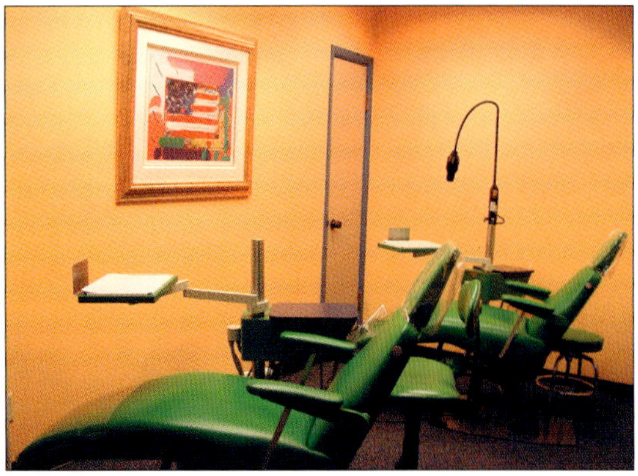

図 5-1　Peter Maxの描いた米国旗の絵が飾られた，明るく彩られた部屋は，診断資料を採得している患者に，ポジティブな環境を提供する役割を果たしている．

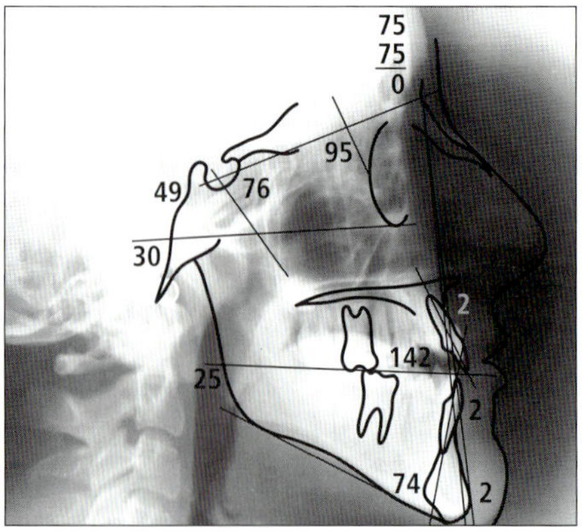

図 5-2　ハイアングルの症例において，セファログラム計測上で骨格性Ⅲ級と決定するには，ANBよりもWits appraisalが正確に表現していることがしばしばある．

前後的な骨格形態

最初にセファログラム上で決定する必要がある事柄は患者の骨格型，すなわちⅠ級，Ⅱ級またはⅢ級，である．そしてこの治療開始時における患者の骨格的な不調和を検討することで，必要な顎整形力の種類や方向が決定できる．SNA，SNB，ANB，NA-PoとWits appraisalの計測が，その答えを導く一助となる．

多くの症例において，ANB角は必要な情報を与えてくれる．Ⅱ級の骨格型をもつ患者では，上顎骨の前突か下顎の劣成長かを決定する必要がある．SNA，SNBそしてANBの角度はこれらの診断にたいへん役立つ．Ⅲ級の患者，とくにハイアングルのⅢ級患者においては，Wits appraisalがさらに意味をもつのではないだろうか(図 5-2)．

垂直的な骨格形態

患者がハイアングル，ミディアムアングルまたローアングルのいずれの骨格型をともなっているかもまた診断に影響を及ぼす．患者の垂直的な骨格形態について，正確な評価を得るために，下顎下縁平面角(SN-MP，FH-MP)，咬合平面と下顎下縁平面の角度，Y軸角を計測し，比較する．

“keep it simple, stupid(KISS)”の原則を守るために，SN-MPを計測の基準として，つねに用いている．簡潔な分析は以下のとおりである．

1. SN-MP角が35° 以下であれば(図 5-3)，Ⅱ級の骨格形態はサービカルフェイスボウでもっともうまく治療することができる(図 5-4)．フェイスマスクを使っている骨格性Ⅲ級の患者の治療では，スマイルラインにもよるが，力の方向は咬合平面に対して45° の方向で牽引する．
2. SN-MP角が36° から41° (図 5-5)であれば，骨格性Ⅱ級の患者の垂直高径は，コンビネーションフェイスボウヘッドギアー(後頭骨と頸部のストラップ)の使用によってうまく管理できる(図 5-6)．ハイアングルのⅢ級患者を治療に使われるフェイスマスクでは，ゴムの方向は上顎の歯の挺出を防ぐために，咬合平面と平行にしなければならない．
3. もしSN-MP角が42° 以上(図 5-7)であれば，上顎のさらなる垂直成長を防ぐことを目的としてあらゆる努力をしなければならない．ハイアングルの骨格性Ⅱ級の患者においては，ハイプルフェイスボウが用いられる(図 5-8)．診断がハイアングルの骨格性Ⅲ級であれば，フェイスマスクのゴムの方向は咬合平面とほぼ平行にする．アーチレングスディスクレパンシーをもつハイアングルの患者では，抜歯治療が望ましいだろう．

前歯の位置

セファログラムトレースで分析される第三の因子は，前歯の位置である．

下顎前歯

初版本The Alexander Discipline[4]の第４章で述べたように，下顎前歯の位置のコントロールは長期安定性のために重要である．Tweedらは下顎前歯が前方移動した場合には，治療結果が不安定であると示した．しかし，現代の矯正学においては，すべての患者を非抜歯で治療したいという願望が，無差別な下顎前歯の唇側傾斜を日常的に引き起こしている．このシリーズの続編では，矯正治療後の安定性に関するこのような治療の危険性について，徹底的に追求したい．

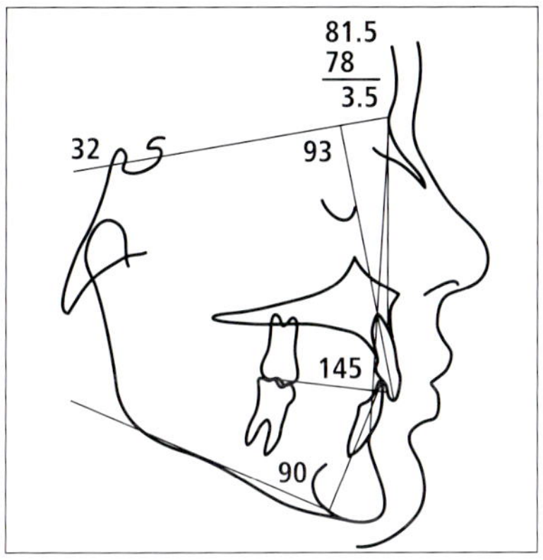

図 5-3　骨格性Ⅱ級ローアングルの患者のセファログラムトレース.

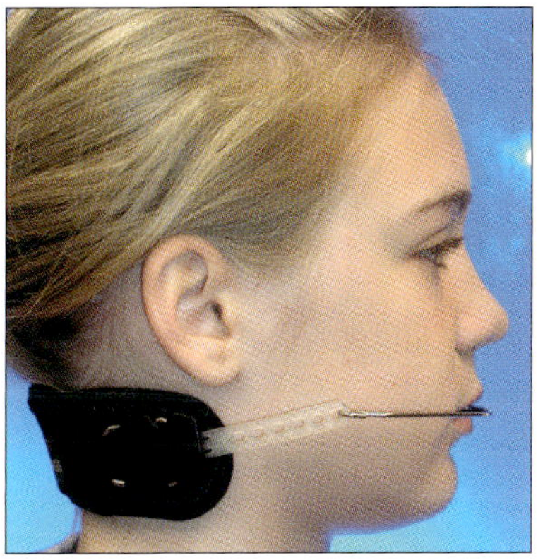

図 5-4　サービカルフェイスボウを装着した同患者の側貌.

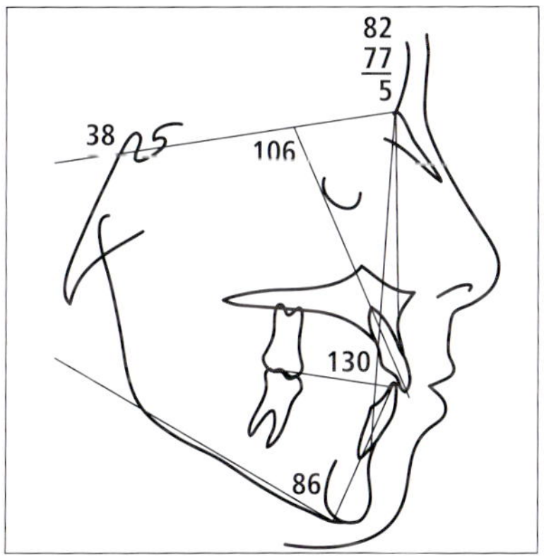

図 5-5　骨格性Ⅱ級ミディアムアングルの患者のセファログラムトレース.

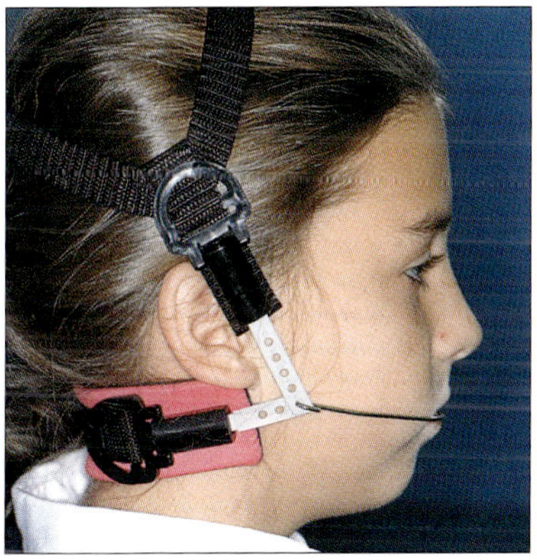

図 5-6　コンビネーションフェイスボウヘッドギアーを装着した同患者の側貌.

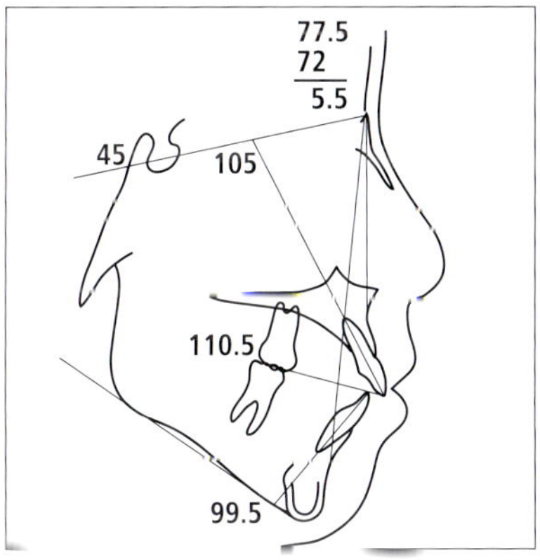

図 5-7　骨格性Ⅱ級ハイアングルの患者のセファログラムトレース.

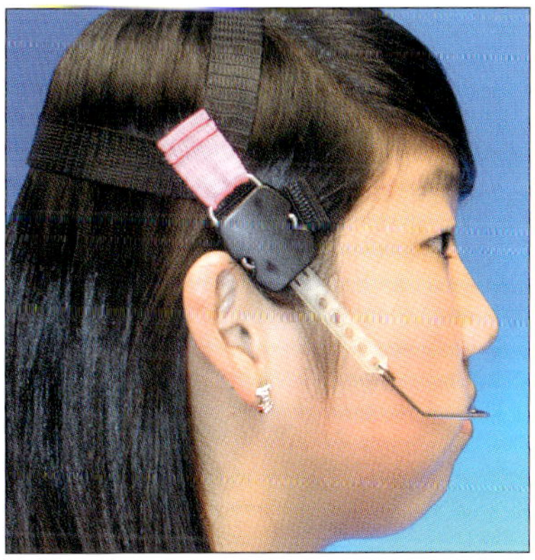

図 5-8　ハイプルフェイスボウを装着した同患者の側貌. アウターボウが第一大臼歯部でどのように曲げられているかに注目されたい.

前歯の位置の限界についての臨床的な経験は，以下のことで示している.

1. 大部分の症例では，最良でもっとも安定した下顎前歯の位置は，治療前の前歯の位置である. この元の位置に前歯を保つことが治療の目標である. ハイアングル症例では，前歯はよりアップライトしているかもしれない. ローアングルの過蓋咬合症例の治療では，前歯を元の位置から前方傾斜させる必要があるかもしれない.

2. 抜歯症例では，下顎前歯はたいていアップライト（舌側傾斜）される．適切なインターインサイザルアングルも同時に達成されるならば，その治療結果は安定する．前歯がアップライトされたときには，凹型の側貌を作ることがないように，側貌を注意深く評価する必要がある．
3. 臨床研究により，下顎前歯は3°まで唇側傾斜させることができ，それが安定することが示されている，すなわち3°ルールである．限界の3°を超えると，安定しない可能性が高い．おそらく下顎前歯が意図的に前方移動されるのは，初診時に異常に舌側傾斜しているときのみである．この状況はⅡ級2類またはⅡ級1類の過蓋咬合の患者でよく見られる．この場合の下顎前歯の前方移動は，インターインサイザルアングルと側貌を改善することとなる．また，長期安定性を得るためには永久保定の必要があることを，患者に話しておかなければならない．なぜなら3°ルールが破られているからである．

上顎前歯

Ⅱ級2類を除いて，ほとんどの上顎前歯は治療開始初期に正常な位置に移動する．治療目標は，下顎前歯同様に，元の位置を維持することである．下顎前歯に沿った上顎前歯の良好なトルクコントロール維持の結果バランスの取れたインターインサイザルアングルとなる．これは良好な機能的咬合と長期安定性のために重要である．Ⅱ級1類の患者ではしばしば上顎前歯が唇側に傾斜して空隙を認める．このような症例では，その空隙を閉鎖し歯列弓を一体化したときには，上顎前歯は正常な位置にアップライトされる．

診断用模型

上顎大臼歯間幅径

上顎大臼歯間幅径（側方向での不調和）については，上顎両側第一大臼歯の舌側中心溝の歯頸部線上で計測する．もし上顎の幅径が狭い（33mm以下）ならば，適正な歯列弓幅径を得るために，上顎急速拡大を通常行っている．さらに，歯列弓の拡大にともない歯列弓長が増加するので，抜歯かどうかのボーダーライン症例が非抜歯で治療可能となることが多い．

下顎のアーチレングスディスクレパンシー

抜歯の決断する際に，アーチレングスディスクレパンシー（歯の大きさと歯列弓の大きさの不調和）のみに焦点が当てられることがあまりにも多い．もちろんこれは重要なことではあるが，元に戻すことのできない抜歯という処置の決断をする前に，ほかの因子についても考慮しなければならない．これらの因子については，原則17および18で述べる．

パノラマエックス線写真

パノラマエックス線写真の評価においては，どこで問題が起こっているのかに焦点を当てる必要がある．とくに成人の患者では，隣接する歯根間の骨レベルを確認しなければならない．歯根の形と位置の観察は重要である．時々，角度がついている場合や曲っている歯根が，エックス線写真で明らかとなる（図5-9）．歯根吸収の可能性の兆候についても，診査しなければならない．

異所萌出が明らかになることもある（図5-10）．パノラマエックス線写真では，過剰歯や欠損歯のチェックも必要である．またエックス線写真は，乳歯の歯根尖よりもはるかに広範囲で，後続永久歯の存在を確認できる範囲を含まなければならない．

パノラマエックス線写真は，観察したい領域を明瞭に示していないときがある．このようなときには，部分的または全顎的なデンタルエックス線写真が望ましい．必要に応じて，患者にこれらの追加の診断用エックス線写真撮影のために，一般歯科または放射線科を再受診させなければならない．

治療期間を通して患者の第三大臼歯を観察することはたいへん重要である．治療中の第三大臼歯の萌出を追うことは，単に第三大臼歯の存在や萌出状況を教えるだけでなく，抜去の決断を下す過程で必要である．連続したパノラマエックス線写真の比較によって，適切な時期に，情報に基づいて抜歯が必要かどうかを決めることができる．

さらに加えて，パノラマエックス線写真上で下顎頭の形を観察することが，潜在的な顎関節障害の初期診断の一助となる．もし，ほかの顎関節機能障害があるならば，特別なエックス線写真と治療が望ましい．

顔貌写真

軟組織の側貌

矯正治療の結果として起こりうるすべての変化のなかで，軟組織の側貌の変化は矯正医にとってもっとも重要である．矯正治療は口唇と軟組織のポゴニオンに影響を及ぼすことが可能である．口唇の治療目標は，患者が口を閉じたときに口唇やオトガイの緊張なしに上下の口唇が軽く接触することである．フェイスボウが適正に装着されれば，成長期の患者の側貌では，オトガイは前方に出てくるだろう．

矯正治療は鼻の成長に直接の影響を及ぼすわけではないが，

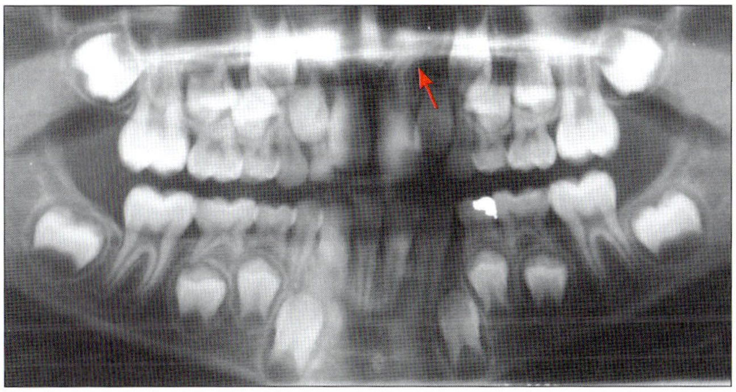

図 5-9　診断のための診査で，パノラマエックス線写真上に曲がった歯根(矢印)に気づいた．

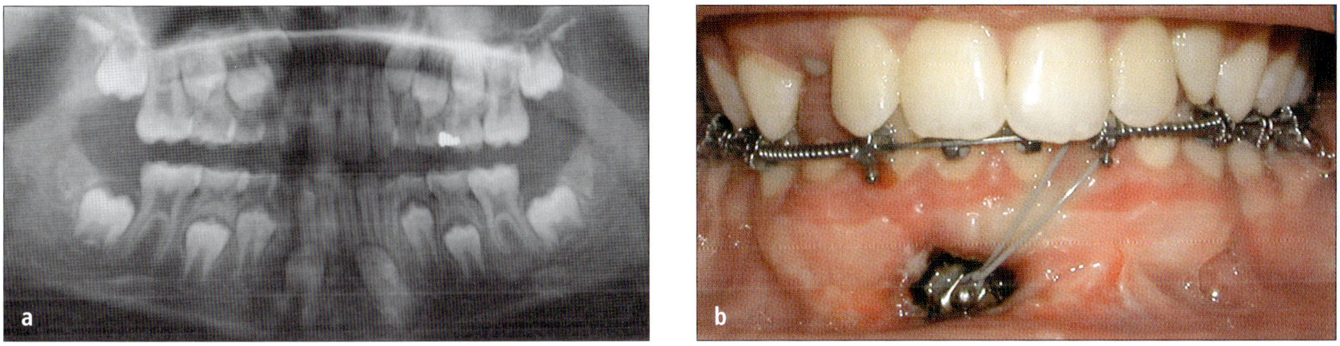

図 5-10　(a)パノラマエックス線写真上で，唇側に埋伏した下顎犬歯が認められる．(b)治療の初期段階における口腔内写真．

上口唇との関係で見かけのうえでの鼻の高さに影響を及ぼすことができる．たとえば，抜歯治療は上唇の前突を減少させ，鼻唇角をより鈍角にすることができるので，結果として鼻が見かけのうえで高くなる．親の鼻の大きさや形もまた患者の潜在的な鼻の成長量を暗示するものであり，診断と治療計画の過程で補助的な決定要因となる．

安静時の軟組織正面観

顔面の非対称の注意深い観察もまた，診断の一部である．完全に対称的な顔は存在しないが，明らかな非対称には対処しなければならない．もし患者の口唇が安静時に離れているならば，それは歯が口唇に対して前突しているか，もしくは明らかな垂直的問題(開咬)が存在することを示している．

スマイル

親が子どもを矯正医に連れてくる一番の理由は，子どものスマイルについての心配である．顔面正中に対する歯列正中の関係やスマイルラインと上顎の歯肉組織の露出量を観察することは重要である．理想的なスマイル時の口唇の位置は，歯肉ライン±2 mmである．スマイルアークは，スマイル時の上顎前歯の切縁に対する下口唇の形である．理想的には，スマイル時の下口唇は上顎の前歯の切縁に沿い，接触していなければならない．

バッカルコリドー

とても重要な事柄に，バッカルコリドー(歯列と頬の間の隙き間)がある．狭窄した歯列は，患者が話したり笑ったりしたときに見えてくる暗いバッカルコリドーの原因となる．アレキサンターディシプリンでは，終了時のスマイルは，バッカルコリドーのなかに第一大臼歯の近心頬側咬頭が見えるように意図してデザインされている．作り上げた特別なアーチフォームと第一大臼歯の遠心頬側へ回転により，この結果はごく普通に達成される．

治療の選択：抜歯 VS 非抜歯			
因子	**抜歯**	**ボーダーライン**	**非抜歯**
軟組織の側貌			
下顎前歯の位置			
付着歯肉			
潜在的な成長量			
垂直的な骨格形態			
ハイアングル			
ミディアムアングル			
ローアングル			
下顎のアーチレングスディスクレパンシー			
上顎の大臼歯間幅径			
患者の協力度			
総合評価			

図 5-11　治療上の検討事項を表すために用いられるひな形.

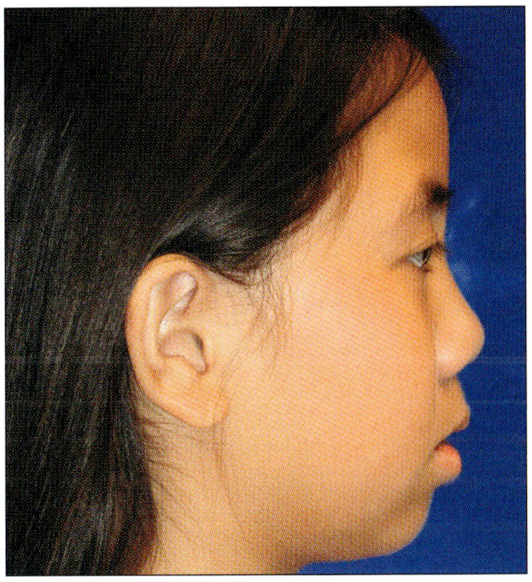

図 5-12　コンベックス型の側貌または上下顎前突.

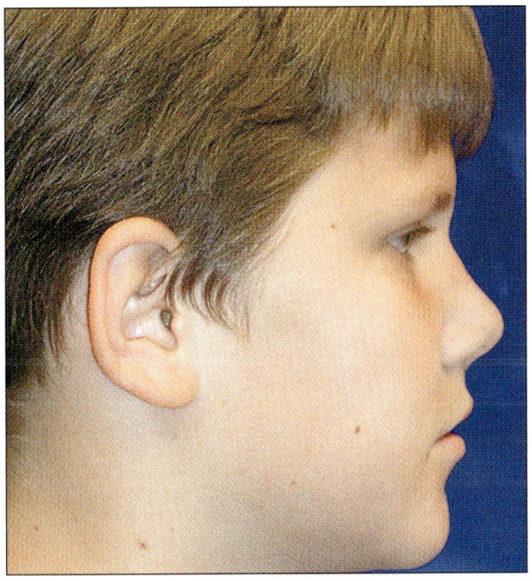

図 5-13　標準的な側貌.

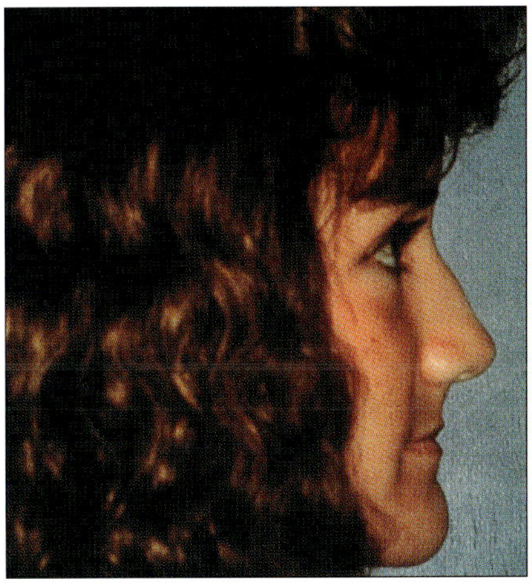

図 5-14　コンケーブ型の側貌.

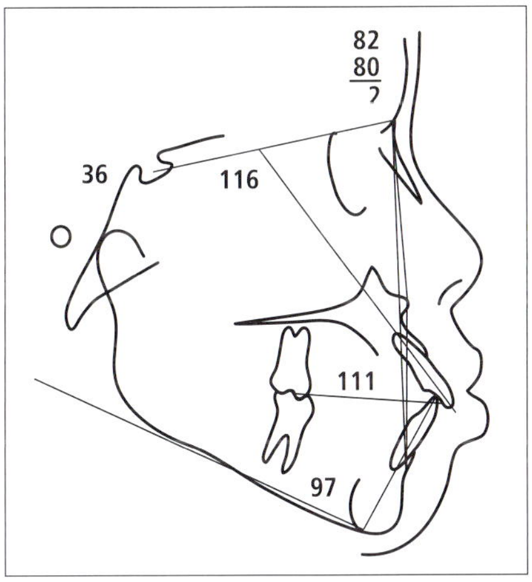

図 5-15　唇側に傾斜した前歯を示すセファログラムトレース.

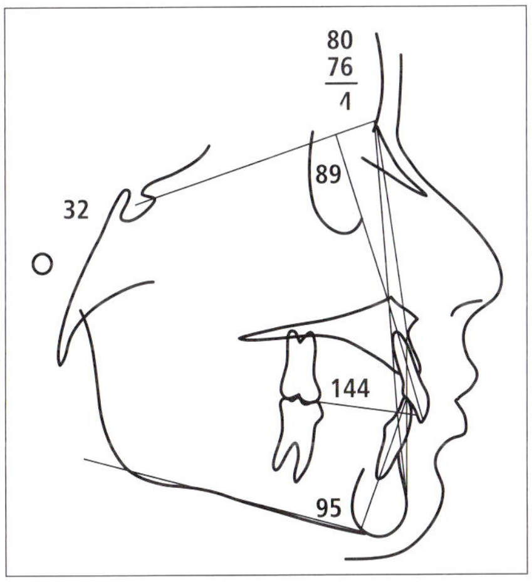

図 5-16　標準的な歯軸傾斜を示すセファログラムトレース.

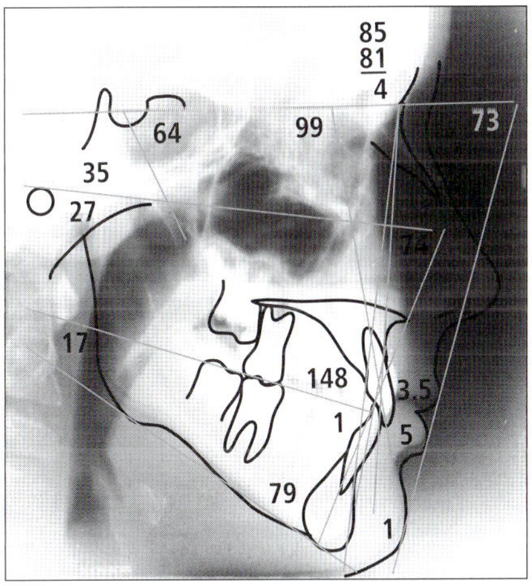

図 5-17　舌側に傾斜した前歯を示すセファログラムトレース.

治療方針決定のパラダイム

世界中で使われているすべての異なった分析は，診断を立てるのに必要な情報を得る手助けとなりうるが，これらの分析はとても複雑でもある．しかし，KISSの原則を守りながら，非常に簡潔なアプローチができ上がった．それは治療目標を定め治療計画を立てるうえで必要な情報を要約し，治療方針を素早く生み出すものである(図 5-11).

列挙されたそれぞれの因子に対して，後述の項で定義されるパラメーターによって決められたとおりに，矯正医は適切な欄に印を入れる．このひな形を埋めた後で，ほかのすべての要因から独立した考慮しなければならない特別な要因についてのみ焦点を合わせれば良い.

軟組織の側貌

- コンベックス型の側貌または上下顎前突：抜歯(図 5-12).
- 標準(図 5-13)またはII級の側貌：抜歯またはボーダーライン
- コンケーブ型の側貌：非抜歯(図 5-14).

下顎前歯の位置

- 前歯が唇側傾斜：抜歯(図 5-15).
- 前歯が標準の歯軸傾斜：非抜歯またはボーダーライン(図 5-16).
- 前歯が舌側傾斜：非抜歯(図 5-17).

付着歯肉

・薄く狭い付着歯肉または歯肉退縮：抜歯(図 5-18).
・感染しやすい歯肉：ボーダーライン(図 5-19).
・健康な歯肉：非抜歯(図 5-20).

潜在的な成長量 (Growth potential)

・成長期を過ぎたもの：抜歯.
・成長期のピークが終了したもの：ボーダーライン.
・思春期性成長中もしくは成長前：非抜歯.

垂直的な骨格形態

・ハイアングル(ドリコフェイシャル)：抜歯(図 5-21).
・ミディアムアングル(メゾセファリック)：非抜歯またはボーダーライン(図 5-22).
・ローアングル(ブラキオフェイシャル)：非抜歯(図 5-23).

下顎のアーチレングスディスクレパンシー

・重篤なもの(6 mm以上)：抜歯(図 5-24).
・中等度(4～6 mm)：ボーダーライン(図 5-25).
・軽度(4 mm未満)：非抜歯(図 5-26).

上顎の大臼歯間幅径(模型分析)

・狭窄：33mm以下では歯列拡大が可能：ボーダーラインから非抜歯に変更可能(図 5-27).
・標準：拡大は必要ない(図 5-28).

患者の協力度

ボーダーラインの症例においては以下のとおり行う.
・不十分な協力性：抜歯.
・中等度の協力性：ボーダーライン.
・良好な協力性：非抜歯.

それぞれの因子を個別に評価したのち，記入された欄を集計する．もっとも多くの印が入っている欄が，抜歯か非抜歯の最終的な決断を示している．

ボーダーラインの欄がもっとも多くマークされたときには，ジレンマが起こる．この問題を解決するために，矯正医は検査所見について，患者およびその両親と話し合わなければならない．これらボーダーライン症例では，もし患者が望むのであれば，非抜歯の治療計画で開始し，その治療経過を6～9か月後に再評価する．患者の協力度により，抜歯が必要となるかどうかを決断する．

患者を非抜歯で治療するためにすべての努力がなされたと仮定して，下顎前歯に明らかな叢生があるときには，下顎前歯のコントロールを助け，過剰な唇側傾斜を防ぐために，いくつかのことをしなければならない．

まず初めに，アレキサンダーブラケットの仕様である，下顎前歯のブラケットの－5°のトルク(リンガルクラウン - ラビアルルート)と下顎第一大臼歯のバッカルチューブの－6°のアンギュレーション(ディスタルクラウンティップ)が下顎前歯のコントロールを助ける．ブラケットの仕様は，最初の弾性の高い角アーチワイヤーによって効果が強化される．加えて，ブラケットの装着に先立って隣接面のエナメル質の削除を行い，排列スペースを作ることで，歯をより簡単に回転させることができる．

もし叢生が強ければ，最初のアーチワイヤーはラウンドワイヤーにならざるを得ないが(それゆえ，トルクコントロールはできない)，3級ゴムを用いて下顎前歯の唇側傾斜を減らさなければならない．3級の顎間ゴムは72時間(3日間)装着するように指示する．これは下顎の第一大臼歯のアップライトの一助ともなり，さらなる排列スペースを作り出す．

結論

抜歯もしくは非抜歯のすべての可能性を検討した後，最後に考慮するべき問題は，“この患者のために，治療後にどこに歯を位置づけるべきなのか”ということである．

参考文献

1. Bernstein L. Edward H. Angle versus Calvin S. Case: Extraction versus nonextraction. Historical revisionism. Part II. Am J Orthod Dentofacial Orthop 1992;102:546–551.
2. Bernstein L. Edward H. Angle versus Calvin S. Case: Extraction versus nonextraction. Historical revisionism. Part I. Am J Orthod Dentofacial Orthop 1992;102:464–470.
3. Covey S. The 7 Habits of Highly Effective People. New York: Simon & Schuster, 1989.
4. Alexander RG. The Alexander Discipline: Contemporary Concepts and Philosophies. Glendora, CA: Ormco, 1986.

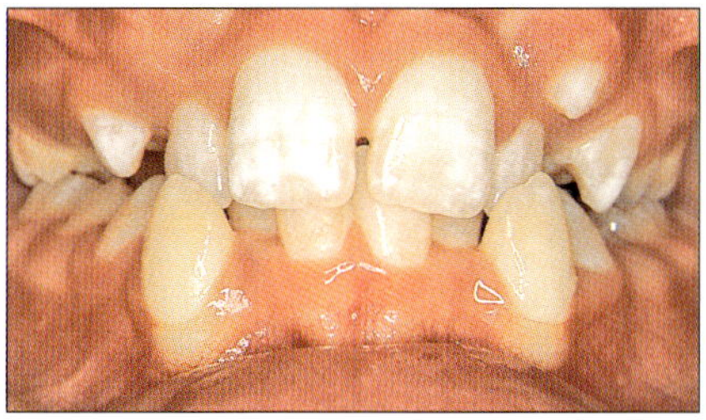

図 5-18　薄く狭い付着歯肉または歯肉退縮.

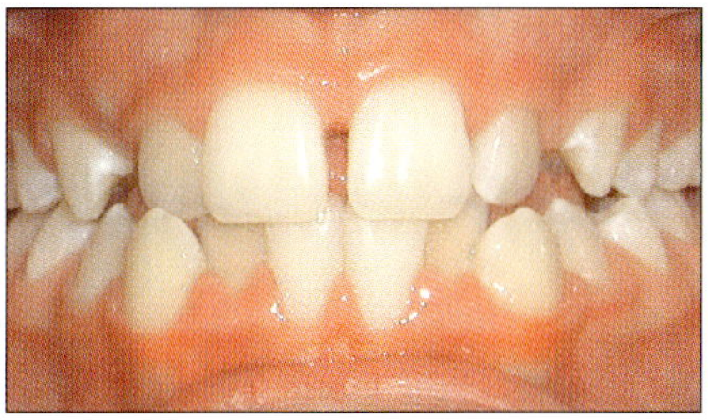

図 5-19　感染した歯肉.

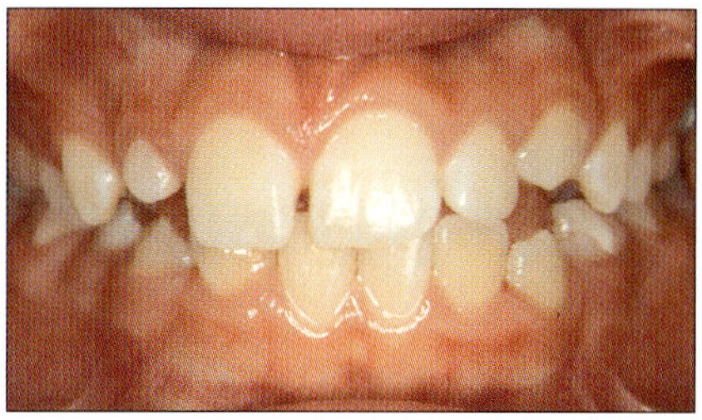

図 5-20　健康な歯肉.

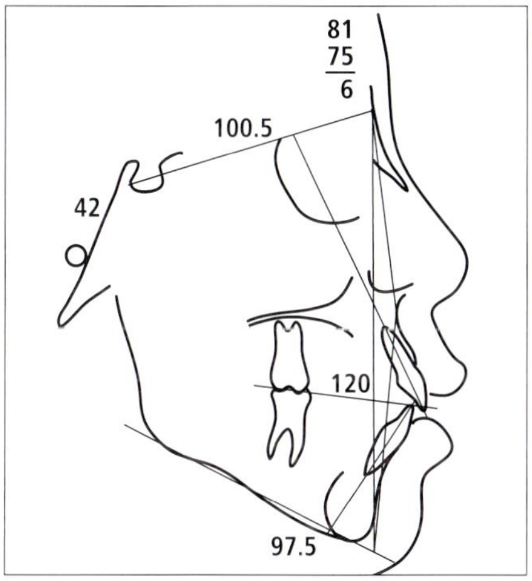

図 5-21　ハイアングル(ドリコセファリック)の骨格型を示すセファログラムトレース.

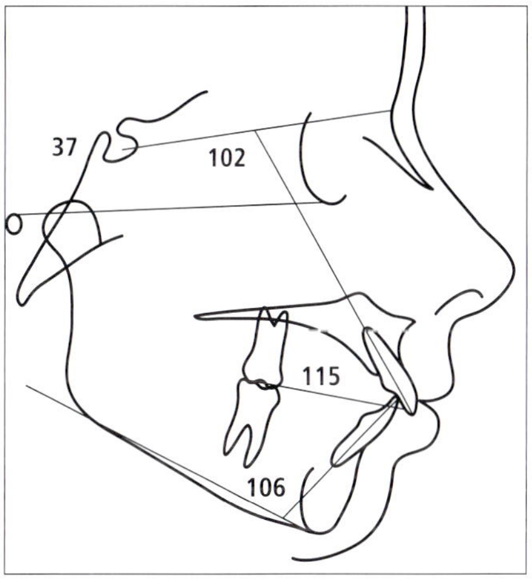

図 5-22　ミディアムアングル(メゾセファリック)の骨格型を示すセファログラムトレース.

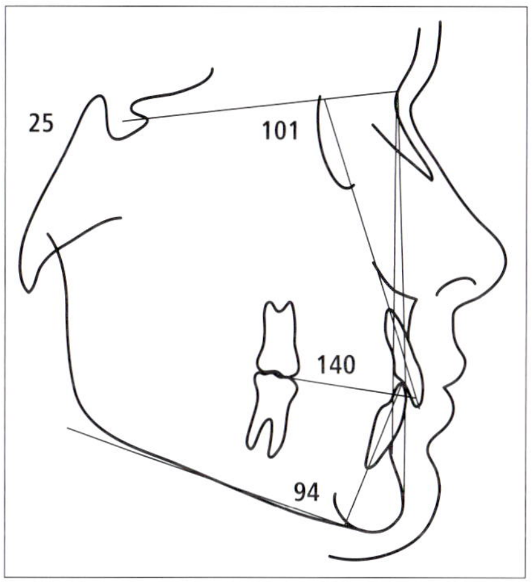

図 5-23　ローアングル(ブラキオセファリック)な骨格型を示すセファログラムトレース.

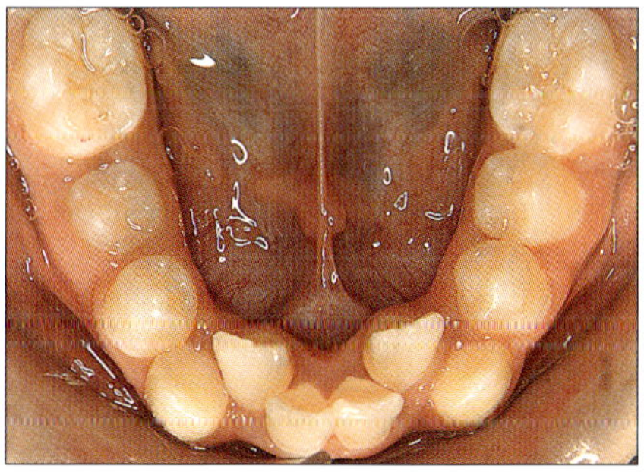

図 5-24　重篤な(6 mm以上)下顎のアーチレングスディスクレパンシーの咬合面観.

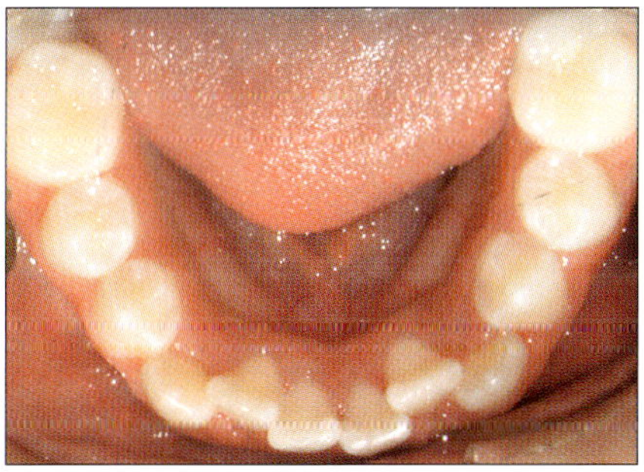

図 5-25　中等度(4～6 mm)の下顎のアーチレングスディスクレパンシーの咬合面観.

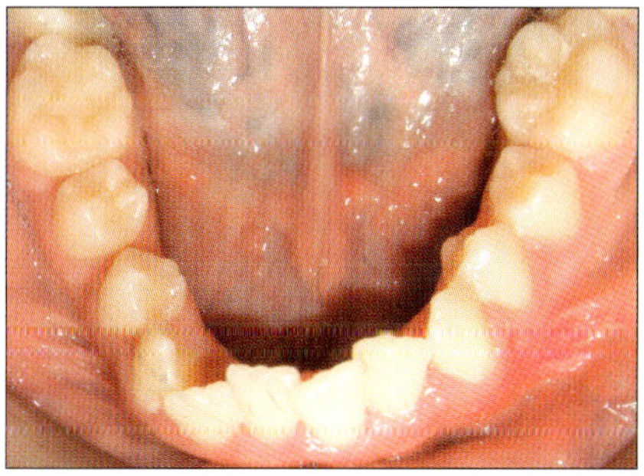

図 5-26　軽度(4 mm以下)の下顎のアーチレングスディスクレパンシーの咬合面観.

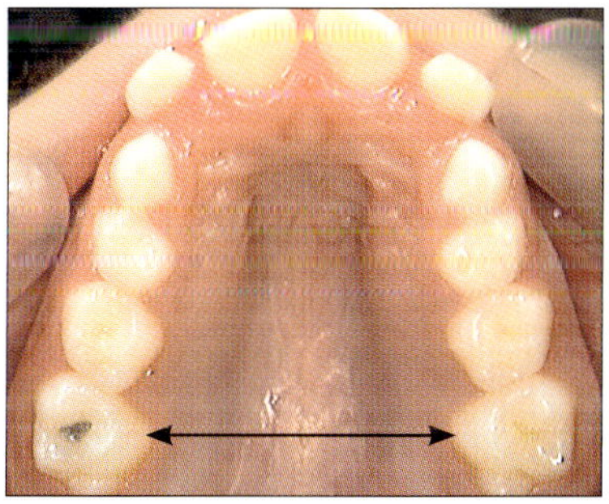

図 5-27　(左図)狭窄した上顎大臼歯間幅径を示す咬合面観. 33mm以下であれば拡大が可能.

図 5-28　(右図)標準的な上顎大臼歯間幅径を示す咬合面観.

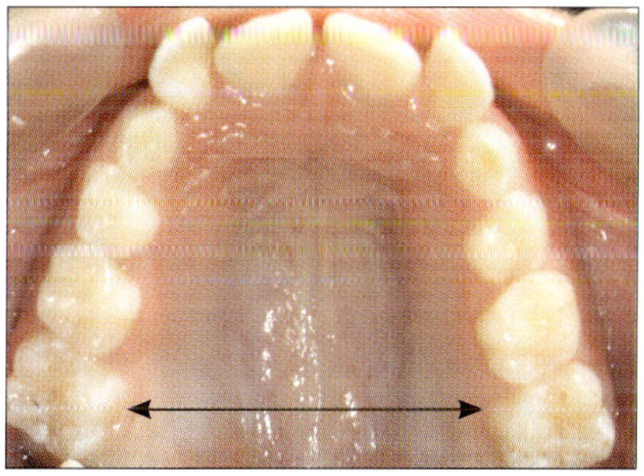

原則５ 症例研究

原則５ 症例研究

概要

下顎の後退とポゴニオンの著しい前突が，解決の難しい問題である．

検査と診断

この11歳の少女は，重篤な下顎後退とⅡ級２類の不正咬合を呈していた．上顎の幅径は狭窄していた．永久歯列期初期で，上顎の犬歯の部分的なブロックアウトと未萌出小臼歯が認められた．上顎の前歯は過剰にアップライトしていた．下顎前歯に叢生は認められなかった．歯列の正中は左側に３mm偏位していた．

治療計画

最初に，上顎を急速拡大装置(RPE)によって拡大した．サービカルフェイスボウをRPEの拡大終了と同日に装着．５か月後，RPEを除去し，上顎にブラケットを装着．７か月後に，下顎にブラケットを装着．４か月後，２級ゴム(左側に追加のゴム)をフェイスボウとともに装着した．典型的なフィニシングエラスティックスを動的治療の終盤に使用した．

考察

今から思うと，もう少し永久歯が萌出してから治療を始めたほうが良かったかもしれない．それにより全体の治療期間を短くできた可能性がある．

評価

患者のチャート表を見ると，治療期間をとおして彼女には多くの問題があったことが明らかである．彼女には15回の余分な約束があった．治療の途中で彼女の母親と会話している間に，患者は泣いた(矯正医のせいだ！)．知るかぎりすべての動機づけのテクニックをこの若い女性に試み・・・．そして最終的には効果があった(努力＝結果！)．フェイスボウと２級ゴムにより，期待された“ヘッドギアー効果”が達成された．

表 5-1 アーチワイヤーの順序

アーチワイヤー	期間(月)
上顎	
1. 0.016 NiTi	6
2. 0.017 × 0.025 SS	14
動的治療期間	20か月

表 5-2 アーチワイヤーの順序

アーチワイヤー	期間(月)
下顎	
None	4
1. 0.017 × 0.025 CuNiTi	3
2. 0.016 × 0.022 SS	3
3. 0.017 × 0.025 SS	10
動的治療期間	16か月

表 5-3 個別の矯正力

矯正力	期間(月)
急速拡大装置	5
サービカルフェイスボウ	19
エラスティックス	
２級ゴム	8
側方部四角ゴム	1
フィニシングゴム	3

原則５ 症例研究

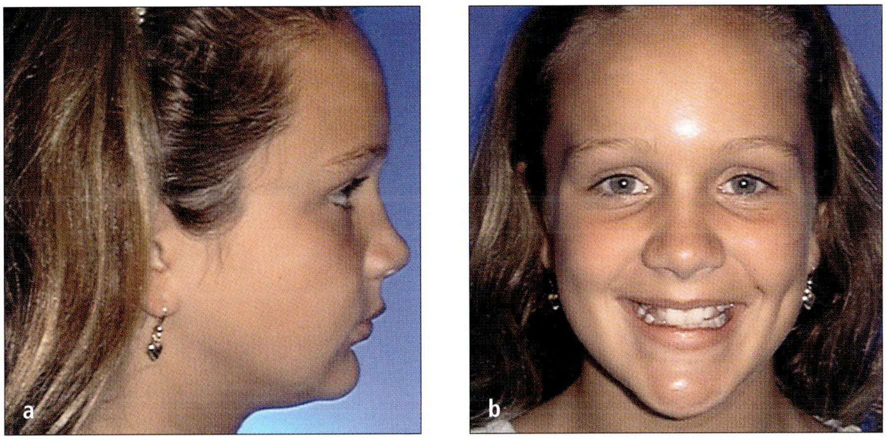

図 5-29 治療前の顔貌．11歳．(a)側貌では鈍角の鼻唇角，下顎劣成長と突出したポゴニオンを示す．オトガイの緊張感を認める．(b)スマイル時の写真では口唇ラインが低い．上顎正中は顔面正中に一致しているが，下顎正中は左方偏位している(Dr J. Moody Alexanderのご厚意による)．

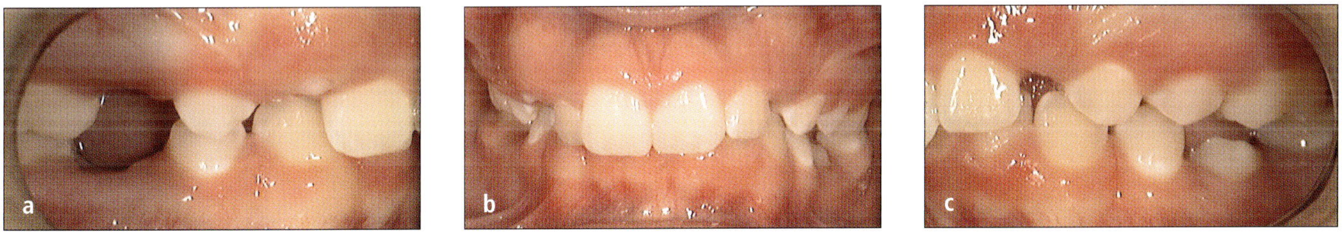

図 5-30 口腔内写真．(a)右側臼歯はⅡ級．(b)オーバーバイトは100％で正中は３mm偏位．(c)左側臼歯はエンドオンのⅡ級．

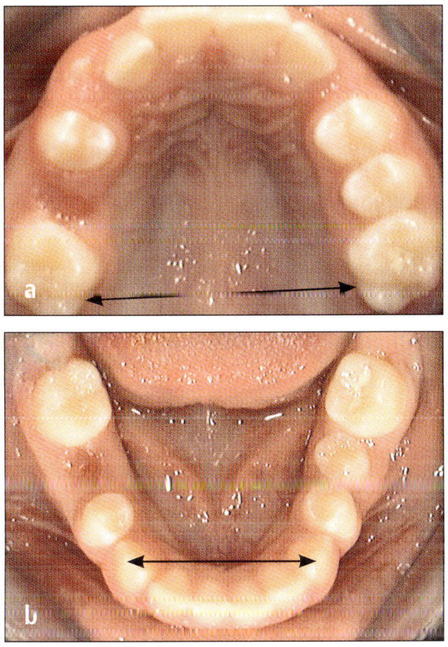

図 5-31 咬合面観．(a)上顎歯列の狭窄(31.7mm)と部分的な犬歯のブロックアウト．(b)下顎歯列幅径は標準的，強いスピーカーブ．犬歯間幅径は26.6mm．

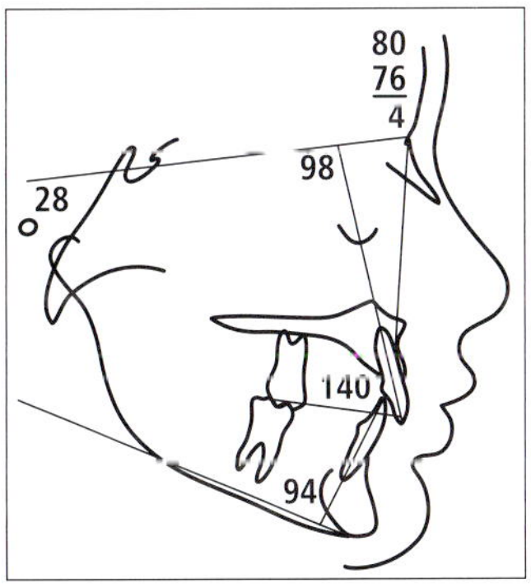

図 5-32 治療前のセファログラムトレース，Ⅱ級２類のローアングル症例．

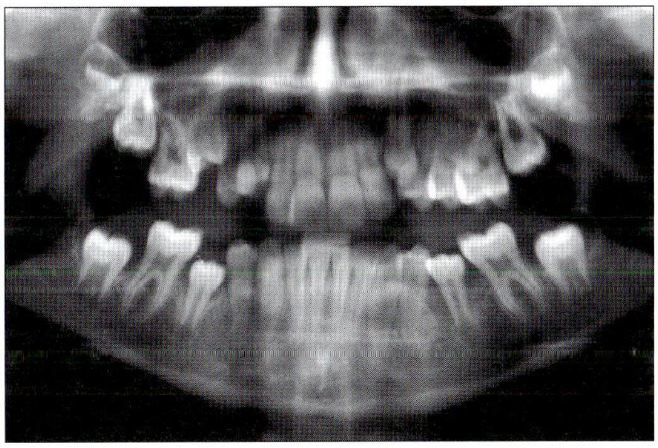

図 5-33 パノラマエックス線写真は，標準的な発達を示す．

原則 5 症例研究

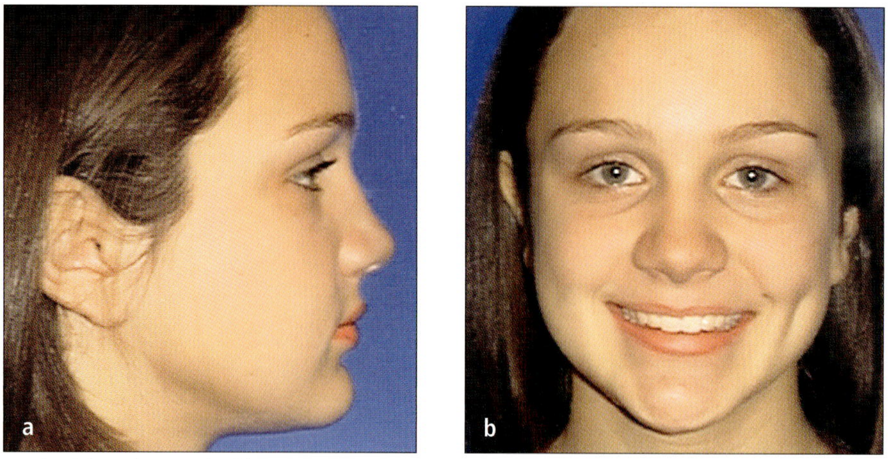

図 5-34　治療後の顔貌. 13歳. (a)側貌では，鼻唇角，オトガイの緊張は改善され，ポゴニオンの突出が減少. (b)美しい笑顔！

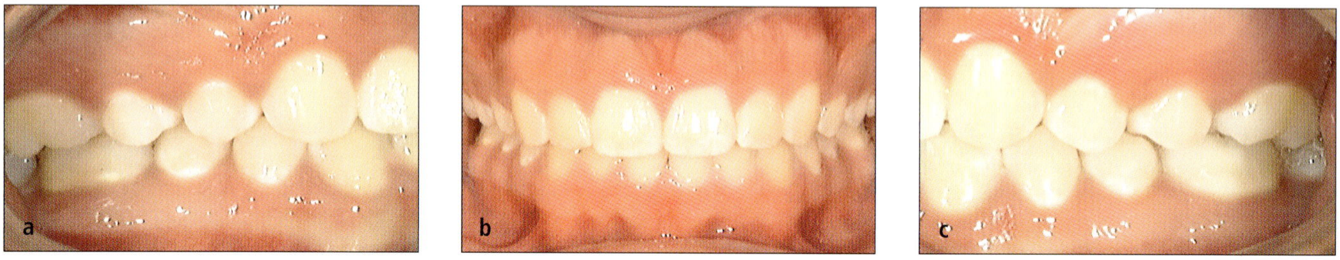

図 5-35　治療後の咬合. (a)右臼歯部はⅠ級咬合. (b)正中は，わずかに偏位. (c)左臼歯部はⅠ級の咬合.

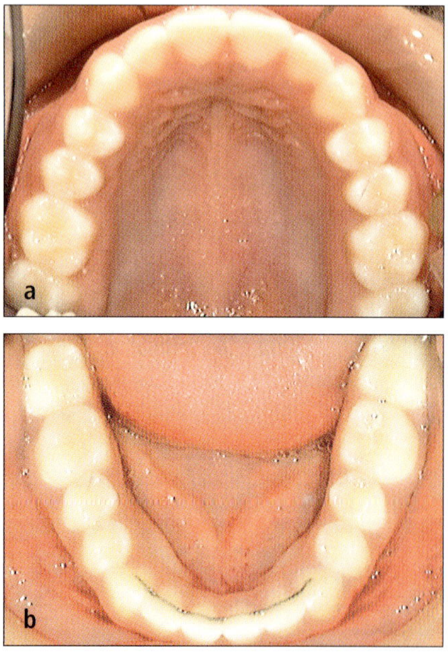

図 5-36　咬合面観. (a)上顎歯列弓形態は先細り(テーパー)から卵形(オーボイド)に変化. (b)素晴らしい下顎の歯列弓形態. 犬歯間は拡大されていない. 上顎大臼歯間幅径は35.7mm，下顎犬歯間幅径は26.7mm.

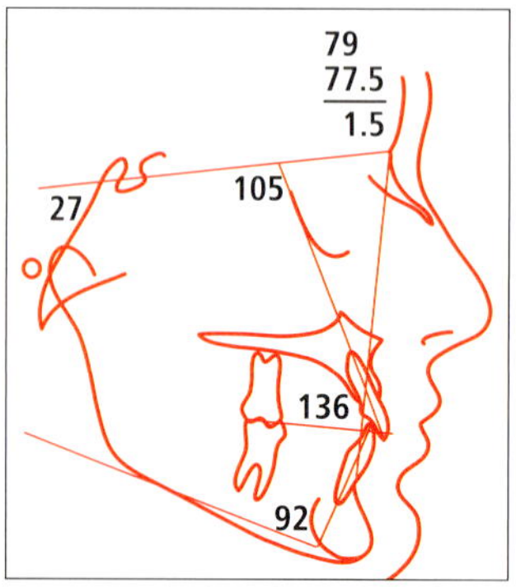

図 5-37　治療後のセファログラムトレース.

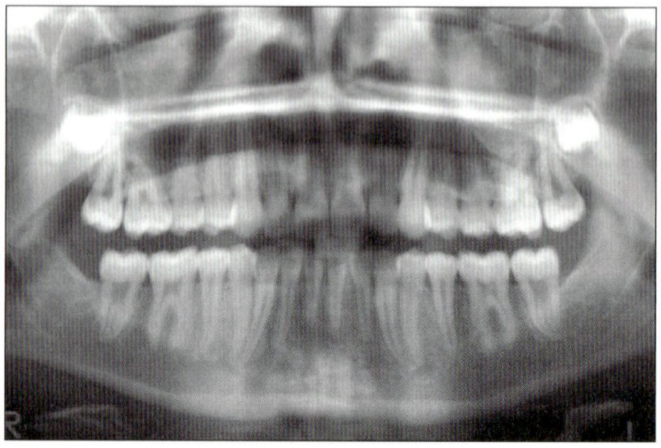

図 5-38　パノラマエックス線写真は，理想的な歯根のポジショニングを示している.

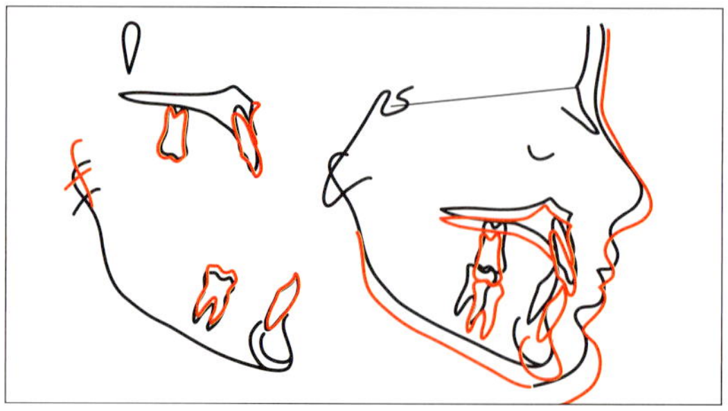

図 5-39　治療前(黒)および治療後(赤)のセファログラムトレースの比較.

原則５ 症例研究

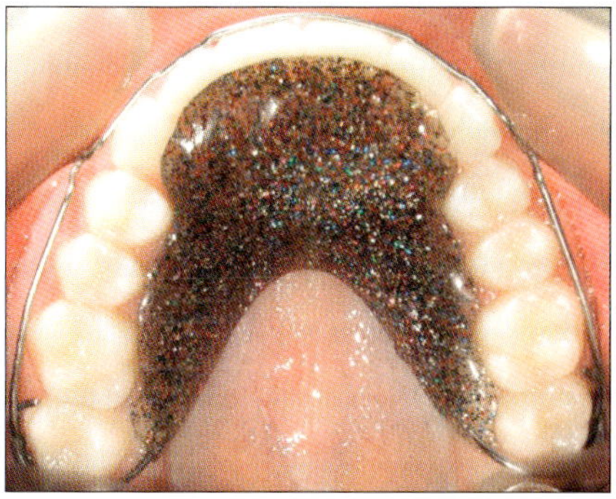

図 5-40　上顎の保定装置．臼歯部の舌側表面では，床部分が歯から離れていることに注目されたい．

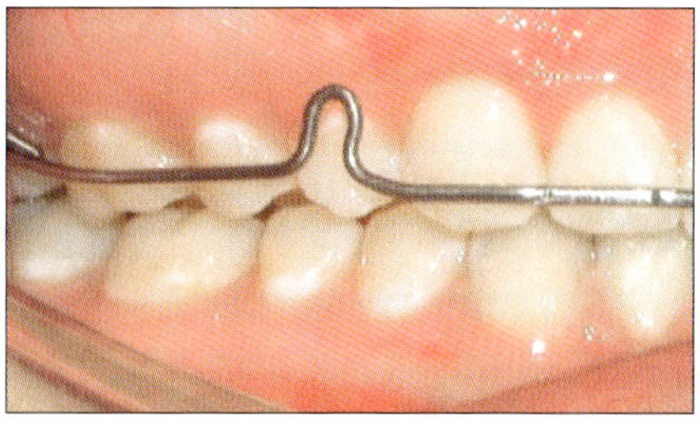

図 5-41　調節用のループは小さいほうが患者にとって，より快適である．

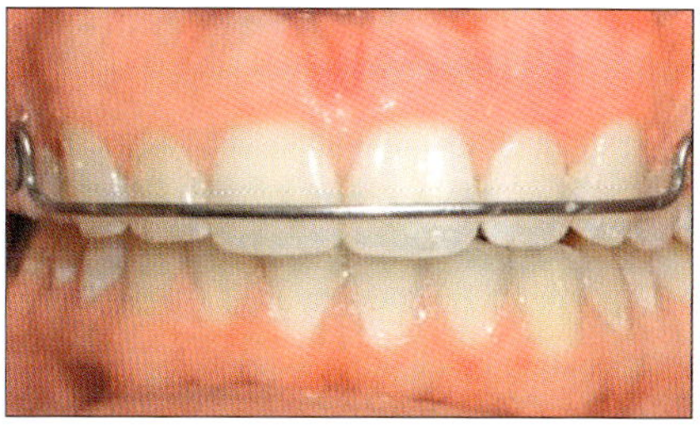

図 5-42　保定装置の唇側線は，唇側で円弧を描き，側方歯部では直線である．

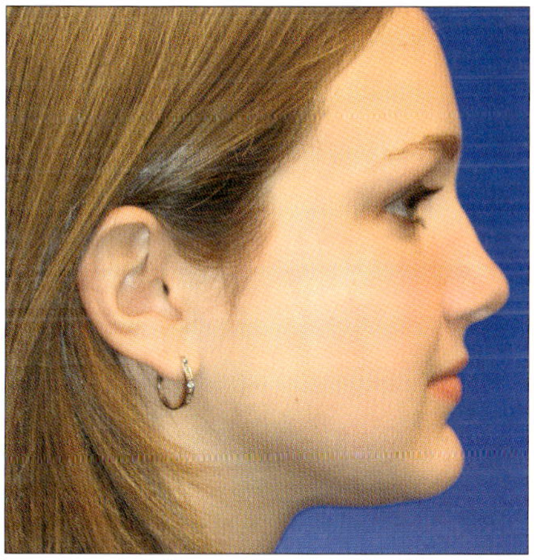

図 5-43　側貌．

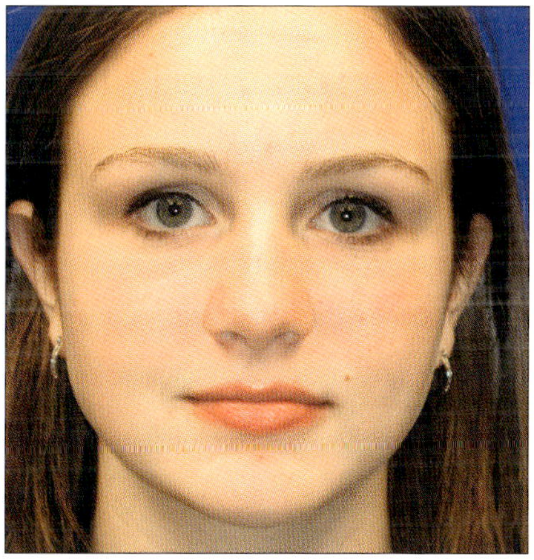

図 5-44　正貌．

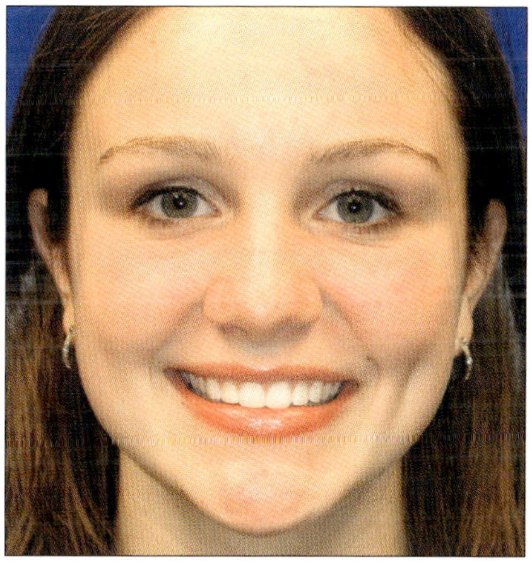

図 5-45　スマイル．

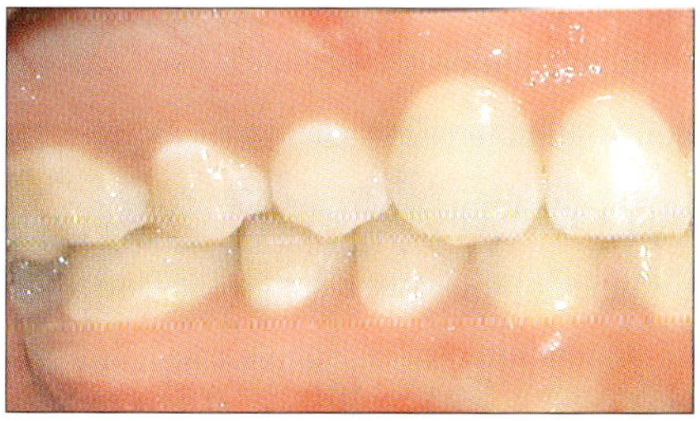

図 5-46　右側面観．

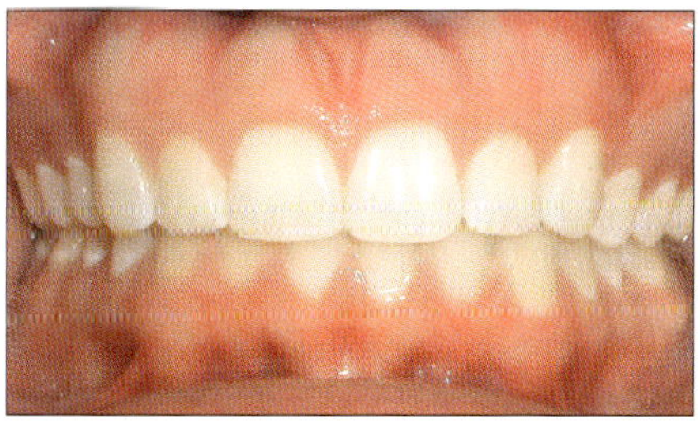

図 5-47　正面観．

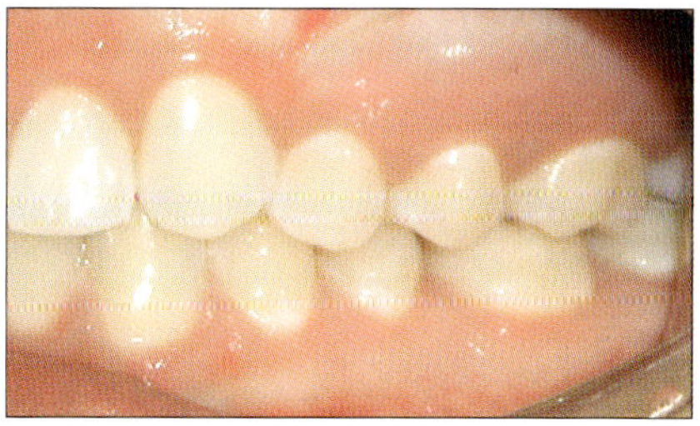

図 5-48　左側面観．

図 5-43～図 5-50　保定３年経過時．上顎の保定装置は１週間に１度装着される．接着型犬歯間保定装置は，治療後３～５年で撤去できる．

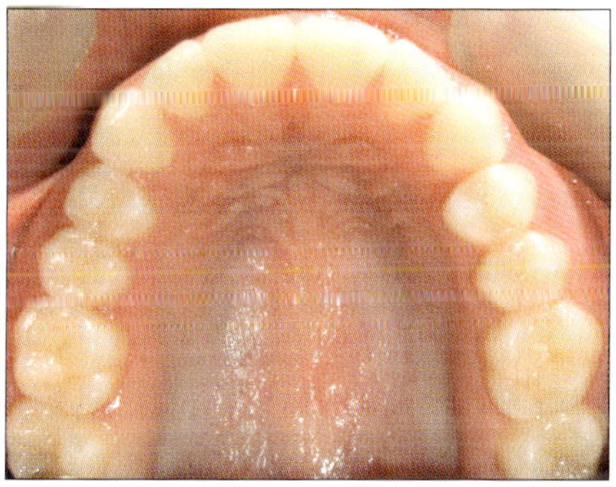

図 5-49　上顎咬合面観．

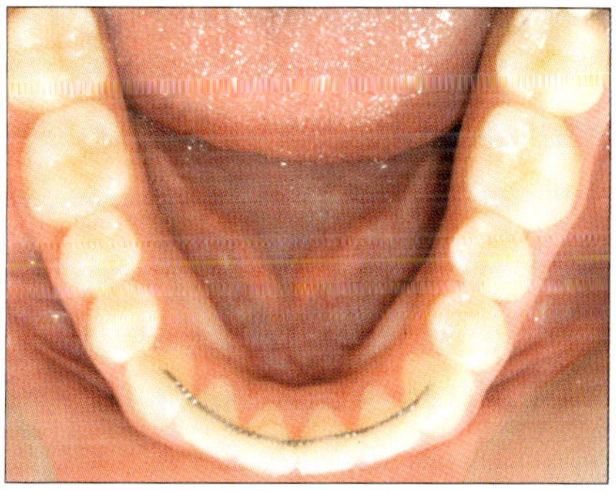

図 5-50　下顎咬合面観．

原　則

6

特定仕様のために デザインされたブラケットを使う

“創造的思考のためには，物事を見るためにさまざまな方法で
確立されたパターンを壊すことが必要である”

—Edward de Bono

アレキサンダーディシプリンのブラケット仕様は1970年代にさかのぼる．1970年代に，あらかじめトルクの入ったブラケットを作製するに先立って，私はそれぞれの症例に曲げ込んでいたトルク，オフセット，アンギュレーションを計測するために，フィニシングワイヤーを保存し始めた．これらの計測値が最初の装置のデザインの基礎となった．このデザイン戦略は—つまり最終的な結果で始めて，さかのぼって機能させる—さらに試行錯誤と臨床研究の年月を経て洗練され，最適な審美性と長期安定性をもつ可能性がもっとも強い特定の位置に歯を排列することができるようになった．

独特なブラケットの 設計概念

ブラケットのスロットサイズと トルクコントロール

効果的なトルクコントロールをするためには３つの選択肢がある：

1. ブラケットスロットを完全に満たす．0.018インチのスロットに0.017×0.025インチのアーチワイヤーを入れた場合と同じようにトルクコントロールを得るためには，0.022インチのスロットでは，0.021×0.025インチのアーチワイヤーが論理的に必要である．
2. アーチワイヤーに特定のトルクを組み込む．
3. ブラケットスロットのなかに特定のトルクを組み込む．

アーチワイヤーとブラケットスロット垂直径の間の遊びが0.001インチあれば，約５°の実行トルクが失われていくことを理解しなければならない．これは0.022インチスロットの最終的アーチワイヤーが0.019×0.025インチのアーチワイヤーであれば15°のトルクが失われていることを意味している．0.018インチの場合，0.017×0.025インチのアーチワイヤーでは５°のトルクロスが生じる．

優れたトルクコントロール，優れたレベリングメカニクスおよび患者の快適性の３つの理由から0.022インチのスロットサイズよりも0.018インチのスロットサイズを選んだ．まず一番目の上下顎前歯の正確なトルクコントロールは，0.017×0.025インチのステンレススティールのアーチワイヤーで仕上げることにより成し遂げられる．結果的にはブラケットスロットはアーチワイヤーにほぼ完全に結紮されている．そしてブラケットに付与されたトルク値から５°の自由度を与えることにより，いっそう効果的に歯にトルクを伝達することができる．第二番目は，ブラケット間距離（後に説明）が増加することにより，強調されたスピーカーブを付与した硬いアーチワイヤーを治療早期に使用することが可能となる．その結果，レベリングメカニクスがより効果的になる．第三に，大きなブラケット間距離をもつ0.018インチスロットのブラケットに，小さなサイズのアーチワイヤーを使用することで患者の不快さは減少する．

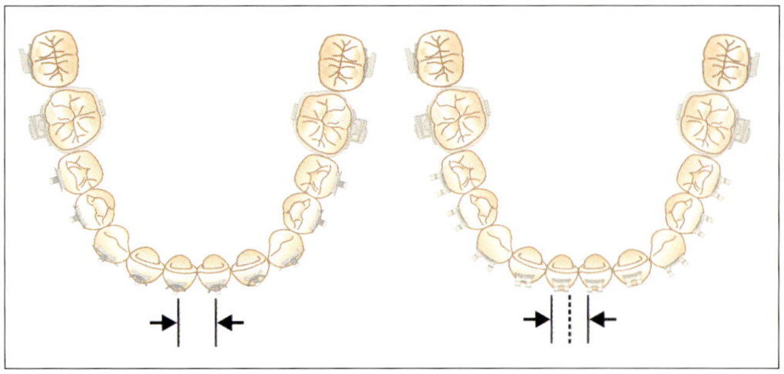

図 6-1　ブラケット間距離の増加. ツインブラケットと比較してシングルブラケットではおおよそ50%増の距離が得られる.

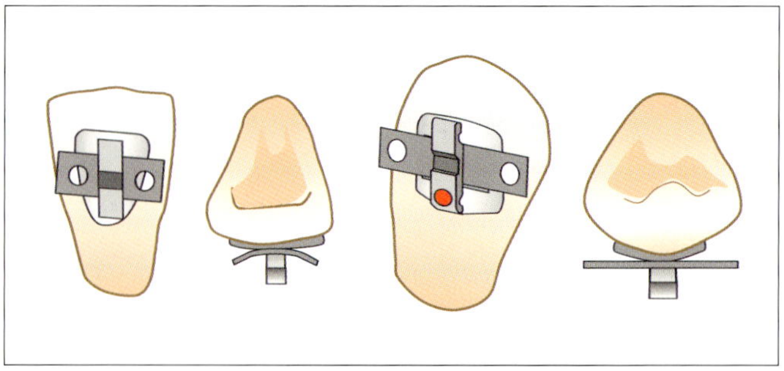

図 6-2　ウィング付きシングルブラケット. これらは歯面が小さく平らな歯や曲面をもった歯に使われる.

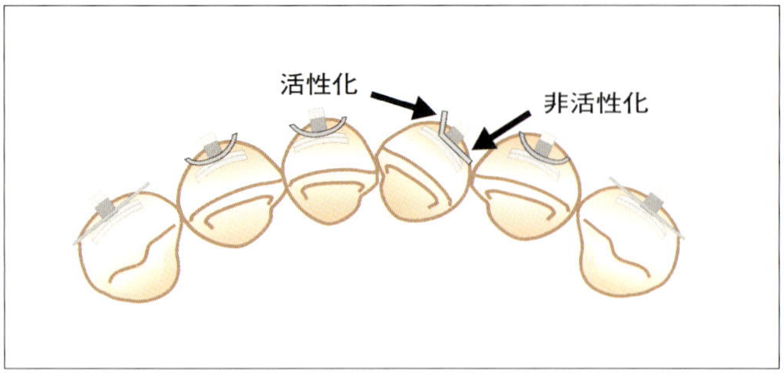

図 6-3　ローテーションウィングの活性化と非活性化.

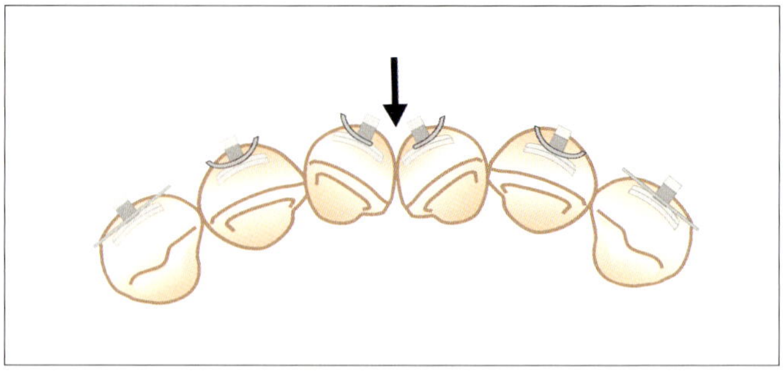

図 6-4　ローテーションウィングの削除.

ツインブラケットに代わるシングルブラケットの使用

いくつかのブラケットの処方では大臼歯を除くすべての歯にツインブラケットを用いているが, 個々の歯の形状に合わせてデザインされたシングルブラケットを使用するほうが理に適っているように思える.

アレキサンダーディシプリンでは, ツインブラケットは大きく平坦な表面をもつ歯のみに使用される. もし, これらの歯が明らかな回転を必要とするならば, 大きく平坦な歯面の歯にローテーションウィング付きのシングルブラケットを使用することも有効である. より大きなブラケット間距離を作るシングルブラケット(図 6-1)は, 小さく平坦な歯面やカーブした歯面(図 6-2)の歯に通常使われる.

ブラケット間距離

ブラケット間の距離を増すことは治療上重要な影響力をもたらす. つまり, 患者の不快感を少なくして, 歯が治療の早期にすばやく排列する.

アーチワイヤーの長さや直径の小さな変化が応力 - ひずみ率のなかで重要な変化を生むということをだれもが知っている. たとえばブラケット間距離を倍増すると―ブラケット間のワイヤーの長さも倍増する―同じタイプ, 同じサイズのワイヤーによって生ずる力は８倍の減少になる. 同様に, ２人の患者に同じ種類のワイヤーを, １人にはツインブラケット, もう１人はウィング付のシングルブラケットを使うとすると, シングルブラケットの患者ではツインブラケットの患者に比較して, ブラケット間距離が２倍の効果を及ぼす. したがって, ローテーションウィングの付いたシングルブラケットの患者の場合, 歯に伝わる力の量は８倍低い値となる. 力のレベルでこのように大きく減少すると, 穿下性吸収と患者が経験する治療に関連する不快感の程度を減少することができる.

ブラケット間距離の増加によって, より大きな直径を有する角アーチワイヤーでも付加的な力を加えず結紮できる. ブラケット間の応力 - ひずみ率の減少の結果によって, ワイヤー交換の必要性が少なくなり, 仕上げ用のアーチワイヤーは治療のより早い時期に使用できる. ねじり剛性の相対的な減少が大きく, 角ワイヤーをより早く装着でき, より大きく早いトルクコントロールができるようになる.

ウィング付きのシングルブラケットはほかの利点もある. アーチワイヤーの結紮が簡単になり, より大きなサイズのアーチワイヤーを患者に不快感をもたせることなく装着できる.

ローテーションウィング

ローテーションウィングはツインブラケットには見られない明らかな利点がある. 捻転の改善が早い, より正確な回転コントロールができる(図 6-3), ウィングの非活性化やオーバーコレクションのためにウィングが調節できる, そして叢生歯列で正確

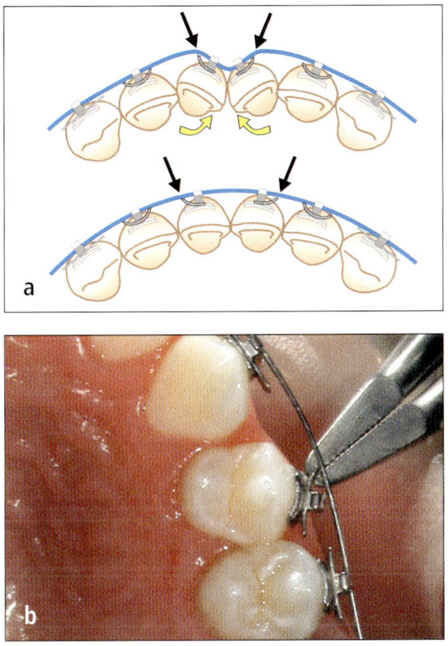

図 6-5 (a)ウィングが除去されていても付け直す必要はない．(b)ワインガートプライヤーによるウィングの活性化．

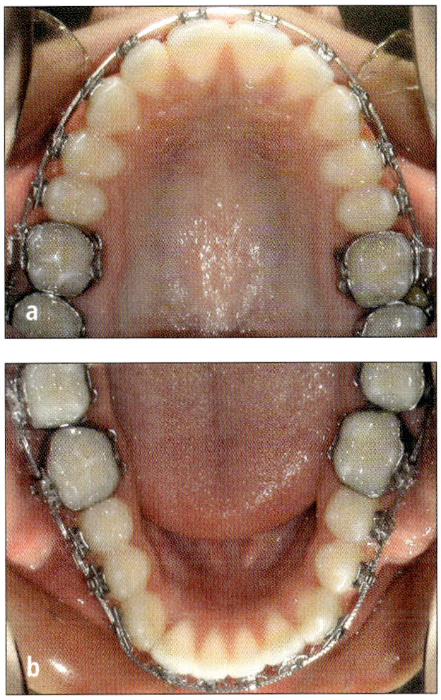

図 6-6 咬合面観．(a)上顎のブラケットインアウトとオフセット．(b)下顎のブラケットのインアウトとオフセット．

にブラケットを装着するためのウィングの除去(図 6-4)である．

矯正力は活性化したウィングにのみ作用するため，ウィングが除去されているときは捻転改善を維持するためのブラケット交換は不要である(図 6-5)．

一部の矯正家が信じているものとは違って，ローテーションウィングはいつも活性化する必要はない．ブラケットが適切に位置づけられているなら，ローテーションウィングの活性化も除去も必要はない．ローテーションウィングの活性化が必要なときはつぎのようなテクニックを推奨する．ワインガートプライヤーあるいはほかの同じようなプライヤーを，その先端がウィングを活性化できるような角度になるようしてあてがう．プライヤーを絞ると，ローテーションウィングはウィング上の穴で曲げられる．ローテーションウィングの活性はブラケットを取り外すようなことは起こらない．

一般的に，患者が弾性の高い最初のアーチワイヤーを装着している間に，すべての捻転は改善されなければならない．患者が硬い最終のアーチワイヤーを装着しているときにもまだ捻転が残っている場合，わずかな捻転の改善をすることもある．しかし，もっと明らかな捻転の改善が必要であれば，弾性の高いアーチワイヤーに戻す必要性があるだろう．

ブラケットの仕様

オフセット，アンギュレーションならびにトルクが，アレキサンダーブラケット装置のなかに処方されており，最初の不正咬合にかかわらず，審美的で，機能的で，安定した位置に歯を位置づけるようにデザインされている．

オフセット(唇舌的ベースの厚み)

ブラケットに組み込まれているオフセットは，唇舌的な隣接面コンタクトポイントが適切に並び，オフセットベンドなしでストレートなワイヤーがブラケットスロットに完全に結紮できるようにデザインされている．オフセットが組み込まれたブラケットはワイヤーに数多くのオフセットベンドを曲げる煩わしい作業を除いてくれる(図 6-6a, 図 6-6b)．

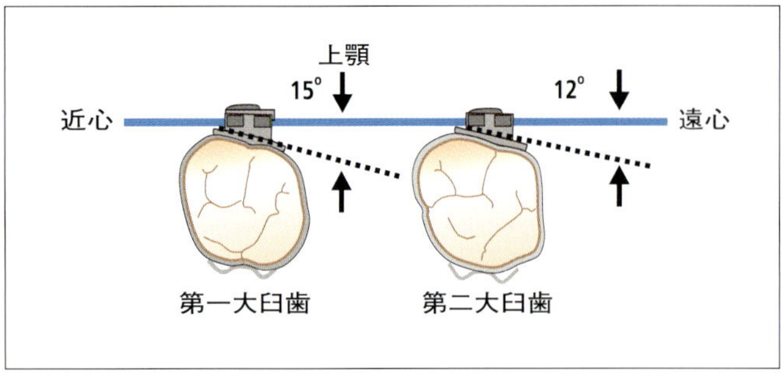

図 6-7　Ⅰ級の大臼歯関係に使用される上顎大臼歯の遠心オフセット.

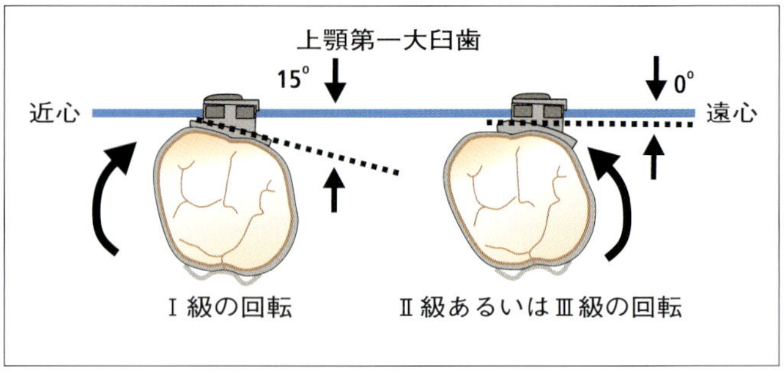

図 6-8　Ⅱ級あるいはⅢ級関係に大臼歯を回転させるためのブラケットの位置の違い.

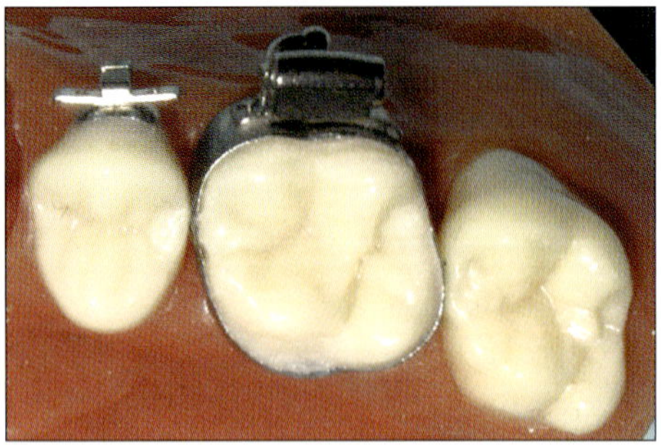

図 6-9　チューブをより遠心に付け替えて大臼歯の解剖学的形態になるようにバンドを圧接して仕上げをする.

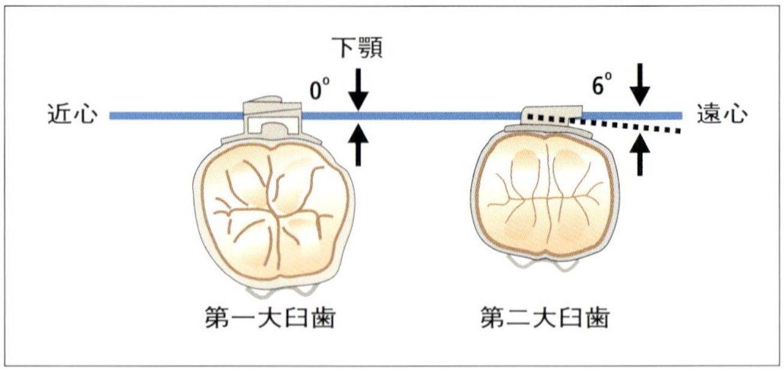

図 6-10　下顎大臼歯の遠心オフセット.

大臼歯のオフセット

上顎第一大臼歯用の頬側チューブには15°の遠心側へのオフセットが付いている. 大臼歯Ⅰ級関係では, 遠心頬側へ回転していることによって, アーチレングスの占有量を最小にし, 最良の咬合を確立するような上顎第一大臼歯の状況となる. 設計によって, チューブの遠心側へのオフセットがこれらの目的を達成し, ファーストオーダーのワイヤーベンドを曲げる必要性が最小になる. そして上顎第二大臼歯用の頬側チューブは12°の遠心側オフセットが付与されている(図 6-7).

最終的咬合関係をⅡ級あるいはⅢ級関係で終わらせるときは, 上顎の大臼歯が反対の近心側へ回転することによりもっとも良い咬合となる. この近心回転は, ブラケットやチューブをより遠心すなわち, 上顎大臼歯の近心頬側咬頭ではなく遠心頬側咬頭に位置づけることにより達成できる(図 6-8). 頬側チューブをより遠心に位置づける必要があるときには, バンドを斜めに圧縮し, 歯の周りに適合させ, 大臼歯の解剖学的形態に仕上げる(図 6-9).

下顎の第一, 第二大臼歯は遠心のオフセットが0°と6°にそれぞれなっている(図 6-10). 臼歯関係がⅡ級またはⅢ級であっても下顎大臼歯ブラケットの位置は変わらない.

アンギュレーション(歯冠近遠心傾斜)

ツインブラケットの支持者たちはシングルブラケットでは長軸角度を十分にコントロールできないという仮説を立てている. 私の長年にわたる経験と一貫性のある結果は, それらの考えが誤りであることを立証するものである. ツインブラケットは長軸での適切な傾斜を得るためには必要でないことがわかった. ウィング付きのシングルブラケットはすばらしく効率良く適切な歯根の角度を生み出してくる. 歯が適切な角度にならない場合は, ブラケット自体のデザインよりもブラケットの位置が悪いことによる可能性が高い.

Dr Tweedによって提唱された上下顎前歯のための, いわゆるartistic-positioning bendはブラケットのデザインに組み込まれている. 切歯ブラケットのアンギュレーションは上下顎ともに, 審美的改善と治療結果の安定性のために, 前歯部歯根を拡げるようデザインされている. 下顎6前歯歯根のアンギュレーションは下顎歯列の長期安定性を成功させるためにたいへん重要なステップである.

上顎第二小臼歯は4°の歯根遠心傾斜用アンギュレーションを必要としている. そうでなければ, ブラケットが歯の長軸に平行に着けられたときに歯根が近心に傾斜するためである. 抜歯

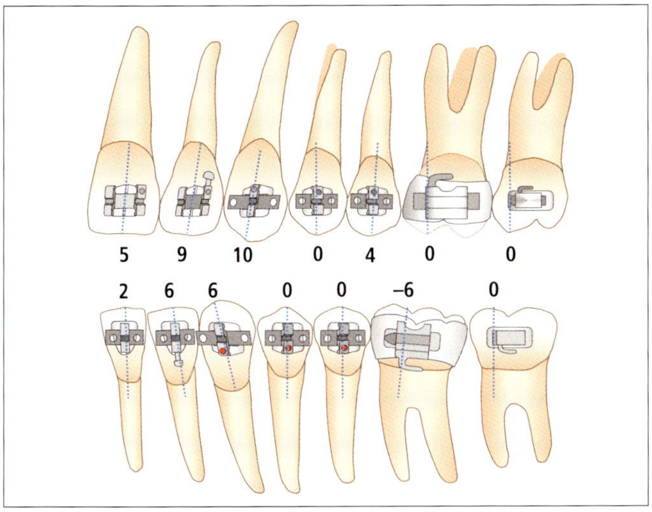

図 6-11　ブラケットアンギュレーション(角度).

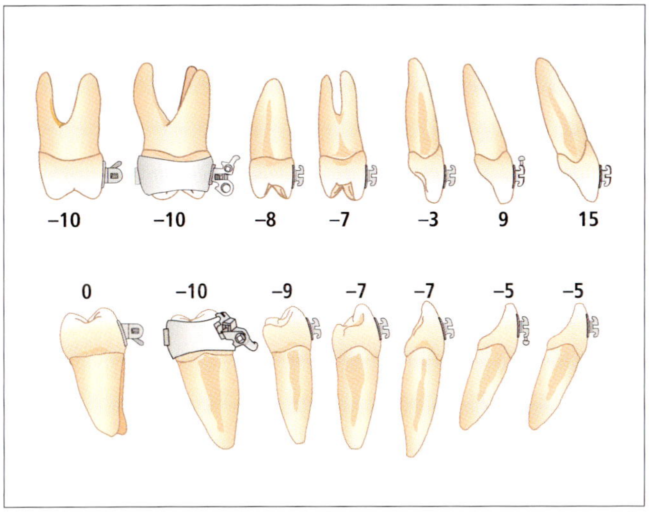

図 6-12　ブラケットトルク値(度数).

症例のときにはこのアンギュレーションは使わない.

下顎第一大臼歯上の−6°の歯冠遠心傾斜用のアンギュレーションは下顎レベリングの一助となる. このアンギュレーションの必要性の詳細については過蓋咬合の治療と下顎アーチのレベリングに関する**原則14**で述べる. **図6-11**には垂直的に正常な咬合と過蓋咬合症例の典型的なアンギュレーションを示している. ブラケット装着の手法は**原則7**で論じている.

トルク

アーチワイヤーとブラケットスロットの間での物理的相互作用が, 歯の唇舌的傾斜を補正するトルクとなる. トルクを生み出したりコントロールしたりするためには, 長方形あるいは十分な径の正方形のアーチワイヤーを長方形のブラケットスロットにきちっと入れて使わねばならない. トルクコントロールの程度はアーチワイヤーとブラケットスロットとの関係によって決められる. ブラケットとアーチワイヤーの製造誤差は一定であると仮定すれば, スロットとアーチワイヤーの間のスペース0.001インチごとに事実上約5°のトルクコントロールが失われる可能性がある. たとえば0.022インチのスロット中の0.019×0.025インチのアーチワイヤーは15°の回転自由度(遊び)をもっている. 0.022インチから0.019インチを引くと0.003インチのスペースで, 5°のトルクをかけると約15°となる.

図6-12はそれぞれのブラケットに組み込まれているトルク値を示している. 治療終了時に実際に表われているトルクを知るためには, 単純にそれぞれのブラケットに付与されている値から5°引けば良い. これが実効トルク値である.

下顎前歯のトルク

アレキサンダーディシプリンの仕様のトレードマークは下顎前歯に−5°のトルクが入っていることである. 0.018インチスロットのトルク値は0.017×0.025インチのステンレススティールワイヤーを使ったときに生じる5°の遊びを補うためにデザインされている.

以前に説明したように, この結果最終的に歯に表れるトルク値は0トルクである. −5°の歯冠舌側傾斜(lingual crown)あるいは歯根唇側傾斜(labial root)トルクは0.017×0.025インチのアーチワイヤーと0.018インチのブラケット間の許容差0.001インチを補正する.

もともとの前歯の位置にかかわらず, 0.017×0.025インチのステンレススティールワイヤーを入れれば, 患者が上下顎前突で抜歯治療を受けている場合でも, II級2類で非抜歯で治療を受けている場合でも, 切歯は理想的位置に近いところに位置づけられる. たとえば, **図6-13**と**図6-14**に示した症例は, 2つの異なるタイプの不正咬合に−5°のトルクがどのように反応するかを明らかに示している.

図 6-13　過蓋咬合患者.

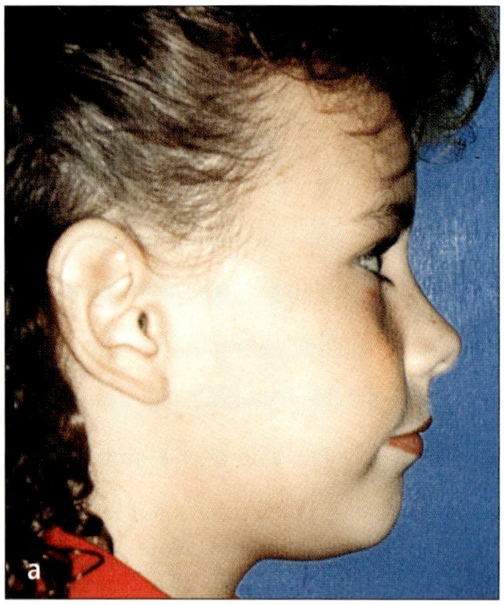

図 6-13a　治療前の側貌.

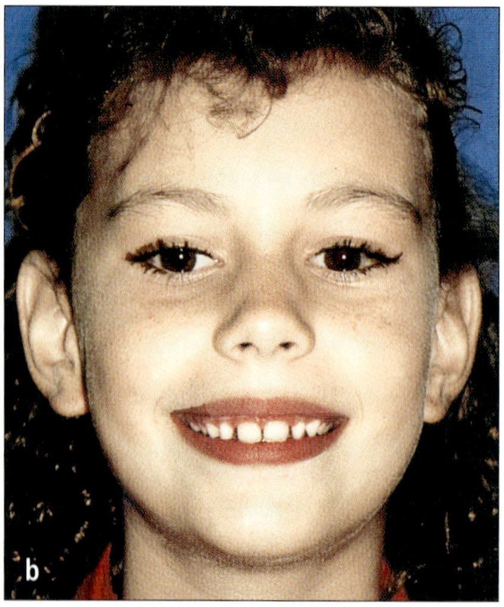

図 6-13b　治療前のスマイル.

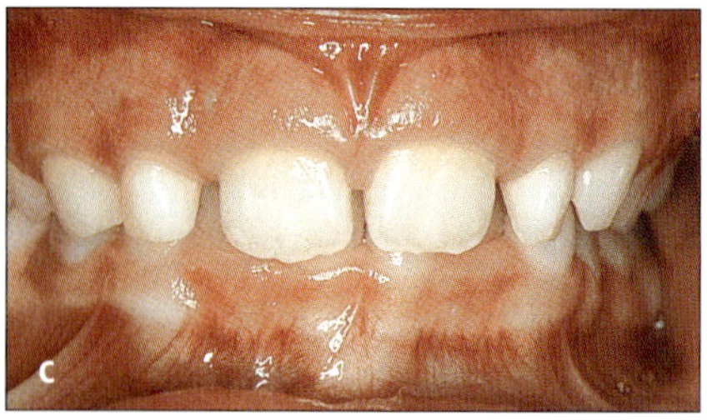

図 6-13c　治療前の口腔内正面観.

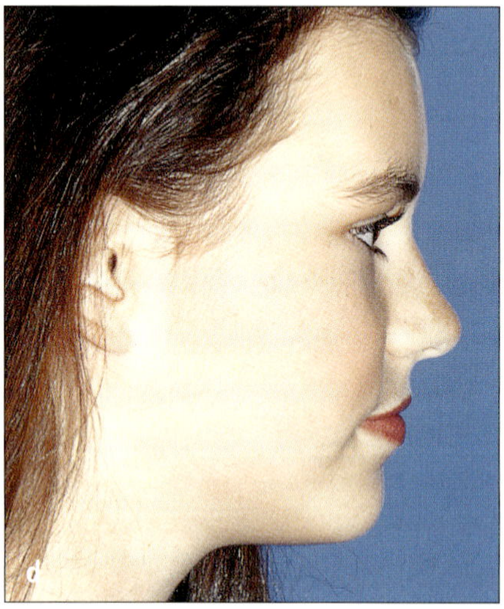

図 6-13d　治療後の側貌.

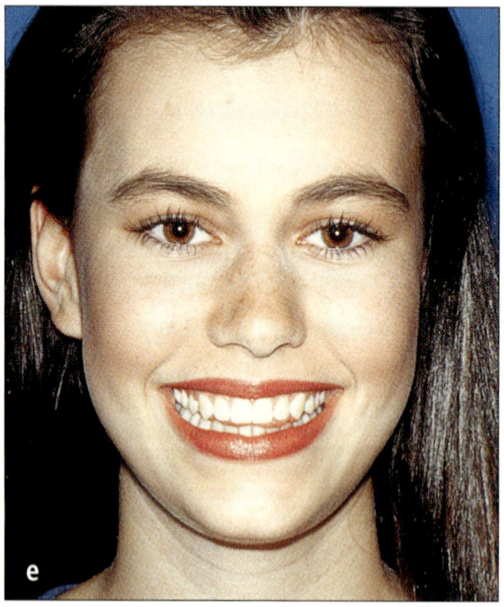

図 6-13e　治療後のスマイル.

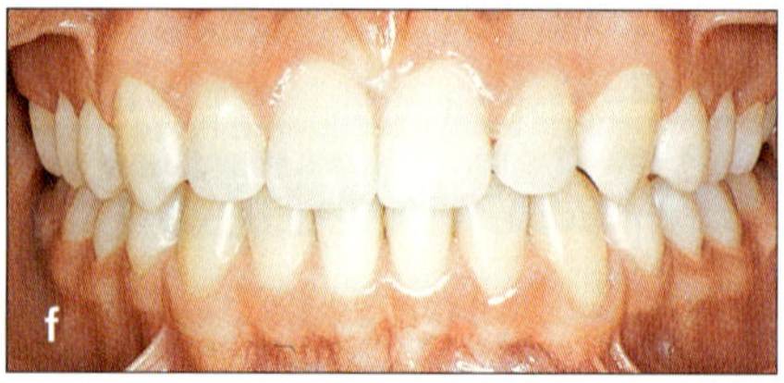

図 6-13f　治療後の口腔内正面観.

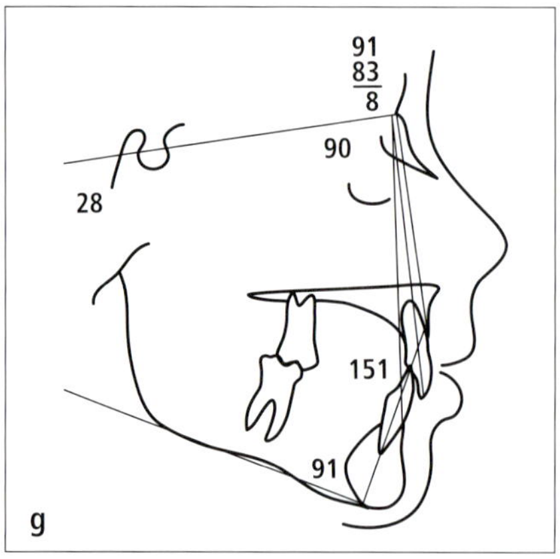

図 6-13g　治療前セファログラムトレース.

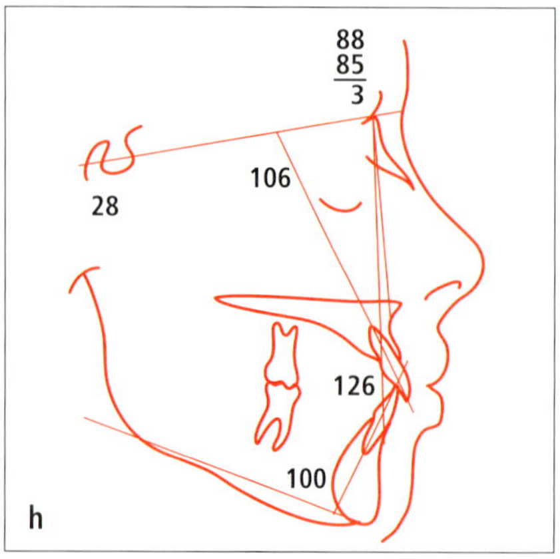

図 6-13h　治療後セファログラムトレース.

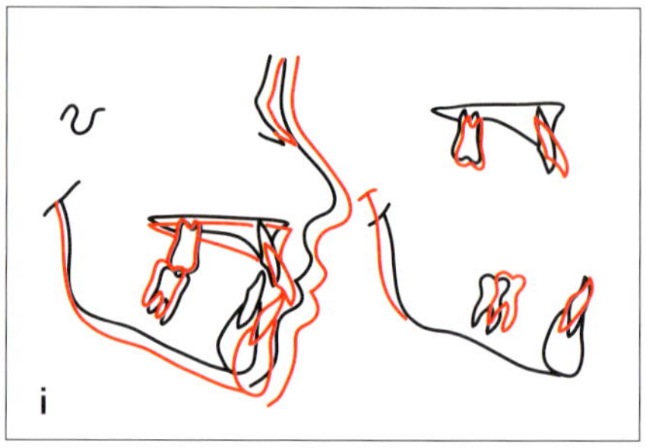

図 6-13i　セファログラムトレースの重ね合わせ.

図 6-14　開咬症例.

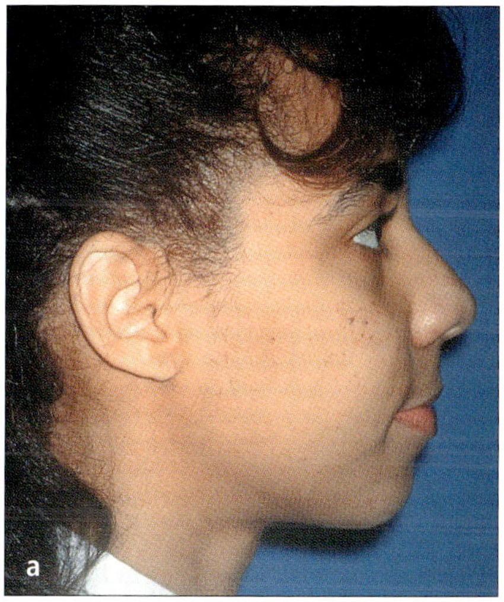

図 6-14a　治療前の側貌.

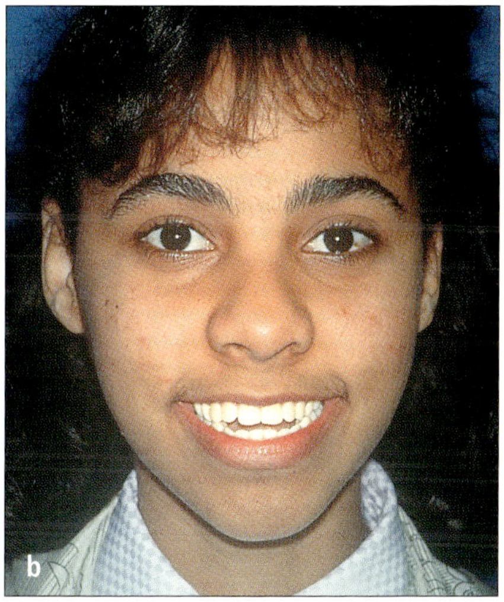

図 6-14b　治療前のスマイル.

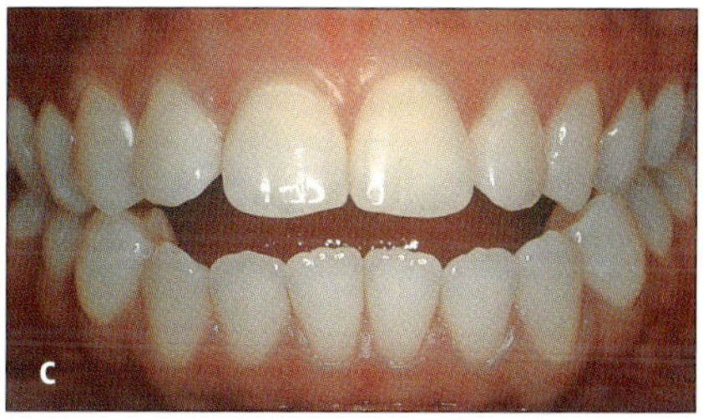

図 6-14c　治療前の口腔内正面観.

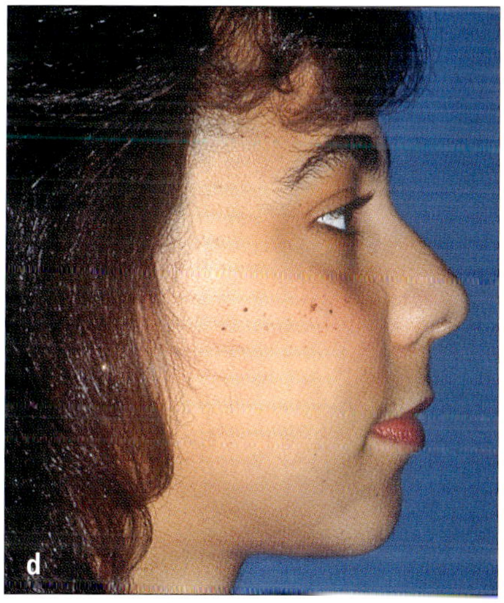

図 6-14d　治療後の側貌.

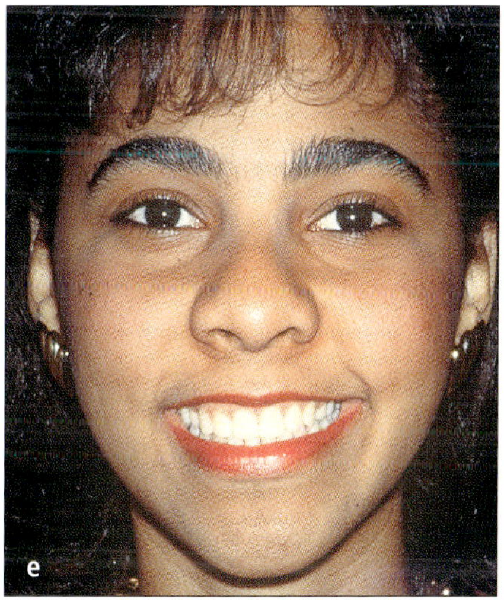

図 6-14e　治療後のスマイル.

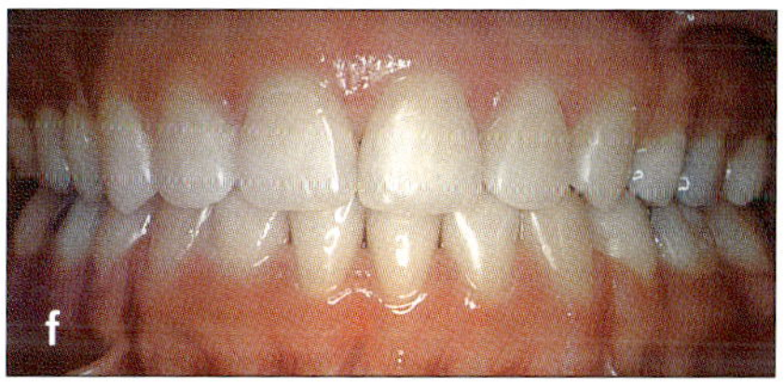

図 6-14f　治療後の口腔内正面観.

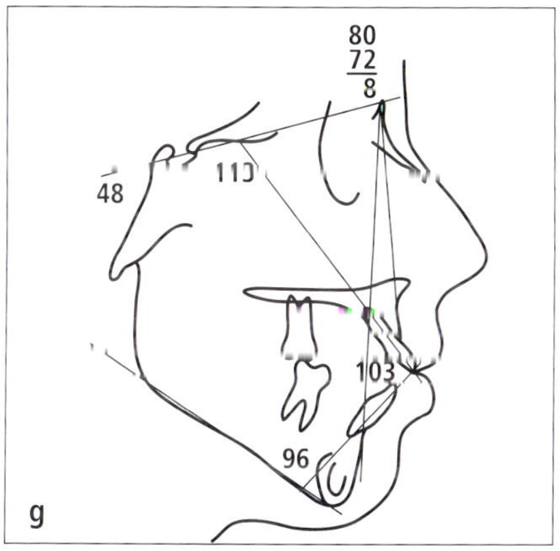

図 6-14g　治療前セファログラムトレース.

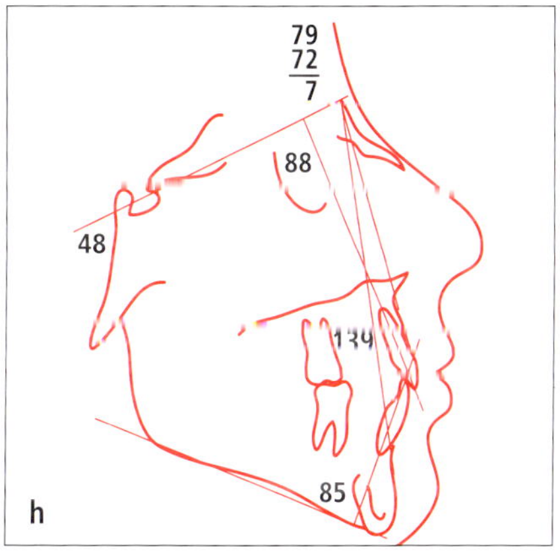

図 6-14h　治療後セファログラムトレース.

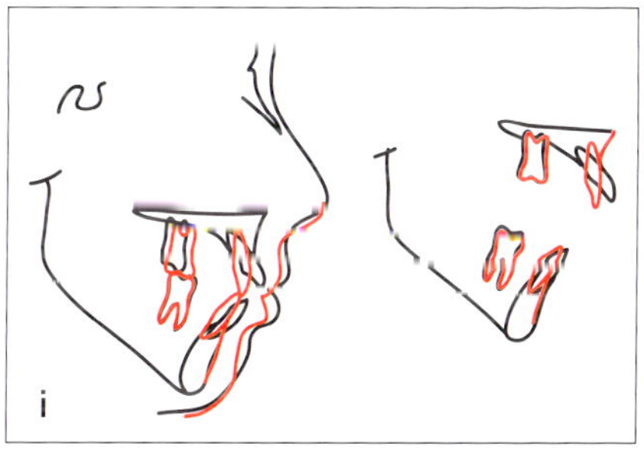

図 6-14i　セファログラムトレースの重ね合わせ.

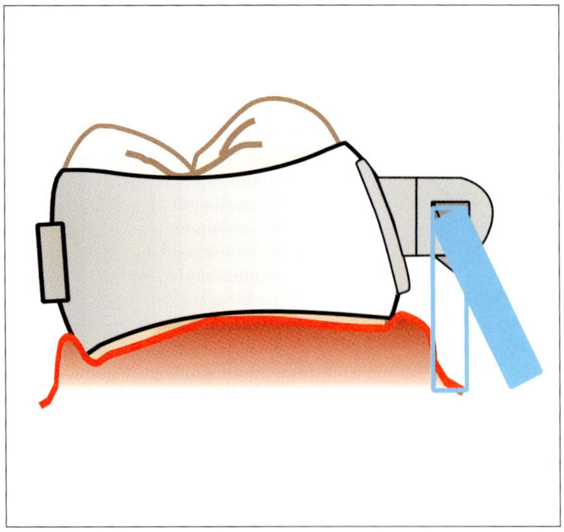

図 6-15　第二大臼歯の近心に付けられたオメガループは頬側に傾斜．

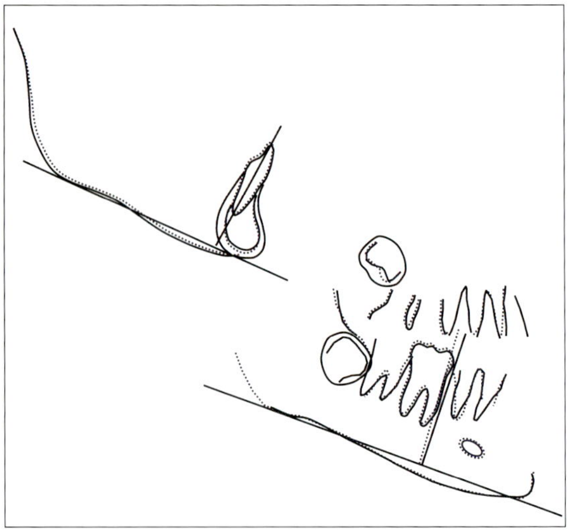

図 6-16　治療前と治療経過中のトレースが下顎切歯のトルクコントロールと下顎第一大臼歯の整直を示している．

下顎臼歯部のトルク

下顎臼歯部のトルクは，アーチワイヤーでの拡大を少なめにし，アップライトの状態を維持するために，以前の仕様に比べて値を減少した．下顎歯列弓のための最終的なアーチワイヤーは0.017×0.025インチの既成のアーチワイヤーである．

下顎第二大臼歯のチューブでは，必要な15°のリンガルクラウントルク（歯冠を舌側傾斜させるトルク）は下顎第一大臼歯と第二大臼歯の間にアクティブオメガループを曲げることにより設定できるので，0°としている．オメガループは軟組織を避け，タイバックを容易にし，口腔衛生を保ちやすくする目的で，頬側に向かってほぼ15°屈曲してある（図 6-15）．

これらの要因のそれぞれがこのユニークな手法で結ばれたとき，結果はきわめて予知性が高い．ローテーションウィングをもつシングルブラケットはツインブラケットではできない利点を作り出す，下顎の前歯のフレアーをコントロールする角のアーチワイヤーを早期に結紮することができる．唇側へ傾斜することに対する切歯のこの抵抗は，−6°の角度が付与されている第一大臼歯に遠心移動力をもたらす．そこで下顎臼歯はアップライトし，下顎切歯を唇側傾斜させないでアーチの長さを2～3mm増加させる（図 6-16）．

仕様説明の終わりに

大部分の患者にとって下顎前歯の最終的位置は機能と長期安定性のために重要である．アレキサンダーディシプリンはこのゴールを達成するためにデザインされている．

抜歯が必要でない下顎歯列弓で6前歯にウィング付きのシングルブラケットを使用することは，ブラケット間距離をほぼ2倍にし，最初のアーチワイヤーの結紮をより容易にする．叢生歯列では，ローテーションウィングの非活性化や除去が，それぞれの歯への正確なブラケット装着を可能にし，スペースを作る間に唇側へのフレアーを引き起こす可能性があるコイル・スプリングの使用を不要とする．トルクは角に編みこんであるステンレススティールの0.017×0.025インチのアーチワイヤーあるいはニッケルチタンのアーチワイヤーでコントロールすることができる．

摩擦

剛性の低い0.017×0.025インチの角ワイヤーでブラケットスロットを満たすことによって下顎前歯の無差別な唇側傾斜と空隙を防ぐことができる．トルクや傾斜やオフセットを含む三次元的な摩擦はコントロールされたやり方で歯を動かすことになる．

クリアーなbracketのデザイン

アレキサンダーのスピリットMBシステムは金属製のローテーションウィングをはめ込んだ審美的ブラケットを使用した完全にフレアジャストされている装置である（図 6-17）．ブラケットは優れた強さと色調の安定性を備えた高分子の材料から作られている．ブラケットスロットとローテーションウィングは，効果的なトルクコントロールとスライディングメカニクスのために，ステンレススティールでできている．

アレキサンダーのスピリットブラケットとほかのメタルブラケットとでは2つの大きな違いがある（図 6-18，図 6-19）．第一にローテーションウィングは剛性が低い．この要因を代償するために，すべての捻転が解消されるまで，弱い剛性をもつ弾性の高い

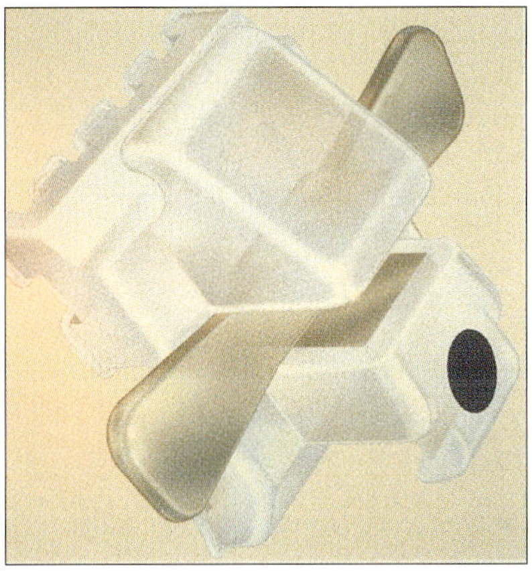

図 6-17　金属製のローテーションウィングをはめ込んだ審美ブラケット．

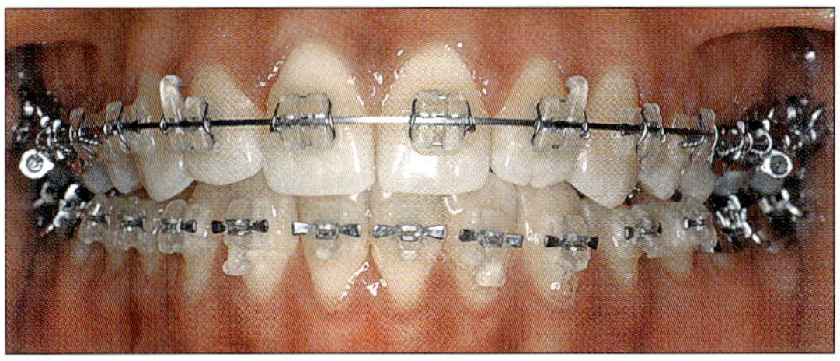

図 6-18　上下顎に着けられたアレキサンダーのスピリットブラケット．

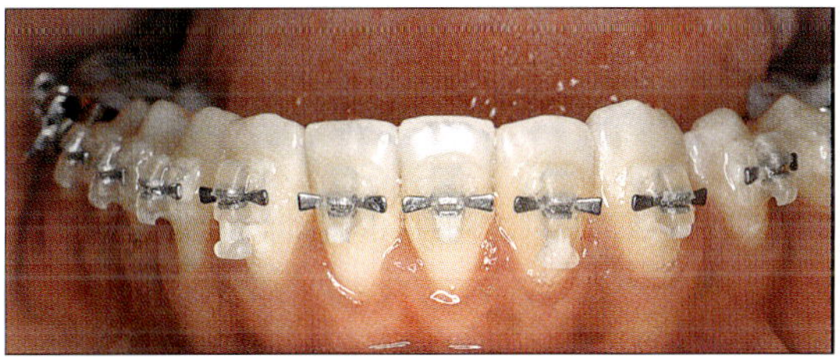

図 6-19　下顎ブラケットのステンレススティールのスロットならびにローテーションウィング．

アーチワイヤーで治療継続しなければならない．このため複数の初期ワイヤーが必要な場合がある．第二にブラケットの咬合面側タイウィングは咬合干渉のため摩耗する．過蓋咬合の患者では治療は上顎から始め，その後にブラケット上での早期接触を防ぐため下顎大臼歯の咬合面上に接着されたコンポジットレジンやバイトプレートあるいはほかの装置を用いて，咬合が挙上される．

結論

このトルク，アンギュレーションそしてオフセットの仕様は，実質上あらゆる種類の不正咬合をもつ患者において，審美的，機能的そして長期安定性のための理想的な位置に歯を排列することを可能にする．ウィングの付いたシングルブラケットはブラケット間距離を増加しブラケット間のアーチワイヤーの剛性を減少する．最初から最終のアーチワイヤーにいたる過程が早く，患者にとってはより快適である．

ローテーションウィングが付いていることにより，捻転をより早く，いっそうよくコントロールして改善できる．これらウィングはオーバーコレクションのために活性化したり，是正を減らすために非活性化したり，正確なブラケットの位置づけができるようにするために削除することができる．

ブラケットの適切な位置づけは臨床矯正医にとっては成功への鍵である．ブラケット装着の際の特別なガイドラインは原則7で論ずる．

原則

7

正しいブラケット装着が治療の質を決める

"どこへ行こうとするかわかっているかぎり，どんな道を通っても目的地へ到達できる"

—Theodore Levitt

原則6では特別なブラケットデザインの論理的根拠について論じた．これらのブラケットがそれぞれの歯面に正しく位置づけられた場合にのみ，審美性と安定性の両面で理想的な場所に歯を並べることができる．

適切なブラケットの位置づけのためには3つの側面を考えなければならない．

1. 高さ．
2. アンギュレーション．
3. 近遠心的な位置

ブラケットハイト

歯の構造は1歯ごとに異なるが，正常な咬合高径あるいは過蓋咬合患者の大多数は図7-1に示すようなブラケットの装着基準を用いて治療することができる．表7-1は上下顎の歯のブラケットの高さを相対的に規定したものである．これらの計測値を正確に用いることにより，良好なオーバーバイトや犬歯誘導そして良好な臼歯咬合になるよう歯を位置づけることができる．

ブラケットを装着するとき，正確性を確実にするためにはブラケットゲージの使用が欠かせない．この目的のために多くの器具がデザインされてきたが，私は自身がデザインし，気まぐれにウイックスティックと名づけた器具を使っている(図7-2～図7-4)．

ブラケットを上顎の前歯に接着する前に，いくつかの要因について考慮しなければならない．まず，中切歯と側切歯の切縁間の関係を十分に検討しなければならない(図7-5)．もし，中切歯のブラケットが4.5mm(切縁からブラケットスロットの中央まで)とすると，理想的なスマイルアークを確保するためには，側切歯のブラケットは4.0mmよりもむしろ4.25mmに位置すべきである．スマイルアークは自然な笑顔の場合，下唇と上顎切歯の切端の関係で決められる．もし，上顎側切歯のブラケットが高く歯頸部側に位置すると，上顎側切歯は側方運動時に下顎切歯と干渉するに違いない．

第二に前歯の切端では破折，過剰な咬耗などを受けているサインや，発育葉などについて調べる必要がある．もしこれらの欠損部の除去を治療計画の一部として行うのであれば，通常はブラケットをより歯頸部に位置づけるのが望ましい．これにより欠損した量だけ歯が挺出することができる．そして，治療期間終了真近に歯の位置や排列や審美性を確認する時点で，形態修正することができる．

第三に，もう1つ考慮すべき大きな問題点として相対的な歯肉頂の高さがある．もし，1本の切歯が切縁を並べたときに極端に挺出している場合は，歯頸部の輪郭は不均衡となる．この問題は成人の患者にはありがちである．もし，矯正学的な挺出により歯冠の長さや歯頸部歯肉の高さに不調和が起こるなら，治療計画としては，歯周病専門医や補綴医による修復を薦めるべきである(図7-6，図7-7)．

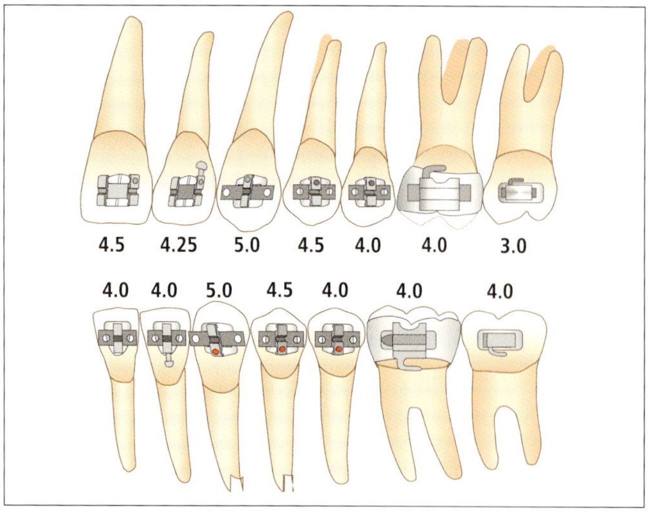

図 7-1　ブラケットハイト(mm).

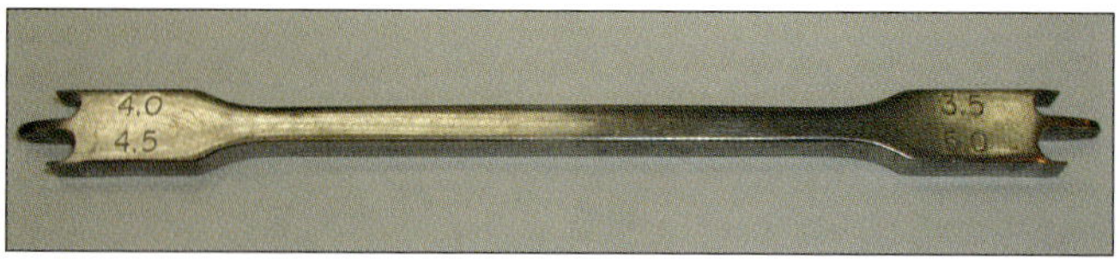

図 7-2　ブラケットハイトを決めるゲージ(Wick Stick).

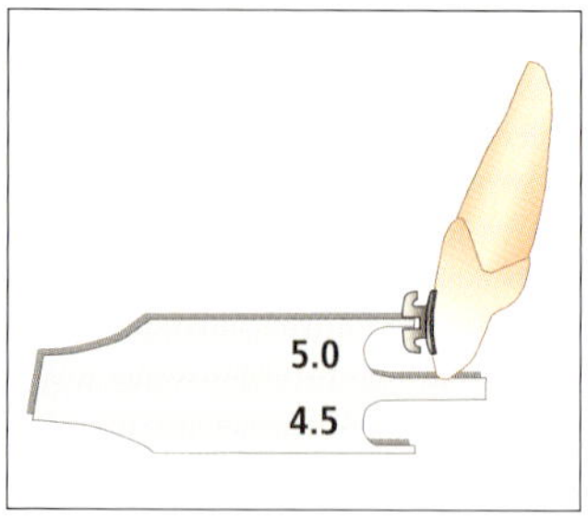

図 7-3　ブラケットハイトを計測するために用いる犬歯用ブラケットゲージ(mm).

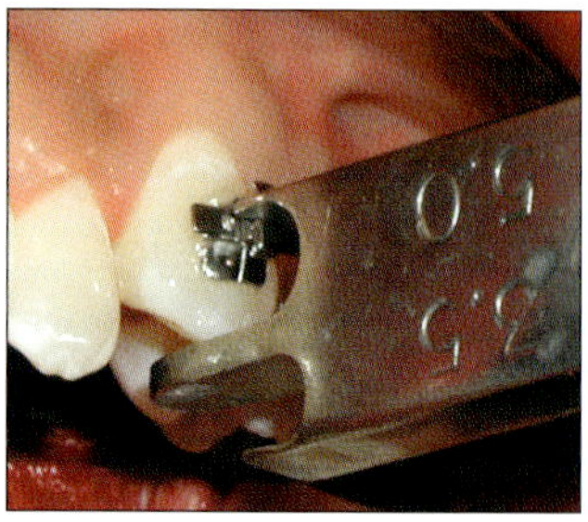
図 7-4　犬歯のブラケットハイトの計測.

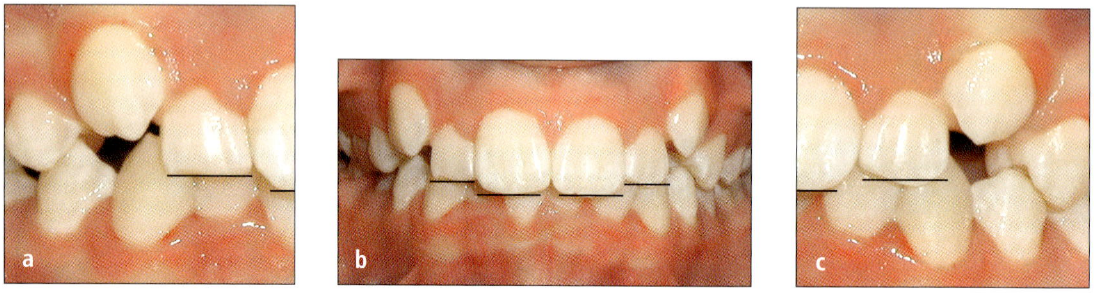

図 7-5a～図 7-5c　中切歯と側切歯の関連.

表 7-1　上下顎各歯の相対的なブラケットハイト

X = 4.5mm の場合	中切歯	側切歯	犬　歯	第一小臼歯	第二小臼歯	第一大臼歯	第二大臼歯
上　顎	X mm	X − 0.25mm	X + 0.5mm	X mm	X − 0.5mm	X − 0.5mm	X − 1.5mm
下　顎	X − 0.5mm	X − 0.5mm	X + 0.5mm	X mm	X − 0.5mm	X − 0.5mm	X − 0.5mm

小さい歯冠の場合はX=4.0mm, 平均サイズの歯冠の場合ではX=4.5mm, 大きな歯冠の場合ではX=5.0mm.

過蓋咬合の治療結果は，ブラケットの高さ，咬合平面のレベリングそして顎間ゴムの使用に影響を受ける．動的治療終了時は約 2 mmの前歯オーバーバイトが望ましい．私の患者を使っての研究[1-5]では 1 mm以下の継時的変化"settling"が明らかとなった(表 7-2)．適切なオーバーバイトは，顎関節(TMJ)が正常な機能を営むための前歯誘導あるいは前方誘導時の臼歯咬合離開を形成するために必要である．

同様に正常なTMJの機能にとって必要なものは，適切な犬歯誘導である．すべての犬歯のブラケットを犬歯尖頭の咬合切縁から 5 mm(ブラケットスロットの中心から計測する)に接着すれば，側方運動時に十分な犬歯の高まりを与えることによる犬歯誘導が確かなものになる(図 7-8)．犬歯の咬頭頂が普通でない形態をしている場合，犬歯ブラケットを装着する前に形態修正しなければならない．エナメル質の形態修正をしているとき

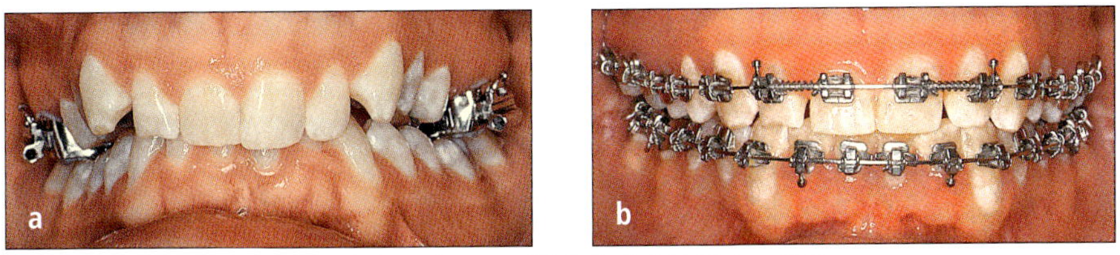

図 7-6　（a）治療前と（b）歯頸部の高さの不調和を示す治療中の様子.

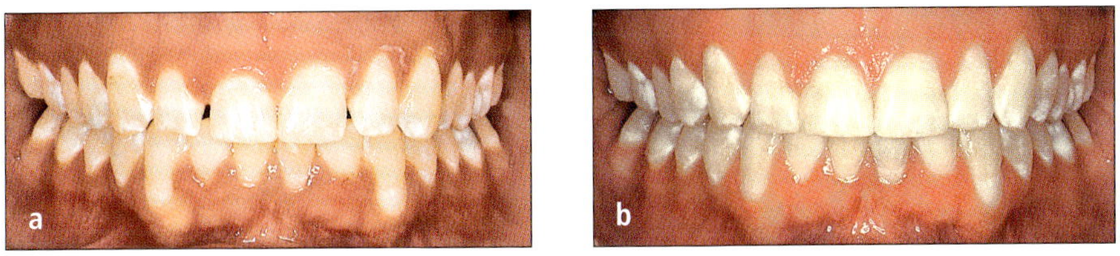

図 7-7　図 7-6と同じ患者.（a）治療終了時.（b）部分的な歯肉切除とレジン修復後.

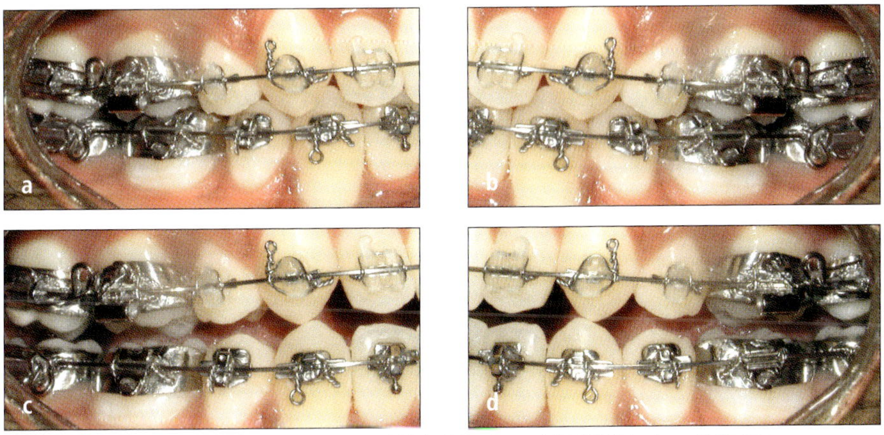

図 7-8　犬歯raiseのためのブラケットの位置づけ.（a，b）治療開始.（c，d）治療中.

表 7-2　治療前後ならびに保定後の計測値比較によるオーバーバイトの後戻り（mm）

症例数	T-1（治療前）	T-2（治療後）	T-3（保定後）	治療後の期間	後戻り
28（Glenn[1]）	4.60	2.70	3.00	7年11か月	0.30
42（Elms[2,3]）	4.80	2.00	2.50	8年6か月	0.50
31（Carcara[5]）	4.76	2.09	2.84	11年5か月	0.75
合計：101					
平均	4.80	2.20	2.80	9年3か月	0.51

に起こる過敏症のリスクは，予約を何回に分け，少しずつ行うことで避けることができる．

ブラケットを下顎切歯に装着するときのもっとも一般的な間違いの1つは，ブラケットを切縁寄りに着けることである．この誤りを避けるため，切歯のブラケットはまず臨床歯冠の中央において，それから計測し決められた高さに動かして接着すべきである．

一般的に第一小臼歯の咬頭頂は第二小臼歯より高い．この違いを埋め合わせるためブラケットは第二小臼歯では0.5mm低く接着する．

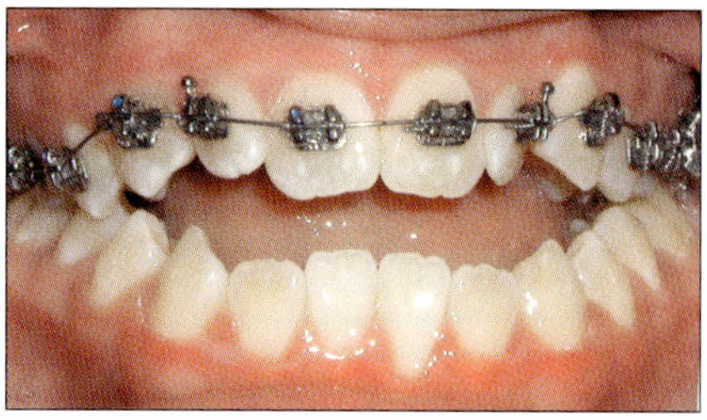
図 7-9　開咬症例の前歯のブラケットの位置づけ.

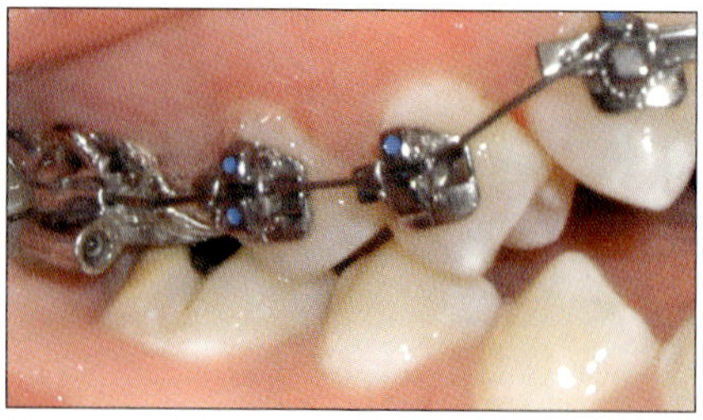
図 7-10　右後方歯のブラケット配置.

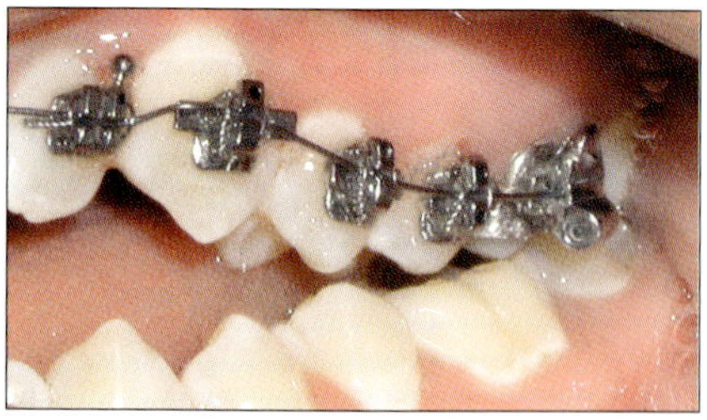
図 7-11　左後方歯のブラケット配置.

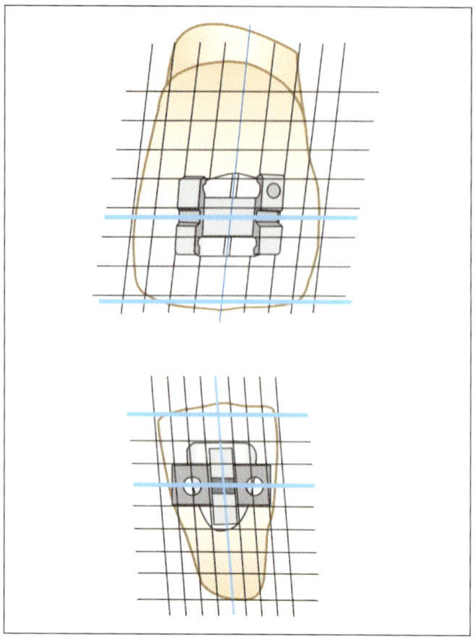
図 7-12　水平線を参照するブラケット配置.

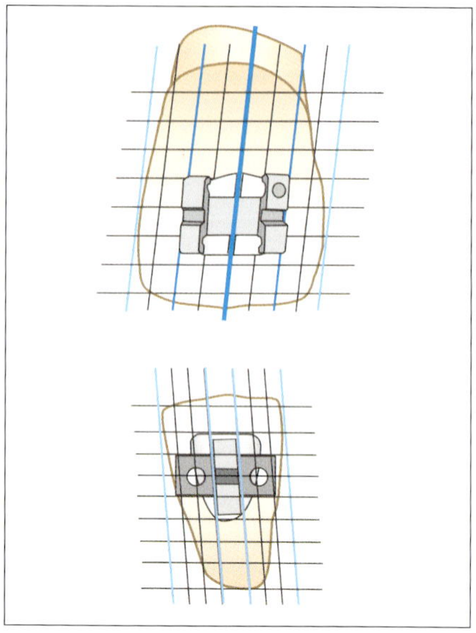
図 7-13　垂直線を参照するブラケット配置.

開咬治療時のブラケット装着

開咬をともなう患者では上顎前歯のブラケットの高さを(咬合面より)0.5mm増加する(図 7-9). 臼歯が咬合している場合, 臼歯部のブラケットの高さは, 0.5mm減らす(図 7-10, 図 7-11). 開咬の治療の場合のこの高さの変更は, 通常上顎前歯のみが挺出を必要とするので, 下顎の歯には通常適用しない. もしブラケットの高さの変更を必要とするものがあるとすれば, 下顎のスピーカーブの量であろう. 下顎咬合平面に強い逆カーブがあるならば, ブラケットの高さは上下歯列弓の両方で調整する.

ブラケットアンギュレーション

適切なブラケットアンギュレーションは, 歯根と歯冠を治療終了時に理想的な位置に配置する役目をする. 精度を増すためにブラケットは水平要素(すなわちブラケットスロットとローテーションウイング)が歯の切縁に平行に排列されるように設計されている(図 7-12). しかしながら, 発育葉や摩耗や破折などは, この視覚的な参照を妨げる可能性があり, 結果として不規則な切歯切縁になる. この理由から歯冠の長軸が, 平行な歯根の排列のためのより良く一貫性のあるガイドとして使われている. ブラケットの垂直要素(ウィング)が歯冠の長軸に一致しておれば, すばらしい歯根の位置が達成される(図 7-13).

上下顎前歯のブラケットアンギュレーションは歯根が適切に離れるようにデザインされている. 上顎の第二小臼歯は歯根が4°遠心に傾斜するように角度がつけてある(図 6-11参照). 下顎第一大臼歯は歯冠が6°遠心へ傾斜するように角度がついている(図 6-11参照).

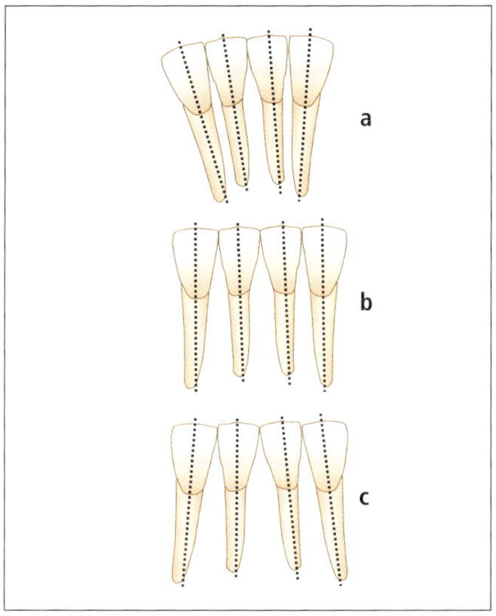

図 7-14　下顎切歯のアンギュレーション．[6]

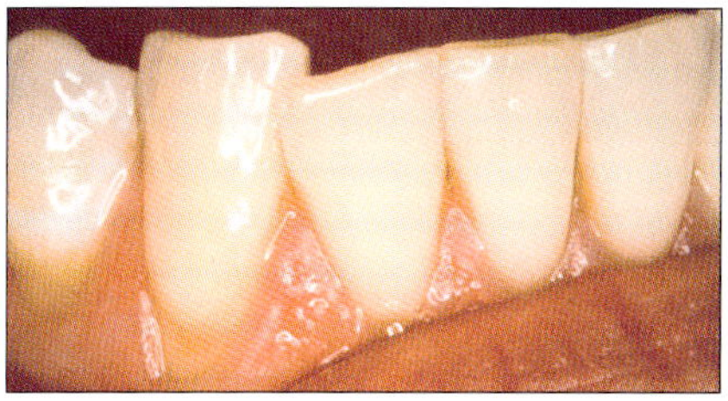

図 7-15　（右図）アンギュレーションが悪いための側切歯後戻り．

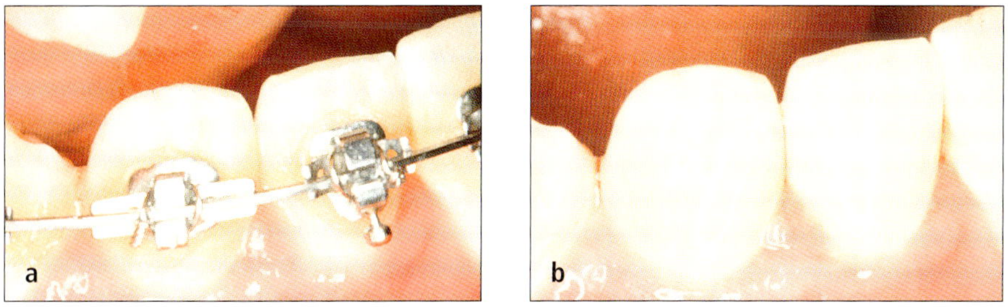

図 7-16　（a）アンギュレーションが組み込まれていない側切歯ブラケットでは角度を増加してブラケットを着ける，（b）良好な角度に仕上がっている．

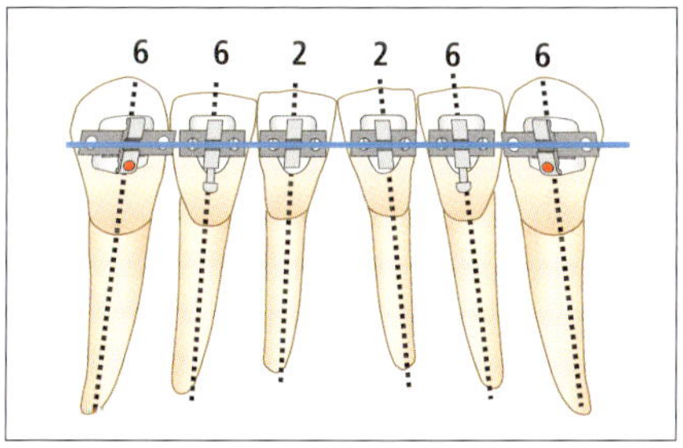

図 7-17　（左図）下顎の切歯と犬歯のブラケットアンギュレーション（度数）．

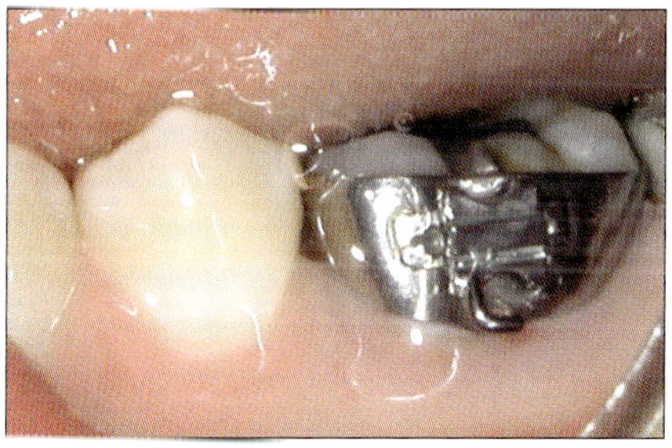

図 7-18　（右図）開咬患者の下顎第一大臼歯バンドのアンギュレーション．

切歯のアンギュレーション

上顎切歯の適切なアンギュレーションは笑顔の審美的様相を著しく改善する．それゆえに特別に注意を払う値打ちがある．Dr Charles Tweedは上下顎前歯のブラケットにartistic positioning bendを組み込むコンセプトを紹介した．しかしながら文献からの検索では，下顎切歯に角度をもたせるというWilliams[6]による文献が見つかったのみである（図 7-14）．

下顎側切歯に十分な角度がついていなかったとき（図 7-15）にはしばしば後戻りが起こったことから，昔のバンドを使っていた時代の何も組み込まれていないブラケットに角度をつけ始めるようになった（図 7-16）．後年，アレキサンダーディシプリンの装置は切歯ブラケットの仕様にこれらの角度が組み込まれている初めての装置となった（図 7-17）．しかしながら，切歯に適切な角度がついているときに，切歯の切縁がお互いに平行でない場合がしばしば生ずる．このようなの問題を解決するには，これらの歯をわずかに形態修正し，すべての切歯切縁を並べなければならない．

下顎第一大臼歯のアンギュレーション

私が自分の治療室でまず始めることは，いつも決まってDr Tweedが設定されたように下顎第一大臼歯に－6°の角度をつけることであった（つまり a tipback end）．この遠心側へ歯冠を傾斜させる角度は，第二大臼歯を遠心傾斜させることなく下顎歯列を並べる一助となる．今日，下顎第一大臼歯のアップライトが過蓋咬合の治療における長期安定性を達成するための重要な要因であることがわかってきた．それは2つの研究[3,4]によって立証されている．下顎第一大臼歯がアップライトされると第二小臼歯は挺出し，そのこともまた下顎歯列のレベリングを促進する．アップライトした第一大臼歯は一般的に安定しているので，同様に過蓋咬合症例のオーバーバイト改善も長期安定性を達成する．

下顎第一大臼歯の遠心傾斜させることの唯一の例外は，開咬の患者の治療である．開咬症例の目標は咬合を閉じる助けとなる下顎歯列のスピーカーブを除去するよりむしろ維持，あるいは増加することである．それゆえに，第一大臼歯の頬側チューブは0°のアンギュレーションであり，それは過蓋咬合のために設定された治療法の反対である（図 7-18）．

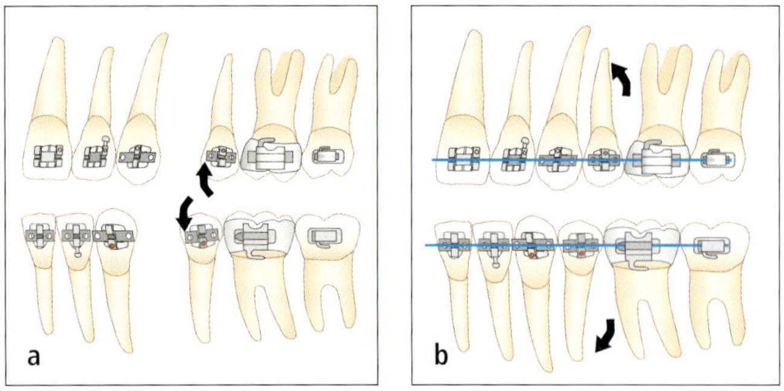

図 7-19　第一小臼歯抜歯時のブラケットアンギュレーションは第二小臼歯のみ－3°に変更(矢印).（a）治療前.（b）治療後.

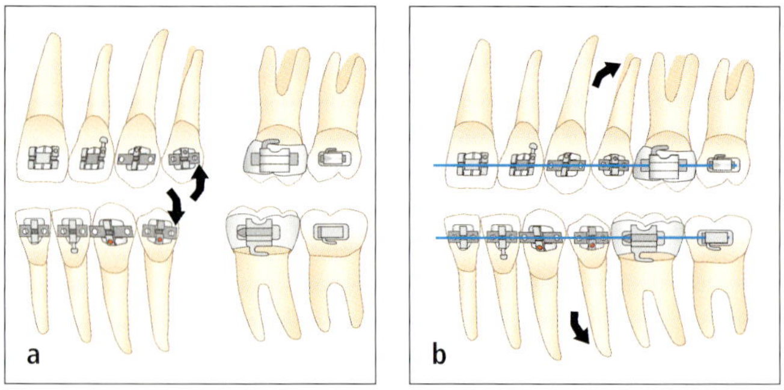

図 7-20　第二小臼歯抜歯時のブラケットアンギュレーションは第一小臼歯のみ＋3°に変更(矢印).（a）治療前.（b）治療後.

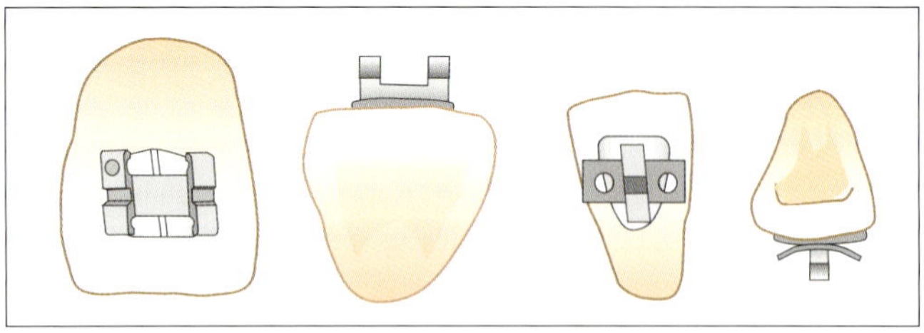

図 7-21　上下中切歯のブラケットの位置は近遠心の中央に.

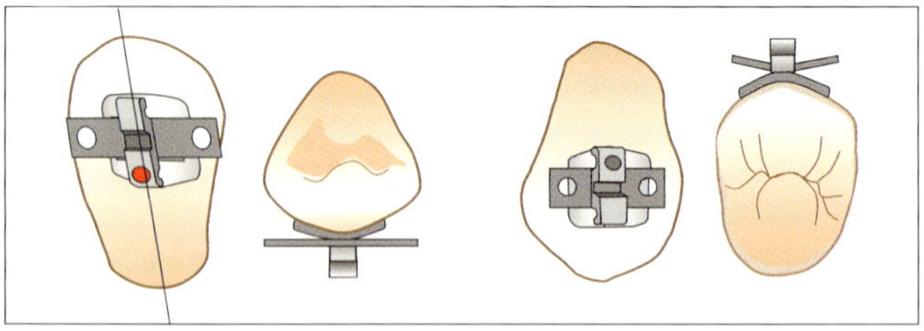

図 7-22　下顎犬歯と上顎第一小臼歯の近遠心的位置は最大豊隆部に.

抜歯症例用ブラケットの装着

抜歯症例の場合，抜歯部の隣在歯は抜歯空隙のほうへ傾斜する傾向があり，歯根が離開を引き起こす．このような傾向を代償し歯根を排列するために，抜歯症例のブラケットには特別な角度をつける必要がある．第一小臼歯抜歯の症例では，第二小臼歯のブラケットに－3°の角度をつける(すなわち歯根の近心傾斜)(図 7-19)．第二小臼歯抜歯の治療では第一小臼歯は＋3°の傾斜をつける(すなわち歯根の遠心傾斜)(図 7-20)．これらのブラケットアンギュレーションはブラケット装着時に付与される．前述したように，ブラケットは最初歯の長軸に合い，つぎに指定された量だけ回転したり傾斜したりする．小臼歯以外のすべてのブラケットアンギュレーションは抜歯，非抜歯治療にかかわらず同一である．

ブラケットの近遠心的位置

歯の唇(または頬側)面におけるブラケットの近遠心的位置は，ブラケットとアーチワイヤーによる歯の回転にどのようにまたどの程度影響するだろうか．デンタルミラーで切端や咬合面から歯を観察することはブラケットの適切な近遠心的位置づけの確認には不可欠である．

表面が平らな歯(すなわち上下顎の中切歯と側切歯)の場合，ブラケットは歯の近遠心的中心に装着する(図 7-21)．

表面がカーブしている歯(すなわち上下顎の犬歯・小臼歯)の場合は最大豊隆線のところに設定する．それはしばしば歯の中央より近心に位置する(図 7-22)．ブラケット接着用パッドは，この隆線に対応するように設計されており，ブラケットを容易に接着することができる．下顎犬歯はそのユニークな形態のせいで，ブラッケトの近遠心的な位置づけがもっとも難しい歯で

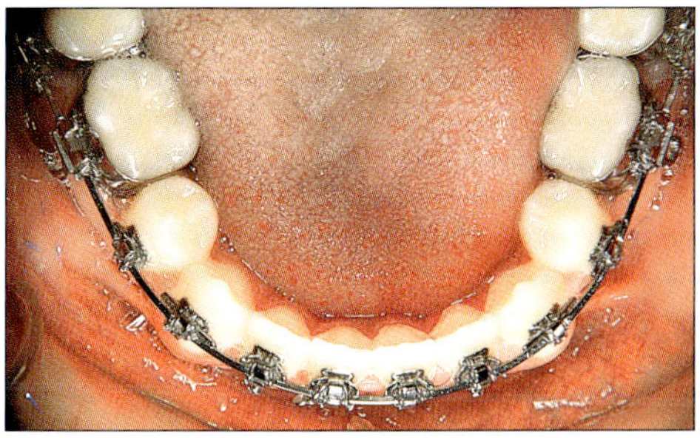
図 7-23　ブラケットの位置が悪いために下顎右側犬歯に生じた捻転.

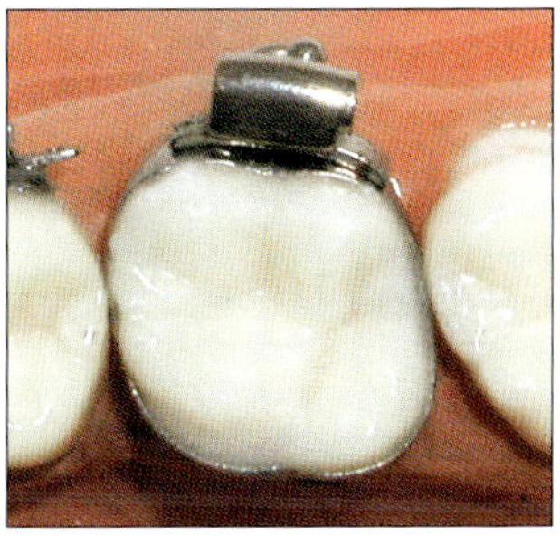
図 7-24　上顎第一大臼歯チューブの位置.

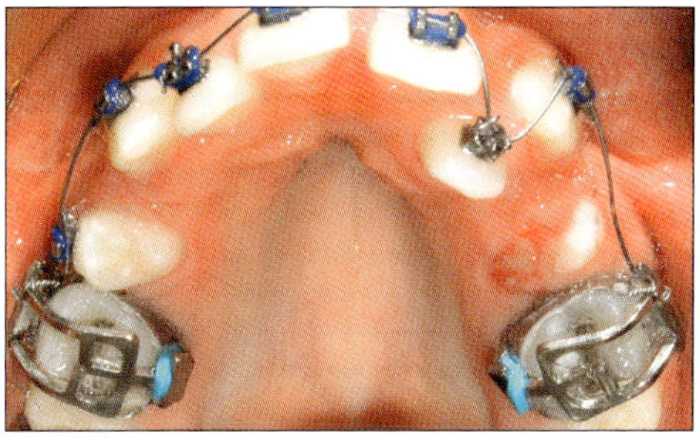
図 7-25　側切歯の口蓋側萌出.

ある. 下顎犬歯の唇面はほかの歯に比べて近遠心的に隆線が弱いので, 矯正医は歯の中央に装着しがちである. しかしこの位置は遠心すぎるので, 犬歯の近心回転をまねく結果となる(図 7-23).

近心頬側咬頭の中央にチューブの入り口がくるように位置づけられた大臼歯チューブは(図 7-24), Ⅰ級不正咬合の場合に適当な遠心頬側回転を与えるために15°の遠心オフセットがつけてある. バンドが歯に適切に装着されたとき, 位置が改善されるように大臼歯バンドの頬側にチューブを溶接する.

もし, 最終咬合がⅡ級もしくはⅢ級であるならば, 上顎大臼歯のチューブは通常の近心頬側咬頭ではなく, 大臼歯の遠心頬側咬頭に位置づけなければならない(図 6-7参照). これにより, 大臼歯チューブの遠心オフセットを無効にし, 上顎大臼歯を近心に回転させることができる. この調整をするために, 大臼歯のチューブを遠心頬側へ位置づけて再装着する前にはバンドの再形成が必要である.

装置のバリエーション

すでに述べた装置の仕様は, どの民族の患者にも世界中で適用されてきた. 北アメリカやヨーロッパと同様にアジア, アフリカ, ラテンアメリカ, 南米そしてオーストラリアで数千の患者の治療が行われ, 良好な結果が得られている. しかしながら時折, 個々の特異点によって調整が必要となったり, 特定の状況に対処するために再装着しなければいけない場合がある. たとえば著しい捻転歯の場合は, 以前に述べたように, 干渉しているローテーションウィングは除去し, 捻転方向にブラケットを位置づけることが必要となる. ブラケットを接着する前に作業用模型上においてみて, 干渉しているウィングを取り除くことでこの調節を行う(図 6-4参照). さらに, ツインブラケットを著しい捻転歯に装着する場合は, 歯面の中央ではなく捻転している方向へ近遠心側に移動して位置づける必要がある. これにより捻転した歯はオーバーコレクションされる.

上顎側切歯の解剖学的多様性

上顎側切歯はほかの歯に比べて1人ひとり解剖学的多様性をもっている. さまざまなサイズ, 形態や上顎切歯間で遭遇するさまざまな萌出パターンに対応するために, 独創的なブラケットの位置づけが時折必要となる.

- 小さな側切歯. 近遠心により多くのスペースを占めるようにアンギュレーションを増加する.
- 側切歯の口蓋側への萌出. ブラケットはトルクが逆にかかるように上下反転させる. 一般的には治療が進行しても反転したブラケットの交換は必要ない(図 7-25).
- 低位の側切歯(すなわち唇側萌出あるいは部分的な萌出). 側切歯のブラケットハイトは, 中切歯と切端を並べるために増加する.

上顎側切歯欠損に対する犬歯による置き換え

上顎の側切歯が欠損しているとき, 一般的な治療法の選択肢は, 犬歯を側切歯の位置へ移動することであり, これにはブラケットの選択と位置づけに特別な配慮が必要である.

1. ブラケットの選択. 犬歯がより側切歯に見えるよう(図 7-26), 同側の犬歯用ブラケットを逆に着け, トルクを逆にする. 第一小臼歯には犬歯のブラケットを接着する.

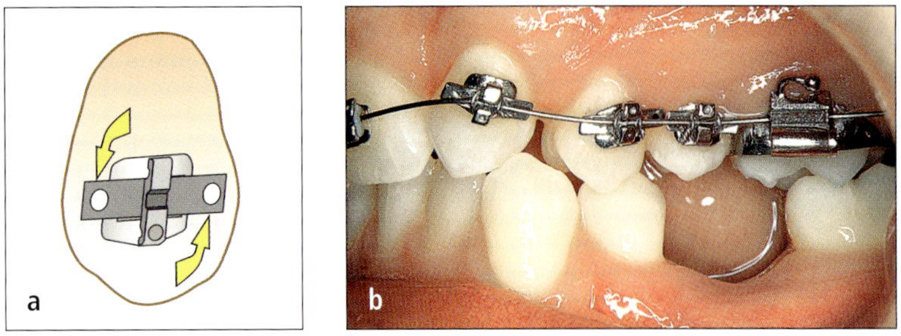

図 7-26a, 図 7-26b　犬歯代用症例に使われる上下逆に着けた犬歯ブラケット.

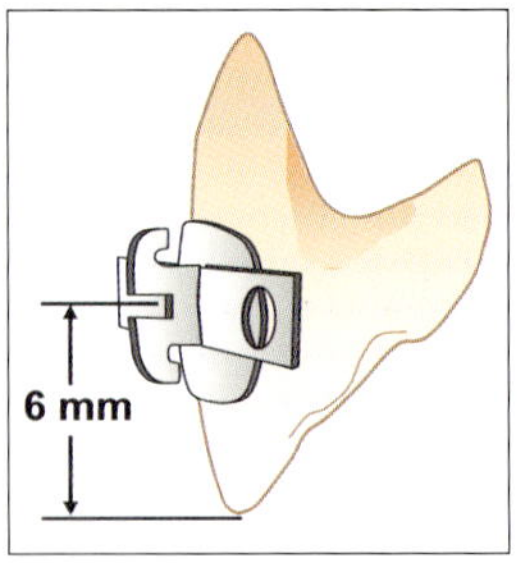

図 7-27　犬歯代用症例の場合の犬歯のブラケットハイト.

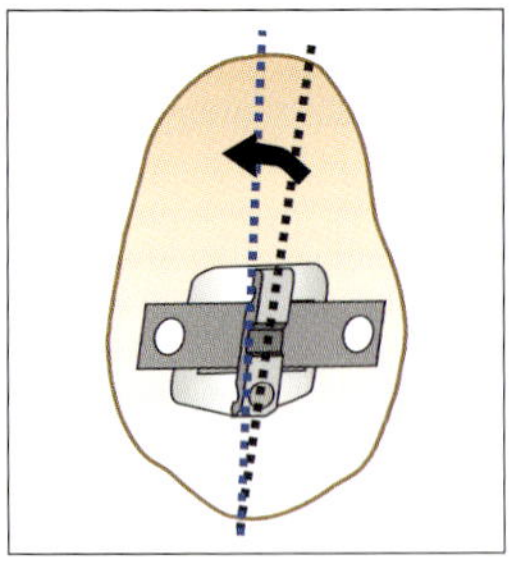
図 7-28　逆さに着けた犬歯ブラケットでは3°～4°角度を減らす(矢印).

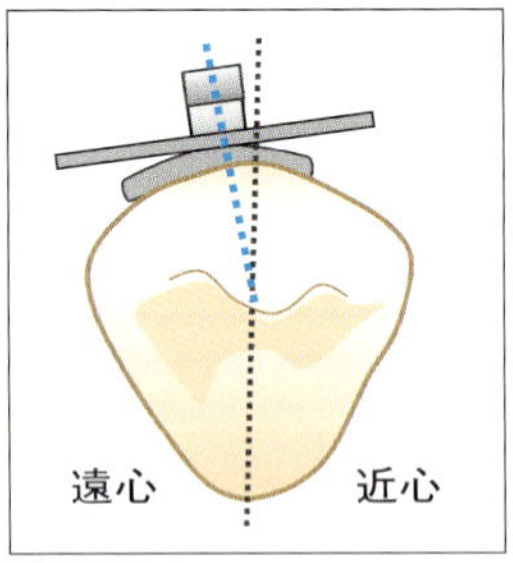

図 7-29　犬歯代用のための近遠心位置.

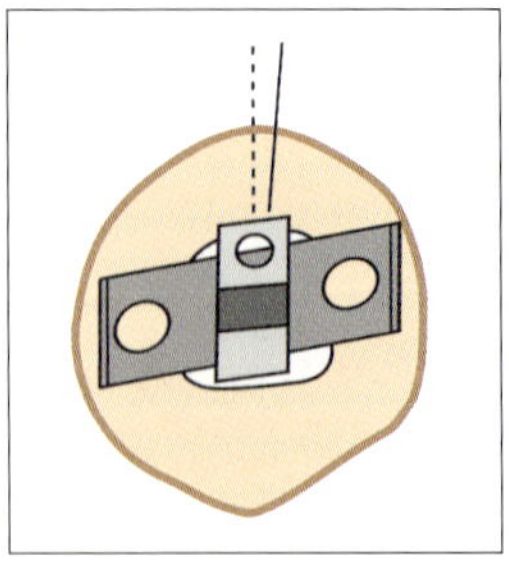
図 7-30　第一小臼歯に着けた犬歯ブラケット.

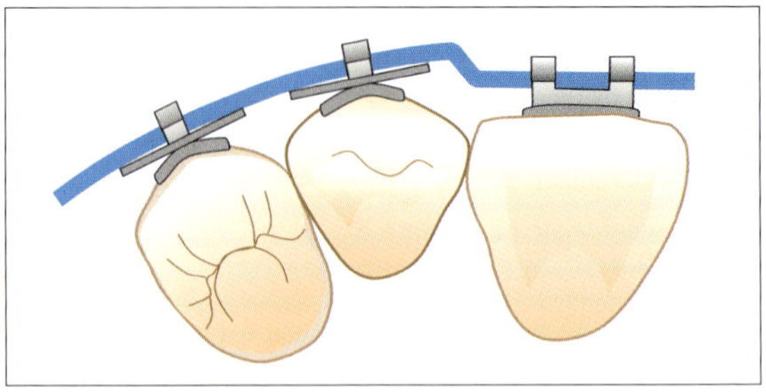
図 7-31　犬歯代用のための補正用ワイヤーの屈曲.

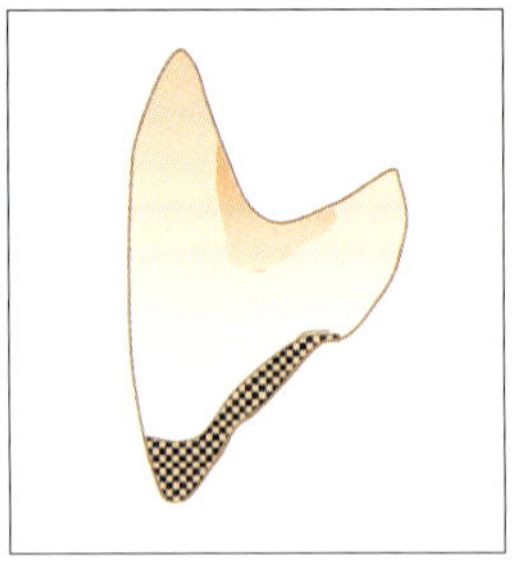
図 7-32　犬歯のエナメル質削除.

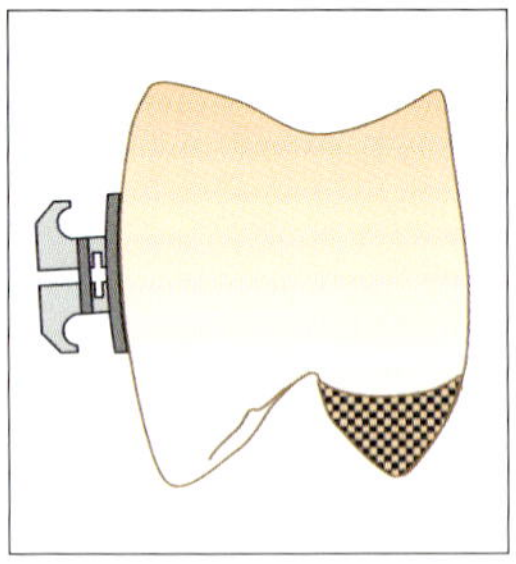
図 7-33　犬歯代用の第一小臼歯のエナメル質再形成.

2. ブラケットの高さ. 逆転した犬歯ブラケットは犬歯の本来のブラケットハイトより, 歯頸部寄りに位置づける(図 7-27)(前述したように, 同じ調節は犬歯の咬頭頂が左右非対称の場合にも行われる). 犬歯を挺出させ適切な咬頭の削除ができるように, 犬歯ブラケットを第一小臼歯に, 犬歯に着ける場合と同じ高さで接着する.
3. ブラケットアンギュレーション. 犬歯がいっそう側切歯のように見えるように, 犬歯ブラケットのアンギュレーションは約3°～4°減少させ, より垂直的な排列にする(図 7-28).
4. 近遠心的なブラケットの位置. 犬歯はカーブが少なく, 側切歯に見えやすいようにするために, ブラケットは近遠心的には最大豊隆部ではなく犬歯の中央に位置づける(図 7-29). 加えて第一小臼歯に装着される犬歯ブラケットは, 犬歯上に位置づける場合と同じ近遠心的位置に接着する(図 7-30).
5. アーチワイヤーのデザイン. コンタクトポイントを改善するために, 中切歯と犬歯の間でオフセットベンド(in-out)が必要な場合がある(図 7-31).
6. エナメル質削除. エナメル質はつぎのように形態修正される
(a)犬歯咬頭を平らにし, 切歯切縁を作成する.
(b)犬歯の舌側面と下顎側切歯の外傷性咬合を排除する(図 7-32).
(c)第一小臼歯の審美性を改善する(舌側咬頭)(図 7-33). 加えて, 長い, 独特の形態をした犬歯の先端は削除し, 犬歯と側切歯間の鼓形空隙の拡大を避けるため, ボンディングの前に再形成しなければならない(図 7-34, 図 7-35).

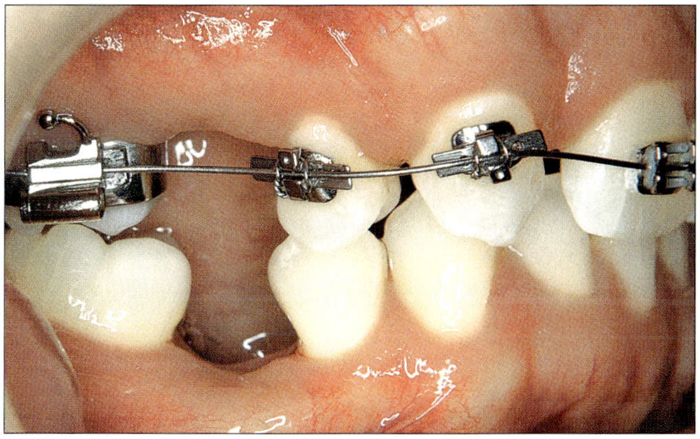

図 7-34　犬歯再形成．治療前．

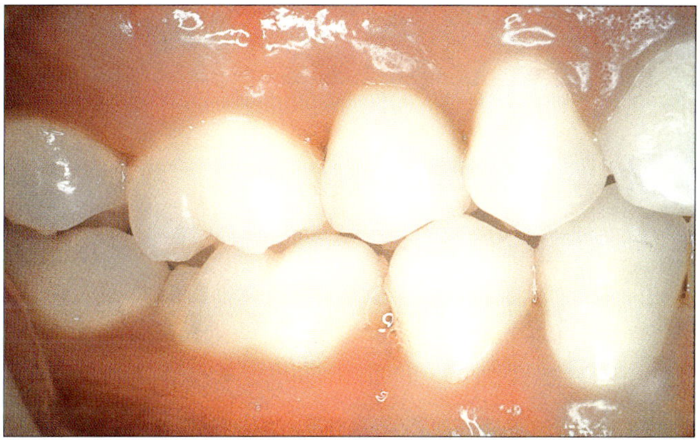

図 7-35　犬歯再形成．治療後．

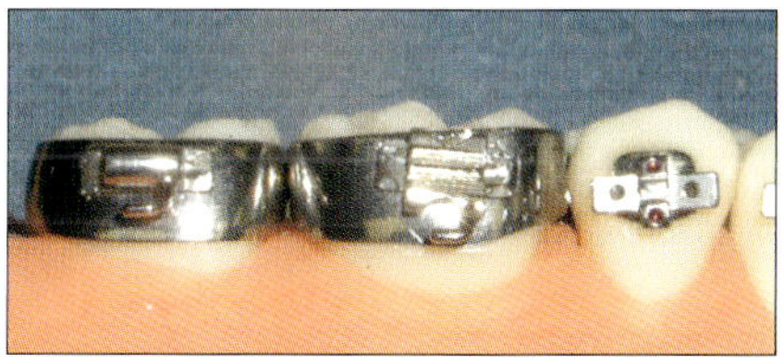

図 7-36　咬合平面上のバンドの位置．

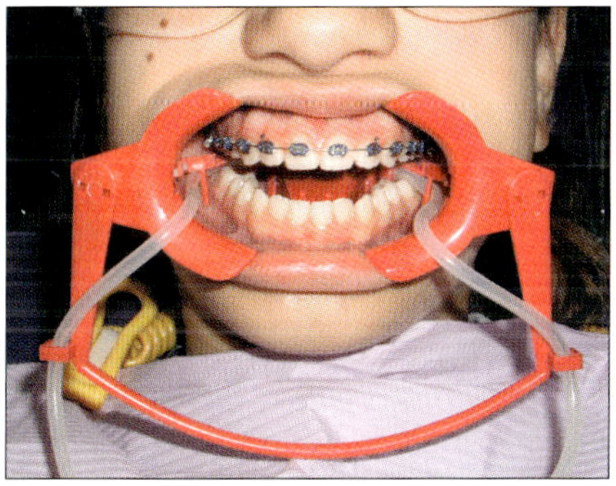

図 7-37　ブラケット接着中に使われる頬と舌のリトラクター．

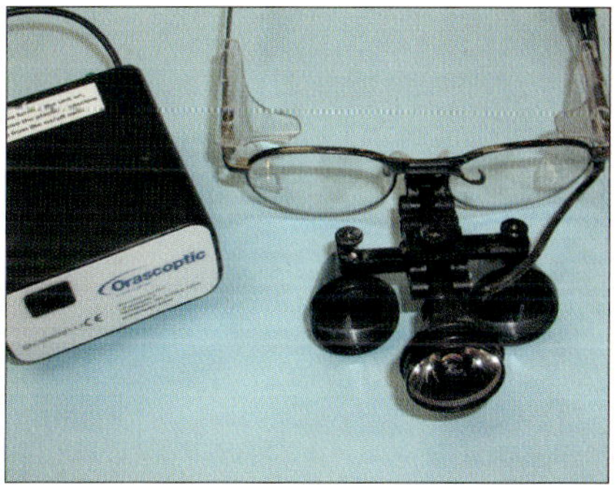

図 7-38　バンド装着とブラケット装着時に使われる拡大鏡ルーペ．

バンド作製とブラケット接着

バンド作製とブラケット接着のために適切な環境を準備することが成功には不可欠である．バンド作製の際にはセパレーターあるいはスペーサーを歯と歯の間に2週間入れる．2週間目の終わりには，十分なスペースが作り出されるが，歯はもはやスペーサーによって生じた動揺に敏感ではなくなっているので，バンド装着にともなう患者の不快感は軽減する．大臼歯チューブの正確な位置決めには，バンドが歯の周りにぴったりと納まる必要があり，前後に揺さぶってはいけない．バンドの近心咬合面と遠心咬合面は辺縁隆線の高さに装着する必要がある．頬側面上では，バンドの咬合面側は近心頬側咬頭と遠心頬側咬頭面と咬合平面に並行でなければならない(図 7-36)．

ボンディングの間は，頬を引っ張って患者に不快感を与えてはいけない．Nora Dry Field システム(Great Lake Orthodontics 社)は患者に快適で機能的にもまたたいへん良いようにしている(図 7-37)．

ボンディングやバンド作製の際には，術者の年齢に関係なく特別な拡大鏡ルーペの使用を強く勧める(図 7-38)．拡大鏡ルーペは，術者が隣接面のエナメル質削除するときやスレンダライジングや装置撤去時の接着剤撤去時にも有用である．

結論

試行錯誤の年月の末，私の治療結果の系統的な評価により，特有な歯の最終的位置と咬合が長期安定性に重要であるという結論にいたった．このアレキサンダー仕様のブラケットはずば抜けたデザイン性とトルク，in-outを生み出すようにデザインされている．しかし，治療はブラケット装着の質と同じくらいの効果があるのみである．要するに，私が長年かけて微調整し，完璧に近づけようと試みてきた装置について蓄積してきた知識をあなた方に提供している．あなた方の責任はブラケットとチューブを正しく着けることである．あなた方が直接法あるいは間接法いずれを使うとしても，ブラケットを適切に正しい位置に着けるために十分時間をかけるべきである．

患者が装置を着けて12~15か月経過したらパノラマエックス線写真を撮り歯根の状態をチェックする．ブラケットの着け直しは全体計画を遂行するのに2か月余分の時間がかかり，追加のアーチワイヤーが必要になるかもしれないが，長期的な成功のためには努力の価値がある．

参考文献

1. Glenn G, Sinclair PM, Alexander RG. Nonextraction orthodontic therapy: Post-treatment dental and skeletal stability. Am J Orthod 1987;92:321–328.
2. Elms TN, Buschang PH, Alexander RG. Long-term stability of Class II division 2 nonextraction cervical facebow therapy: I. Model analysis. Am J Orthod Dentofacial Orthop 1996;109:271–276.
3. Elms TN, Buschang PH, Alexander RG. Long-term stability of Class II division 2 nonextraction cervical facebow therapy: II. Cephalometric analysis. Am J Orthod Dentofacial Orthop 1996;109:386–392.
4. Bernstein RI. Leveling the curve of Spee with a continuous archwire technique: A long-term cephalometric analysis. Am J Orthod Dentofacial Orthop 2007;131:363–371.
5. Carcara SJ. Leveling the curve of Spee with a continuous archwire technique: A long-term study cast analysis. Semin Orthod 2001;7:90–99.
6. Williams R. Eliminating lower retention. J Clin Orthod 1985;19:342–349.

原則7 症例研究

概要

治療が難しく，良い結果を得ることや，長期の安定性を維持することが難しいという観点から，もっとも難しい不正咬合はⅢ級開咬症例であろう．

検査と診断

14歳の男子．完全な永久歯歯列でⅢ級開咬，ハイアングル，臼歯のクロスバイトをともなう．

コメント

ANBで見ると，この患者は骨格性Ⅲ級ではなく，骨格性Ⅰ級である．Wits分析では−8 mmでⅢ級パターンを示していた．このような症例では，Wits分析は真の骨格系を決定するのにいっそう正確である．

初診の写真で下顎歯列のサイズが大きいことに注目されたい．これは舌位置の結果であり，また口呼吸の結果である．

治療計画

大きな3つの問題―Ⅲ級，ハイアングル，開咬―をともなうが，非抜歯治療を試みることとした．上顎骨の急速拡大後，ブラケットを装着，フェイスマスクを使用し，ゴムで終了した．治療期間を通して舌訓練を実施した．

考察

拡大後に装着した開咬治療用の特殊なブラケットの位置づけに注目．フェイスマスクは咬合平面に対して45°の方向で上顎側切歯のフックにゴムをかけて，10か月間着用させた．垂直的四角ゴムを併用させて上顎前歯部をさらに挺出させ，患者のスマイルラインを改善した．

評価

最終結果は正常咬合を示している．治療後3年の状況では前歯部のわずかな後戻りと側貌の改善が認められる．

原則 7　症例研究

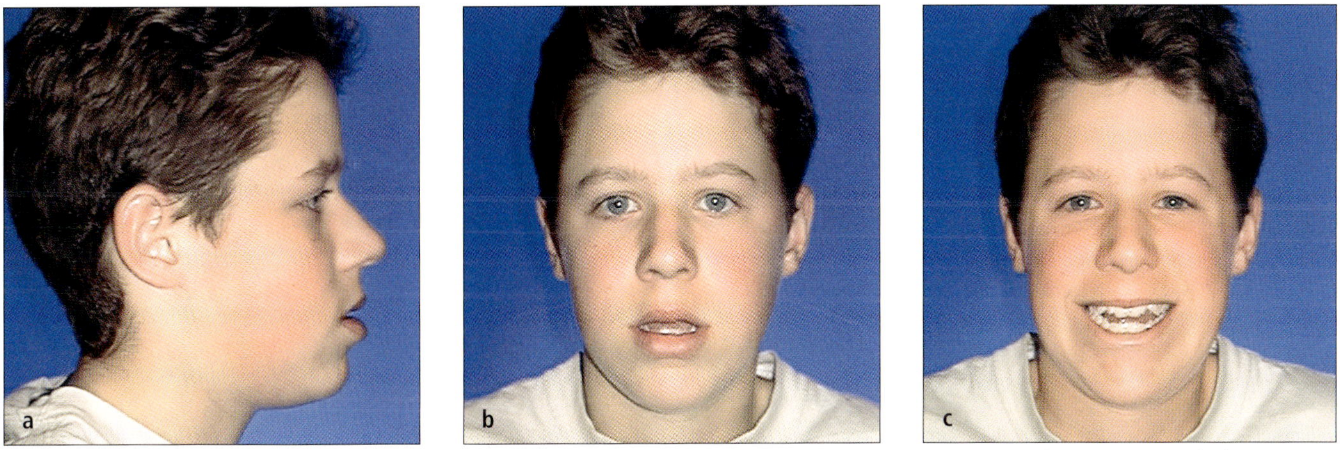

図 7-39　治療前の側貌，14歳．（ａ）軟組織側貌は垂直型で長い前顔面を示している．（ｂ）リラックス時には口唇が開いている．（ｃ）スマイルラインは臨床歯冠の半分以上が上唇で覆われている．

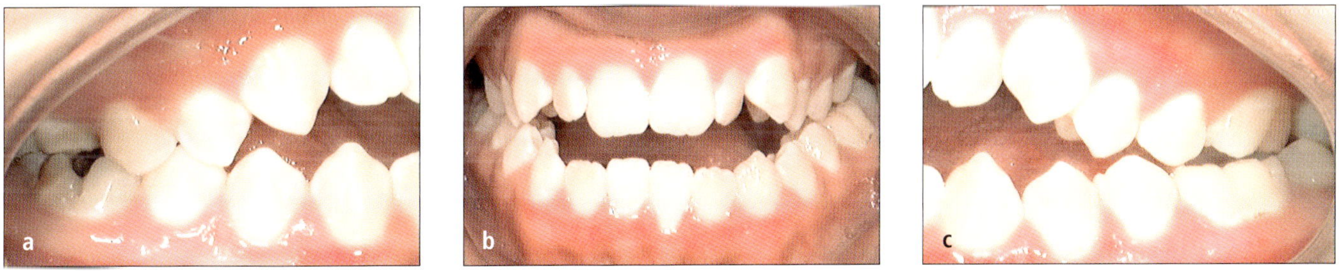

図 7-40　（ａ）右側の口腔内写真では前歯部開咬とⅢ級傾向を示している．（ｂ）正面は前歯部開咬と左側臼歯部のクロスバイトを示している．（ｃ）左側口腔内は前歯部開咬と臼歯クロスバイトを示している．

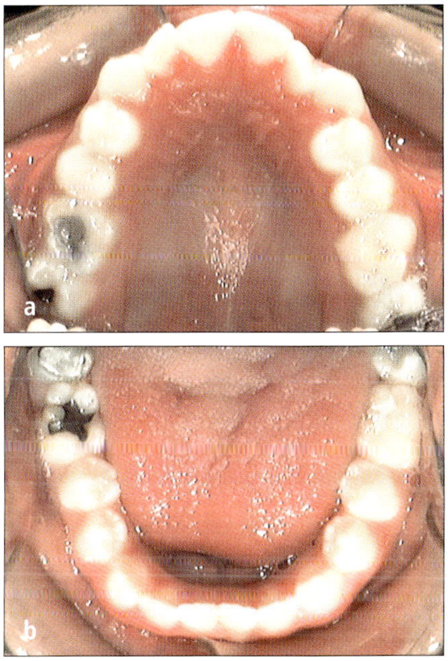

図 7-41　治療前の咬合面観．（ａ）狭窄した上顎．（ｂ）拡大した下顎歯列（開咬の場合ではよく見られる）．

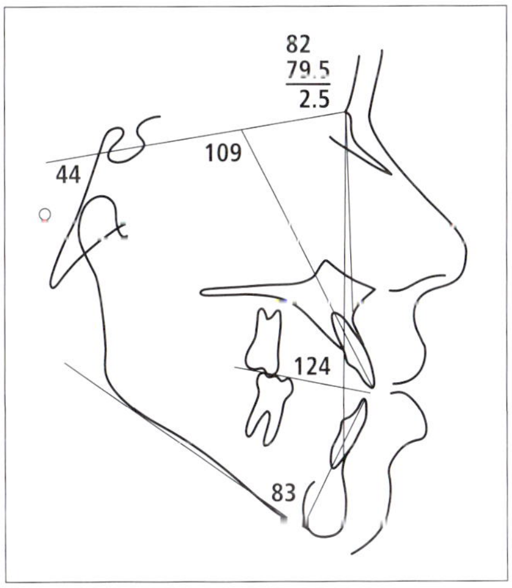

図 7-42　治療前のセファログラムトレース．

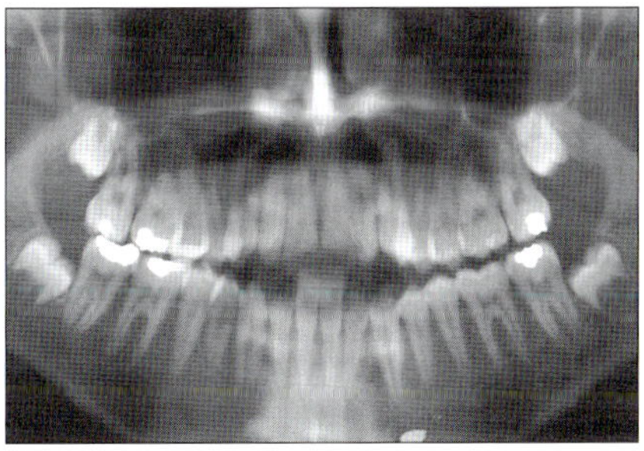

図 7-43　治療前のパノラマエックス線写真．

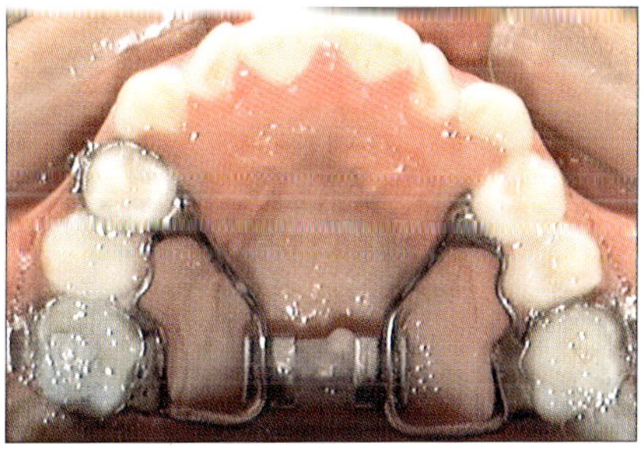

図 7-44　急速拡大装置．

原則 7 症例研究

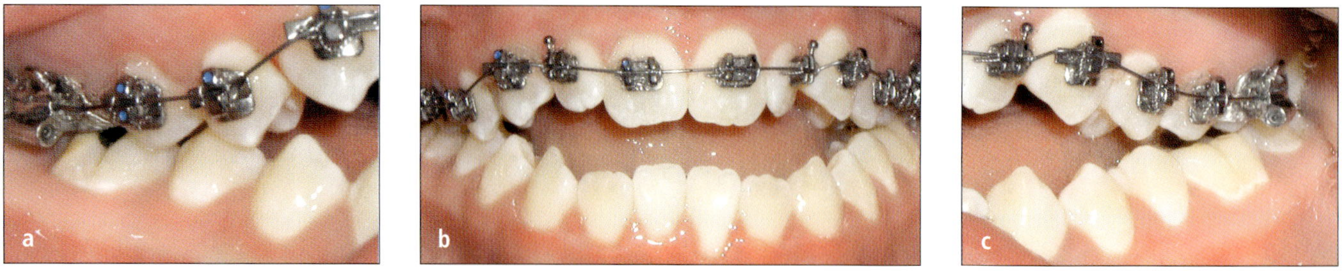

図 7-45　2か月後．開咬治療のための特別なブラケット配置．（a，c）臼歯部のブラケットとバンドは咬合面寄りに装着．（b）前歯用のブラケットは歯肉側に装着（アーチワイヤーは0.016インチ ニッケルチタン）．

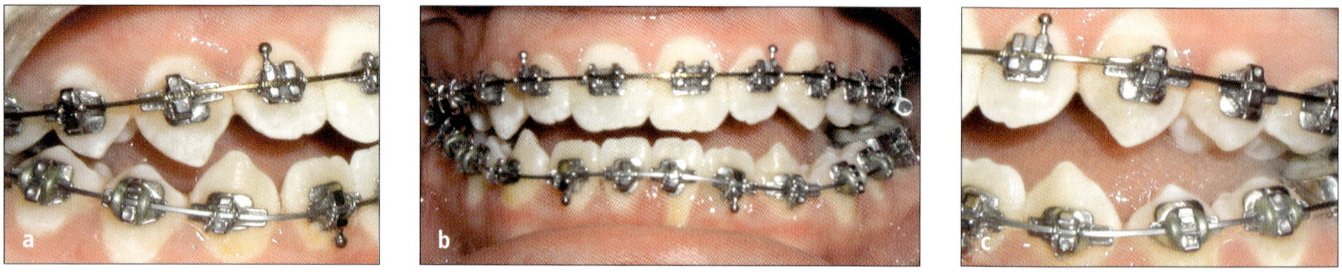

図 7-46a～図 7-46c　6か月後．開咬度の減少はフェイスマスク療法の結果である．（アーチワイヤー：上顎0.017×0.025インチ ステンレススティール，下顎0.017×0.025インチ ニッケルチタン）．

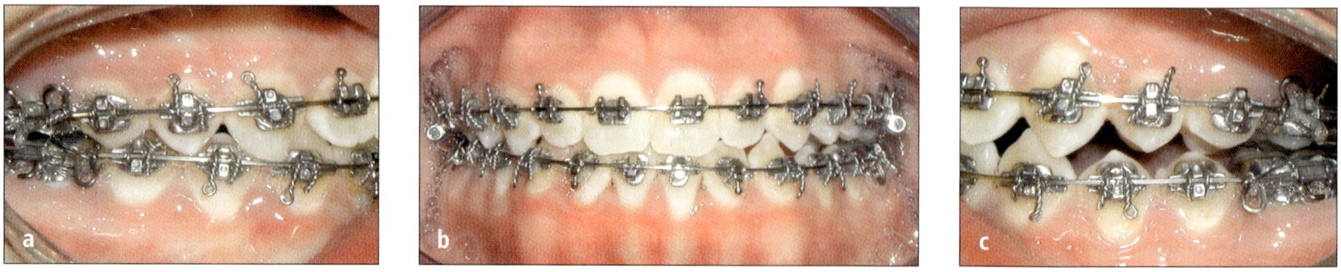

図 7-47a～図 7-47c　9か月後．開咬減少のためのフェイスマスク療法と四角ゴム（アーチワイヤー：上顎0.017×0.025インチ ステンレススティール，下顎0.016×0.022インチ ステンレススティール）．

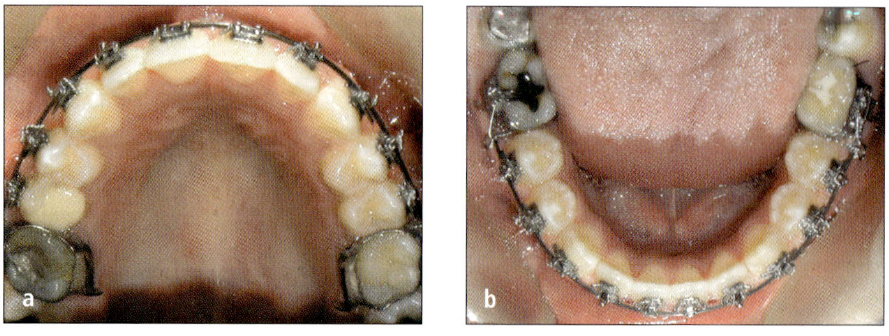

図 7-48a，図 7-48b　咬合面観では歯列弓形態が劇的に改善した．

原則 7 症例研究

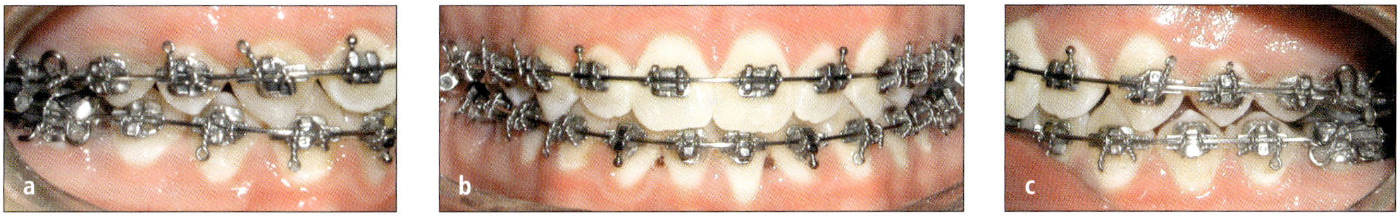

図 7-49a～図 7-49c　12か月後. 逆スピーカーブつきのフィニシングアーチワイヤー(アーチワイヤー：0.017×0.025インチ ステンレススティール).

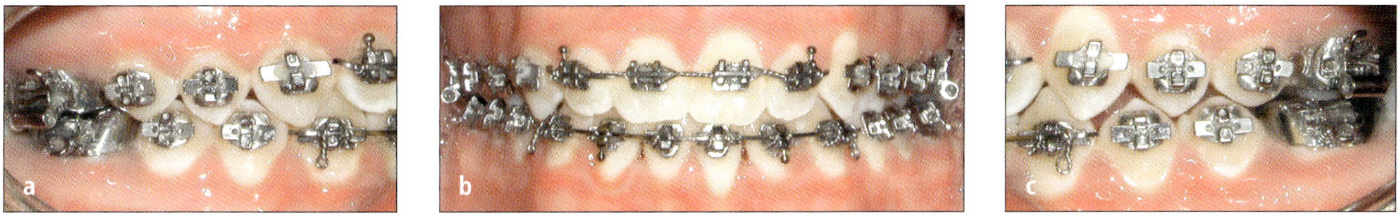

図 7-50a～図 7-50c　15か月後. Ⅲ級不正咬合用のフィニシングゴム(しっぽ付きM型)アーチワイヤーは両歯列とも前歯部のみに分割.

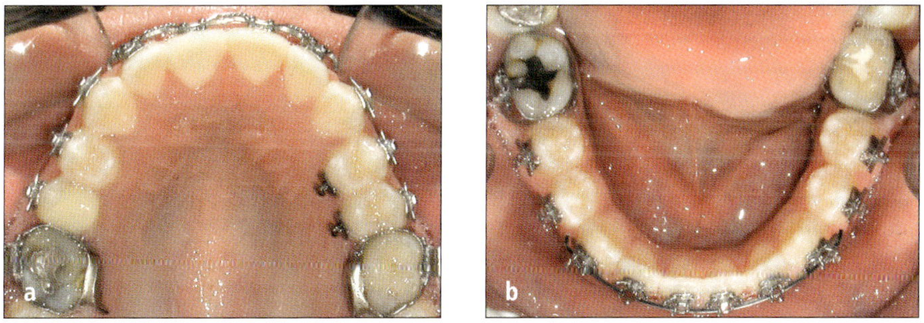

図 7-51a, 図 7-51b　15か月後. 咬合面観.

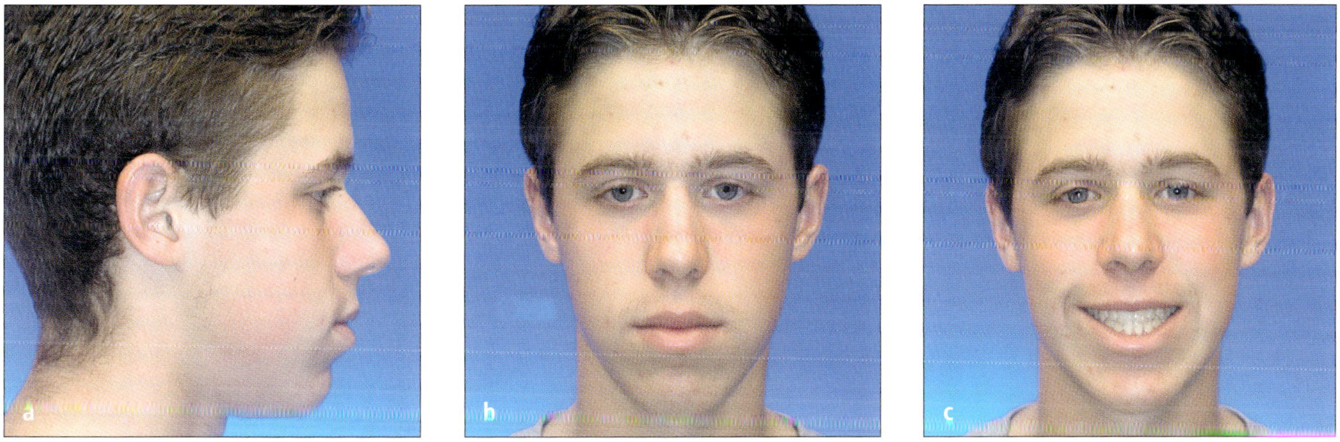

図 7-52a～図 7-52c　動的治療18か月後の顔面写真.

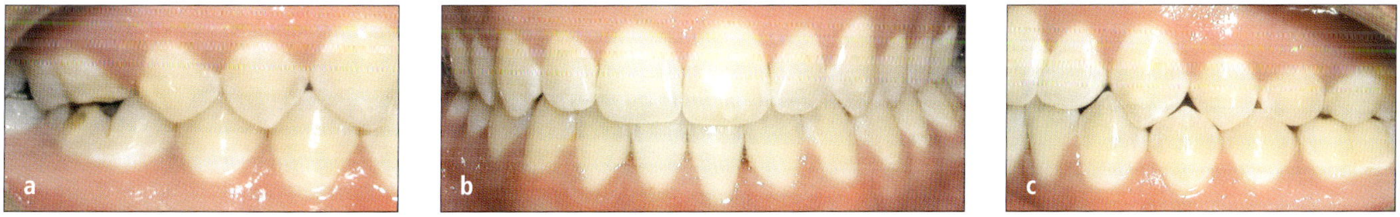

図 7-53a～図 7-53c　18か月後の最終口腔内写真. 正側面観.

原則 7 症例研究

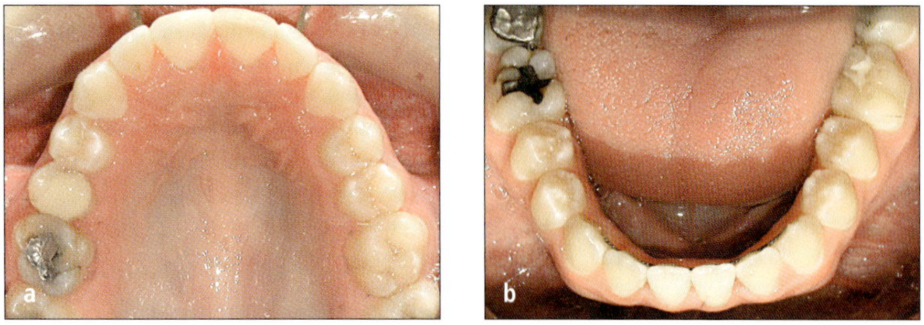

図 7-54a, 図 7-54b　最終の上下咬合面観. 正常な卵形の歯列弓を示している.

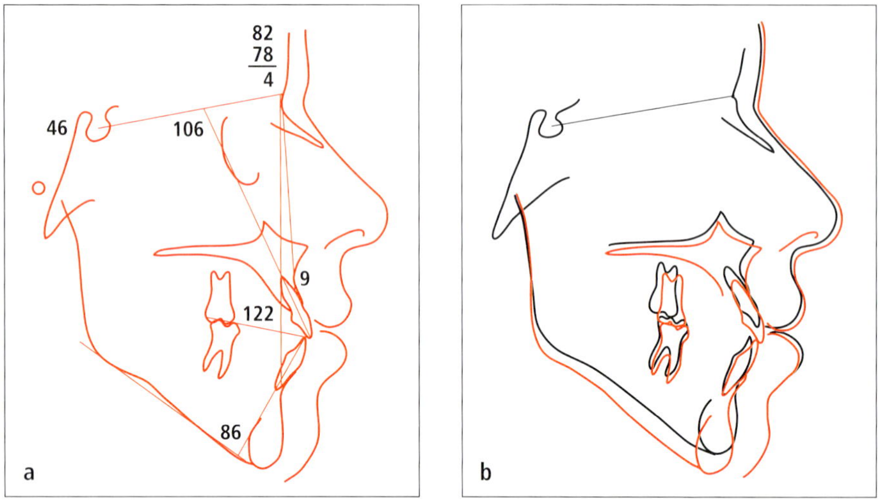

図 7-55　セファログラムトレース,（a）治療後.（b）治療前（黒）と治療後（赤）の比較.

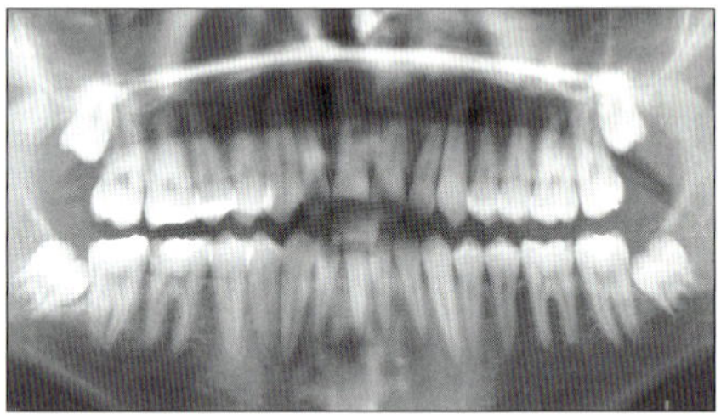

図 7-56　最終的パノラマエックス線写真. 近心傾斜した下顎の第一大臼歯が認められる.

表 7-3　アーチワイヤーの順序

アーチワイヤー	期間（月）
上顎	
1. 0.014 NiTi	2
2. 0.016 NiTi	2
3. 0.016 SS	4
4. 0.017 × 0.025 SS	10
動的治療期間	18か月

表 7-4　アーチワイヤーの順序

アーチワイヤー	期間（月）
下顎	
None	6
1. 0.017 × 0.025 CuNiTi	3
2. 0.016 × 0.022 SS	2
3. 0.017 × 0.025 SS	7
動的治療期間	12か月

表 7-5　個別の矯正力

矯正力	期間（月）
急速拡大装置（RPE）	4
フェイスマスク	10
エラスティックス	
前歯部四角ゴム	2
側方部四角ゴム	5
クロスバイトゴム	2
フィニシングゴム	2

原則 7　症例研究

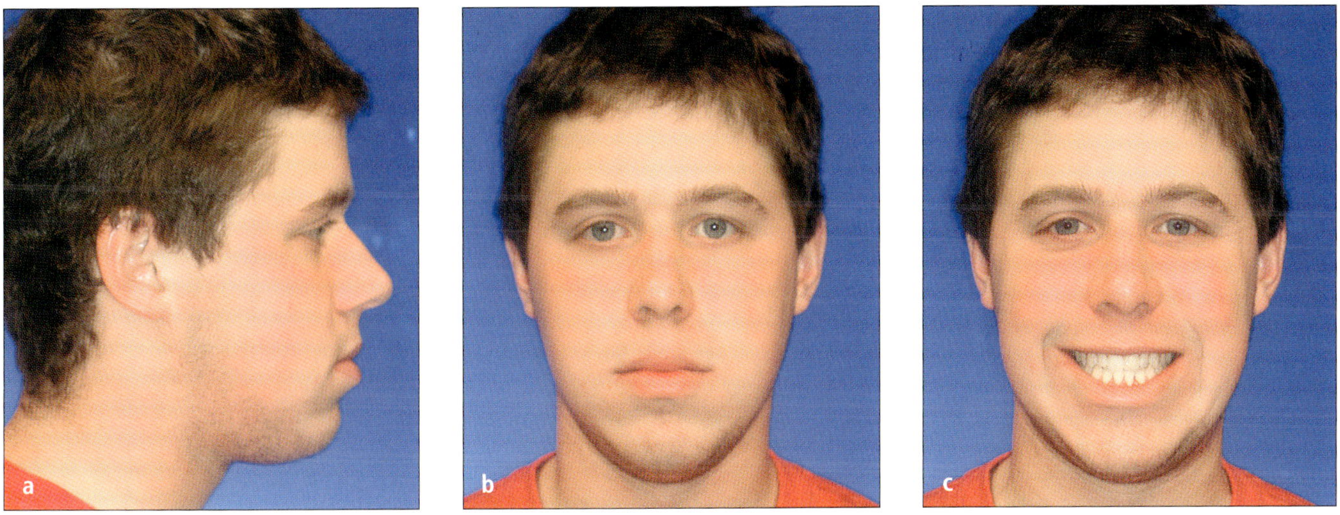

図 7-57a～図 7-57c　治療後 4 年の顔面写真.

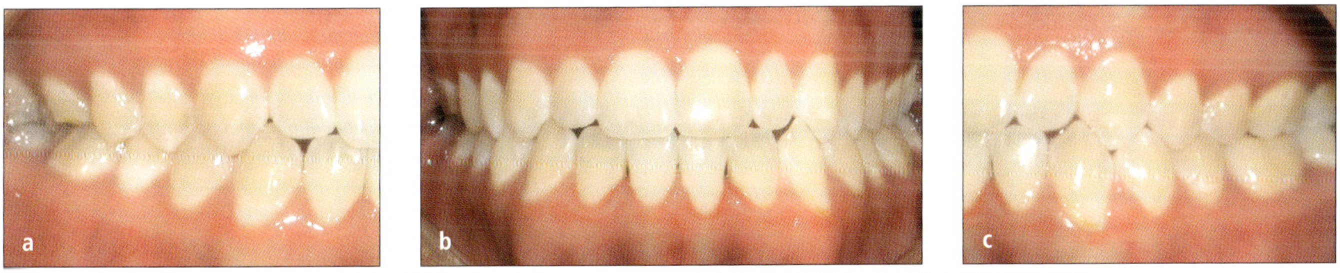

図 7-58a～図 7-58c　上顎側切歯が軽度の捻転を起こした. オーバーバイトがわずかに減少. 全体的な安定度は最高.

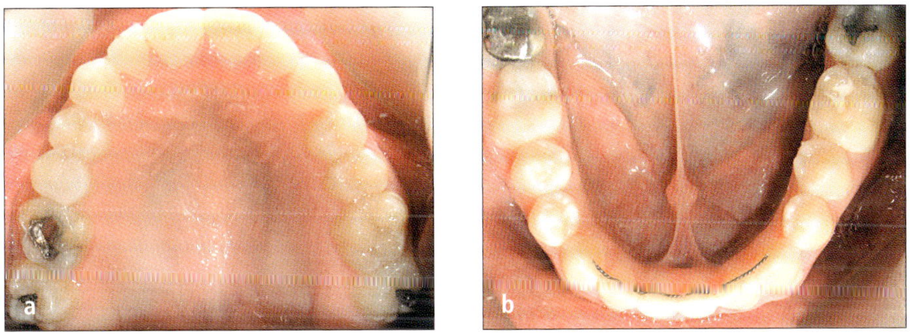

図 7-59a, 図 7-59b　治療後 4 年の咬合面観.

原　則

8

確実に顎整形的な改善を得るために成長を利用する

“すべての真実は３つのステージを経過する．最初は，笑いの種になる．ついで激しく反対されて，最後には自明のこととして受け入れられる”

—Arthur Schopenhauer

矯正学における課題のなかでもっとも魅力的なものの１つは，顎顔面複合体の成長発育である．最近の40数年間で，この課題に関する知識と理解は大きく変わってきた．今日では，ある状況下では，顎顔面複合体に影響を与え，成長をコントロールしてきわめて良好な治療結果を得るために，特定の力が利用できることが明らかとなった．矯正治療で影響を受ける範囲は，上顎，下顎と歯槽骨である．

Milwaukee braceを用いた脊椎側弯症治療が歯の位置や顎顔面の成長に及ぼす影響を研究していたデンタルスクール時代に，私は初めて顎外力が成長発育に影響を与える可能性があることを発見した．Dr Fred Schudy（図 8-1）は，私がこの研究の所見を解釈しようと試みていたときに貴重な助言をしてくださった．矯正学の文献[1]上初めて，「Milwaukee braceを通して下顎に作用した力により“成長期の子どもの下顔面の成長方向が変化した”（図 8-2）」ということを結論づけた．Milwaukee braceによって導き出された咬合力が上下顎の前歯を唇側傾斜させ臼歯を圧下させた．これらの力は前顔面高全体をも減少させた（図 8-3）．

この研究から得られる良い情報は，顎顔面の成長は変わりうるということである．しかしながら，矯正治療においては，Milwaukee braceを装着した患者が影響を受けたのと同じレベルの大きな力を生み出すことは不可能である．なぜならMilwaukee braceは，１日中ほぼ24時間装着されていたからである．しかし，矯正患者の異常な骨格パターンを治療するために，この新しい知識を利用する方法を見つけることが課題であった．

顎整形力が成長のコントロールや変化をもたらすためには，患者が明らかな成長の可能性を有していなければならない．一般的に，従うべき好ましいルールは，女性は成長が早く男性は遅いということだ．そのため混合歯列期における早期治療は通常女性にはより好結果をもたらす．もし可能であれば，男性では遅く治療を始めるほうが良い．成長の潜在能力を決めるために，いくつかの方法が使われてきた．手首のエックス線写真や頸椎のエックス線写真が有効だが，患者に成長が残されているかどうかかわからない境界の段階では信頼性が低い傾向にある．古くから使われている方法である両親や兄弟の大きさを観察したり，子どもの成長の可能性について両親と話すことは，ほかの方法と同様に良い指標であろう．

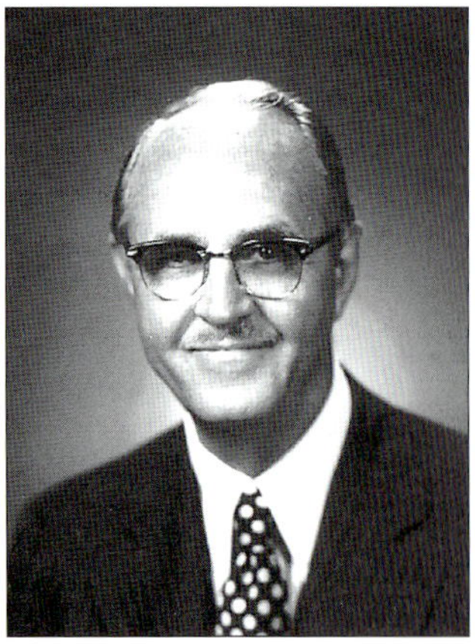

図 8-1　Dr Fred Schudyからは成長発育に関する考え方を教わり，著者の矯正家としての人生はかなり大きな影響を受けた．

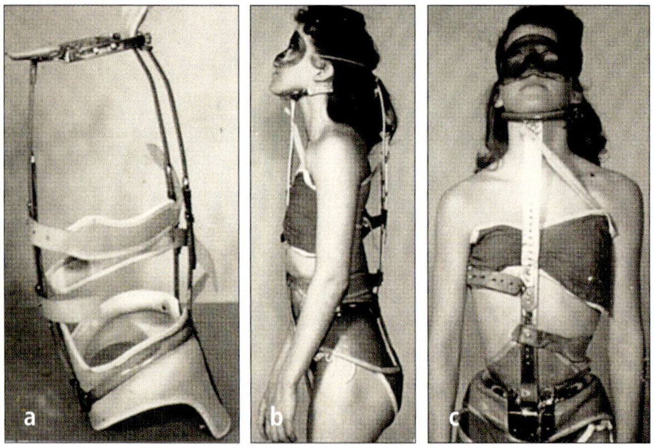

図 8-2a〜図 8-2c　Milwaukee brace．

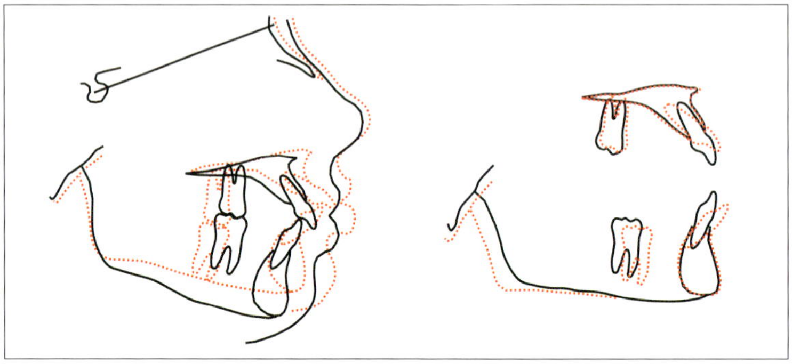

図 8-3　Milwaukee 患者の初診時(黒線)と最終(赤線)のセファログラムトレース．

成長の可能性

水平面

成長は，三次元空間で生じる．水平面，垂直面，矢状面3つの面をもつ．3平面のうち，側方的な(水平面)大きさがもっとも予知性が高い．成長期の子どもでは狭窄した上顎骨は通常急速拡大装置(RPE)で拡大でき，予知性が高く安定した結果を得ることができる．これは顎整形的改善だと思う．拡大したアーチワイヤーを使って量は少ないが同様の変化が得られる．成長の終わった患者においては，非外科的な口蓋拡大は可能ではあるが長期安定性については，不確かである．

狭窄した下顎の歯列弓は，量は少ないが，通常はリップバンパーやほかの機能装置を使って，ある程度の安定性をともなって拡大することができる．これは歯槽性の拡大と考えられるだろう．下顎の顎整形的拡大は手術なしでは不可能である．

矢状面

上顎骨は非常に適応性のある骨である．フェイスボウやほかの機能装置のような顎整形的装置を使うことで，上顎の前方成長は効果的にコントロールすることができる．多くの研究報告で示されているように，下顎が遺伝的に決められた大きさに達するまで成長し続ける間に上顎の成長は実際に抑制されうる[1-3]．加えて，骨格性Ⅲ級患者では上顎はフェイスマスクの使用によってわずかな前方成長が可能である．

下顎成長に影響を与えるように使うことのできる装置はほとんどない．ある装置が生まれつきの可能性を超えて下顎を成長させることができるという主張は長期的な証拠に欠ける[4]．

矯正医の間で討論されているのは，ある機能的装置の支持者によって主張されているように，下顎の成長を刺激することができるかどうかだ．実際には，多くの研究や臨床経験に基づいて，いかなる種類の顎整形力であっても下顎の成長を刺激することはできないということである．下顎には，もし機会があれば自然と表われてくる，ある程度の潜在的成長力がある．この機会というのは，不正咬合の結果として成長が妨げられたとき，下顎を開放することによって得られる場合である．遺伝的な潜在力を超えて下顎が成長できるということは，ただ希望的観測である．もしかしたらいつの日か，遺伝学的研究により下顎成長を刺激することが可能になるかもしれない．しかし，それには今日使われている顎整形装置とは異なったアプローチが必要であろう．

垂直面

垂直的な大きさは，明らかに変えることがもっとも難しい骨格パターンである．Milwaukee braceの研究[1]は，もし力がかなり強ければ，下顎角を永久に減少させることを示した．実際のところ，そんな大きな力や，使用時間（１日24時間）を患者が実行するのは現実的ではない．もしも患者が垂直的に長い骨格パターンをもっているならば，悪化を阻止するためにこのパターンをコントロールすること以外に何かするのは非常に難しい．悪化を阻止すること自体が臨床的な挑戦である．

ハイアングルケースの治療は，いくつかの症例ではハイプルフェイスボウや抜歯の適用によって完成できる．咬筋の噛みしめ運動は，わずかの程度ではあるが一助となるかもしれない．これらの治療を誠実に行えば，ハイアングルの骨格パターンはコントロールできるだろう[4]．

ミニスクリュー（暫間的骨内インプラント）の出現によって，連続的な圧下力を作用させうるかもしれない．これにより実際に垂直方向の大きさの減少を引き起こすことができる．この可能性を確かめるためには，さらに良くコントロールされた研究が必要である．

顎整形治療の診断と治療計画

矯正医は，骨格パターンを決めるためにセファログラムトレースを分析したり，診断用模型上で臼歯間距離や咬合を計側して，顎整形的な問題点に対処するための確かな事実を集め整理することができる．その所見に基づき，その骨格の不調和に取り組むために具体的な顎整形的装置を使うことができる．

しかしながら，成長期の矯正治療では，患者は“動いている標的”だということを理解しなければならない．治療期間中に現れる成長量は治療の成功に大切な役割を演ずることになる．１人の患者がもつ潜在成長力の量を評価することは，よくてもせいぜい場あたり的な科学に過ぎないのである（**原則２参照**）．

骨格性II級パターンの顎整形治療のために利用されるフェイスボウはもっとも良好な，もっとも確実で，またもっとも安定した結果をもたらす．この装置はcervical-pull，combination-pullやhigh pullの装置として適用することができ，それぞれ上顎骨に対し限定した力のベクトルを供給する．フェイスボウのアクティブな力が，タイバックしたアーチワイヤーを介して上顎第一大臼歯を経由して上顎歯列複合体に伝達される．フェイスボウの大きな利点は，反作用力は下顎前歯よりもむしろ首や頭の後方に作用するということである．下顎前歯に反作用力がかからないということは機能的装置の場合でも必要である．したがって大部分のほかの装置にみられるような，下顎前歯のフレアリングといった良くない二次的反応はこの顎外の顎整形力によっては生じない．

治療が成功するのと同じくらい重要なことは，患者が指示に従う能力である．患者が治療を信じるように教育し，矯正医によって与えられた指示に従うように意欲づけることが必要である．患者の協力については**原則20**でより深く論じている．つぎの項ではさまざまな骨格の問題に対して確実な顎整形的改善を得るために用いられる装置について述べる．

II級骨格性パターンの治療

専門用語の説明を整理しておこう．アレキサンダーディシプリンではヘッドギアー効果とは下顎が前方成長する間に上顎の前方成長を抑制することと定義する．上顎臼歯の傾斜，遠心移動，挺出は，フェイスボウによっては起こらない．なぜなら，これらの起こりうる可能性のある有害な副作用は，オメガループがあり左右大臼歯のチューブにタイバックして上顎歯列を一塊としている上顎アーチワイヤーでコントロールされているからである．

つぎに顎外牽引装置の適用と使用法についての討論のなかでは，頸部牽引ストラップか後頭部牽引ストラップが付いた特別の顎外装置の使用を説明するために，フェイスボウという用語を使う．アレキサンダーディシプリンではフェイスボウやフェイスマスクはまず最初に使われて，顎整形力を及ぼす．これらの力は，成長期の患者のタイバックし一塊となったアーチワイヤーに対して働かせる．もしもアーチワイヤーをタイバックしていなければ，力は矯正的な力に変わってしまい，第一大臼歯の傾斜や挺出，遠心移動を生じる結果に終わる．

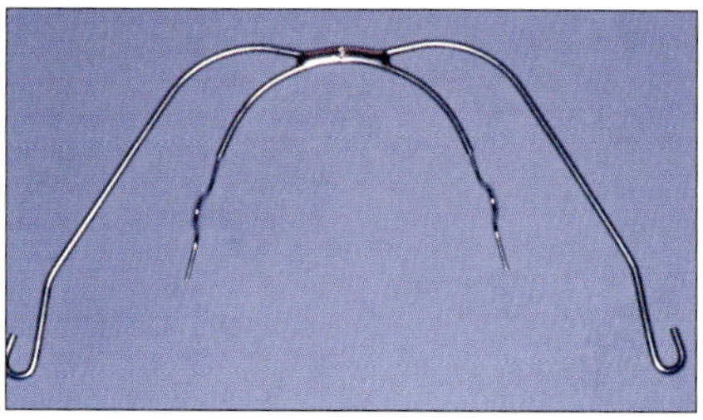

図 8-4　もっとも効果的で安価なⅡ級の顎矯正装置はフェイスボウである．

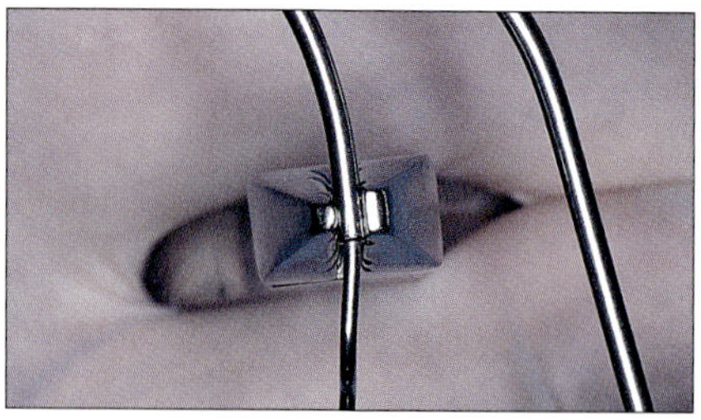

図 8-5　最初にインナーボウを上顎のアーチフォームテンプレートに合うように調節する．

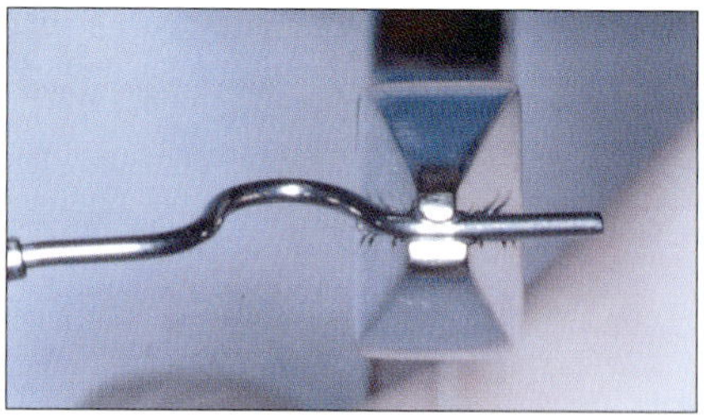

図 8-6　拡大したインナーボウの遠心端がヘッドギアーのチューブに平行になるように曲げる．

フェイスボウ(図 8-4)は成長に三次元方向の影響を与えることができるので，骨格性Ⅱ級不正咬合の治療法のために選ばれる装置である．すなわち，前後的な成長発育のコントロールには頸部固定ヘッドギアーが必要であり，垂直的成長パターンをもつ患者ではハイプル方向が使用される．水平方向の大きさは，フェイスボウのインナーボウの調整によりコントロールし改善することができる．加えて前に述べたとおり，相反する力は首や頭の後ろに作用し，下顎前歯に及ぼす良くない副作用を抑制する．

フェイスボウ治療の成功の鍵は，フェイスボウの適切な調整と，患者の成長と協力度(装着時間)に合わせた力の方向と量である．

牽引方向

下顎平面角(SN－Mp)が36° 以下であれば，牽引方向はサービカルプル(頸部固定)(図 5-3参照)である．下顎平面角が36° から42° の間なら，牽引方向はコンビネーションプル(図 5-5参照)．下顎平面角が42° より大きければ，牽引方法はハイプル(頭部固定)である(図 5-7参照)．

力の量

最初の力は8オンス(227g)．順次16オンス(454g)の力に増やす．

装着時間

ANBが3° 以下であれば，フェイスボウは1日8時間(夜だけ)装着するよう指導する．ANBが3° から5° の間なら，1日10時間装着するように指導する．ANBが5° より大きければ，患者に1日12時間装着するよう指導する．

フェイスボウの調整

フェイスボウ治療で成功するためには，この装置を適切に調整しなくてはならない．

側方向の調整

側方向にはインナーボウの約4 mm拡大を維持する必要がある(図 8-5, 図 8-6)．

臼歯のローテーション

インナーボウの遠心端はヘッドギアーチューブに入る部分で，チューブに抵抗なく入るように調整しなくてはならない．臼歯が捻転(回転)しているときはこの調節は予約の診療のたびに繰り返さなければならない(図 8-7)．

矢状方向(前後方向)の調整

インナーボウとアウターボウの連結部の前後的位置は，安静位で口唇のすぐ前におく(図 8-8)．位置の調整はインナーボウの調整ループを拡げたり圧縮したりして行う(図 8-9)．

垂直方向の調整

垂直的にはフェイスボウは口唇の中央に位置づける(図 8-8参照)．これはインナーボウのヘッドギアーチューブに入っている部分を必要に応じて上下させるよう曲げて調整する(図 8-6参照)．フェイスボウを装着した後，フェイスボウの垂直的な位置が変わってはいけない．ストラップを付けたときに，アウターボウに明らかな回転があるということは回転モーメントがかかっていることを示している．

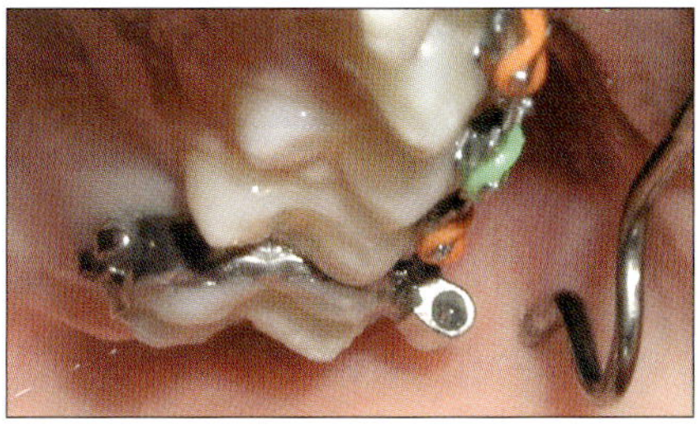

図 8-7　ヘッドギアーチューブに平行な拡大後のインナーボウの例.

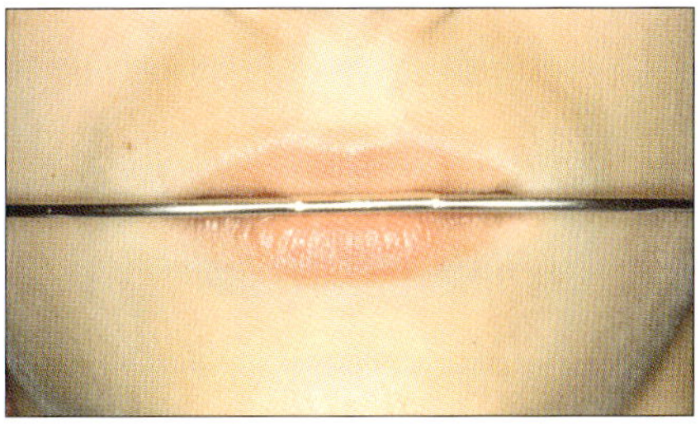

図 8-8　インナーボウとアウターボウの接合部は閉じた口唇のちょうど上に位置し，上唇と下唇の間のバランスが取れていなければならない.

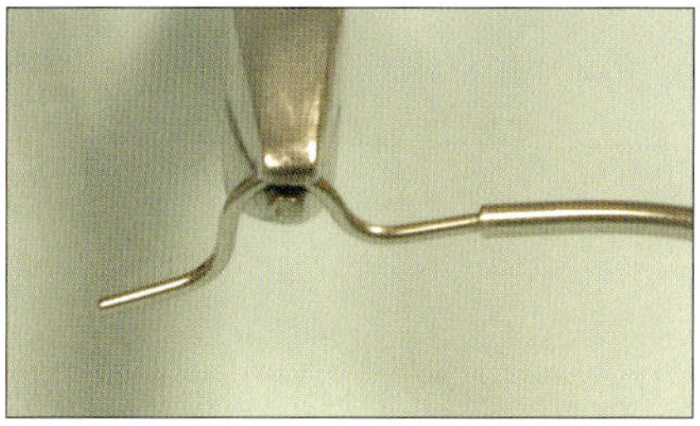

図 8-9　インナーボウとアウターボウの接合部の位置は調節ループを拡大したり縮小したりして調節する.

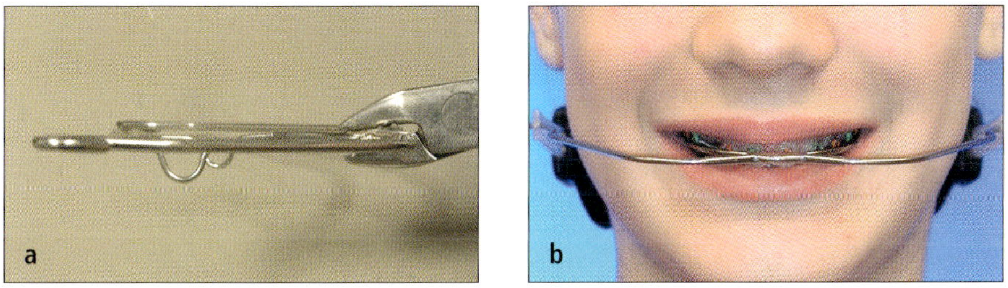

図 8-10a，図 8-10b　垂直的な成長はアウターボウを咬合平面に平行にすることでコントロールする.

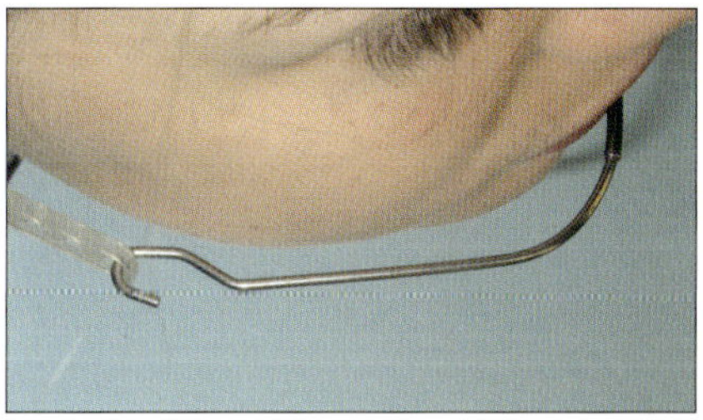

図 8-11　アウターボウはネックストラップが付いたときに頬の外形に沿うように調節する.

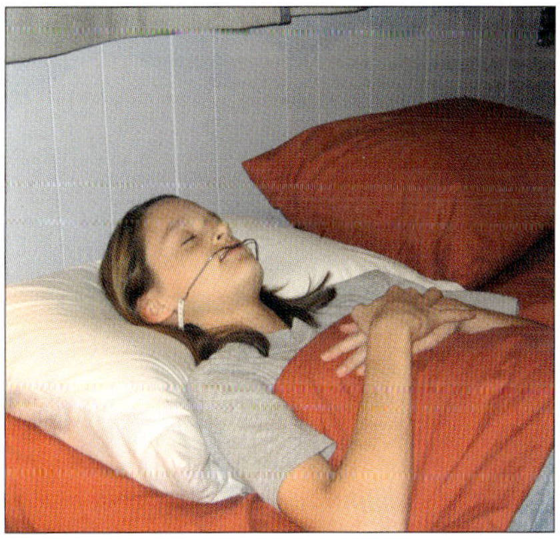

図 8-12　患者が顔を横向きにして眠ったときには頬に当たるので，仰向きに眠ることを余儀なくさせる．多くの成長変化は夜間に起きているので，フェイスボウはより対照的に下顎の成長を促進する.

アウターボウがインナーボウに平行で咬合平面に対しても水平であるということがとても重要である（図 8-10）．もしこの力がこのやり方で伝われば垂直方向はコントロールできる．アウターボウは顎外力が加わったときにちょうど頬に沿うように調整する（図 8-11）.

これは直感的に述べるものだが，私はフェイスボウのアウターボウは患者が横向きではなく上向きに寝ることを余儀なくさせると信じている．このことにより，異常な力がかかることなく下顎が成長し，左右対称的な成長を促進する（図 8-12）.

大臼歯の垂直的コントロール

ハイアングル症例では，フェイスボウが大臼歯を挺出させる力を発揮しないということが重要である．これはインナーボウよりも20°から45°アウターボウが上方にあることで達成される.

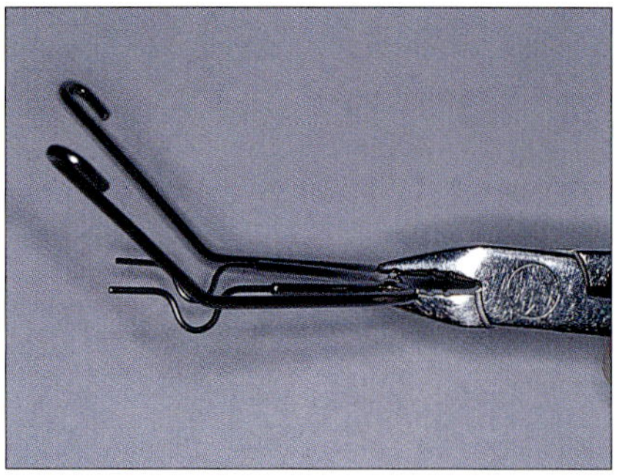

図 8-13　ハイアングルのⅡ級症例にはアウターボウを20～30°曲げる．この屈曲は上顎第一大臼歯に平行にする．

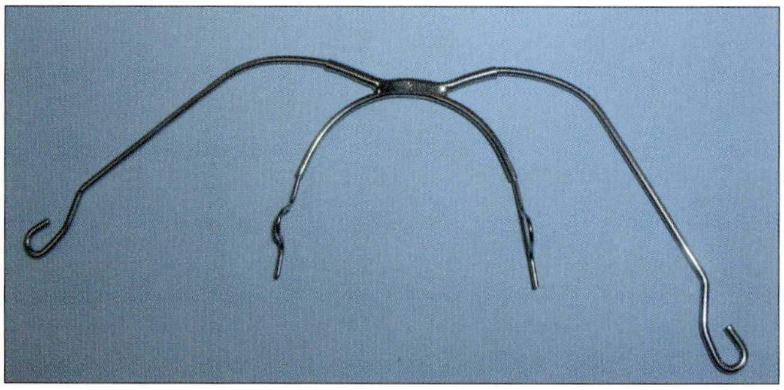

図 8-14　非対称な咬合ではアウターボウは側方に拡大し，インナーボウはⅡ級側を長くする．これはⅡ級側に多くの力をかけて，非対称性を正す助けとなる．

Box 8-1　フェイスボウ使用説明書

- 毎晩夕食後にフェイスボウを着けましょう，そしてつぎの朝まで外してはいけません（8～10時間）．ベッドへ入る少なくとも1時間前にはフェイスボウを着けることがとても大切です．初めて着けたときには，フェイスボウは少し心地良くないかもしれません．少し早めに着けたら，ベッドへ行く前に調節する時間があるでしょう．そうすれば，もっと快適にフェイスボウを一晩中着けることができるようになります．
- フェイスボウは外で遊んでいるときや人前では着けないでください．フェイスボウのアウターボウは保護されたフックが付いていますし，ネックストラップはフォースモジュールを安全に取り外せるようにしてあります．このように安全対策はしてありますが，それでも毎晩装置を着けているなら，日中の活動している間はフェイスボウを着ける必要はありません．

ヘッドギアーとアウターボウの連結点は第一大臼歯と揃えなければならない（図 8-13）．

どの程度アウターボウを上げるかということは骨格的な角度の重篤さによって決定される．顎外力はハイプルストラップによって発揮される．

片側調整

非対称性咬合（片側性Ⅱ級）ではフェイスボウはつぎのようなやり方で調整する．Ⅱ級側ではアウターボウは顔から離れるように外側に曲げる（図 8-14）．Ⅱ級側のインナーボウのストップは長くする．そうすればストラップがアウターボウに取り付けられたときⅡ級側により大きな力がかかる．

私の経験では何も調整しない通常のフェイスボウは，わずかな非対称や中等度の非対称を正すのには十分効果を発揮する．非対称についてのさらなる検討は原則15で述べる．

患者の協力度

このようにずっと述べてきた情報のなかで唯一の主な変更点はフェイスボウの装着に必要な時間に関することである．患者の装置が外れた日には，私のオフィスでの伝統行事は患者と両親とともにお祝いをすることである．このとき結果を説明し，保定装置装着と術後管理に対する指示を与え，患者を「よく頑張ったね」と褒め讃える．Ⅱ級骨格パターンが見事に治ったときに，私はいつも患者に「本当のことを教えて．ちゃんと装置を使ったかどうかわからないけれど，うまくいったのだから．君は実際にはどのくらいフェイスボウを着けたんだい」と質問する．つぎのような答えを何度も何度も聞いた．「私は先生が言ったほど長い時間着けていなかったわ．でも両親が毎晩着けて寝かせてくれたわ」と．それが私の考えや患者への指示を変えた．

これらのコメントは3つの観点で重要である．まず治療の成功について両親の役割がはっきりしたということ．2つ目は重度なⅡ級骨格パターンでさえ夜間のみの装着で改善するということ．3つ目は継続的に使用しなければならないということである．“毎晩”ということが大切なのだ．臨床的事実は，継続的にフェイスボウを着けて寝る―そして成長―と，Ⅱ級パターンは6～12か月以内で治る，ということである．典型的なフェイスボウ患者への指示はBox 8-1に示した．継続的な装着へのご褒美として，患者は2週間に1日装置を使わない夜が許される．原則20はこの患者の協力に関する重大かつ重要な問題に対してもっと深く掘り下げる．

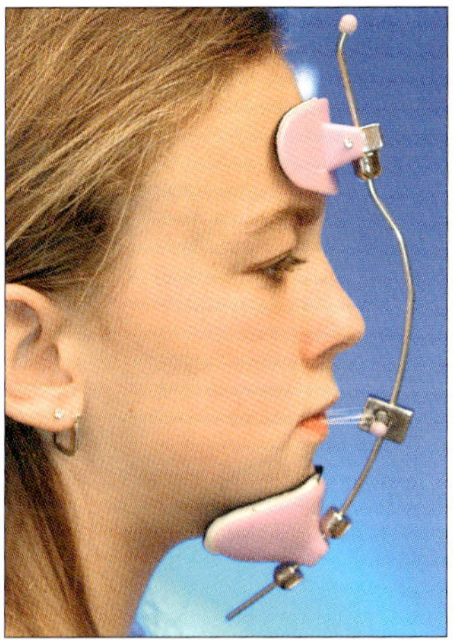

図 8-15　垂直的に上顎が過成長の骨格性Ⅲ級はフェイスマスクを使用し，ゴムの力が咬合平面に平行に引くように調節して治療する．

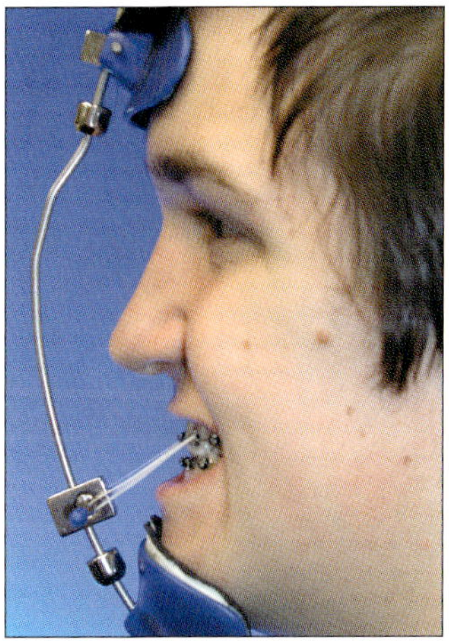

図 8-16　上顎骨が垂直的に劣成長の場合はエラスティックスの方向は30〜45°下方．

フェイスボウについての研究

私のオフィスのフェイスボウ患者に関係した調査からとても重要な知見が過去数年間の間に浮上した．Romine[6]，Plunk[7]Glennら[8]，そしてElmsら[9,10]は成長期患者のフェイスボウ治療の効果と安定性をすべて調べてきた．これらの研究は臨床結果を事例観察から証拠に基づいた事実へと変えた．

1. 矯正医が適切な患者を選択し患者の協力を確実にして治療目的を達成したとき，Ⅱ級不正咬合患者の非抜歯治療の結果は比較的安定しうる．
2. 全体的な安定性は比較的良い．
3. アーチの長さと犬歯間幅径は保定後に減少する．
4. オーバージェット，オーバーバイト，大臼歯間幅径の変化は治療後に安定している．

Ⅲ級骨格パターンの治療

初版本のアレキサンダー・ディシプリンの教科書[11]ではⅢ級や側方的な骨格問題の検討にわずかの時間しか充てていない．今日，これらの問題はより頻繁に遭遇（あるいは認識）するようになった．それゆえ，骨格的Ⅲ級や側方問題の治療に焦点を当てた個々の章は，今後発刊される本のなかで提示する．主な概略をここで提示する．

私たちの診療所では，ほぼすべての成長期のⅢ級患者はフェイスマスクで治療する．エラスティックスは上顎歯列の前歯部領域に着けるようにする（図 8-15）．通常上顎側切歯ブラケットに付いているボール・フックを使用する．力が前歯部だけではなく上顎歯列と上顎骨の全体を引っ張るようにするため，アーチワイヤーをタイバックすることが必須である．

フェイスマスクでの治療を成功させるための鍵はエラスティックスによって作られる力の咬合平面に対する方向である（図 8-16）．

力のベクトル

上顎骨の垂直的過成長

上顎が垂直的に過成長を示す場合エラスティックスによって作られる力のベクトルは咬合平面に対して平行でなければならない．目的は上顎に対していかなる挺出力も加えないで，上顎骨を前方よりむしろ咬合平面に平行に引くことである（図8-15参照）．

上顎骨の垂直的劣成長

上顎が垂直的に劣成長を示すなら，力の方向は咬合平面より30°から45°下方にしなければならない（図8-16参照）．これは上顎複合体に前下方への力が働き，上顎骨は前下方に動く．

力の大きさ

エラスティックスによって生じる力は，最初は約８オンス（227g）で，３か月以内に16オンス（454g）まで増やす．この力の負荷は残りのフェイスマスクによる治療期間を通して一定のままである．

装着時間

フェイスマスクによる力は，フェイスマスクとエラスティックスによって作られる力のベクトルによって２つの結果を生じることができる．すなわち上顎骨（A点）が前方約２mm移動するという顎整形的変化と，上顎の歯槽複合体が前下方に動くという矯正学的変化である．患者がフェイスマスクをより長く着ければ着けるほど，全体の移動量は大きくなる．患者には毎日最低12時間はフェイスマスクを装着するように指示する．

フェイスマスクとフェイスボウの違い

フェイスマスクを着けたときの結果はフェイスボウの場合よりもいっそう迅速に生じる．患者の協力が良ければ，前歯部反対咬合はフェイスマスクにより約６か月間で改善される．これに対して，フェイスボウを使う患者は，成長に依存しているので，治療を達成するまでに９か月から12か月，またはそれ以上装着しなければならない．違いは，もし適切に行われたとき，フェイスボウの治療は歯槽性の変化を最小限にすることができるということで，成長の差異に直接関係する．フェイスマスクを使った骨格性Ⅲ級不正咬合の治療では通常上顎縫合部の変化とともに歯槽性移動という結果になる．

骨格性Ⅱ級の治療結果の安定性はほとんど保証されている．もし中心位の滑走がなかったら，典型的なⅡ級治療が後戻りを生ずることは実質的にはありえない．しかしながら，骨格性Ⅲ級問題の改善の安定性はきわめて予測不可能である．しばしば真性下顎前突症に付随しているのだが，下顎骨の潜在的な成長の発現は喜ばしくない再発の原因となる．この可能性のために，患者や親にはどんなに努力しても患者の成長が完了した後で手術を受けなくてはならないかもしれないということを知らせておくのが賢明である．

側方的な骨格性異常の改善

側方向的にスペースが獲得できるならば，ある種の患者は抜歯せずに治療できる．これらの患者はつぎの特徴のうち１つまたはそれ以上の特徴を示すものである．

1. 上顎の狭窄歯列（臼歯部が逆被蓋である必要はない）．これは大臼歯間距離が33mmかそれ以下であることで示される．
2. 抜歯を考えるのに十分なほどアーチレングスディスクレパンシーが大きい．
3. 軟組織プロファイルが調和を保っているか凹形である．
4. 下顎下縁平面が標準的か小さい（ハイアングルの患者には抜歯が必要）．
5. 前後的には骨格性Ⅰ級，Ⅱ級，Ⅲ級の咬合．
6. 混合歯列期，後期混合歯列期，早期永久歯列期または成人（一部の患者）．

ある研究[13]で上顎骨の永久的な拡大は生じるけれども，わずかな後戻りが生じることが示された．したがって，治療期間中に過拡大（overexpansion）を計画することが望ましい．

上顎骨急速拡大装置

いくつかの異なったデザインの上顎急速拡大装置が使われている．そしてすべてが明らかに上顎の幅径を増加させるという課題を達成する．私が使っているデザインは，アレキサンダーディシプリンのほぼすべてのものと同様に，試行錯誤の産物である．結果的には，製作するのにシンプルであり，もっとも重要なことであるが，患者や親が十分に活性化することの簡単なデザインであるHyrax-typeの急速拡大装置を使用している．指示が適切に守られれば，その結果はほぼ保証される．のちに討論するが，ある意味ではこれは協力不要型の装置である．

デザイン

永久歯列期． 患者が永久歯列であれば，第一小臼歯と第一大臼歯が通常バンドされる．これらのバンドにはブラケットやチューブが着けられていなければならない．作業用模型のために印象を採取する（図8-17）．Hyraxは第一大臼歯に平行に，口蓋粘膜から約３mm離して設定する．４つのバンドの舌側面に接

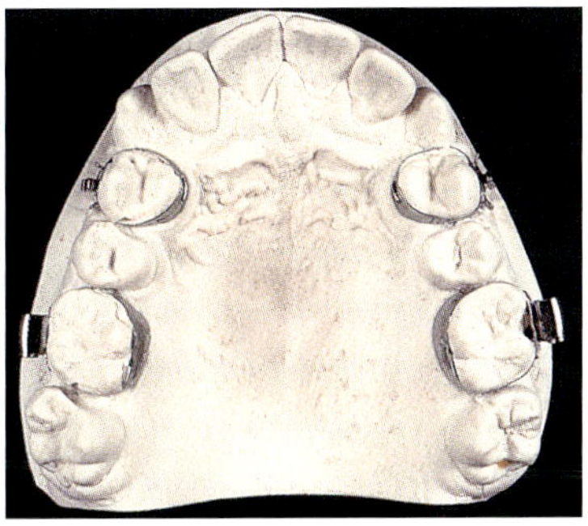

図 8-17　第一小臼歯，第一大臼歯にバンドを装着した作業用模型．ブラケットとチューブがバンドに着いていることに注意．

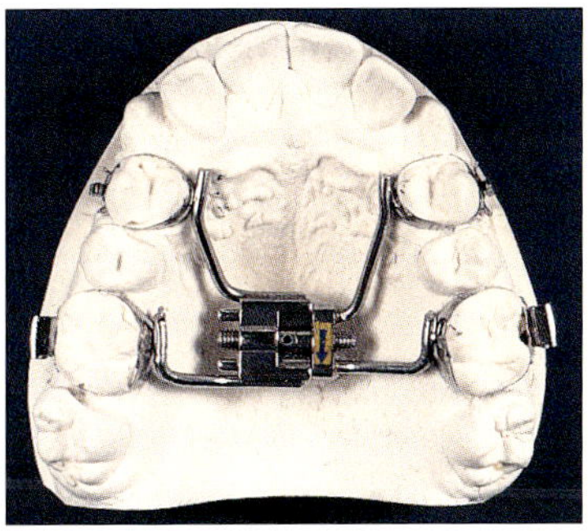

図 8-18　Hyraxは矢状面では第一大臼歯に平行に，口蓋組織から約3 mm離して設定．

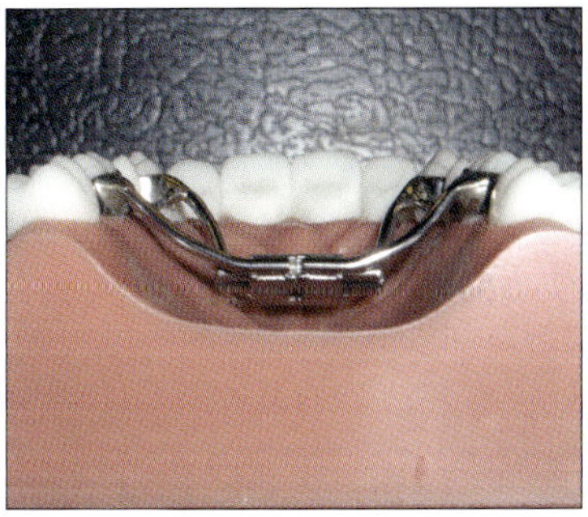

図 8-19　拡大するときに鍵穴が容易に見えるようにHyraxを咬合面に20°の角度をつける．

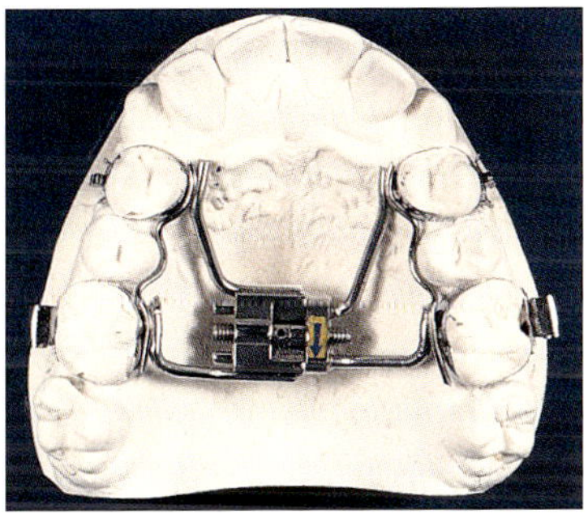

図 8-20　0.032インチの丸ワイヤーを小臼歯と大臼歯を結合するために設定する．

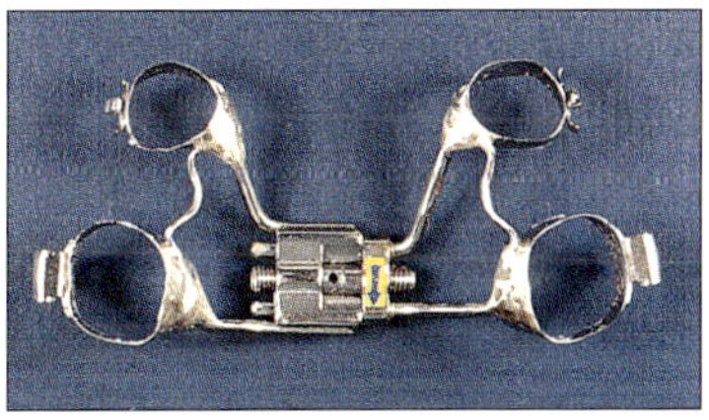

図 8-21　装着前の完成した急速拡大装置．

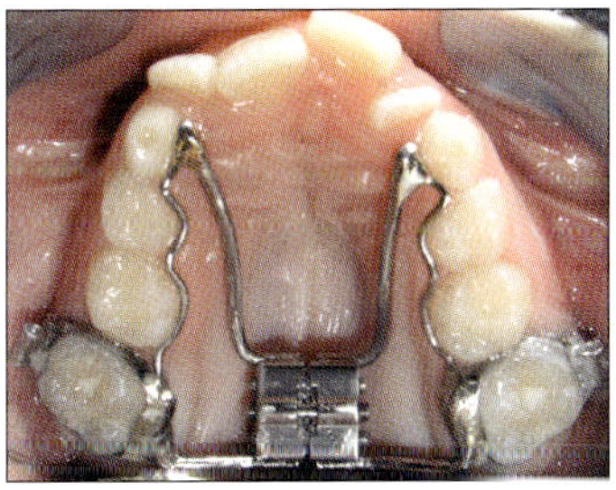

図 8-22　混合歯列期用の拡大装置．第一大臼歯のみにバンドが装着されている．

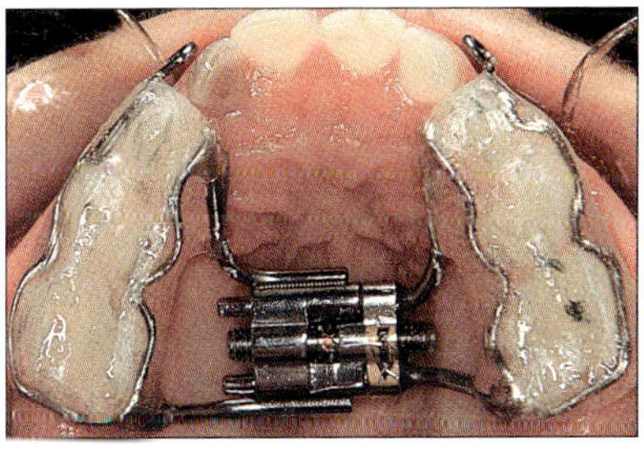

図 8-23　乳歯列期の拡大装置．アクリルレジンで臼歯部を覆っている

するよう延長アームを形成する(図 8-18)．

Hyraxが咬合平面に対して20°で設定することもとても重要である(図 8-19)．この角度をつけることでネジ穴が露出し，親が回転用キーを入れる間ネジ穴が良く見え，回転しやすくなる．さらには鍵を挿入し回転したとき，喉までは延びない．

石膏模型上では0.032インチのラウンドワイヤーを歯列の両サイドで小臼歯から大臼歯まで舌側に沿って曲げ，歯頸部と第二小臼歯の周りに沿って形成する(図 8-20)．このワイヤーは装置を安定化させ，活性化したときに歯に対してより水平的な力がかかるようになる．これらのワイヤーをバンドに蝋着した後(図 8-21)，この装置を清潔にして装着する準備をする．

混合歯列期．混合歯列期で第一小臼歯がまだ萌出していないときは第一大臼歯のみにバンドを装着する．前方へ延長するワイヤーはHyraxから乳犬歯の舌側面まで延長し，舌側バーに蝋着される(図 8-22)．

乳歯列期．滅多に使われないけれども乳歯列期の急速拡大装置の設計はアクリルレジンに接着する装置である．拡大装置の設計は，バンドに代わって臼歯がアクリルレジンに覆われていることを除いては同様である．幼少な患者では乳歯にバンドを付けることは難しいのでこの装置はこのような方法で設計される(図 8-23)．

Box 8-2　急速拡大装置を使う患者への使用説明書

- 上顎は２つの骨からできています．顎の真ん中には縫合部(骨と骨は強い繊維繋がれています)があり，スクリューネジを回していくと２つの骨は繊維が伸びて離れて行きます．
- スクリューネジは毎日１度回して下さい(１／４回転)．もし不快感があまりに強ければ，１日おきに回してもよろしい．大人の方の場合はこちらが一般的です．
- 一時的には圧を感じるかもしれませんが，１分以内にその感覚は消えます．
- 暖かい塩水を３分間口に含んでいるとたいがいの場合不快感はなくなります．
- お口を清潔にしておくことがとても大切です．口蓋と装置のワイヤーが伸びている部分に食べ物が留まるかもしれません．水できちっと洗い流して取り除かなければ，この食物残渣は不要な炎症を引き起こす原因となります．
- 拡大装置に引っかかった食べ物を除くために，毎晩ベッドへ行く前には，歯を徹底的に磨いてそれからウオータージェット(たとえばWaterpik)を使いなさい．
- あなたがネジを回して装置が活性化されれば，２本の上顎前歯(上顎中切歯)の間に小さな隙き間が開いてきます．これは通常，回し始めて１週間後くらいに現れてきます．
- ２週間後にチェックのために予約をとって診療所にきてください．この最初の２週間の総回転数はほぼ14回になっているはずです．

アクリルレジンで臼歯咬合面を覆うものは上顎狭窄のある患者と同様に前歯部反対咬合の患者に用いられる．この場合フェイスマスクのエラスティックスが着けられるように，犬歯上にフックを付けておく．

この特別なHyraxデザインは口蓋正中縫合を開くのにとても効果的なので，最初は選択した．私の意見では，Hyraxを口蓋のより後上方におくことは上顎と歯に付加的な側方力を与える結果をもたらす．これはより水平的で垂直成分が少ない力を作り出し，歯を傾斜させずに縫合が大きく拡大する結果となる．また装置はすべてメタルなのでウオータージェットタイプの器具で清潔に保つことは容易である．そこで装置が患者の口腔内で６か月維持されることが可能になり，正中口蓋縫合が正常な状態に閉じるのにたっぷり使える時間が生まれる．本質的には上顎急速拡大装置はアクチベーションが終わったのち，側方向のスペースの維持装置になる．

患者への指導

装置が歯に合着されたのち，拡大ネジが自由に回ることを確かめるために矯正医が１回分回転する．そして大人の患者や子どもの患者の親は拡大装置の機能とそれをどうやって活性化するのかについて指導を受ける(Box 8-2)．この重要な段階により，使用者が装置のアクチベーションを十分に理解しているということを確認できる．

拡大装置を着けてから２週間後，患者は進捗状況と協力度そして口腔衛生のチェックを受ける．拡大ネジを検査すれば生じてきた縫合の開大量がわかる．矯正医はネジの状態がしっかりしていることを確認するために１回スクリューを回さなければならない．もしそれが楽に回るならば，ほとんどの場合，指示したように毎日アクチベートしていなかったことになる．これは非協力型の装置となりうる．もしも患者(または親)が回していなければ，矯正医は患者に毎週来てもらって望んだ拡大量が得られるまでスクリューを何回か回さねばならない．

すべてが通常どおりに進んでいるのであれば，患者にはさらに２週間の間，１日１回ネジを回すよう指示される．４週間の時点で装置は総計30〜32回，回されているはずである．それゆえ，実際の拡大量は７mm(拡大ネジが１／４回転されるたびに0.25mm拡大される)に近づくだろう．ほとんどの状況では，上顎第一大臼歯の舌側咬頭は，下顎第一大臼歯の頬側咬頭のところに位置すべきである．下顎大臼歯が最初から舌側傾斜しているようなケースでは上顎アーチの拡大を続けることが良い判断であるかもしれない．なぜならさらなるアップライトが下顎歯列に必要になるからだ．

拡大の目標が達成されたときには，それがつぎの月に緩んだりネジが開くのを防ぐためにスクリューは光重合型接着剤で閉鎖する(図 8-24)．そしてその装置は側方向の固定式保隙装置になり，６か月着けたままにする．両親と患者には，正中口蓋縫合が開大されたのち，“新しい”骨が再生するために時間がかかるので，そんなに長い時間口腔内に残しておくのだと伝える．

バンドには，ブラケットとバッカルチューブがあるので，この６か月間の間に矯正治療を行うこともできる．もし患者がⅡ級骨格パターンを示すなら，フェイスボウは拡大が完了するやいなや使うことができる．Ⅲ級の症例ではフェイスマスクのため

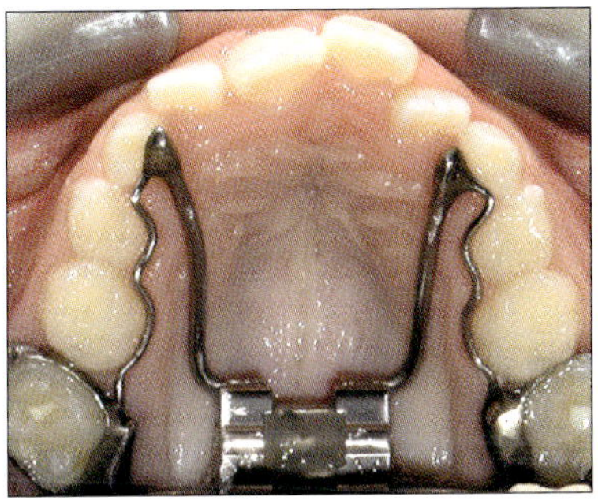

図 8-24　拡大が終了したら，スクリューのネジ穴は光重合レジンで封鎖する．

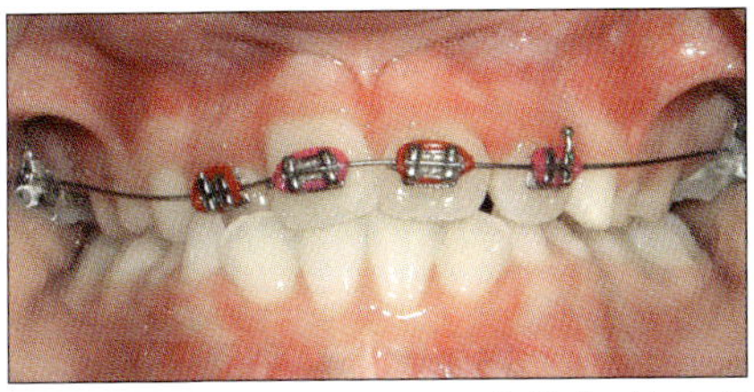

図 8-25　前歯にブラケットを装着．拡大が終了し８週間経ってから0.016インチのNiTiアーチワイヤーを装着．

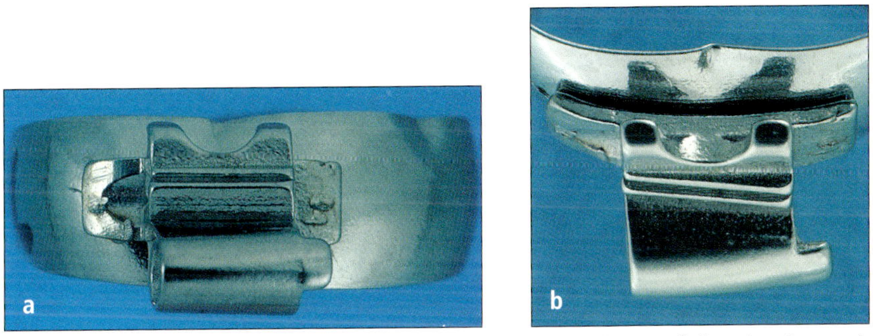

図 8-26　（a）治療の３段階で使われるようにデザインされたリップバンパーチューブ．（b）２級ゴムをかけるためにデザインされた遠心側への延長部．

のエラスティックスは上顎急速拡大装置の第一小臼歯のブラケットにかけることができる．積極的な拡大が完了して６～８か月後には，前歯にブラケットを装着し，それらの歯を並べるためにアーチワイヤーを装着することができる（図 8-25）．しかしながら，分離した上顎前歯には拡大終了後２～３か月まではブラケットを着けてはならない．この期間中にその歯は拡大された縫合に骨が作られるとともに自然に移動してくる．

６か月後，拡大装置を除去する．この時点で，拡大は安定していない．拡大を保定するために残ったブラケットやバンド，そしてアーチワイヤーを装着する．もしも十分な数の永久歯がまだ十分萌出していなければ，拡大を保持するためにリテーナー（保定装置）を使うことになる．

リップバンパー

リップバンパーは下顎アーチのスペースを獲得するために選ばれる装置である．なぜなら後方，前方，側方向の３つの領域にスペースを作ることができるからである．Nerartら[14]は，リップバンパー治療に関する研究のなかでこれを明示した．リップバンパーは上顎が拡大されたのち，短期間しばしば使われる．タイミングとリップバンパーの使用に関する重要な因子は下顎第二大臼歯の萌出である．もしそれが未萌出でエックス線写真上において近心傾斜して見えているならば，リップバンパーによって生じる第一大臼歯の遠心傾斜は第二大臼歯の正常な萌出を危うくすることになる．もしも第二大臼歯が近心傾斜して萌出してくれば，大臼歯間にセパレーター（またはスペーサー）をおくことで，埋伏を防止し，萌出させることができる．もし，下顎第二大臼歯がすでに萌出しているなら，リップバンパーチューブはまだ第一大臼歯にセメンティングされる．

特別なリップバンパーチューブが着けられた下顎第一大臼歯のバンドを，まず装着する（図 8-26）．これらの特別なチューブは治療上の３つの局面で使用するように設計されている．すなわち，①リップバンパーチューブとして，②前歯にボンディングしたときにアーチワイヤーチューブとして，③第二大臼歯にバンド装着またはチューブがボンディングされたのちには，ツインブラケットとして，である．第一大臼歯のブラケットは第二大臼歯にバンドまたはボンディングしたとき，アーチワイヤーチューブ上の可変型のシースのキャップを除去することでリガチャーブラケットに変わらなくてはならない．その後リップバンパーは下顎第一大臼歯のリップバンパーチューブに調整される．

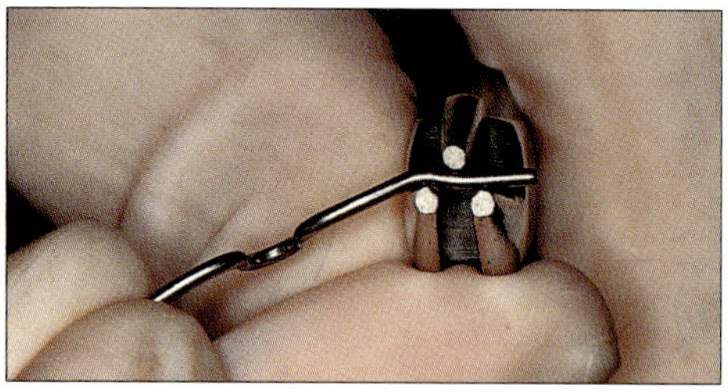

図 8-27　チューブ内にパッシブにスライドするようにリップバンパーを調節．

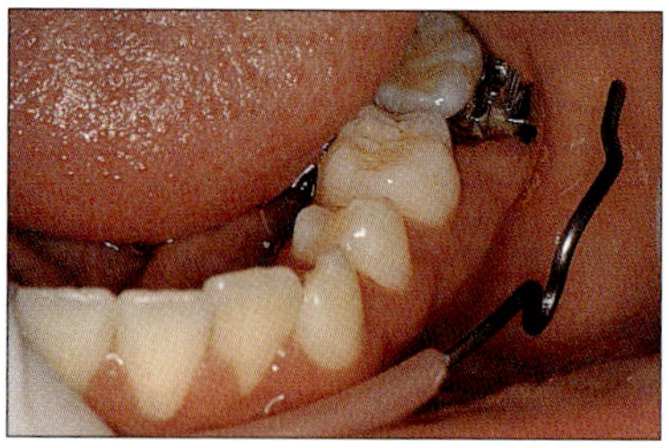

図 8-28　リップバンパーはフェイスボウのインナーボウと同様の方法で拡大する．

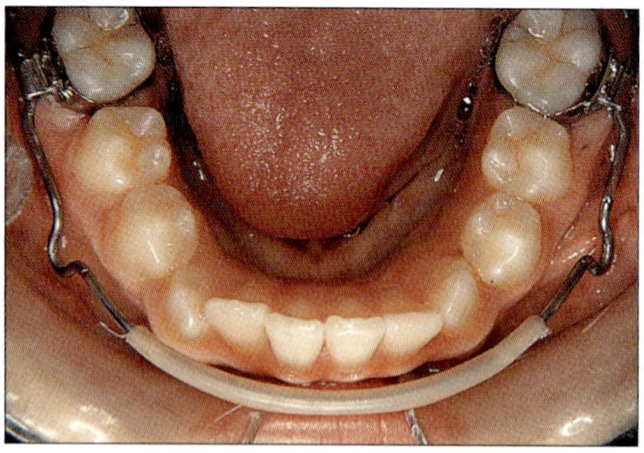

図 8-29　調節後に，アクリルレジンのシールドは切歯から少なくとも3 mmくらいのところに位置しなければならない．

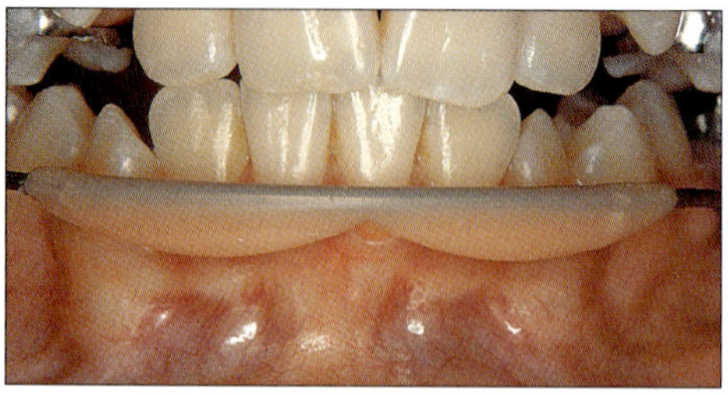

図 8-30　アクリルシールドは歯頸部のところに位置するよう4週間ごとに調節する．

リップバンパーは，アレキサンダーアーチワイヤーのテンプレート上のアーチフォームに似た形で設計されている．リップバンパーワイヤーは直径0.045インチで，挿入と除去がより簡単になっている．

調整

フェイスボウと同様に，リップバンパーは4つの面で調整される．

1. リップバンパーワイヤーの両サイドの端は，リップバンパーチューブに挿入するとき，抵抗なく滑らなければならない(図 8-27)．
2. 側方的には，リップバンパーは各側約2 mmずつ，合計約4 mm拡大する(図 8-28)．
3. 唇舌的には下顎切歯からアクリルレジンパットが3 mm前方になるようにループで調整する(図 8-29)．
4. 切縁歯頸側では，アクリルレジンパッドは歯頸線の+−2 mmに調整する(図 8-30)．

患者への指導

患者にはリップバンパーを1日24時間装着するように指導し，夜間歯を磨くときだけそれを取り除くように指示する．患者の協力がないならば，リップバンパーは結紮してしまっても良い．リップバンパーを着けているときは口を閉じるように患者を指導する．口腔周囲筋，主としてオトガイ筋による圧は，リップバンパーに遠心方向の力を発揮し，口唇を閉じるときにもっとも効果がある．進行を見るために4週間間隔で患者を診療する．

リップバンパーを適切に装着していれば，4週間隔の来院の際にリップバンパーは2か所で調整が必要となる．

1. 唇側のアクリルレジンパッドは前歯に接触しそうになっているかもしれない．追加の長さを得るために，再び切歯から3 mmパッドを離すように調整ループを開く．このポジティブな変化は，臼歯がアップライトし，前歯が唇側傾斜して，歯列弓長が増加したということを意味する．
2. 臼歯がアップライトしてくる間に頬側に動くように，追加の拡大をリップバンパーに加えなくてはならない．

装置を適切に調整し続けるために4週ごとに患者を診ることが重要である．唇側のアクリルレジンパッドが歯肉組織に接触してきたら歯肉の退縮を引き起こす可能性がある．もしこの接触が起きたら夜だけリップバンパーを着けるように指示し，調整の予約のためにすぐにオフィスに電話するように指導する．

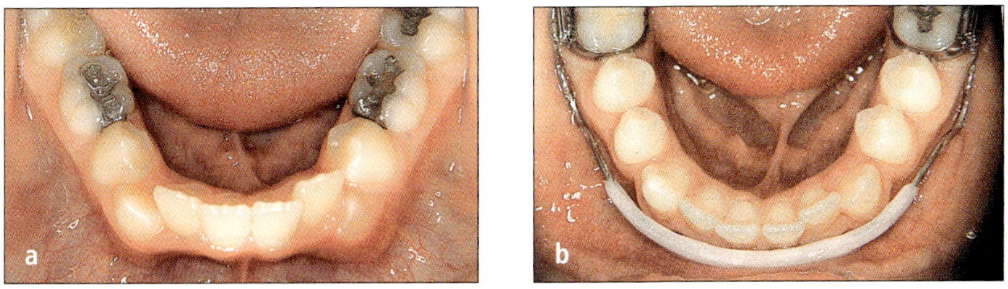

図 8-31　リップバンパー療法.（a）治療前.（b）治療後６か月. 患者は抜歯治療から非抜歯治療に変更になった.

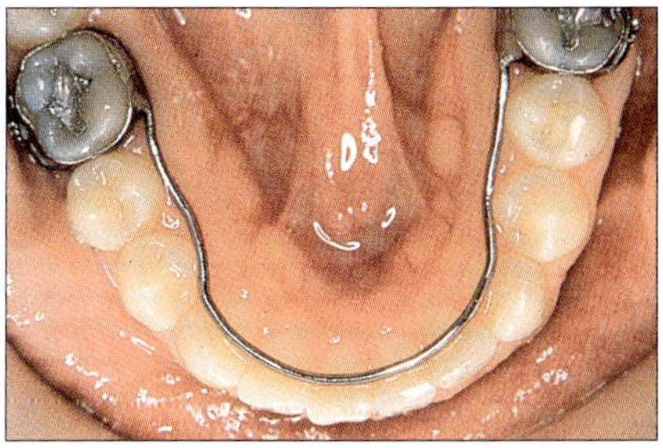

図 8-32　リンガルアーチはスペース保持のための固定式装置である. 通常Eスペースあるいはリップバンパーで得られたスペースの保持に使われる.

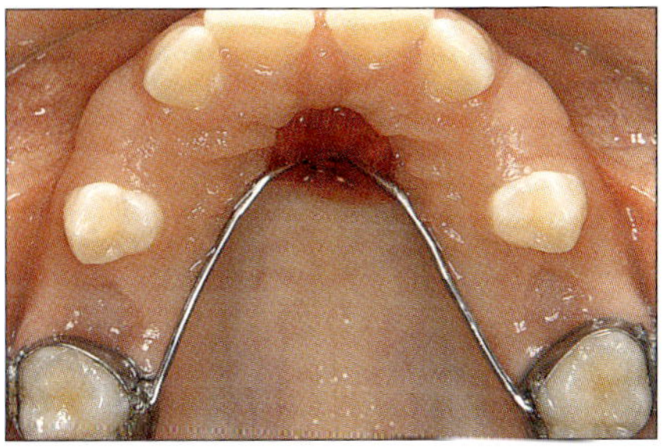

図 8-33　Nanceのパラタルアーチ. この上顎の固定式保隙装置はある種の患者の固定源として使用される.

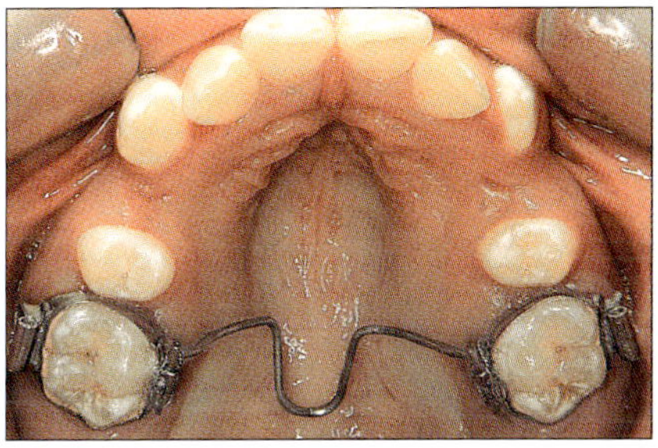

図 8-34　トランスパラタルアーチは今日ではほとんど使われない.

一般的にリップバンパーは必要とするスペースを得るために約６か月かかる. リップバンパーに対する典型的な反応は図 8-31に示す.

安定性と維持(保定)

治療の６か月時, 上顎急速拡大装置やリップバンパーによって獲得されたスペースは安定していない. 顎整形的変化に加えて, 歯の頬側傾斜が起こる. フルブラケット装着とアーチワイヤーまたは保定装置と舌側弧線装置によって, 新しく獲得されたスペースを維持(保定)することは重要である. この治療が安定していると考えられるより前に, 歯根が適切に並ぶアーチフォームが作られていなくてはならない. 0.018インチスロットのプリアジャスティット固定式装置と0.017×0.025インチのステンレススティール アーチワイヤーで治療を終了することで最良の結果が達成される.

補助装置

アレキサンダーディシプリンでは非常にかぎられた補助装置の使用を組み込んでいる. “keep it simple, stupid”というKISS原則３に沿って, とても少数の可撤装置だけを使っている. 患者の協力性を保証することの難しさや可撤装置の紛失の可能性の２つが補助装置の使用を限定している主な理由である. しかしながらいくつかの装置はテクニックにとって大いに有用である.

保持力

リンガルアーチ(舌側弧線装置)

リンガルアーチは下顎歯列で固定式のスペース維持装置としてとても有用である(図 8-32). Eスペース(第二乳臼歯と永久歯である第二小臼歯の幅径の差)を保つ場合や, リップバンパーによって獲得したスペースを維持する場合に, この装置はとても有用である.

Nanceのパラタルアーチ

Nanceのパラタルアーチは空隙を維持, 側方拡大の保持, あるいは上顎歯列の加強固定のための固定式装置として一般的に使われている(図 8-33).

トランスパラタルアーチ(TPA)

数年前までTPAは, 大臼歯の回転や拡大といった治療目標のために今日よりも多く使われていた. 機能を発揮するとはいえ, ほかの手段のほうがそれらの手順をもっとシンプルに達成することができるようになった. 今日ではTPAは上顎の側方向の大きさを維持するためだけに使われ, そしてその目的に対してすらほとんど使われなくなった(図 8-34).

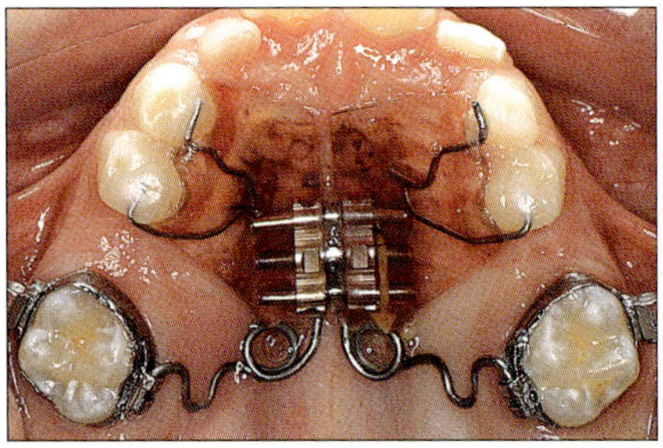

図 8-35　ペンデュラム装置は一部の患者に優れた"大臼歯遠心移動"のための固定装置として使用する．

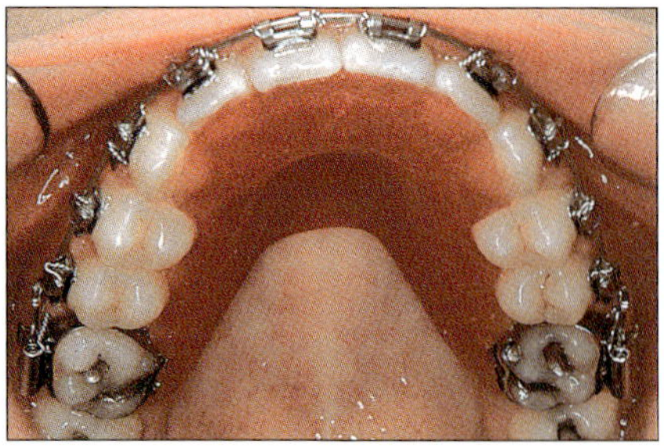

図 8-36　可撤式アクリル製の咬合床は上顎の歯列弓が完成したのちに作製する．

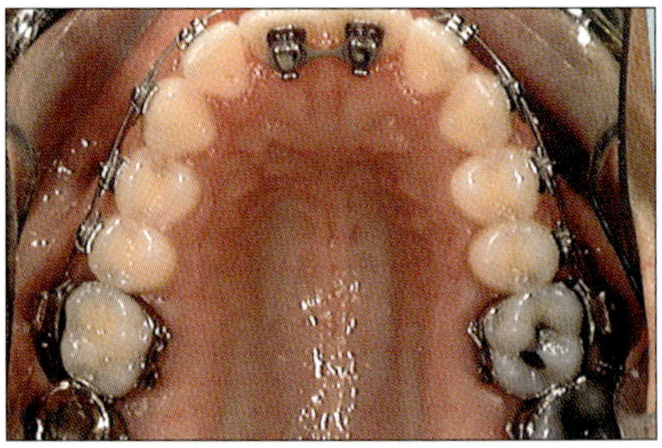

図 8-37　バイトターボは上顎中切歯の舌側に接着する．I 級症例の固定式咬合挙上用として使う．

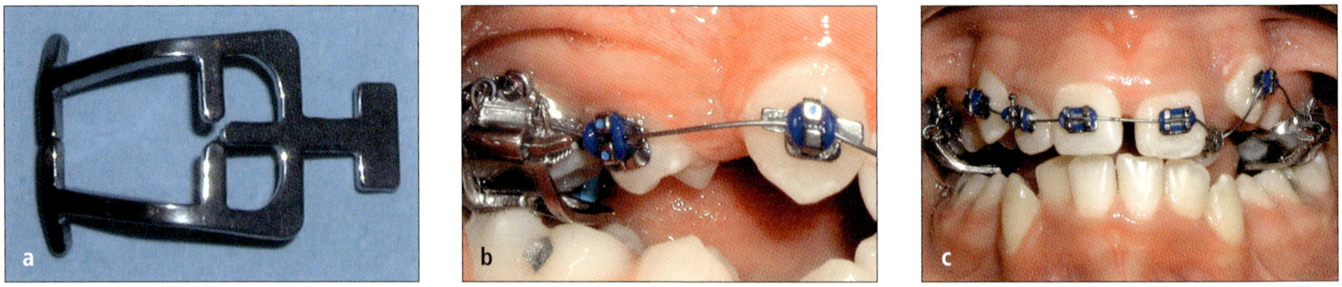

図 8-38a～図 8-38c　Gurayの咬合挙上装置は上顎の第一大臼歯を覆うようにして着けられ，II 級過蓋咬合症例の咬合挙上に優れた効果をもたらす．

大臼歯の回転は上顎第一大臼歯のチューブに組み込まれている15°の遠心オフセットと0.016インチのステンレススティールアーチワイヤーを"toed in(内向きに曲げる)"することによって達成される．この大臼歯の回転は近心頬側根による皮質骨アンカレッジを生み出し，大臼歯が近心に移動することを阻止する．

大臼歯を遠心移動させる力

ペンデュラム装置

Dr James Hilgersによって開発されたペンデュラム(Pendulam)装置(図 8-35)は，患者が骨格性 I 級で大臼歯が II 級関係の不正咬合を呈しているときには，良い大臼歯の遠心移動装置である．私の意見では，骨格性 II 級の患者には使うべきではない．

ペンデュラム装置はまたとてもテクニックを要する装置である．ワイヤーによって口蓋軟組織を傷つけないように十分な注意を払わなくてはいけない．

ニッケルチタンコイルスプリング

特定の症例では，ニッケルチタンのコイルスプリングが大臼歯を遠心に動かすのに効果的に使われる．

咬合挙上のための装置

バイトプレート(咬合挙上板)

長年の間，可撤式のアクリルレジンバイトプレートは咬合を挙げるために上手く使われてきた(図 8-36)．上顎アーチフォームが作られるまで，治療開始から2～3か月間製作を遅らせることが鍵である．そして印象を採り，装置を作る．結果的にバイトプレートの調整ほとんど必要としない．前歯部のバイトプレートは口を閉じたときに，前歯のオーバーバイトが約 2 mm になり，下顎ブラケットの咬合干渉もないように調整される．

バイトターボ

バイトターボ(Ormco社)は，スロットのない舌側ブラケットで，上顎中切歯の舌側面に接着する(図 8-37)．この固定式装置は I 級の過蓋咬合の患者で咬合を挙上するのにとても良い．しかしながら患者が閉口したときに過度のオーバージェットがあれば，下顎切歯はバイトターボの舌側で咬合するだろう．その場合はこの装置は効果的ではない．

Gurayのバイトオープナー

Gurayのバイトオープナー(Guray bite opener)(GAC社)は上顎第一大臼歯を覆い囲んで合わせる(図8-38)．この固定式装置はII級の過蓋咬合の患者で咬合を挙げるのにとても良く働く．それはまた前歯部のクロスバイトの問題を治すのにとても効果的である．

結論

ほとんどの成長期の子どもでは顎顔面の骨格パターンは積極的な方法に一貫して影響を受けうる．上顎骨は変化に対するもっとも大きな可能性をもっている．拡大や前方移動そして前方移動の抑制などである．上顎の歯槽複合体は挺出したり，抑制されたり，圧下することさえもできる．

一方，下顎は比較的多くの限界がある．手術なしで，下顎で達成することができるもっとも前向きの顎整形効果は，下顎が成長してその遺伝的に可能な限界に達するようにするために特定の"環境atmosphere"を創ることである．下顎の歯槽複合体はある決まった限界内で変化することができる．小臼歯と大臼歯はかぎられた拡大が可能であり，小臼歯の萌出や挺出によるアーチのレベリングはきわめて安定している．

この知識と上顎顔面成長に影響するために使われたバイオメカニクスについての知識を武器として，矯正医は成長期の大部分の患者の顎整形的治療を成功させることができる．原則8は確実な顎整形治療をするために使われるさまざまな装置について述べた．私の最初のテキストブック[11]で，フェイスボウを上手に使う方法について詳細に述べた．20数年の年月と数千人の患者の治療を経ても，私の信念はまったく同じである．

参考文献

1. Alexander RG. The effects on tooth position and maxillofacial vertical growth during scoliosis treatment with the Milwaukee Brace: An initial study. Am J Orthod 1966;52(3):161–189.
2. English J. Functional appliances and long term effects on mandibular growth. Am J Orthod Dentofacial Orthop 2005;118:128.
3. Sproul PW, English J, Corbett JA, Gallerano RL, Minkoff RA. Cephalometric Comparison of Cervical Headgear Treatment in Maxillary Protrusive versus Mandibular Retrusive Class II Patients (thesis). Houston: Univ of Texas, 2000.
4. Kassisieh S. Age Differences in the Response to Maxillary Protraction Therapy (thesis). Dallas: Baylor Univ, 1996.
5. Parks LR, Buschang PH, Alexander RG, Dechow P, Rossouw E. Masticatory exercise as an adjunctive treatment for hyperdivergent patients. Angle Orthod 2007;77:457–462.
6. Romine L. A Cephalometric Evaluation of the Effects of Cervical Facebow on the Craniofacial Complex (thesis). Dallas: Baylor Univ, 1982.
7. Plunk MD. A Cephalometric Evaluation of the Effects of Early Headgear Therapy (thesis). Dallas: Baylor Univ, 1985.
8. Glenn G, Sinclair PM, Alexander RG. Non-extraction orthodontic therapy: Post-treatment dental and skeletal stability. Am J Orthod Dentofacial Orthop 1987;92:321–328.
9. Elms TN, Buschang PH, Alexander RG. Long-term stability of Class II division 2 non-extraction cervical facebow therapy: I. Model analysis. Am J Orthod Dentofacial Orthop 1996;109:271–276.
10. Elms TN, Buschang PH, Alexander RG. Long term stability of Class II division 2 non-extraction cervical facebow therapy: II. Cephalometric analysis. Am J Orthod Dentofacial Orthop 1996;109:386–392.
11. Alexander RG. The Alexander Discipline: Contemporary Concepts and Philosophies. Glendora, CA: Ormco, 1986.
12. Alexander CD, Alexander JM. Facebow correction of skeletal Class II discrepancies in the Alexander Discipline. Semin Orthod 2001;7:80–84.
13. Ferris T, Buschang P, Alexander RG, Boley J. Long-term stability of combined rapid palatal expansion–lip bumper therapy followed by full fixed appliances. Am J Orthod Dentofacial Orthop 2005;128:310–325.
14. Nevant C, Buschang PH, Alexander RG, Steffen JM. Lip bumper therapy for gaining arch length. Am J Orthod Dentofacial Orthop 1991;100:330–336.

原則８ 症例研究

原則８ 症例研究

概要

顎整形的第一段階治療は，ある種の患者では，抜歯治療を非抜歯治療に変更できる．特記：連続抜歯はしない

検査と診断

混合歯列期の９歳の女児で，過蓋咬合，Ⅱ級２類傾向，下顎右側側切歯の舌側への埋伏，重度のアーチレングスディスクレパンシー，狭窄した上顎大臼歯間幅径を認めた．

治療計画

良好なローアングル骨格系パターン，軟組織プロフィール，年齢が若いなどの理由で，下顎に重度のアーチレングスディスクレパンシーが認められるにもかかわらず，上下顎の側方拡大により歯列周長を得ることに決定した．目標は非抜歯での治療であった．

魅力的ではあったが，下顎前歯部に連続抜歯は適用しなかった．乳臼歯を保存することがその部位の歯槽骨を維持することに注目．

二段階治療

第一段階：急速拡大装置により上顎を拡大．リップバンパーを用いて下顎歯列周長を増加させる．上顎切歯にブラケットを着けてトルクを増加し，排列を改善する．

メインテナンス段階：上顎はインビジブルリテーナー．下顎はリンガルアーチ．第二段階治療が始まる前に診断用資料を採取したところ，興味深い現象が認められた．下顎前歯に矯正力は何らなかったにもかかわらず，セファログラムトレース分析上でIMPAは第一段階治療中に89°から96°に変化したことに気づこう．４つの因子が関与している．(１)咬合挙上したこと，(２)上顎前歯のトルクが改善され，下顎前歯上の圧を軽減したこと，(３)リップバンパーにより下顎前歯にかかっていた唇の筋圧が取り除かれたこと．そして今や，(４)舌圧により言語学的にバランスの取れた位置に歯が動いたこと，である．

第二段階治療：フルブラケットを，すでに示したような，普通の順序に従って装着した．治療経過写真では下顎歯列弓の効果的なレベリングの様相が示されている．

考察

治療後の下顎右側側切歯の歯肉の高さに注目．術後２年の口腔内写真に示すように，歯肉の高さは正常な位置に自動的に順応していた(“self-adapted”)．これはおそらく通常の歯磨きの結果であろう．

評価

全体的な結果は素晴らしい．歯ならびに顔貌の比較では多くの改善を示している．しかしながら，初診の不正咬合の重篤さと治療中の犬歯間幅径の変化は下顎切歯の長期安定性に関する不安を感じさせる．この患者は長期保定が有効であろう．

原則 8　症例研究

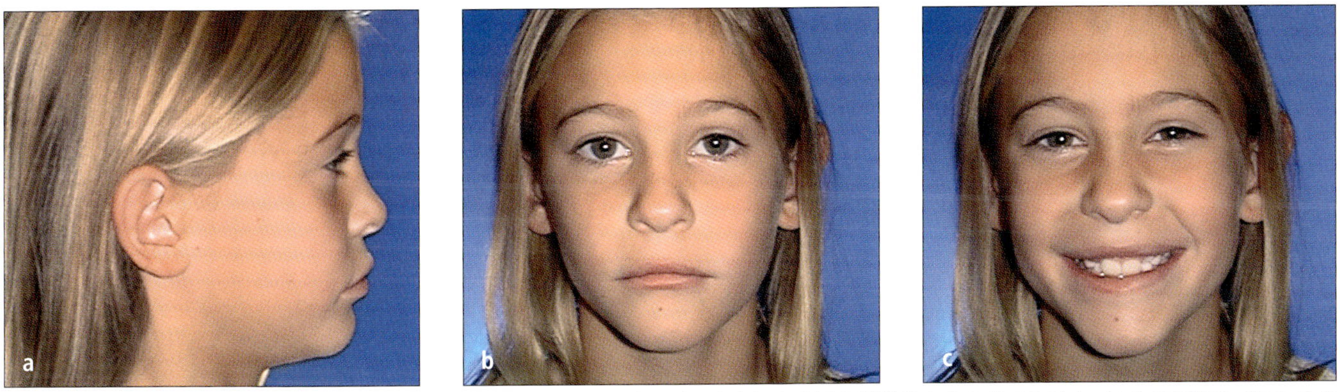

図 8-39　治療前の顔貌所見．9歳（a）軟組織のプロフィールは正常な鼻，突出した上唇と標準的なオトガイを示す．（b）正面観はバランスが取れており，対称的である．上唇がわずかに垂れている．（c）スマイルでは2 mmの歯肉露出を示している．

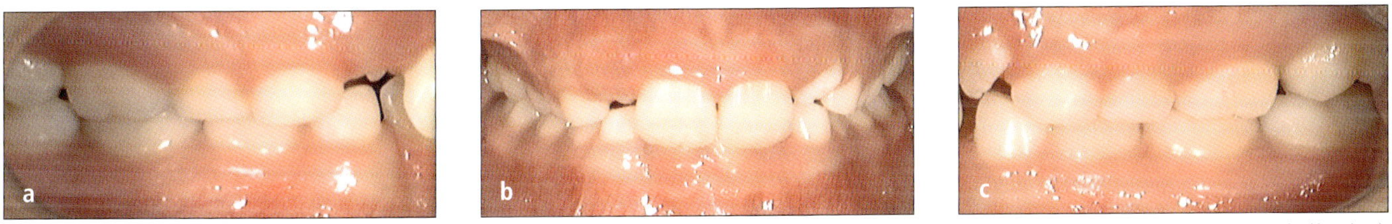

図 8-40　治療前の口腔内写真．（a）右側がエンドオンの臼歯関係．（b）過蓋咬合（8 mm），正中線の偏位，正中は下顎が右に3 mm偏位．（c）左側は正常なⅠ級関係．

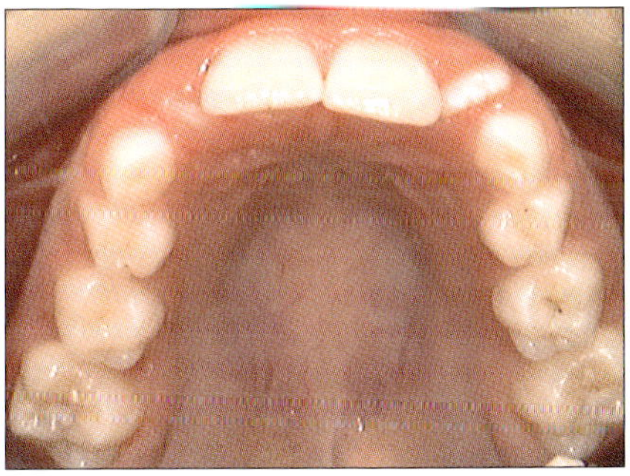

図 8-41a　上顎歯列弓形態．萌出中の両側側切歯の叢生をともなう方形歯列．

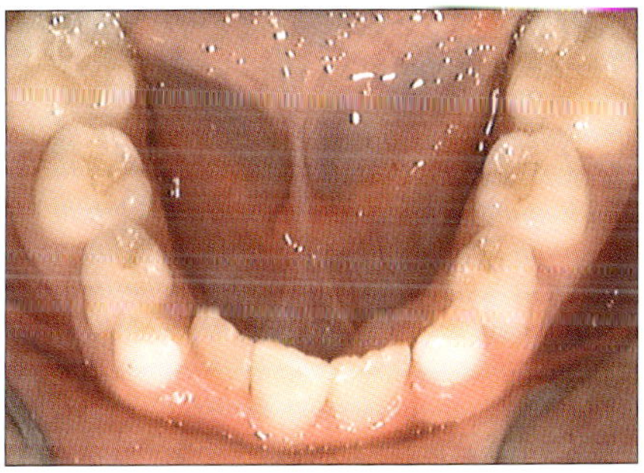

図 8-41b　下顎歯列弓は極端なアーチレングスディスクレパンシーを示している．右側の側切歯は舌側にブロックアウトしている．

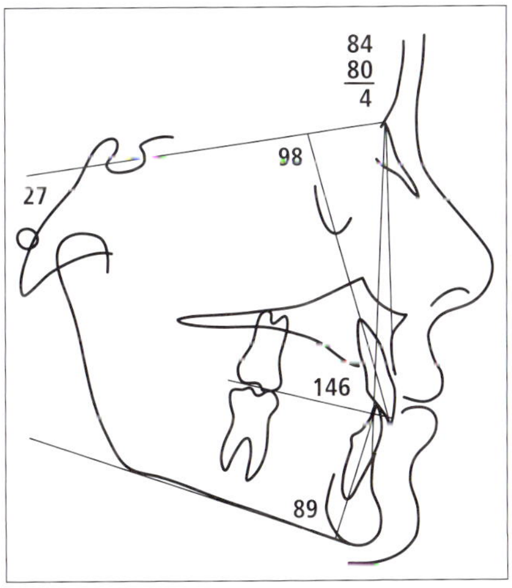

図 8-42　治療前のセファログラムトレースではⅡ級2類の切歯関係をともなうローアングルであることを示している．

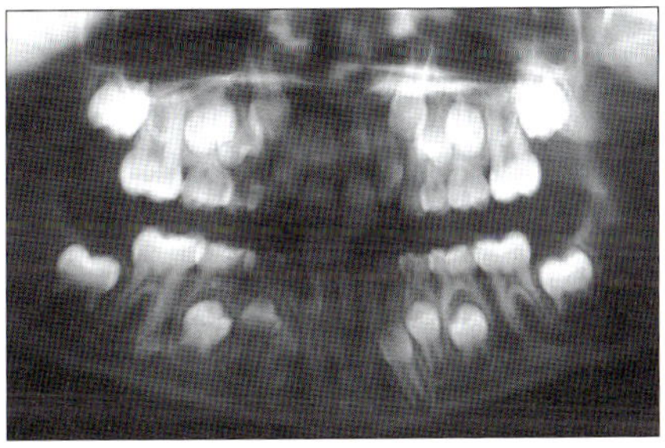

図 8-43　治療前のパノラマエックス線写真

原則 8 症例研究

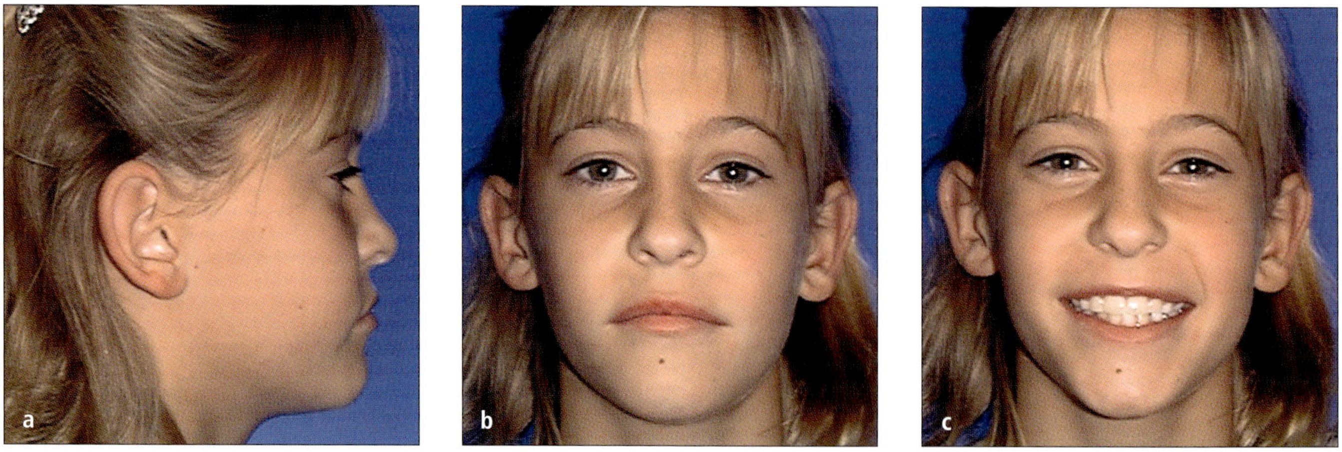

図 8-44 急速拡大，リップバンパーによる拡大，そして2×4のブラケットを装着後（a）プロファイルは軽度であるが改善を見せている．（b）上唇の垂れ具合が減少．（c）スマイルラインは素晴らしく改善した．

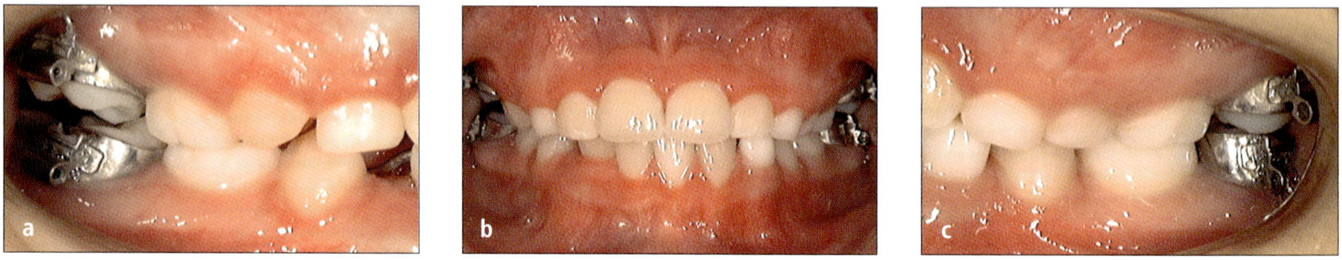

図 8-45a～図 8-45c 口腔内写真は咬合挙上と上顎側切歯のためのスペース獲得を示す．歯の正中線のズレはまだ2 mmほど残っている．

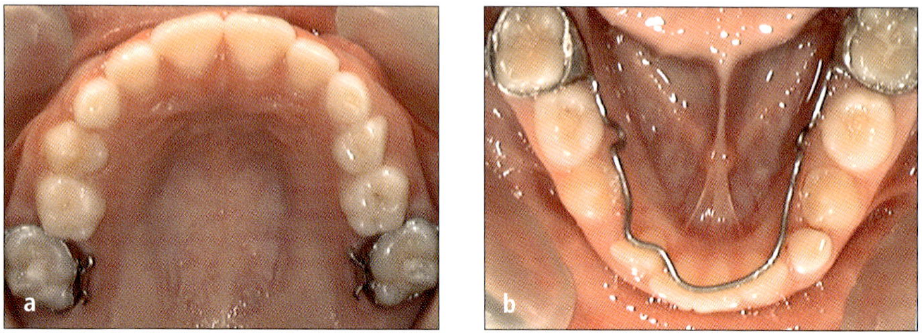

図 8-46 咬合面観．（a）上顎は永久歯排列に十分なスペースを保った卵型のアーチフォームを示す．（b）下顎の歯列はリップバンパーでスペースが得られている．リンガルアーチが“E”スペースを保つために装着された．

表 8-1 アーチワイヤーの順序

アーチワイヤー	期間（月）
上顎	
1. 0.016 NiTi	2
2. 0.016 SS	2
3. 0.017 × 0.025 SS	11
動的治療期間	15か月
下顎	
None	

表 8-2 個別の矯正力

矯正力	期間（月）
急速拡大装置（RPE）	5
リップバンパー	20
リンガルアーチ	22

原則 8　症例研究

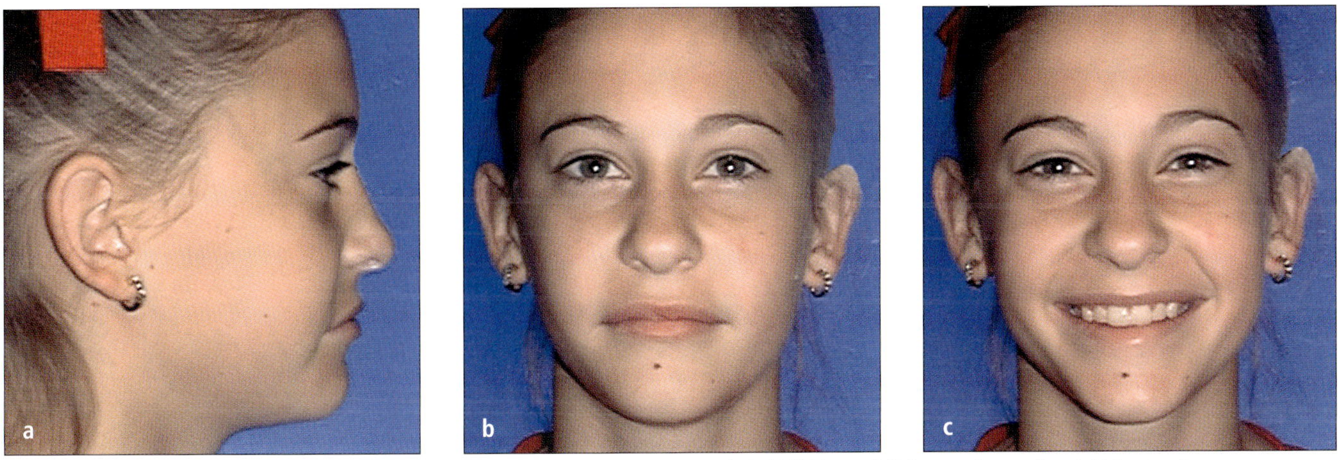

図 8-47a～図 8-47c　第二段階治療開始前の顔面写真はバランスの取れた, 左右対称的で, 素敵なスマイルラインを示している.

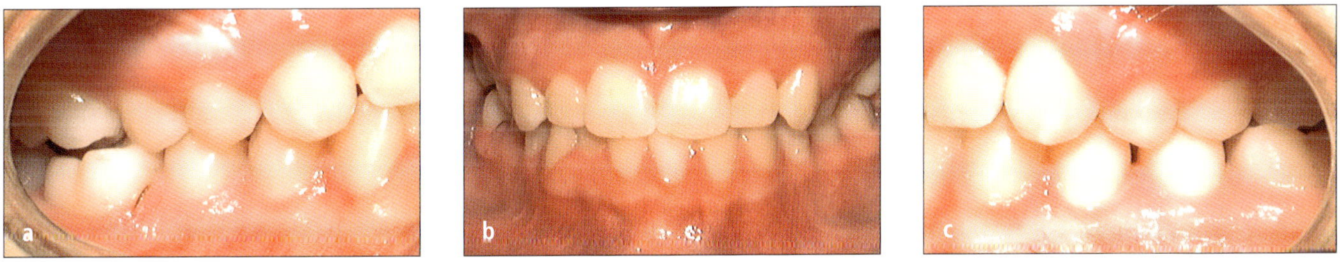

図 8-48a～図 8-48c　犬歯のⅠ級関係. 正中のズレは改善したがまだ少し残る.

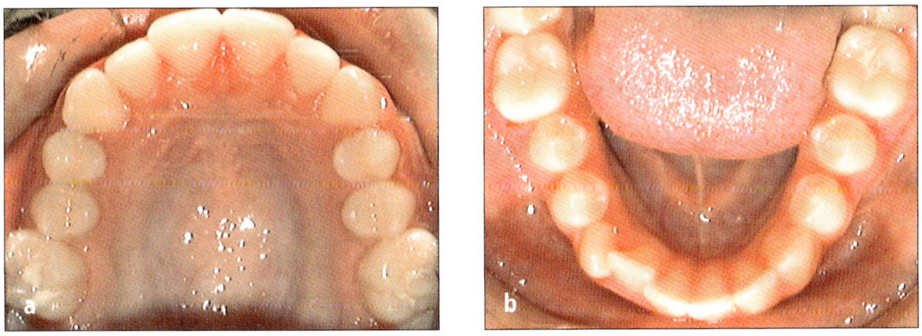

図 8-49　咬合面観. (ａ)上顎は正常なオーボイド(卵型)歯列弓(ｂ)下顎は右の側切歯と犬歯部に中等度の叢生. リップバンパーによって完全にブロックアウトしていた右下の側切歯が前方へ自然に動いてきている“drift”がわかる.

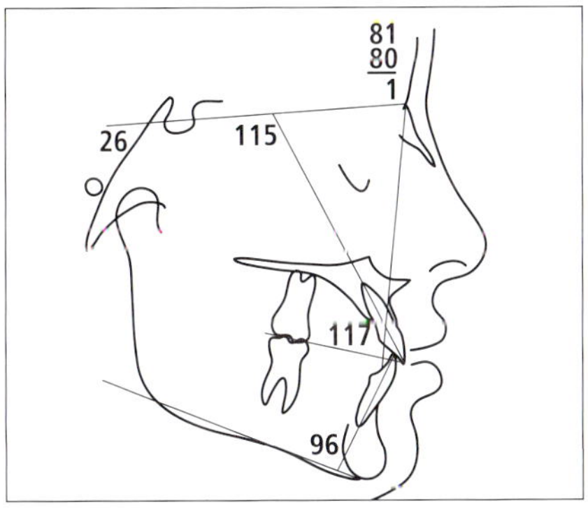

図 8-50　第二段階治療開始前のセファログラムトレース.

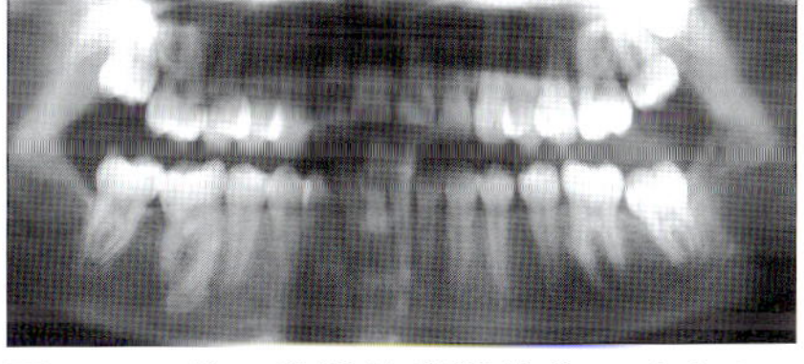

図 8-51　第二段階治療開始前のパノラマエックス線写真.

原則 8 症例研究

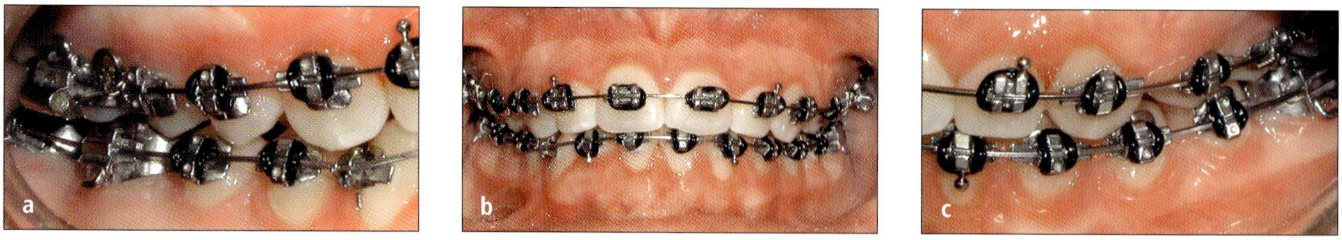

図 8-52a〜図 8-52c　第二段階８か月後．上顎アーチは0.017×0.025インチ ステンレススティール アーチワイヤー．下顎アーチは0.017×0.025インチ ニッケルチタン アーチワイヤー．

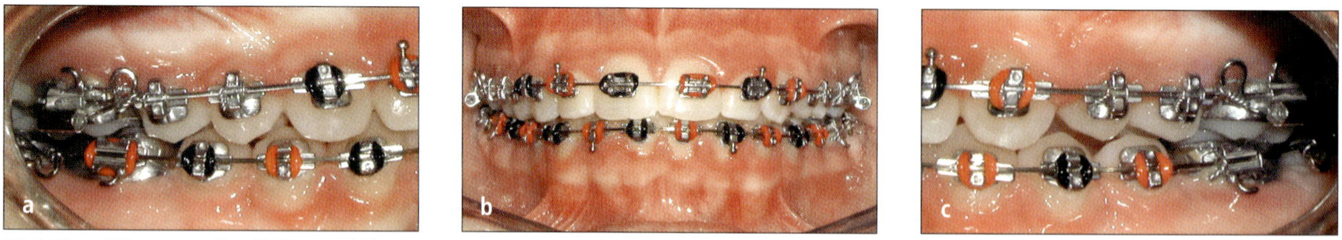

図 8-53a〜図 8-53c　第二段階10か月後．この２か月間で上顎アーチがどれほどレベルされたかに注目．正中は改善された．下顎アーチは0.016×0.022インチ ステンレススティール アーチワイヤーを装着．

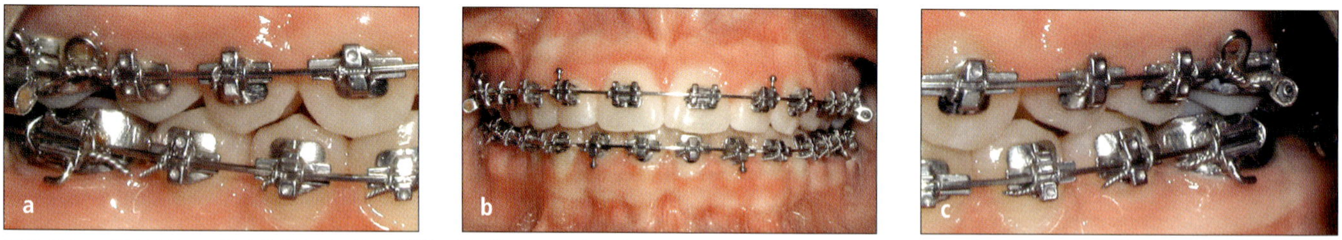

図 8-54a〜図 8-54c　第二段階14か月．下顎には最終のアーチワイヤーとして0.017×0.025インチ ステンレススティール アーチワイヤーを装着．

表 8-3　アーチワイヤーの順序

アーチワイヤー	期間（月）
上顎	
1. 0.016 NiTi	2
2. 0.016 SS	3
3. 0.017 × 0.025 SS	13
動的治療期間	18か月

表 8-4　アーチワイヤーの順序

アーチワイヤー	期間（月）
下顎	
None	3
1. 0.017 × 0.025 CuNiTi	6
2. 0.016 × 0.022 TMA	1
3. 0.016 × 0.022 SS	2
4. 0.017 × 0.025 SS	6
動的治療期間	15か月

表 8-5　個別の矯正力

矯正力	期間（月）
エラスティックス	
２級ゴム	2
フィニシングゴム	2

原則 8 症例研究

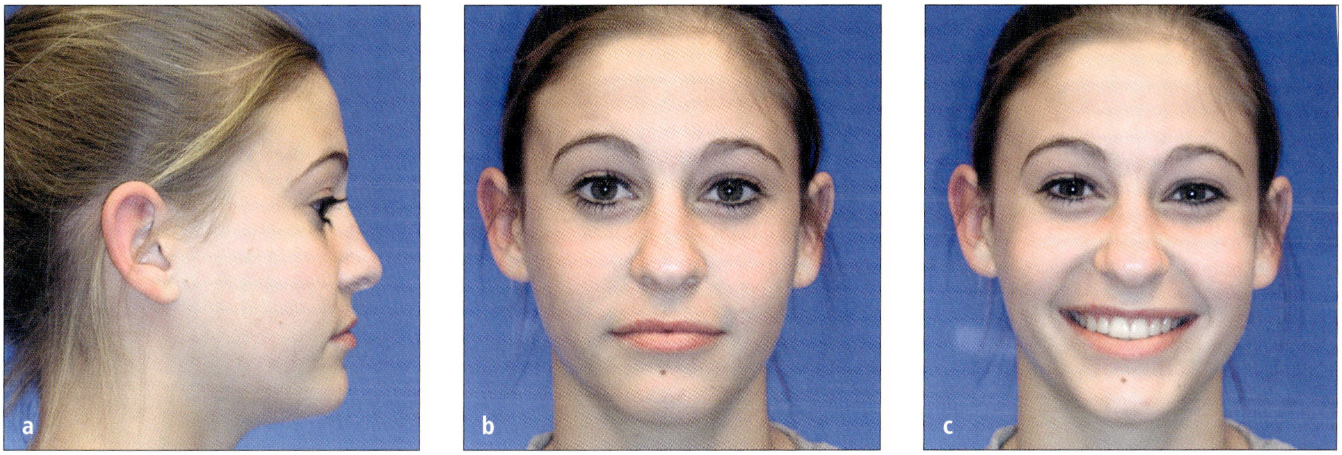

図 8-55a～図 8-55c　治療後の顔貌所見．バランスの取れたプロフィール，正面観の対称性，正常なスマイルライン．

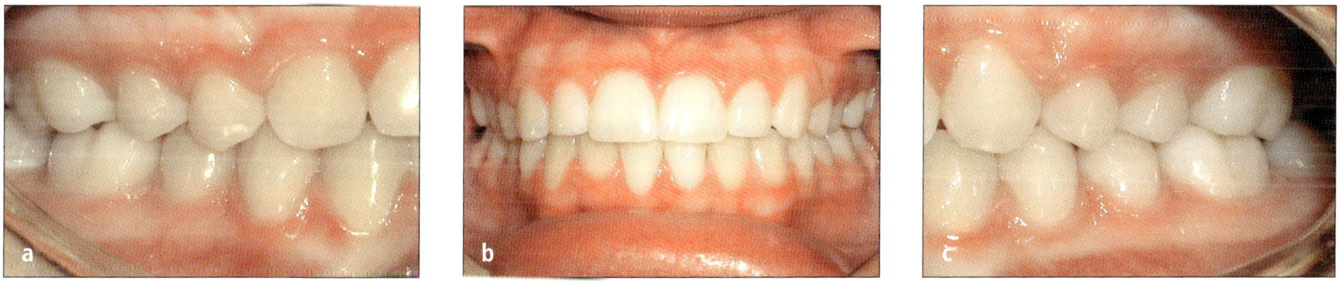

図 8-56a～図 8-56c　正常な臼歯部咬合，オーバーバイトやオーバージェット．下顎右側側切歯の周りは歯肉ラインが高いことに注意．

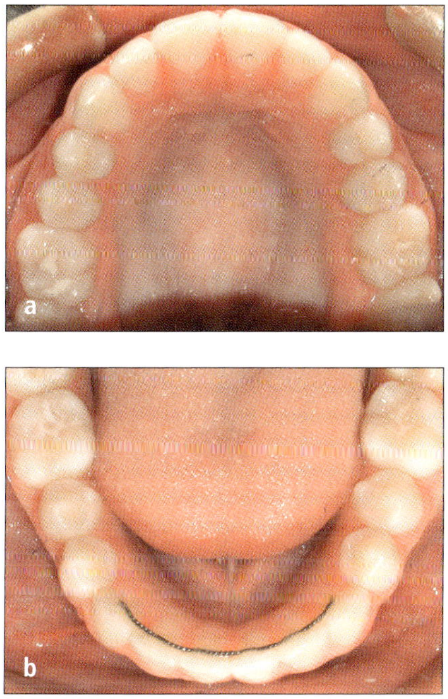

図 8-57a，図 8-57b　上下顎の典型的な最終アーチフォーム．

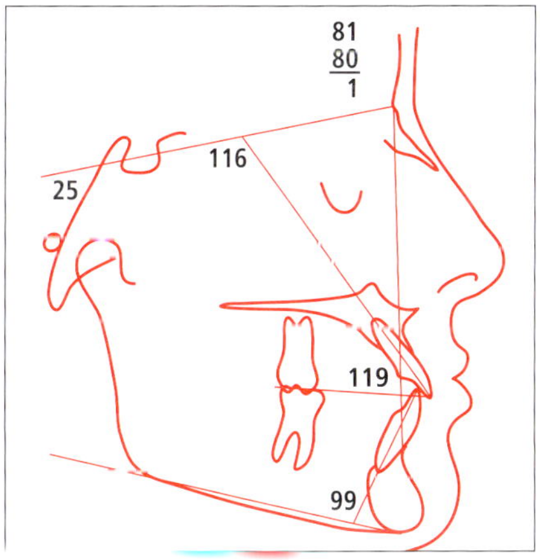

図 8-58　治療後のセファログラムトレース．

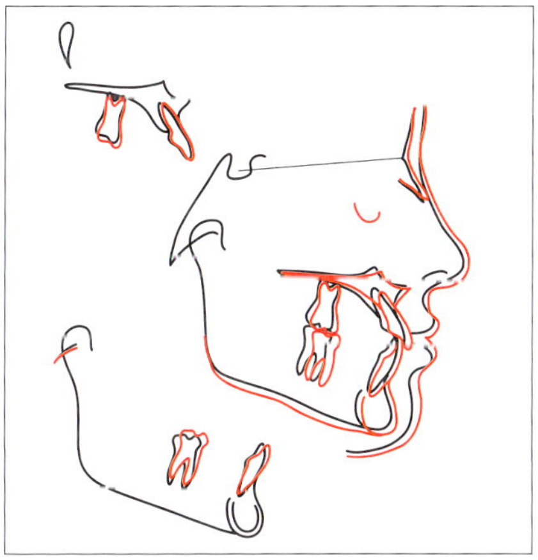

図 8-59　治療前（黒）および治療後（赤）でのセファログラムトレースの比較．

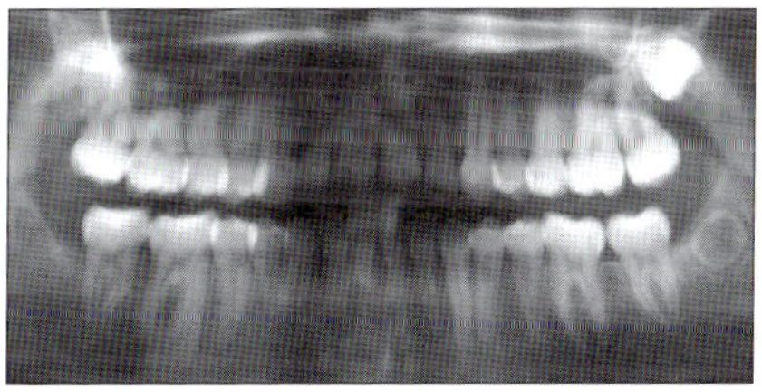

図 8-60　治療後のパノラマエックス線写真．

原則 8 症例研究

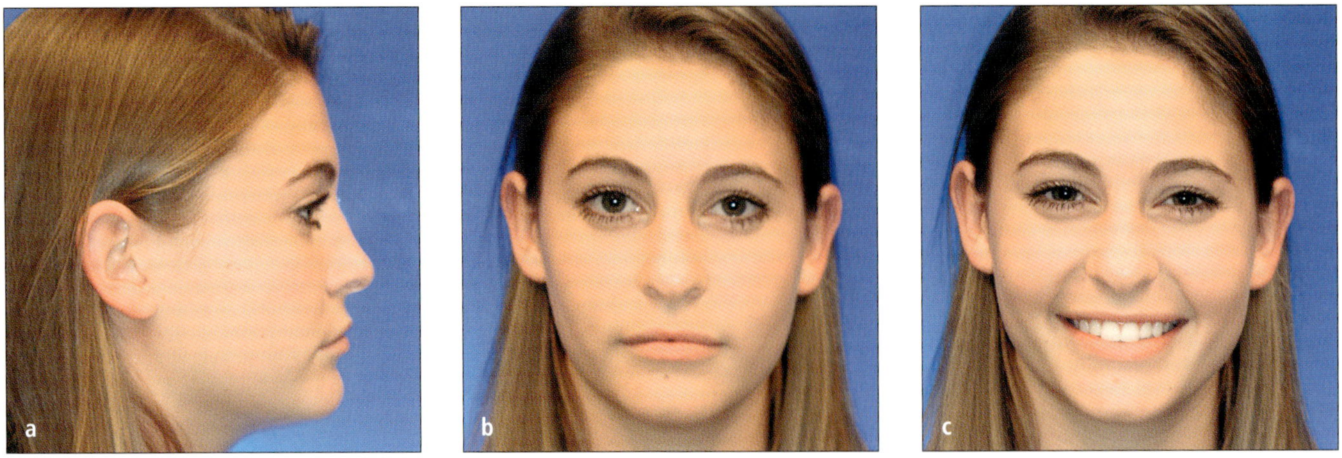

図 8-61a～図 8-61c　治療後２年の顔面所見. 16歳４か月.

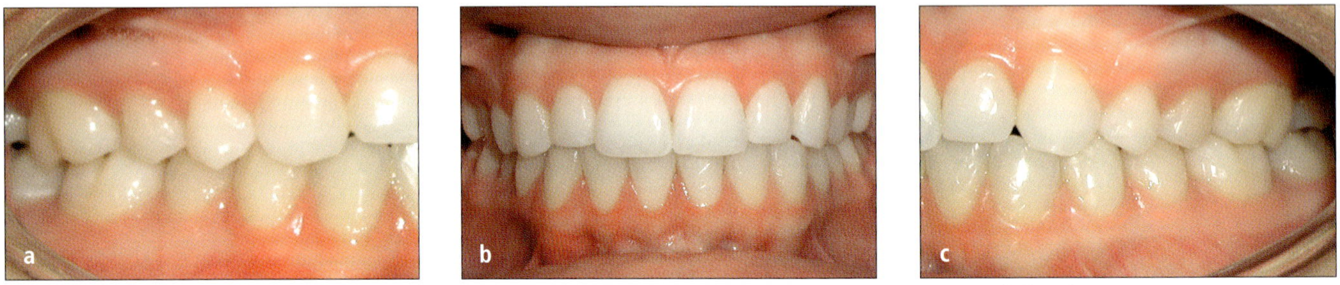

図 8-62a～図 8-62c　セトリングされた咬合. 下顎の右側側切歯の歯肉の高さは今や正常になった. これは自然に生じている.

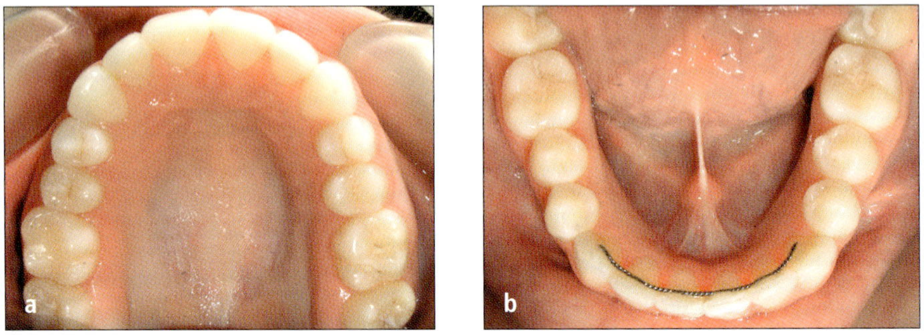

図 8-63a, 図 8-63b　アーチフォームには何の変化も見い出されない.

原　則

9

理想的なアーチフォームの確立

“すべてのアーチフォームは完璧に整えられることにより然るべき結果を得る”

—Unknown

私は臨床における20年間，基本的かつ単一サイズのアーチブランクス（半加工品）からすべてのアーチワイヤーを曲げていた．これら規格化されたアーチは，左右犬歯間の部分があらかじめ曲げられているのだが，後方に向かって直線になっているため臼歯部には湾曲がない．そして，アーチワイヤーは各患者にとって最適なフォームになるように調整していた．

私の医院で各患者に合わせ曲げられ使用された上顎および下顎のフィニシングワイヤー（0.017×0.025インチのステンレススティール）102本についての研究結果が，1982年McKelvain[1]により報告された．そして1984年以降，それら102本に基づいて合成されたアーチフォームが製造販売されるようになった．このテンプレートを私の医院ではずっと使用し続けている（図 9-1）．

一方で，Feltonら[2]は下顎のアーチフォームに関する研究を行った．これは本原則のテーマにとって特筆すべき研究である．研究では，市場で入手可能なアーチフォームのテンプレート17種が比較された．結果，調査したアーチフォームの50%がOrmco社のVari-Simplex Diciplineと近似していることが判明した．しかし，“治療によるアーチフォームの変化は多くの場合安定的ではなかった．ほぼ70%の症例（Ⅰ級 30症例，Ⅱ級 30症例，いずれも非抜歯治療）では，治療終了後長期的に見た際，アーチフォームの変化が認められた．”[2]

Lapointeら[3]もアーチフォームの研究を行ったが，この研究にも私の医院の治療記録が使用された．この研究で彼らは“治療中，治療終了後のアーチフォームに矯正医はかぎられた範囲のみで影響を与えている”と結論づけられている．使われた症例はすべてⅠ級であり，抜歯，非抜歯両方が含まれていた．歯列拡大は一切行われていなかった．これら39人の患者は平均15歳で治療が終了していた．

理想的なアーチフォームの決定

理想的なアーチフォームに関して，私の医院で治療を受けた患者の研究[1]およびこれら症例におけるアーチフォームの長期的安定に基づいて以下の結論にいたった．

第一に，すべてのアーチフォームにおいて，前歯部は下顎の犬歯間距離（図 9-2）および下顎切歯の位置（図 9-3）により決定するべきである．犬歯が過度に舌側に萌出した場合を除き，犬歯間距離は1 mm以上拡大してはいけない．

第二に，下顎切歯は唇側傾斜させずアップライトした状態を維持するべきである．このような下顎前歯部に関する概念は

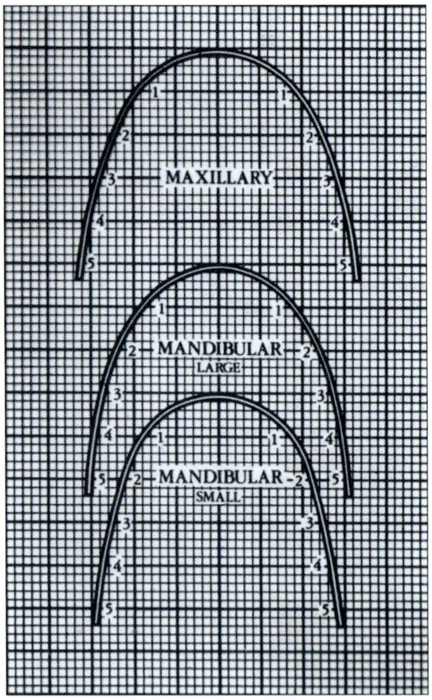

図 9-1　(左図)アレキサンダーアーチフォームテンプレート．この上顎アーチフォームがすべての患者において使用される．通常標準偏差1SDの範囲内で，必要に応じて拡大・狭窄してもかまわない．下顎用のテンプレートは2種類ある．下顎犬歯間幅径は両者同じである．違いは後方臼歯部の幅径にある．

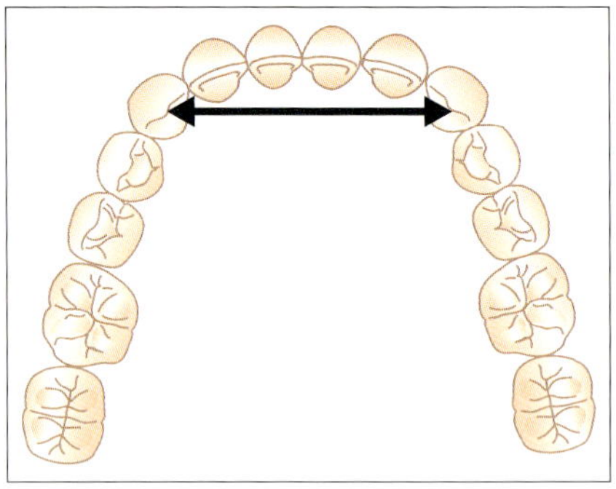

図 9-2　最終的な前歯部アーチフォームはもともとの下顎犬歯間幅径によって左右される．

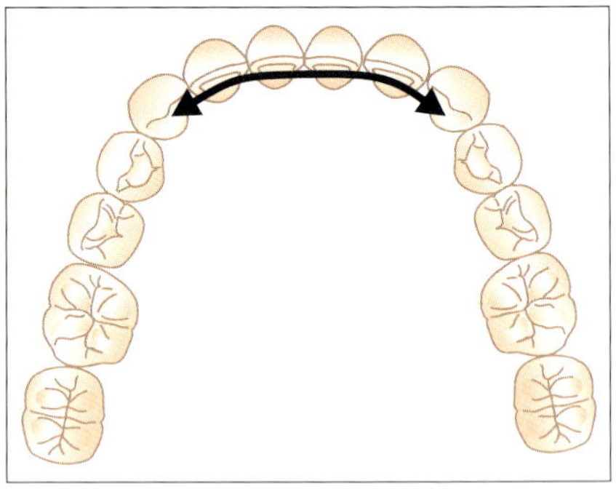

図 9-3　最終的な前歯部アーチフォームは下顎切歯の位置調整にも影響される．

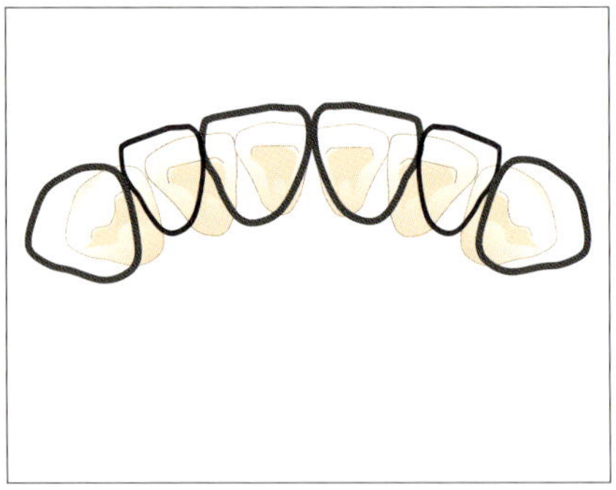

図 9-4　上顎前歯部のアーチフォームは下顎両側犬歯間に存在する前歯の排列状況によって影響される．

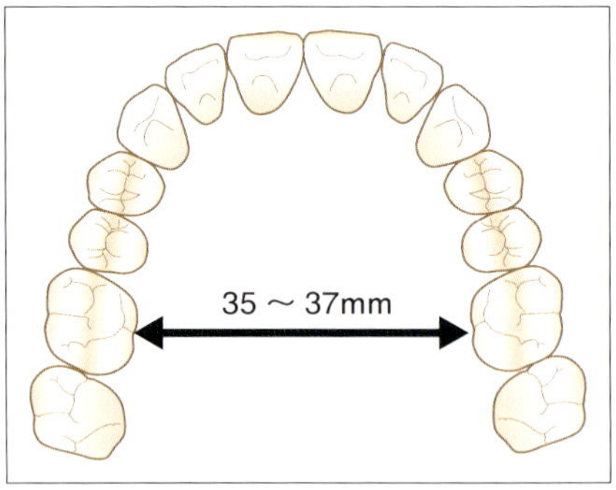

図 9-5　上顎臼歯間幅径が最終的なアーチフォームを決定する．この手法を用いて作製されたアーチフォームはつねに卵形の形状になる．

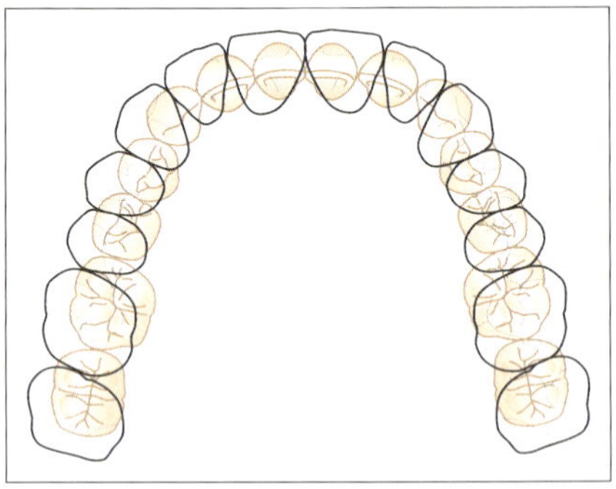

図 9-6　下顎後方臼歯部の歯列弓は上顎歯列弓に適切に咬合するように拡大もしくは狭窄させることができる．

Bonwell-Hawley(ボーンウェル・ホーレイ)のアーチフォームとともにTweedにより教えられてきた．下顎前歯部におけるアーチフォームのバリエーションは少ない．そのため，犬歯から犬歯までの上顎前歯アーチフォームは下顎アーチフォームに合わせるべきである(図 9-4)．

第三に，上顎臼歯部の最終アーチフォームは上顎臼歯間幅径によって決定しなければならない．非抜歯治療終了後の長期経過についての研究によると[4,5]，上顎臼歯間幅径は平均35mmから37mmであった．上顎臼歯間幅径は上顎第一大臼歯中心舌側溝，歯頸部の高さで計測されている(図 9-5)．アレキサンダーディシプリンで使用するアーチフォームでは，臼歯部はこの幅径に合うようにデザインされている(図 9-6)．

アーチフォームの臨床的調整

たいていの症例において，上顎歯列弓は下顎歯列弓より前に治療が開始されている．上顎歯列弓が0.017×0.025インチのステンレススティール アーチワイヤーで終了に向かう間，治療が開始されていない下顎歯列弓は基準や指標として役立つ．治療後期に入り，0.017×0.025インチのステンレススティール アーチワイヤーを用いて下顎歯列弓が形成される際には，治療が終了した上顎歯列弓が上下顎歯列弓をコーディネートするための指標として役立つ．

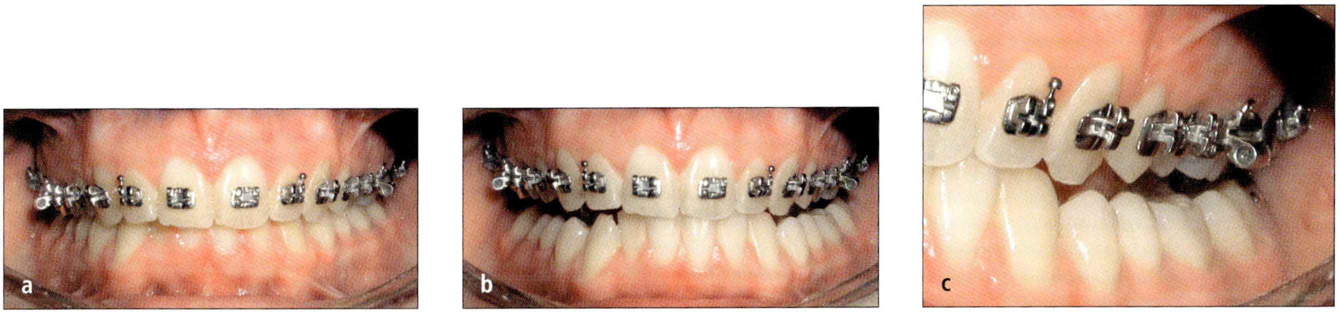

図 9-7　(a)上顎歯列弓は0.017×0.025インチのステンレススティール アーチワイヤーで最終歯列弓を形成される準備が整っている状態にある．(b)Ⅰ級関係になるように下顎は前方移動させ，臼歯部のオーバージェットを確認している．(c)適切な臼歯部オーバージェットを達成するために上顎臼歯部の拡大が必要かどうか確認している．

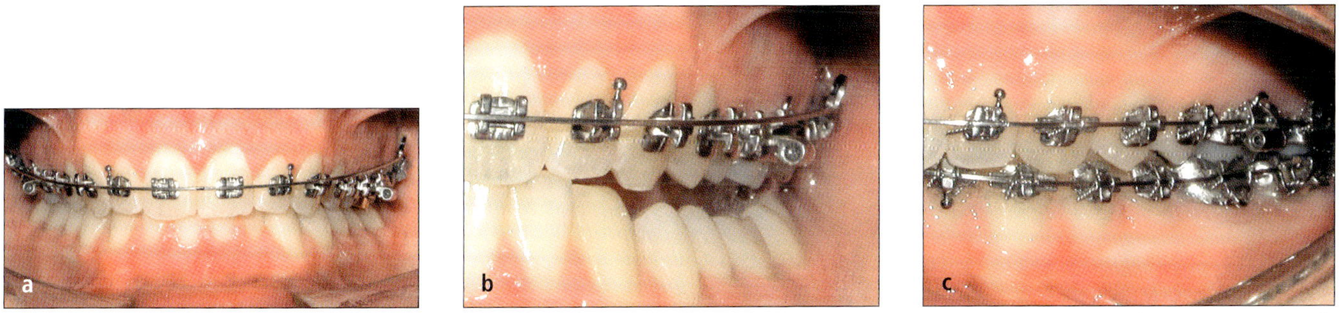

図 9-8　(a)0.017×0.025インチのステンレススティール アーチワイヤーが上顎前歯部のブラケットに挿入されている．(b)アーチワイヤーは後方臼歯部で拡大されている．(c)ブラケット撤去前の最終的な咬合が示されている．

図 9-9　(a)別の患者．下顎歯列弓は0.017×0.025インチのステンレススティール アーチワイヤーで終了に向かっている状態にある．下顎はⅠ級の臼歯関係になるように前方移動させている．(b)臼歯間幅径を維持するか臼歯部を拡大するようにアーチワイヤーは設計されており，これにより通常の臼歯部オーバージェットを作られる．

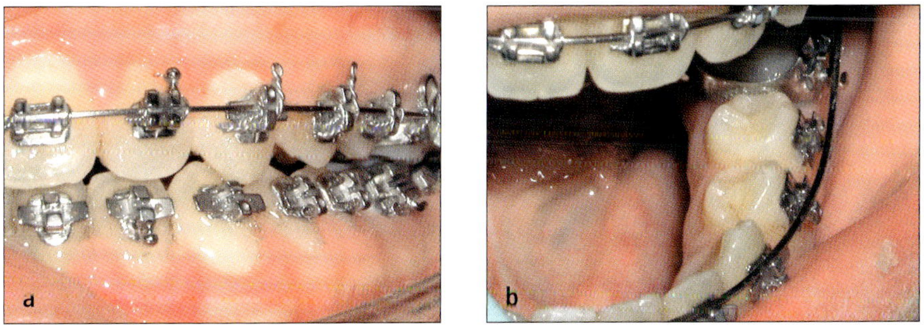

臨床的に，最終的な上顎アーチフォーム(0.017×0.025インチのステンレススティール アーチワイヤー)は，Ⅰ級関係へと下顎を前方移動させたときの頬側オーバージェットを注意深く観察して調整する(図 9-7)．すなわち，アーチフォームを後方臼歯部で拡大するか狭窄させることで，下顎をⅠ級へと前方移動させたときに理想的な頬側オーバージェットが形作られるようにする(図 9-8)．

最終的に下顎が0.017×0.025インチのステンレススティール アーチワイヤーに到達した際，最初の犬歯間距離を調べる．そして，理想的なオーバーバイト，オーバージェット，そしてⅠ級咬合状態になるように患者に下顎を前方移動してもらう(図 9-9)．そして，後方臼歯部の頬側オーバージェットに注目する．下顎のアーチワイヤーを調整，具体的には拡大もしくは狭窄させて，上顎の臼歯部で適切な頬側オーバージェットの関係になるようにする．そうすることで左右側方向上の不調和を直し，調和の取れたアーチワイヤーを形成する．

最終的なアーチフォームはすべての患者において大差ないが(テンプレートから標準偏差1SD内)，それぞれ患者に固有の歯列弓がある．

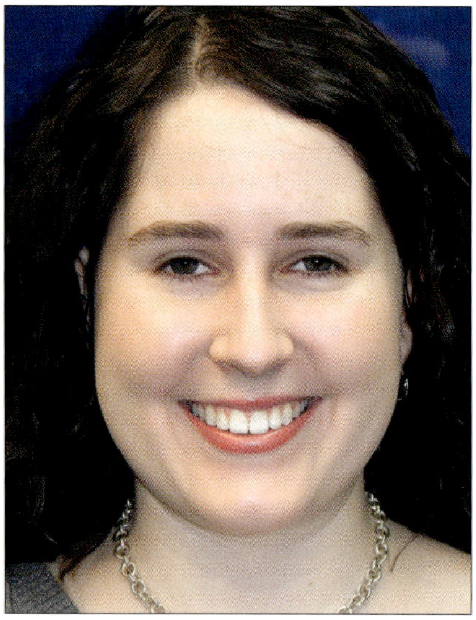

図 9-10　卵形の上顎歯列弓がつくられ，上顎第一大臼歯の捻転が適切に改善され，かつスマイルラインが調整されたときには，バッカルコリドーにはほとんどもしくはまったく陰影が見られない．

骨格性 I 級

たいていの I 級患者においては上顎の臼歯間幅径が34mm以上であり，後方臼歯部の拡大をまったくしないか，もしくは少し拡大するくらいで治療を終了することができる．そのため，治療によりアーチフォームを変化させる必要性はほとんどもしくはまったくない．

狭窄した歯列弓

後方臼歯部で狭窄しているような症例では，治療前に急速拡大装置もしくはリップバンパーによる拡大が推奨される．これにより，“Normal（正常）”な臼歯間幅径，ひいては“Normal（正常）”なアーチフォームが形作られる．これらのアーチフォームの変化は一般的に言って安定的である．

骨格性 II 級から I 級咬合へ

II級の骨格的問題を抱える症例ではたいていの場合，下顎歯列弓に比較して上顎歯列弓が犬歯から臼歯にかけて狭窄している．アーチワイヤーによる，もしくはそれに加えて急速拡大装置による後方拡大が必要になる．これにより，治療が進み I 級咬合になったとき，正常なアーチフォームが確立される．

卵形のアーチフォームとスマイル

卵形のアーチフォームを形成するうえでの第一の目的は安定性である．加えて，卵形のアーチフォームによって，より理想的なスマイルを達成できる．上顎第一大臼歯の捻転修正（図4-16b参照）もそうであるが，このアーチフォームのデザインによりバッカルコリドーを歯で“Fill-in（埋めること）”により，スマイル時の頬部の陰影をなくす（図 9-10）．

本原則に関する症例研究では，幅広形から卵形へのアーチフォームの変化だけでなく，バッカルコリドーが歯で埋められているのがわかる．この症例は抜歯症例であったにもかかわらず，バッカルコリドーの陰影が見られなかった．

結論

上下顎アーチフォームのテンプレートが多数市場に存在するのは興味深い．概して，アーチフォームの形状は３種類ある．先細形，卵形，幅広形．これらのアーチフォームのテンプレートは治療前の上顎アーチフォームに関連している．私個人の意見としては，治療前の上顎アーチフォームを基準に最終的なアーチフォームを確立するのは間違いだと思う（安定性の課題に向き合っていない）．**原則９**において述べてきた方程式を適用することで，初期の状態にかかわらず最終アーチワイヤーの形状はつねに卵状となる．

たいていの先細形の上顎アーチフォームはII級１類症例で見られる．下顎のアーチフォームと適切に咬合するためには，先細形のアーチフォームは卵形のアーチフォームへと変えるべきである．多くの幅広形の上顎アーチフォームはII級２類症例で見られる．幅広型の形状を維持するためには，下顎の犬歯間距離を拡大しなければならない．が，私たちはこのことが何を意味しているかよくわかっている（後戻りだ！）．

安定した最終的なアーチフォームを作る鍵となるのは，６本の下顎前歯である．臨床的に言って上顎の前歯は未治療の下顎前歯と咬合するように計画する．最終的な上顎アーチフォーム後方は正常な頬側オーバージェットを作り出すように設計する．たいていの患者においては，Ⅰ級咬合の際，上顎臼歯間幅径は35mm以上になる．前方と後方部をつなぐことで，望ましい安定した卵形のアーチフォームが形成される．

参考文献

1. McKelvain GD. An Arch Form Designed for Use with a Specific Straight Wire Orthodontic Appliance (thesis). Baylor Univ, 1982.
2. Felton JM, Sinclair PM, Jones DL, Alexander RG. A computerized analysis of the shape and stability of mandibular arch form. Am J Orthod Dentofacial Orthop 1987;92:478–483.
3. Lapointe S, Wiltshire WA, Hechter FJ. Is Arch Form Stable in the Long-Term After Orthodontics (thesis)? Winnipeg: Univ Manitoba, 2005.
4. Ferris T, Buschang P, Alexander RG, Boley J. Long-term stability of combined rapid palatal expansion–lip bumper therapy followed by full fixed appliances. Am J Orthod Dentofacial Orthop 2005;28:310–325.
5. McNamara JA, Howe RP, O'Connor KA. An examination of dental crowding and its relationship to tooth size and arch dimension. Am J Orthod Dentofacial Orthop 1983;83:363–373.

原則９　症例研究

概要

過蓋咬合，抜歯症例．治療によりアーチフォームが“幅広形(broad)”から“卵形(ovoid)”へと変化している．

検査と診断

この12歳６か月の少年の不正咬合は重度の骨格性Ⅱ級，下顎の前方回転傾向，過蓋咬合を特徴としている．Ⅱ級２類に典型的に見られることだが，患者のアーチフォームは幅広形であった．上顎のアーチレングスディスクレパンシーは５mm．上顎の左側第一小臼歯はクロスバイトであった．下顎のアーチレングスディスクレパンシーは６mmで，過度に深いリバースカーブの状況を複雑にしていた．セファログラムトレース分析によると，IMPAは通常の値を示していた．

治療計画

上顎第一小臼歯と下顎第二小臼歯を抜歯．サービカルフェイスボウは毎晩８時から10時間使用．典型的なアーチワイヤーの使用順序に従った．

考察

バイトオープニング装置は考慮したものの，この症例では使用しなかった．イニシャルアーチワイヤーである0.016NiTiにより上顎歯列弓に存在していたすべての捻転が６か月間で改善した．一方でdriftdonticsは第二小臼歯抜歯を行った本症例でとても効果的であった．

２級ゴムを使用したが，これは下顎第一大臼歯の前方移動の一助となっている．下顎のクロージングループが下顎第一大臼歯のみに設置されていることに注目してほしい．

第二小臼歯を抜歯する症例で過蓋咬合を改善するのは難しい．とくに成人矯正では困難である．リバースカーブつきのフィニシングアーチワイヤーを長期間入れておき，“Letting it cook(じっくり調理すること)”により通常はこの問題を解決できる．

評価

この症例は上顎第一小臼歯と下顎第二小臼歯抜歯症例の治療手順としてすばらしい典型例である．とくに重要なのは治療開始から終了までのアーチフォームの変化にある．“幅広(broad)”から“卵形(ovoid)”へのアーチフォームの変化は長期的に見ても安定していた．

原則 9 症例研究

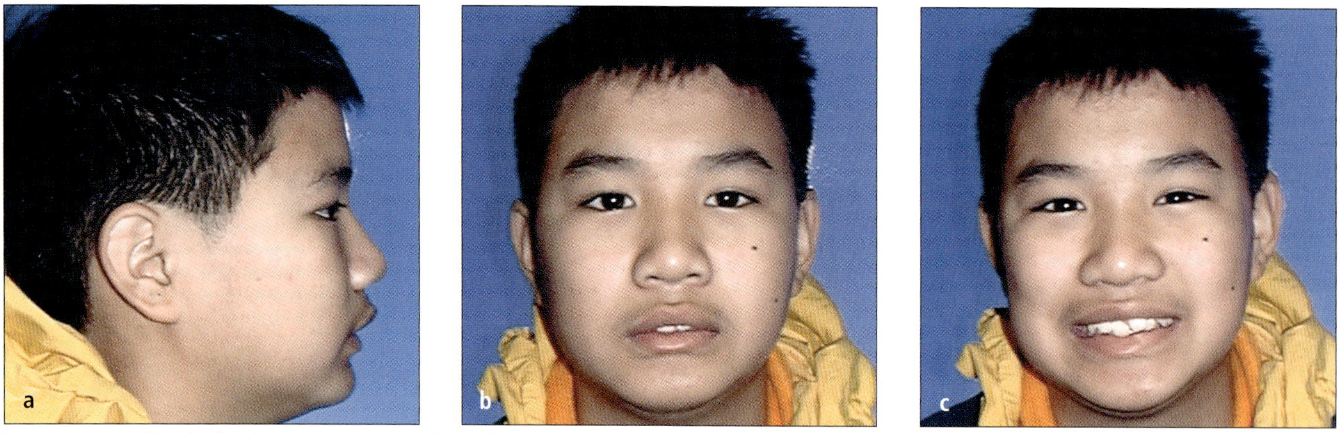

図 9-11 治療前の顔貌所見. 12歳 6 か月. (a)軟組織側貌は下顎後退症の所見を呈している. (b)正貌では下顎のわずかな右側偏位を認める. (c)スマイルラインでは臨床的歯冠長の半分のみが露出している.

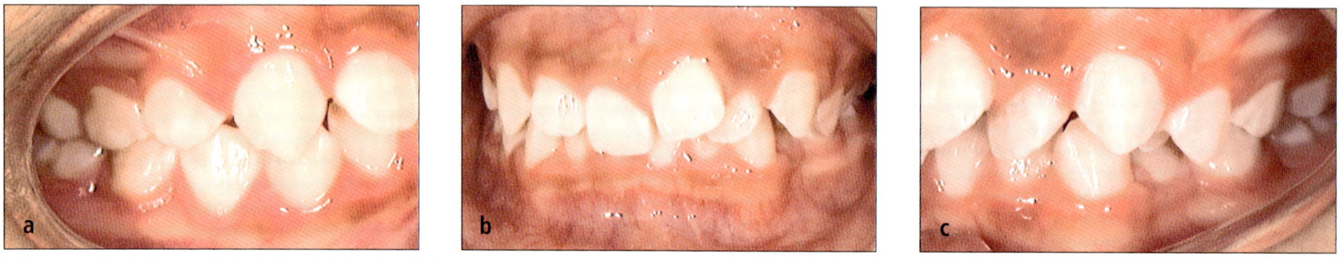

図 9-12 治療前の口腔内所見. (a)右側の後方臼歯部はエンドオン咬合にある. (b)オーバーバイト 5 mm, オーバージェット 7 mm, そして右側への下顎正中線の偏位が認められる. (c)左側の後方臼歯部はエンドオン咬合状態にある.

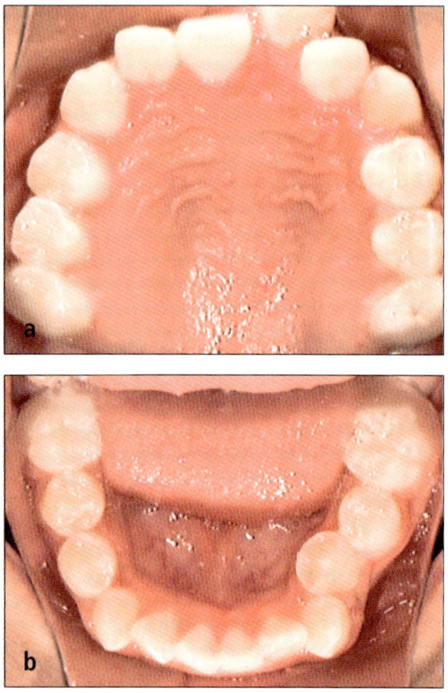

図 9-13a, 図 9-13b 治療前の上顎咬合面観. 叢生, 幅広型のアーチフォームが確認できる. 下顎歯列弓は 6 mmの叢生を示している.

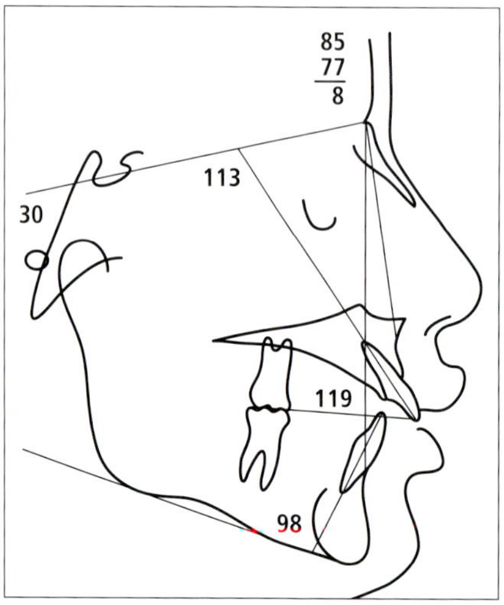

図 9-14 治療前のセファログラムトレースは骨格性Ⅱ級 2 類の不正咬合を示しており, SN-MPは正常の範囲内にある. 目標はANBとU1-SNを減少させる, SN-MPとIMPAを維持すること.

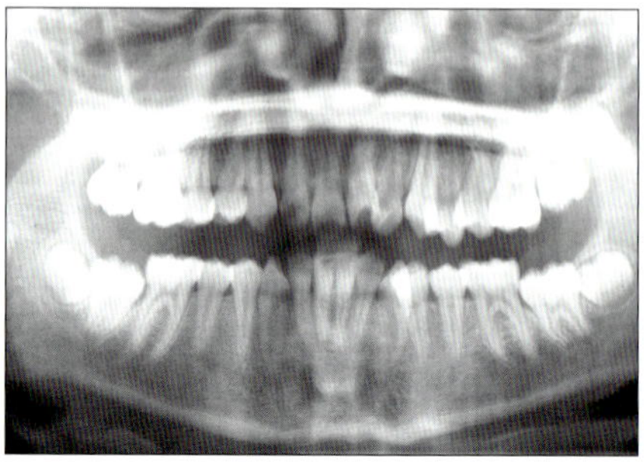

図 9-15 パノラマエックス線写真. 前歯部の叢生だけでなく, 臼歯部の叢生も確認できる. 第三大臼歯の形成も認められる.

原則 9 症例研究

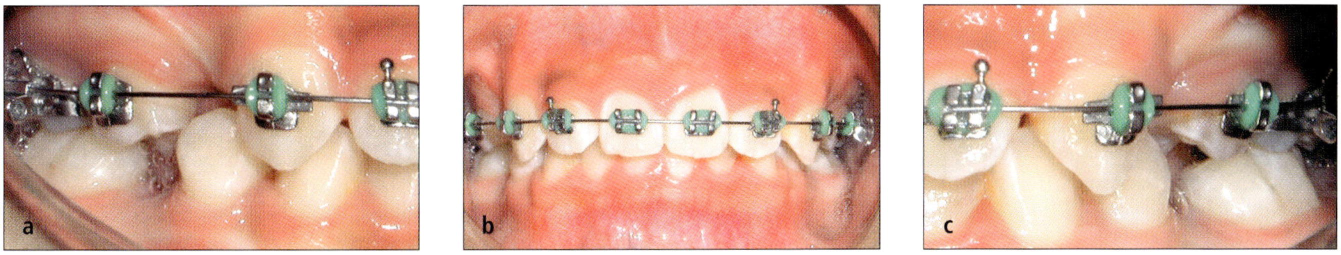

図 9-16a〜図 9-16c　治療開始５か月. 0.016インチNiTiアーチワイヤーの使用により，前歯のレベリングと排列を行った. 患者は就寝時サービカルフェイスボウを使用している.

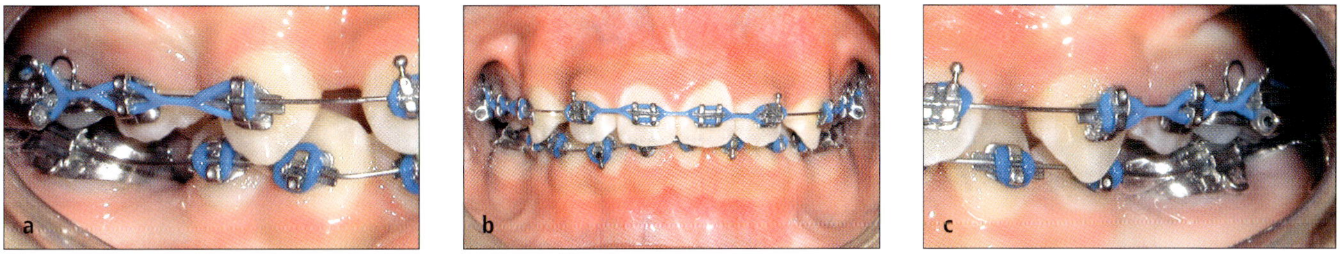

図 9-17a〜図 9-17c　治療開始８か月. 上顎にはオメガループ，スピーカーブを組み込んだ0.016インチ ステンレススティール アーチワイヤーがタイバックされた状態で入っている. 下顎には0.016インチ ステンレススティール アーチワイヤーが使用されており，捻転修正を行っている.

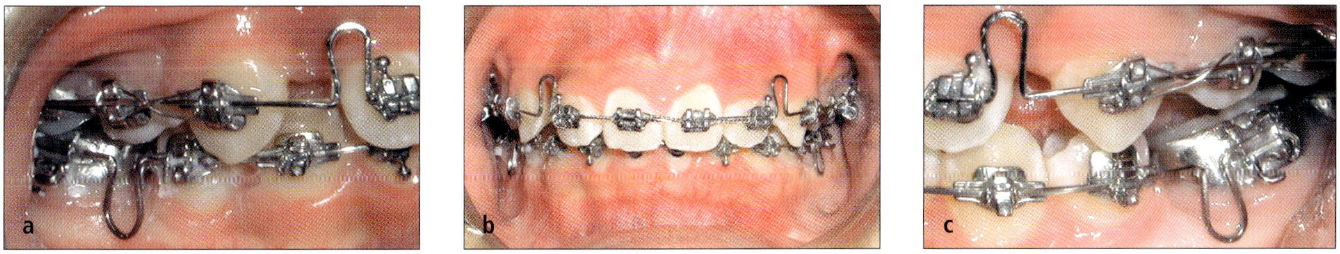

図 9-18a〜図 9-18c　治療開始13か月. 各アーチにクロージンググループが組み込まれている.

表 9-1　アーチワイヤーの順序

アーチワイヤー	期間（月）
上顎	
1. 0.016 NiTi（2）	6
2. 0.016 SS	6
3. 0.018 × 0.025 SS クロージンググループ	6
4. 0.017 × 0.025 SS	8
動的治療期間	26か月
下顎	
None	8
1. 0.016 NiTi	2
2. 0.016 × 0.022 SS クロージンググループ	5
3. 0.016 × 0.022 SS	3
4. 0.017 × 0.025 SS	8
動的治療期間	18か月

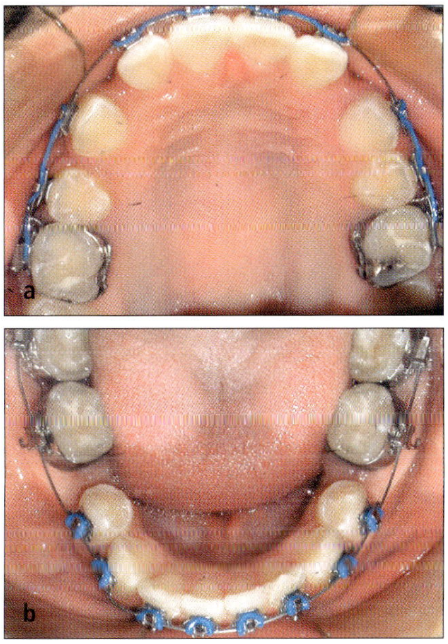

図 9-19　治療開始８か月の咬合面観.（a）卵形のアーチフォーム. 犬歯遠心移動.（b）抜歯スペースは“driftdontics”により閉じている. 下顎ブラケットは８か月後装着した.

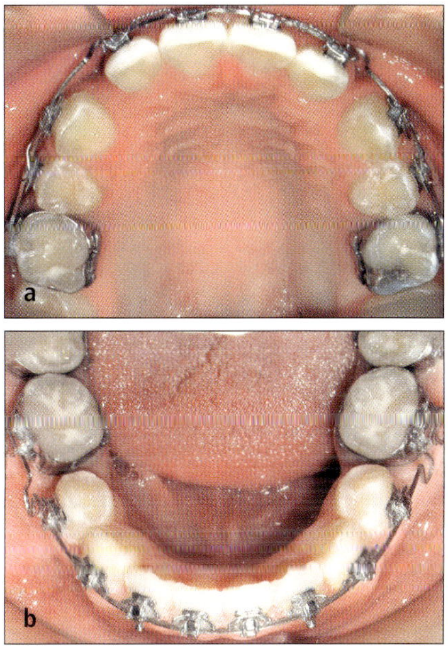

図 9-20　治療開始13か月の咬合面観.（a）クロージンググループにより切歯を舌側移動中.（b）最終的なスペース閉鎖をクロージンググループで行っている.

原則 9 症例研究

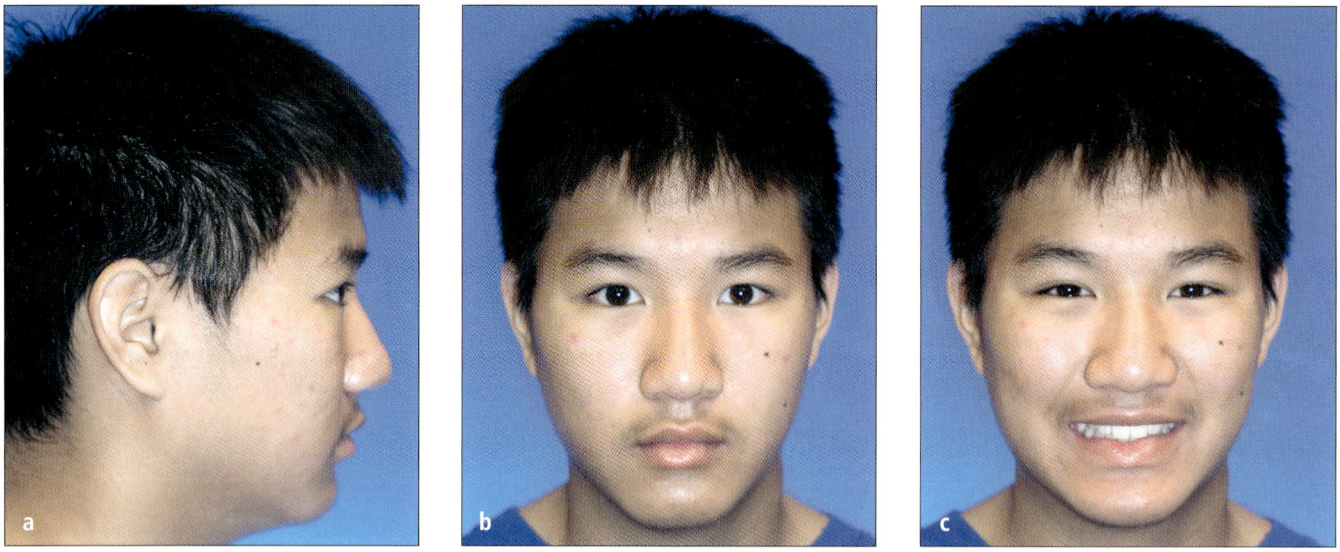

図 9-21　治療後の顔貌所見．(a)軟組織側貌は均整が取れている．(b)正貌の均整も良い．治療前の写真と比較して顔貌が左右対称である．フェイスボウではこの変化を起こすことはできなかっただろう．(c)スマイル．

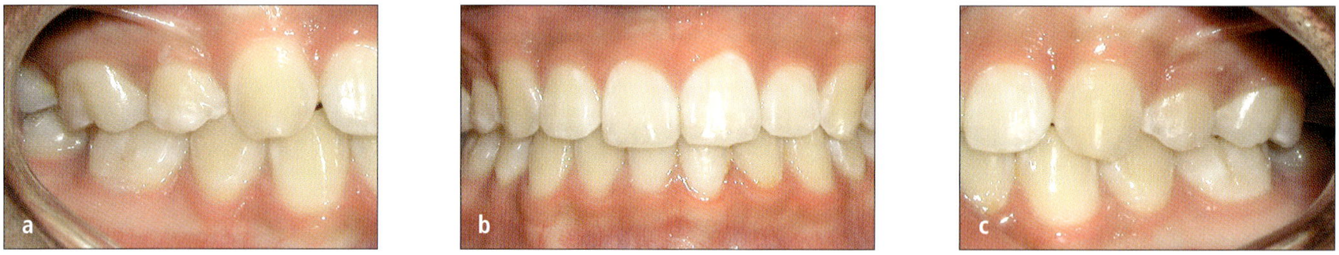

図 9-22a～図 9-22c　口腔内所見．治療後の咬合．

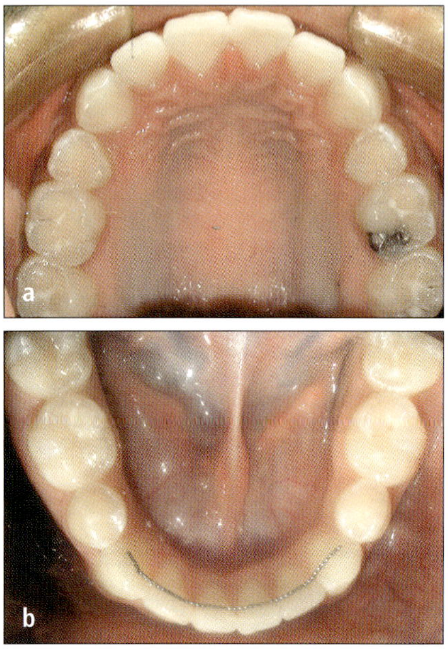

図 9-23a, 図 9-23 b　治療後の咬合面観．

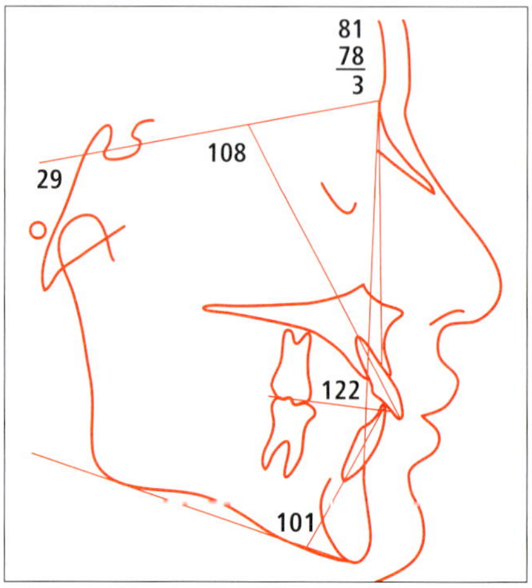

図 9-24　最終的なセファログラムトレース．

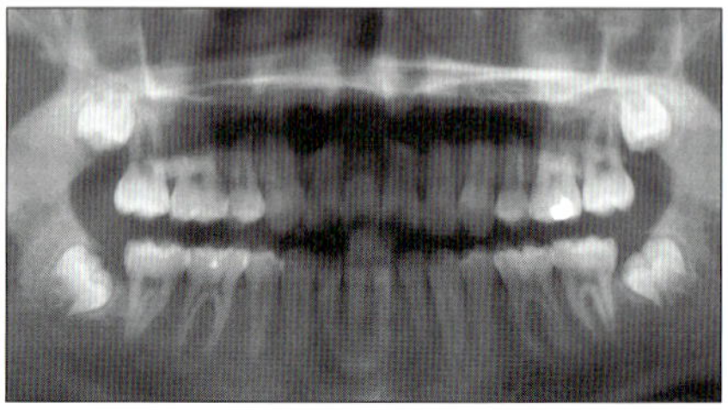

図 9-25　抜歯スペース閉鎖後の歯根の平行状態．第三大臼歯が機能的に萌出するスペースがある．

原則 9 症例研究

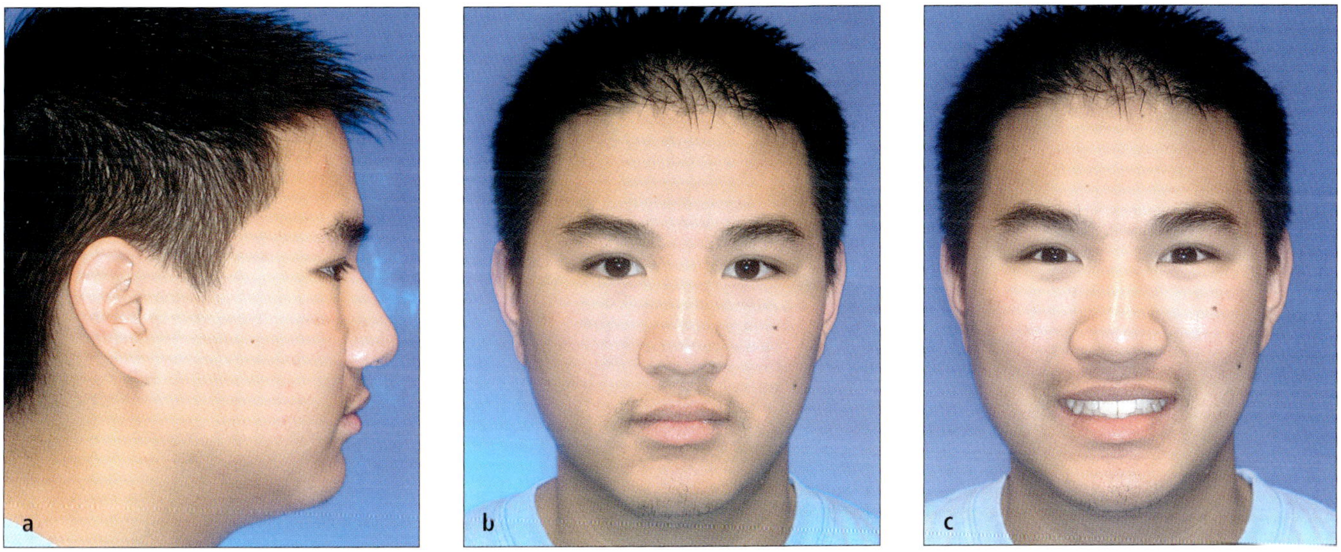

図 9-26a～図 9-26c 治療 2 年後の顔貌.

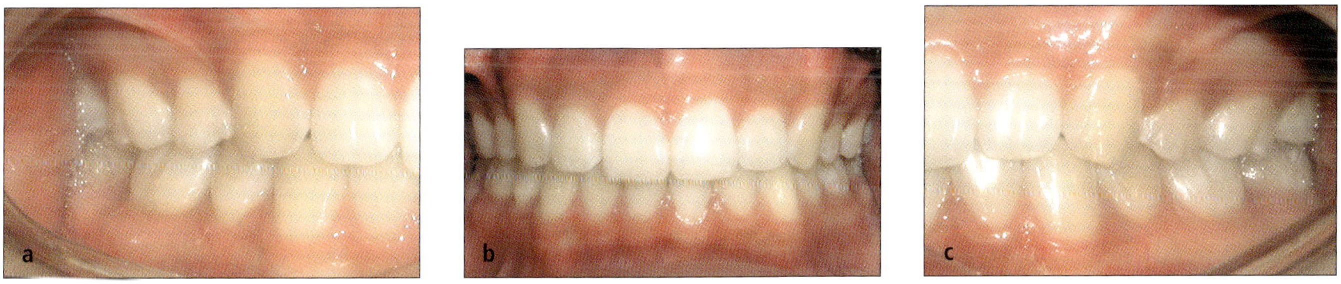

図 9-27a～図 9-27c 治療 2 年後の口腔内写真.

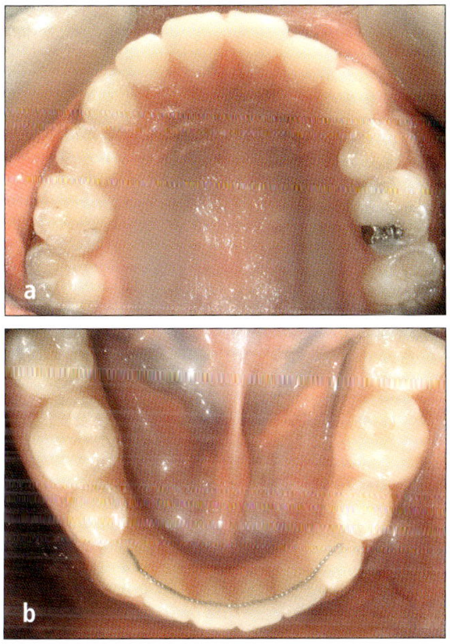

図 9-28a, 図 9-28b 治療 2 年後のアーチフォームと咬合面観.

表 9-2 個別の矯正力

矯正力	期間（月）
サービカルフェイスボウ	12
エラスティックス	
２級ゴム（右側）	4
正中ゴムと右側2級ゴム	5
フィニシングゴム	2

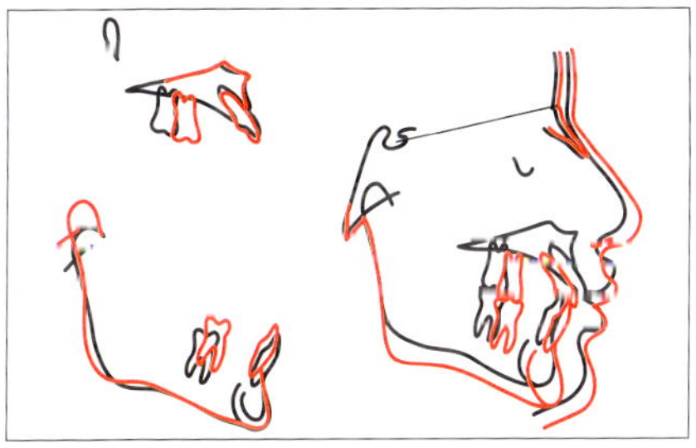

図9-29 治療前（黒）と治療後（赤）のセファログラムトレースの比較.

原 則

10

アーチワイヤーの使用順序を守る

“的確な判断力は人生における諸問題を経験することで得られる”

—Unknown

各種矯正用アーチワイヤーとそれらが及ぼす矯正力に関する概要は，私が以前に書いた教科書の８章に示されている.[1]それ以降には，私が医院で使うアーチワイヤーの選択肢に１種類，追加事項ができた．温熱活性化カッパーニッケル－チタンワイヤーの導入である．この新しい技術により，ワイヤーは“冷された”際にはより大きく変形することができるため，叢生が顕著な個所にもワイヤーの永久変形を起こすことなく結紮することができる．そして口腔内の温度により元の形状であるアーチフォームに戻ることができる．このアーチワイヤーは有用性に富むが，経験上，下顎前歯のトルクコントロールに関してはステンレススティール(SS)の８-strand braidedワイヤーほど効果的ではないことがわかっている．

アーチワイヤーの３つの目標は，(１)患者にとって快適であること，(２)各ワイヤーの能力を最大限引き出すこと，(３)可能な限り早く最終ワイヤーに到達すること，である．

アーチワイヤーの種類

アーチワイヤーという主題は一見非常に複雑ではあるが，基本的，臨床的レベルからわけられた特有の４分類について学習することで，より容易に理解することができる．分類とはフレキシブル，トランジショナル，クロージング，そしてスティッフ，である．

フレキシブル(初期)アーチワイヤー

上顎は0.016インチ ニッケル－チタン(NiTi)，0.0175インチ Triple Flex SS, 0.017×0.025インチ NiTi.

下顎は0.016×0.022インチあるいは0.017×0.025インチ D-Rect/Turbo/カッパーニッケル－チタン(CuNiTi).

トランジショナル(中期)アーチワイヤー

上顎は0.016インチ SS, 0.017×0.025インチ チタン－モリブデンアロイ(TMA).

下顎は0.016×0.022インチ TMA, 0.016×0.022インチ SS.

クロージングアーチワイヤー

上顎はクロージングループを組み込んだ0.017×0.025インチ SS, 0.017×0.025インチ Tループ.

下顎はクロージングループを組み込んだ0.016×0.022インチ SS.

スティッフ(最終)アーチワイヤー

上顎は0.017×0.025インチ SS.

下顎は0.017×0.025インチ SS.

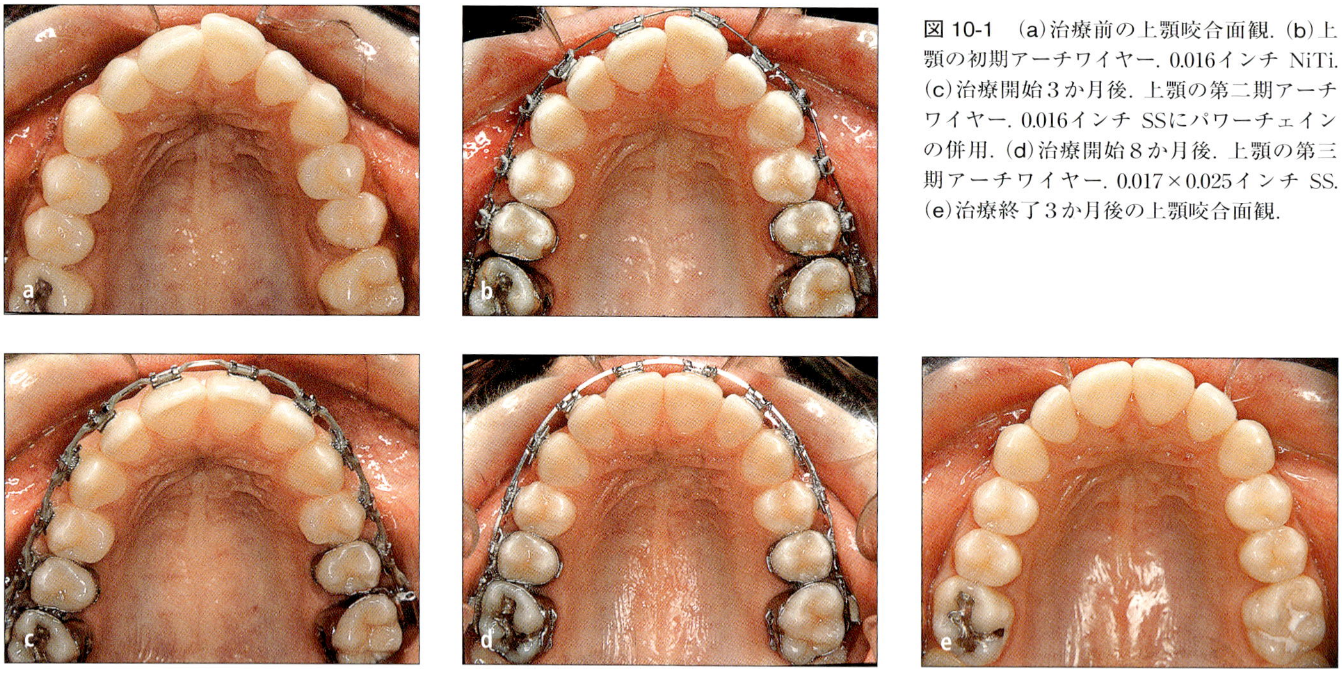

図 10-1　(a)治療前の上顎咬合面観．(b)上顎の初期アーチワイヤー．0.016インチ NiTi．(c)治療開始３か月後．上顎の第二期アーチワイヤー．0.016インチ SSにパワーチェインの併用．(d)治療開始８か月後．上顎の第三期アーチワイヤー．0.017×0.025インチ SS．(e)治療終了３か月後の上顎咬合面観．

アーチワイヤーの機能

アーチワイヤーの機能を順番に述べると，

1. 捻転の解消．
2. アーチフォームの形成．
3. レベリング．
4. トルクのコントロール．

アーチフォームが完全にその潜在能力を発揮するには時間がかかる．矯正医は各段階のアーチワイヤーに十分な時間を与え，その潜在能力を引き出したのちにつぎのワイヤーに進むべきである．イニシアルワイヤーで捻転を除く場合はとくにこの点を守るべきである．原則13において，各ワイヤーにそれぞれの目標を達成させること，“letting them cook(じっくり調理すること)”，の重要性を論じている．しかし，ワイヤーがその潜在能力を発揮するためには，矯正医がつねにワイヤーがブラケットにしっかり納まっていることを確認しなければならない．典型的なアーチワイヤーの使用順序，その目的と使用期間は後述の項で述べている(図 10-1〜図 10-4)．

アーチワイヤーの使用順序

非抜歯症例のアーチワイヤーの使用順序：上顎

初期(図 10-1b)

フレキシブルラウンド アーチワイヤー(0.0175インチ マルチストランディッド SS もしくは0.016インチ NiTi)．これらのワイヤーは臼歯の後で曲げる(シンチバック)．初期段階でのトルクが問題になるならば，0.017×0.025インチ カッパー NiTi アーチワイヤーを用いることがある．

目的．捻転の修正，初期のレベリング，アーチフォームの形成を行うため用いる．

期間．1か月から3か月．患者は4〜6週の間隔でチェックを行い，すべての捻転箇所を含めてアーチワイヤーをしっかり入れ込む．

トランジショナル(図 10-1c)

中間ワイヤー(0.016インチ SS そして／もしくは0.017×0.025インチ TMAもしくは0.016×0.022インチ SS)．オメガループを最後方臼歯のチューブ近心に設置し，タイバックする．

目的．これらのアーチワイヤーは捻転を完全に直し，レベリングを継続し，トルクをコントロールし，アーチフォームを形成するために用いる．もしもスペースが存在すれば，0.016インチ SS アーチワイヤーと臼歯から臼歯へのパワーチェインで閉じる．

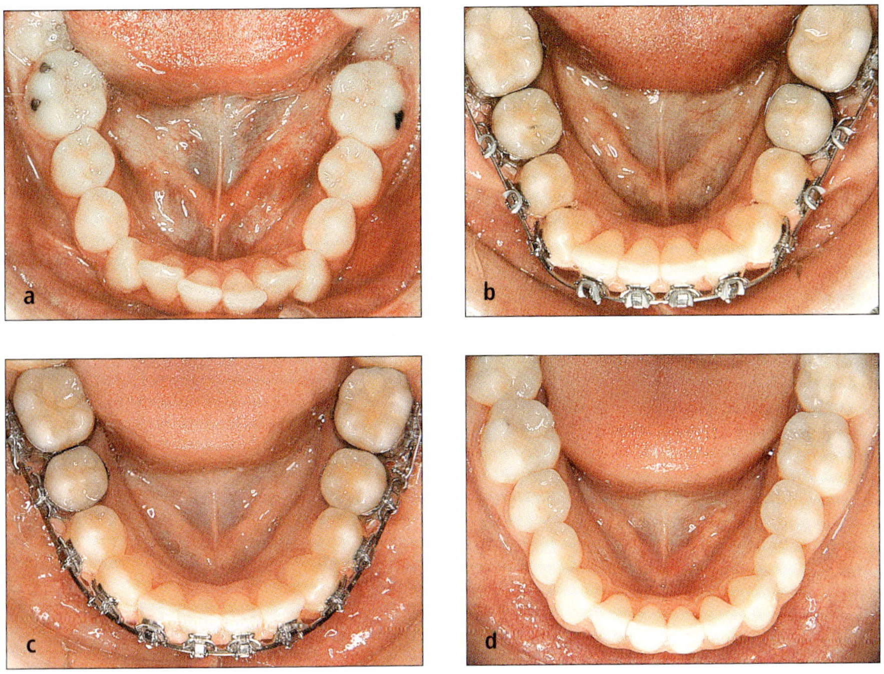

図 10-2　(a)治療前の下顎咬合面観.(b)下顎の初期アーチワイヤー. 0.016インチ NiTi,歯間部エナメル質削除；Ⅲ級ゴム.(c)下顎のフィニシングアーチワイヤー. 0.017×0.025インチ SS.(d)治療終了3か月後の下顎咬合面観.

期間. 5～6週の間隔で2～4か月間

最終(図 10-1d)

スティッフレクタンギュラー アーチワイヤー(0.017×0.025インチ SS). このワイヤーはつねにオメガループとともに用い，タイバックする.

目的. このワイヤーによりレベリング，トルク，そしてアーチフォームを完成させる.

期間. 治療終了まで. アポイントメントは最終的な咬合を達成するために必要な回数を取る.

非抜歯症例のアーチワイヤーの使用順序:下顎

私の意見では，最初のアーチワイヤーを用いて下顎前歯の位置を決定することは非常に大切である. もしもトルクコントロールが問題であるならば，最初のアーチワイヤー使用時に取り組まなければならない.

初期(図 10-2b)

フレキシブルレクタンギュラー アーチワイヤー(0.016×0.022インチもしくは0.017×0.025インチ CuNiTi, Turbo, もしくはD-Rect). これらのアーチワイヤーはタイバックやシンチバックする必要がない.

目的. 捻転の修正，初期のレベリング，初期のトルクコントロールを目的としている.

期間. 1～3か月. 叢生のある前歯部のトルクをコントロールするため，いくつかの選択肢を考慮する. 最初の目標はアーチワイヤーをブラケットにしっかり入れ込むことである. もしも難しいならば，隣接面エナメル質削除を行ったうえで，0.016インチ NiTiを用いる必要がある. 3日間(72時間)3級ゴムを用いることで前歯の唇側傾斜を防ぐことができる. これらはこの初期アーチワイヤーを用いることで達成できる. アポイントメントの間隔は4，5週で十分である. 0.017×0.025インチ CuNiTiを用いたのちに，残りの捻転を直すためにD-Rectが必要になることがある. それゆえ，これら2種類のフレキシブルレクタンギュラー アーチワイヤーを用意することが要求される.

トランジショナル

中間ワイヤー(0.016×0.022インチ SSもしくは0.017×0.025インチ TMA). 1種類以上のアーチワイヤーが必要になることがある. オメガループをこれらのアーチワイヤーに設置し，タイバックする. リバースカーブをこれらのワイヤーに入れ，過蓋咬合の対処を行う.

目的. これらのアーチワイヤーを用い，少量の捻転を直し，レベリングを継続，アーチフォームを形成し，トルクのコントロールを行う.

期間. 3～6か月間.

最終(図 10-2c)

スティッフレクタンギュラー アーチワイヤー(0.017×0.025インチ SS). このワイヤーはつねにオメガループとともに用い，

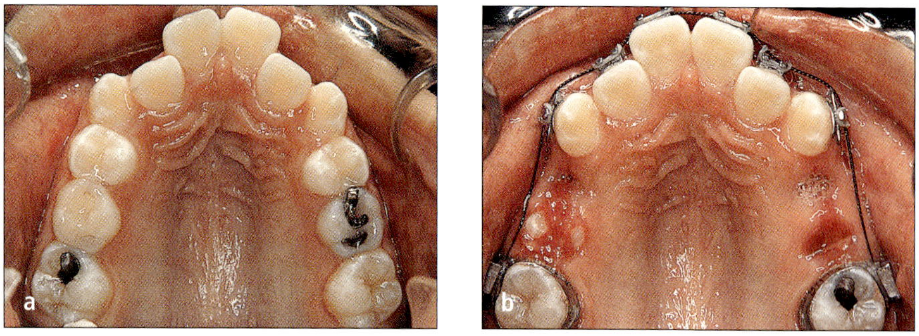

図 10-3　(a)治療前の上顎咬合面観．(b)上顎の初期アーチワイヤー．0.0175インチ マルチストランディッド．(c)治療開始4か月後．上顎の2番目アーチワイヤー．0.016インチ SSにパワーチェインの併用により犬歯の後方移動．(d)治療開始2か月後．上顎の3番目アーチワイヤー．0.017×0.025インチ SSクロージングループにより切歯の後方移動．(e)治療開始14か月後．上顎の4番目アーチワイヤー．0.017×0.025インチ SSフィニシングワイヤー．

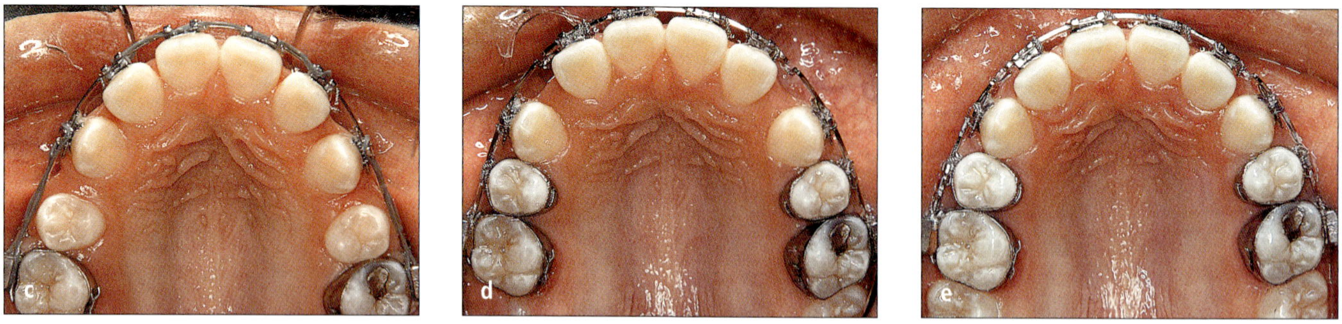

タイバックする．リバースカーブをどのくらい入れるか患者のオーバーバイト量による．

目的．このワイヤーによりレベリング，トルク，そしてアーチフォームを完成させる．

期間．治療終了まで．アポイントメントは最終的な咬合を達成するために必要な回数を取る．このワイヤーはハイ-スティッフレクタンギュラーであるため，最終的な形態を正確に形成しておく必要があり，これが口腔内で再現されることになる．

抜歯症例のアーチワイヤーの使用順序: 上顎

初期(図 10-3b)

フレキシブルラウンド アーチワイヤー(0.0175インチ マルチストランディッド SSもしくは0.016インチ NiTi)．これらのワイヤーはシンチバックする．

目的．捻転の修正，初期のレベリング，アーチフォームの形成を行うため用いる．

期間．1～3か月．患者は4～6週の間隔で点検する．

トランジショナル(図 10-3c)

中間ワイヤー(0.016インチ SS)．強めたスピーのカーブとともにオメガループを入れる(開咬の症例を除く)．

目的．これらのアーチワイヤーは，パワーチェインで犬歯の遠心移動をすること，捻転を直すこと，レベリングを継続させ，アーチフォームを形成することを目的としている．

期間．4～8か月．4～5週間の間隔でパワーチェインを交換する．4～5週の間隔でパワーチェインを交換した場合，犬歯の後方移動は約1 mmが予測される．

空隙閉鎖(図 10-3d)

スティッフレクタンギュラーワイヤー(0.017×0.025インチ ティアードロップ ループあるいは0.017×0.025インチ Tループ TMA)．ティアードロップループは側切歯の後方に入れる．

目的．このワイヤーによりスペースを閉じる．

期間．4～8か月．クロージングループは4～5週の間隔で，第一大臼歯の後方でシンチバックを行うことで活性化する．Tループを使う場合，アポイントメントの間隔は8週で構わない．

最終(図 10-3e)

スティッフレクタンギュラー アーチワイヤー(0.017×0.025インチ SS)．これはハイスティッフネス アーチワイヤーであり，すべての代償性ベンド，最終調整ベンドを慎重に正確に入れる．

目的．最終ワイヤーがレベリング，トルク，そしてアーチフォームを完成させる．

期間．治療終了まで．最終的な咬合を達成するために必要な回数のアポイントメントを取る．

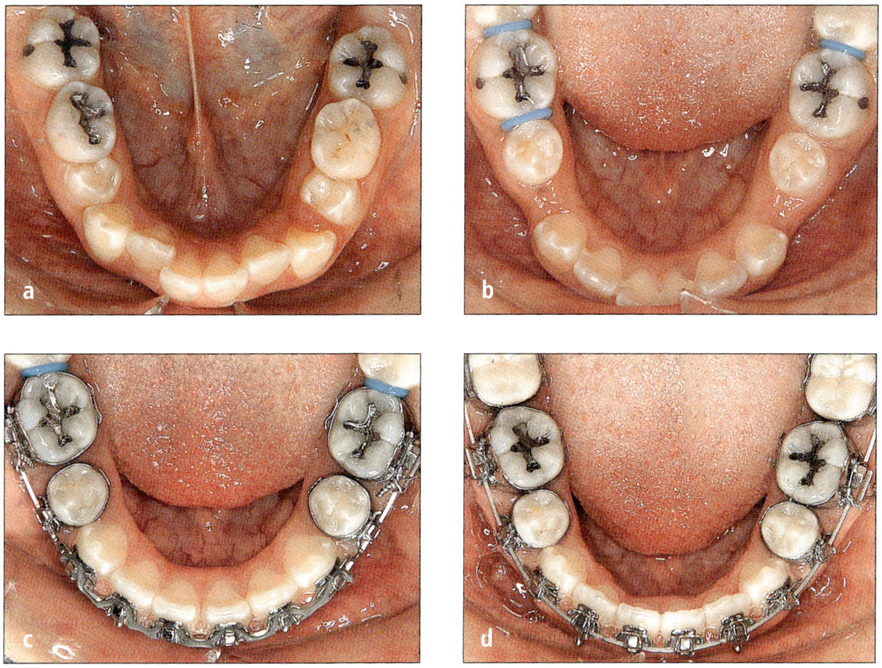

図 10-4 (a)治療前の下顎咬合面観. (b)治療開始5か月後. Driftdontics. (c)治療開始10か月後. 下顎の2番目アーチワイヤー. 0.016×0.022インチ SSクロージングループ. (d)治療開始12カ月後. 下顎の3番目アーチワイヤー. 0.017×0.025インチ SSフィニシングワイヤー. 第二大臼歯のバンディング.

抜歯症例のアーチワイヤーの使用順序: 下顎

初期

フレキシブルラウンドもしくは レクタンギュラー アーチワイヤー(0.017インチ マルチストランディッド SS もしくは 0.016インチ NiTi, 0.017×0.025インチ D-Rect). 抜歯処置を行う場合, 下顎切歯のトルクコントロールには必ずしも留意する必要はない. 滑ってワイヤーが移動することを防ぐため, シンチバックする.

目的. 捻転の修正, 初期のレベリングを目的としている.

期間. 1～3か月. 5～6週ごとにチェックする.

トランジショナル

中間ワイヤー(0.016×0.022インチ SS もしくは0.017×0.025インチ TMA).

目的. これらのアーチワイヤーを用い, レベリングを継続, トルクコントロールを行い, アーチフォームを形成する.

期間. 2～4か月間. 5から6週ごとにチェック・調整する. 症例によってはこのアーチワイヤーは必要でない場合もある.

空隙閉鎖(図 10-4c)

中間ワイヤー. ティアードロップ ループを組み込んだレクタンギュラーワイヤー(0.016×0.022インチ SS).

目的. このワイヤーによりスペースを閉じる. クロージングループを抜歯窩の近心に作る. クロージングループとオメガループに加えて, リバースカーブをアーチワイヤーに入れる. もしも第二大臼歯がバンドされていなければ, ワイヤーは第一大臼歯の遠心でシンチバックすることで活性化する.

期間. 4～8か月. クロージングループは4～5週の間隔で活性化する.

最終(図 10-4d)

スティッフレクタンギュラー ワイヤー(0.017×0.025インチ SS). オメガループをタイバックし, ワイヤーには適切なスピーカーブを付与しておく.

目的. このワイヤーによりレベリング, トルク, そしてアーチフォームを完成させる.

期間. 治療終了まで.

ワイヤー使用順序のバリエーション

アーチワイヤーの使用順序には一定のパターンがあるが, 臨床家は個別に通常の順序とは異なる選択肢を取ることもできるように努めなければならない. 通常のアーチワイヤーの使用順序と異なるバリエーションとしては以下が挙げられる.

- 治療の目的が下顎切歯を唇側傾斜させることが目的ならば(たとえばII級2類 症例)，下顎の最初のワイヤーはラウンドワイヤーが選択肢となる．
- もし咬合が挙上し適切なトルクが上顎歯列弓に存在しているならば，必ずしも最後にハイスティッフネス アーチワイヤーを使用する必要はない．

クリアーブラケットの場合のアーチワイヤーの使用順序

審美クリアーブラケットの金属性ローテーションウィングは，金属メタルブラケットのローテーションウィングに比べて硬さが不足している．中間アーチワイヤーを使用する前に，柔軟性のあるアーチワイヤーですべての捻転を直すことが大切である．下顎はCuNiTiから始め，数か月後に0.017×0.025インチD-Rectのような別の柔軟性のあるワイヤーに変えていくのが好ましい．

加えて，TMAのレクタンギュラーワイヤーは中盤のトルクコントロールを行うためには良い選択肢である．クリアーブラケットを使用している場合，0.017×0.025インチ TMA クロージングワイヤーを使用し上顎の前歯を抜歯窩へと後方移動させる．

クリアーブラケットのポリメリック材料は咬合力によって摩耗してゆくため，上顎歯列弓から治療を開始することが重要であり，必要に応じバイトオープニング装置を使用し，下顎のクリアーブラケットの早期接触を防ぐ．原理８でも述べたが，可撤式バイトプレート，バイトターボ，Gurayのバイトオープナー(GAC)の３種はバイトオープニング装置として使用可能である．

アーチワイヤーの熱処理

各ステンレススティールを適切な形に曲げたあと，ワイヤー内の金属分子を再排列させ，永久的に分子配列を“固定”させるために熱処理をすべきである．そうすることでさらに弾力性が出て，容易に元の形状へ戻ってくれる．これにはアーチワイヤーを熱処理するために開発された特別な装置を用いるのが好ましい．効率的ではないが，ほかに方法がないならば，喫煙用のライターも使える．ワイヤーは赤くなったり黒くなったりするまで熱せられるべきではない．ワイヤーをダメにしてしまうためだ．

アポイントメント

患者の次回来院アポイントメントの予定を立てる際には，いくつかの要素を考慮しなければならない．アポイントメントは効率的かつ効果的でなくてはならない．

新しいチタン製合金ワイヤーと新しいブラケットデザインのお陰で，ワイヤーを曲げるために必要なチェアータイムを短く済ませることができる．Oリングでの結紮やセルフライゲーションのブラケットは結紮に必要な時間を短縮できる．チタン製合金アーチワイヤーは長い期間調整なしで作用することができるため，アポイントメントの間隔はより長くできる．治療期間中，より少ないアーチワイヤーとより長いアポイントメント間隔を心がけることで，とても時間の効率が良くなる．しかし一般的に言って，治療開始６か月間はより頻繁にアポイントメントを取りチェックを行うのが好ましい．もし患者が急速拡大装置やフェイスボウ，フェイスマスク，そしてもしくはリップバンパーを使用している場合，これらの装置による変化はより頻繁に観察しなければならない．

患者にとって必要な調整に加えて，患者やその両親にも時間を割かなければならない．そうすることで，治療に関する知識を深めてもらい，モチベーションを向上させる．初めから患者と良好な関係を築き，なぜ患者がこのような処置を必要としているのかを説明すれば，治療を効率良く進めるうえでの一助となる．治療開始６～８か月後には，治療は落ち着き一定のパターンを取り始める．治療が上手くコントロールされているため，アポイントメントの間隔は長めに取っても構わない．これは通常の場合，とくには患者が最終アーチワイヤー(0.017×0.025インチSS)の段階であり，上顎・下顎で良いアーチフォームに確立されている場合に言える．

つぎの６～８か月後は中間の時期に当たるが，患者は円滑に事が運ぶ状態に入っており，調整間隔は６～８週になる．この期間はフェイスボウ装着を継続し，下顎の成長を待つ．この期間にさまざまな顎間ゴムを用い，正中，中心位などの問題を修正する．

最後の６か月は治療第三期に当たる．この時点では患者はゴムを継続して使用し上下歯列弓をコーディネートする．必要に応じ，２級ゴムや正中ゴム，四角ゴム，フィニシングゴムなどを使用し，最終的な咬合を作っていく．患者はこの時点ではより頻繁に(４，５週間隔で)アポイントメントを取り，予定どおりに上手く動的治療を終了させる．

矯正歯科治療の例え話に飛行機の操縦がある．パイロットは飛行計画を良く把握し，フライト前のチェックリストを確認する(診断と治療計画)．離陸時には注意深く交通状態確認，航空路確保，装備点検などを行う．これは矯正治療最初の６か月に似ている．パイロットは飛行高度に達したとき(矯正治療中期)自動飛行へと切り替え，航空路を監視するが，注意レベルは低くする．着陸時もまた飛行において大切な時期である(矯正の動的治療に似ている)．そしてパイロットはまた良く注意をして作業を行う．

このようにパイロットが注意深く作業を行うような時期である，治療開始と治療終了時にはわれわれもより注意深く患者を

表 10-1 上下顎アーチワイヤーの力系

使用順序	目　的	タイプ	サイズ（インチ表示）と合金
上　顎			
初　期	捻転の修正	フレキシブルラウンド もしくはレクタンギュラー	0.016 ニッケルーチタン 0.017×0.025 CuNiTi
トランジショナル	スペースの閉鎖： 非抜歯症例	中間ラウンド	0.016 SS パワーチェイン
	スペースの閉鎖： 抜歯症例	クロージングループを 組み込んだ 中間レクタンギュラー	0.018×0.025 SS 0.017×0.025 SS TMA Tループ
トランジショナル	レベリング	中間レクタンギュラー	0.016×0.022 SS 0.017×0.025 TMA
最　終	最終的なアーチフォーム形成，レベリング，トルクコントロール	スティッフレクタンギュラー	0.017×0.025 SS
下　顎			
初　期	捻転の修正， トルクの コントロール	フレキシブル：ラウンド もしくはレクタンギュラー	0.016 NiTi 0.017×0.025 Turbo CuNiTi, D－Rect
トランジショナル	スペースの閉鎖： 非抜歯症例	中間ラウンド	0.016 SS パワーチェイン
	スペースの閉鎖： 抜歯症例	中間レクタンギュラー	0.016×0.022 SS クロージングループ
トランジショナル	レベリング	中間レクタンギュラー	0.016×0.022 SS 0.017×0.025 TMA
最　終	最終的なアーチフォーム形成，レベリング，トルクコントロール	スティッフレクタンギュラー	0.017×0.025 SS

チェックしなければならない．治療中盤になり，患者が多くの説明を受け理解を深めており，モチベーションが高くなっていれば，アポイントメント期間はより長くなる

治療期間

時間調整は矯正治療の成功に不可欠である．診断が治療初期になされたとき，予想治療期間も説明することになる．多くの要素によりこの目標は変わるが，患者にとって治療を“時間どおり”に終了することはとても重要なことである．

動的治療最後の6か月間，もし患者の進行が予定より遅れていれば，患者はより頻繁に来院してもらうべきである．もし患者の協力度が問題であるならば，協力の必要のない装置を用い，予定されていた終了時期に近い時期を目指す．

結論

アーチワイヤーの選択と使用順序は矯正の目標を達成するうえで重要である，矯正医は各患者に応じて対応しなければならないが，結果を成功させるにはアーチワイヤーの使用順序に従うべきである（表10-1）．

参考文献

1. Alexander RG. The Alexander Discipline: Contemporary Concepts and Philosophies. Glendora, CA. Ormco, 1086.

原則10 症例研究

原則10 症例研究

概要

抜歯症例の典型的なアーチワイヤーの使用順序の提示.

検査と診断

この13歳の少年の不正咬合は重度の骨格性 Ⅱ級１類を特徴としている. 歯列の特徴としては, オーバージェットが5 mm, オーバーバイトが3 mmであった. 咬合に著しい非対称性が認められ, 右側が Ⅰ級の臼歯関係, 左側がⅡ級の臼歯関係であった. 下顎正中線は右側に2 mm偏位していた. 前歯は著しく前突しており, 軟組織上口唇部での前突も見られた. 治療開始前から鼻の大きさには心配しており, さらに成長することが予測された. 加えて, 第一大臼歯の保存の可否について患者のかかりつけの歯科医と検討した. この段階で第三大臼歯の存在が認められた.

治療計画

患者のかかりつけの歯科医と相談し, 第一小臼歯を４本抜歯し, サービカルヘッドギヤーを固定源として使用することに決定した. このボーダーライン症例にこのような治療計画を立てた根拠だが, 治療前の側貌軟組織所見, 中等度の骨格系パターン上の問題, アーチレングスディスクレパンシーから判断すると, 抜歯により最終的な側貌の改善を行え, かつ安定した結果が得られるためである.

考察

この典型的な抜歯症例において, 下顎における“driftdontitics”と左右対称的に用いたヘッドギヤーによって, 臼歯関係と正中線が修正されるところに注目してほしい. ヘッドギヤーに対し左右非称性を直すための特別な調整は行っておらず, 正中ゴムも使用されなかった.

評価

下顎下縁平面の傾きが中等度である場合にしばしば見られるが, この患者は予想したよりもあまり成長が見られなかった. 治療前と比較して治療後の鼻唇角はより審美的になっていることに注目してほしい. 上下切歯軸角の変化による結果である.

脱灰は最初から認められた. 治療期間中, 口腔衛生状態は良かったのだが, 治療終了後, 脱灰状態は悪化していた.

原則10 症例研究

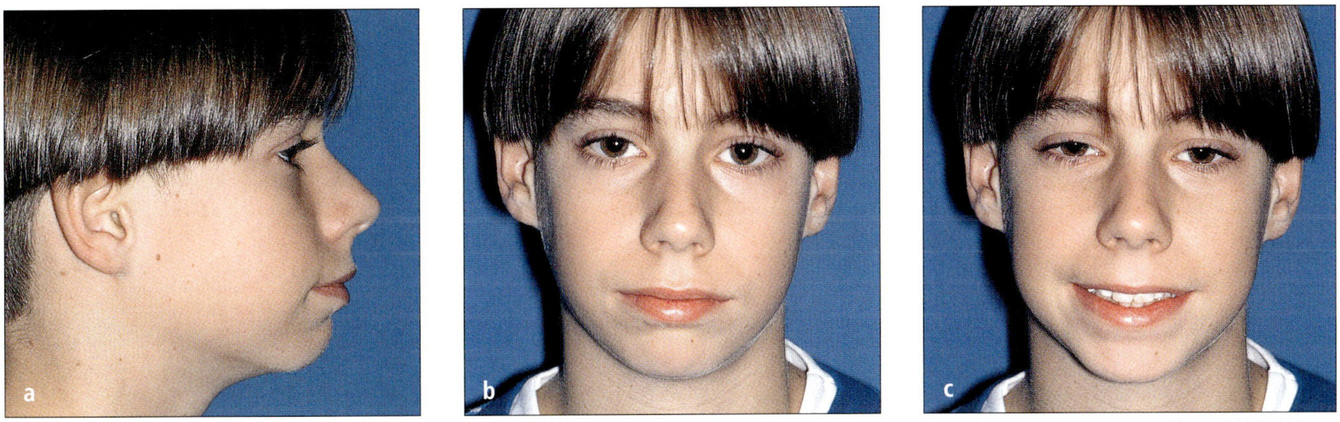

図 10-5　治療前の顔貌所見．13歳．(a)軟組織の側貌では，尖端が尖った鼻，鈍な鼻唇角，わずかに緊張した口唇とオトガイ筋の所見を呈している．下顎下縁平面の傾きが中等度の症例で見られるが，これは後退したオトガイを強調している．(b)前貌では左右対称性が見られる．(c)スマイルから患者は自分の歯に不満があることがわかる．

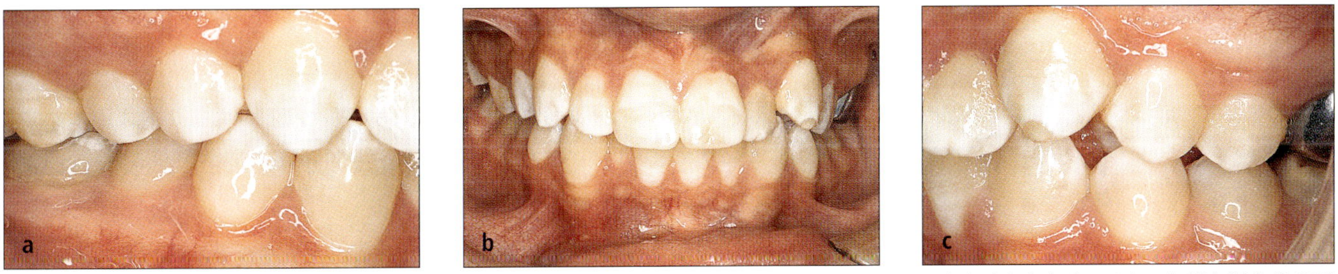

図 10-6　治療前の口腔内所見．(a)Ⅰ級咬合．(b)わずかな正中線の偏位．(c)エンドオン咬合にある小臼歯と大臼歯により，左側上顎犬歯が低位にある．

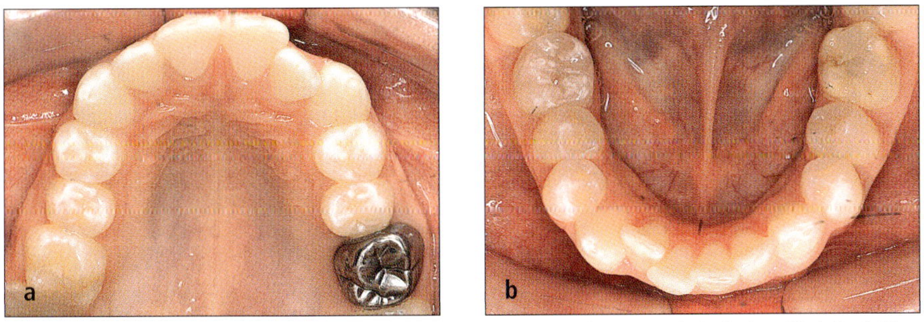

図 10-7　治療前の咬合面観．(a)上顎は狭窄した歯列弓と左側側切歯と犬歯の叢生が確認できる．(b)下顎は正常な歯列弓形態と4～5 mmの叢生を示している．

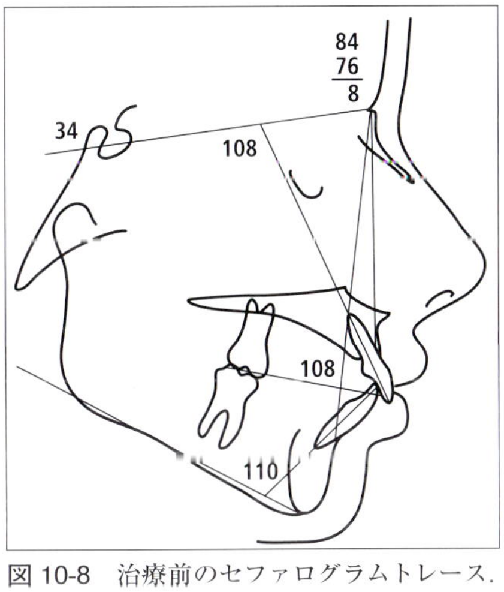

図 10-8　治療前のセファログラムトレース．

原則10 症例研究

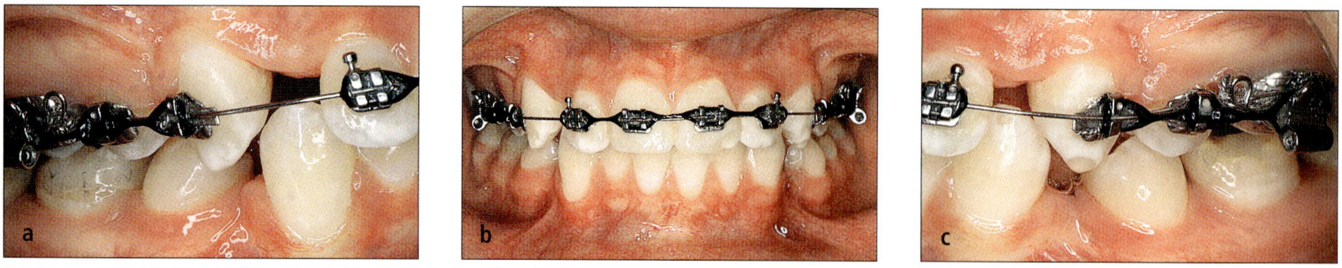

図 10-9a～図 10-9c　治療開始７か月．上顎犬歯の遠心移動を0.016インチ ステンレススティール アーチワイヤーの使用とパワーチェイン併用により行った．自然に正中線が修正されており，バイトが開いていることがわかる．

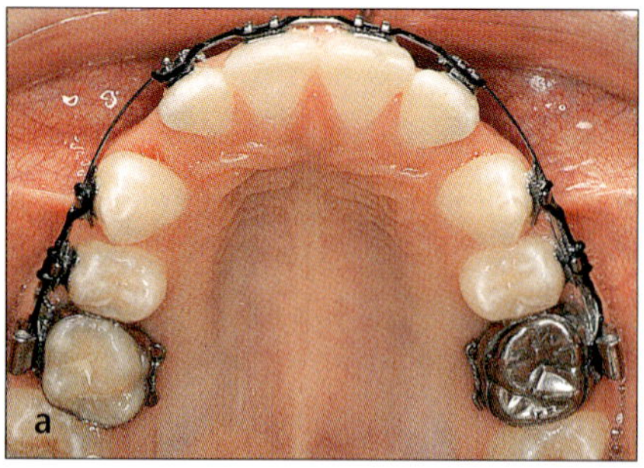

図 10-10a，図 10-10b　咬合面観．典型的な犬歯遠心移動．下顎のdriftdontics.

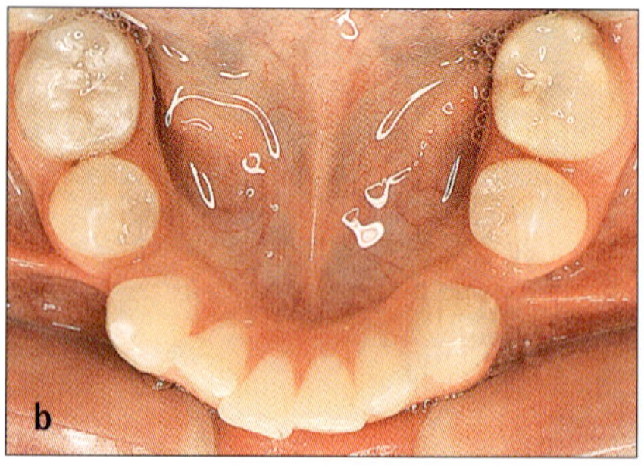

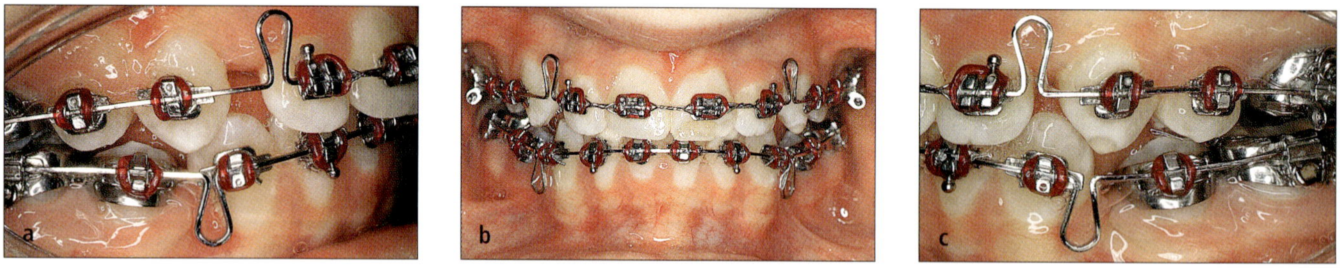

図 10-11a～図 10-11c　治療開始12か月．上顎にはクロージンググループの入った0.018×0.025インチ ステンレススティール，下顎には0.016×0.022インチ ステンレススティールが使用されている．

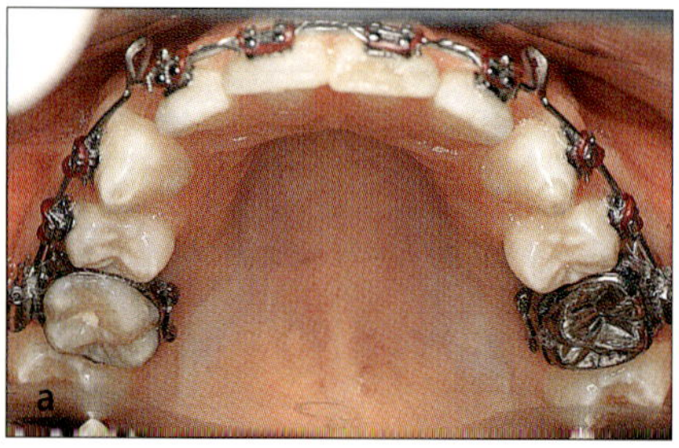

図 10-12　咬合面観．(a)上顎にクロージンググループが入ったワイヤーが見える．(b)下顎の咬合面では，第二大臼歯にワイヤーが入ってないことに注目してほしい(強い固定源が不要なため)．

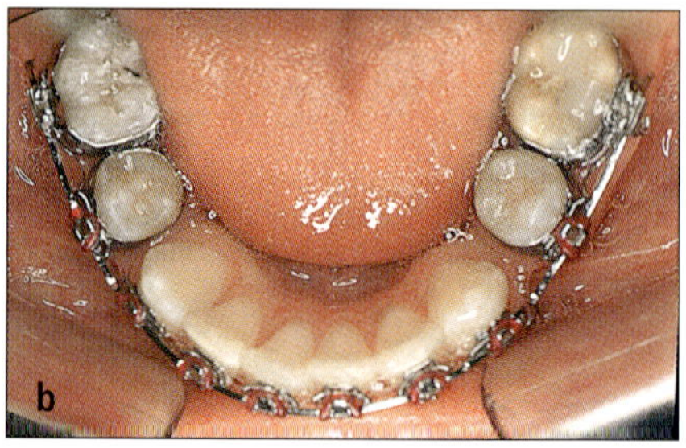

原則10 症例研究

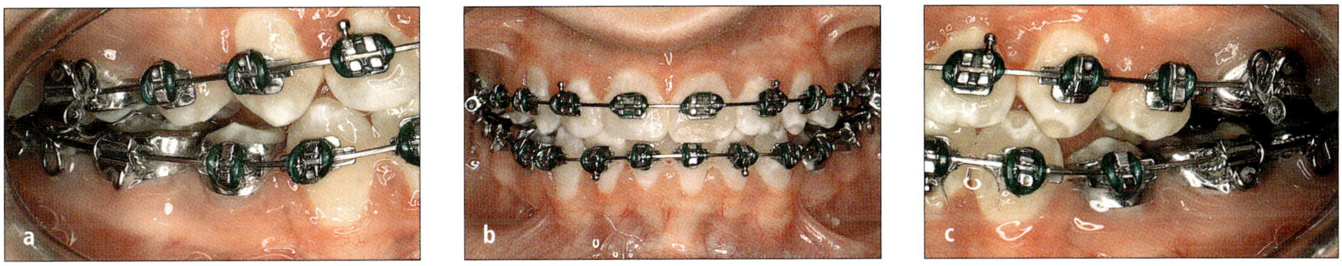

図 10-13a～図 10-13c　治療開始18か月の口腔内所見．0.017×0.025インチ ステンレススティール アーチワイヤー．

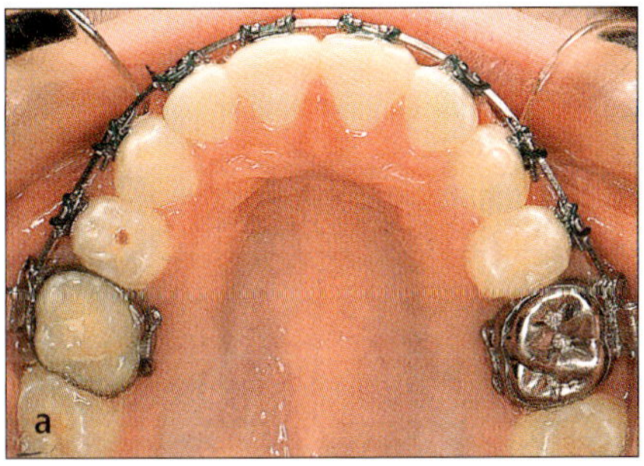

図 10-14　咬合面観．(a)上顎には0.017×0.025インチ ステンレススティール アーチワイヤーが入っている．(b)下顎には，0.017×0.025インチ ステンレススティール アーチワイヤーが入っている．この時点では第二大臼歯にはバンドが入っている．

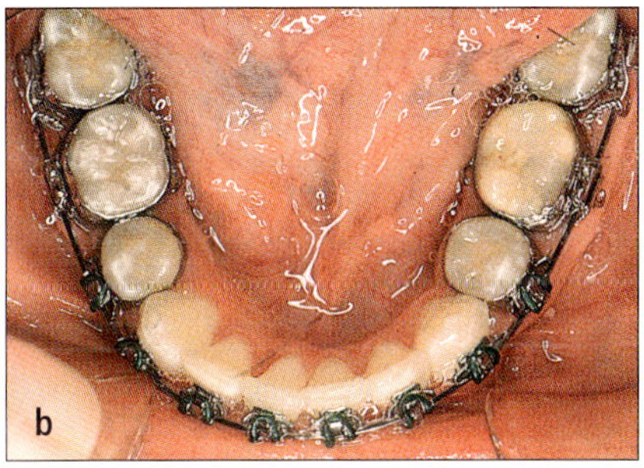

表 10-2　アーチワイヤーの順序

アーチワイヤー	期間(月)
上顎	
1. 0.016 NiTi	3
2. 0.016 SS	8
3. 0.018 × 0.025 SS クロージングループ	5
4. 0.017 × 0.025 SS	8
動的治療期間	24か月

表 10-3　アーチワイヤーの順序

アーチワイヤー	期間(月)
下顎	
None	7
1. 0.017 × 0.025 CuNiTi	3
2. 0.016 × 0.022 SS クロージングループ	5
3. 0.017 × 0.025 SS	9
動的治療期間	17か月

表 10-4　個別の矯正力

矯正力	期間(月)
コンビネーションフェイスボウ	15
エラスティックス	
2級ゴム	4
フィニシングゴム	2

原則10 症例研究

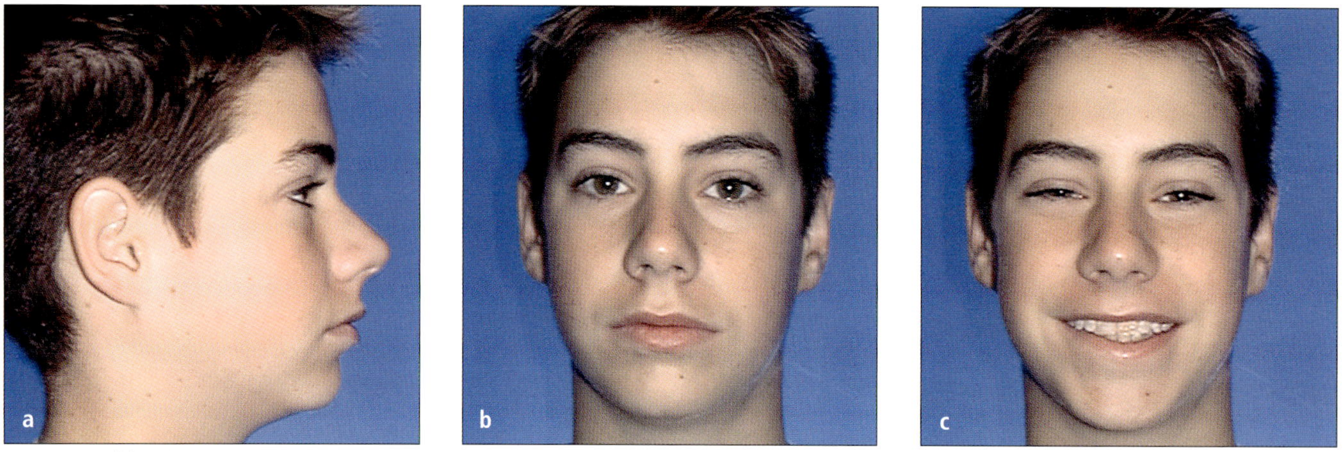

図 10-15　(a)治療後の顔貌所見．予想どおり鼻は成長した．鼻唇角は改善した．軟組織ポゴニオンは改善した．(b)口唇閉鎖時の緊張はない．オトガイ筋に緊張がないことは軟組織ポゴニオンの改善に役立っている．(c)バランスの取れたスマイル．抜歯をしたが，バッカルコリドーの陰影は見られない．

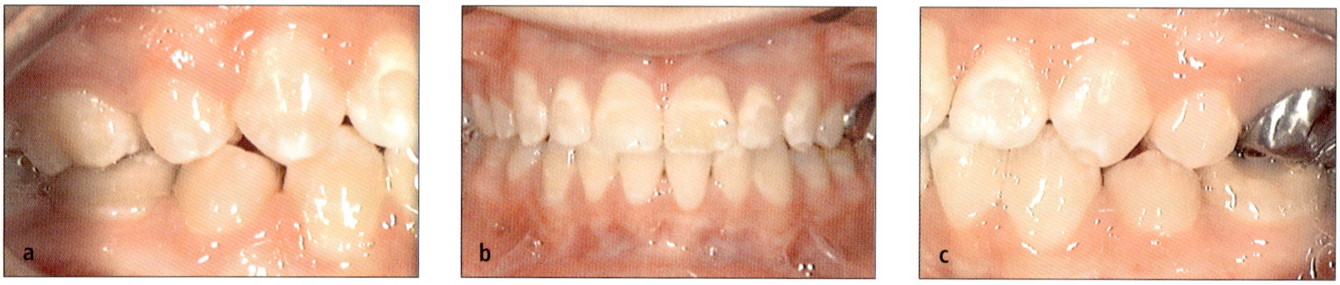

図 10-16a〜図 10-16c　口腔内所見．I 級咬合，適切な正中，オーバーバイト，オーバージェットが示されている．上顎前歯に脱灰が認められる．

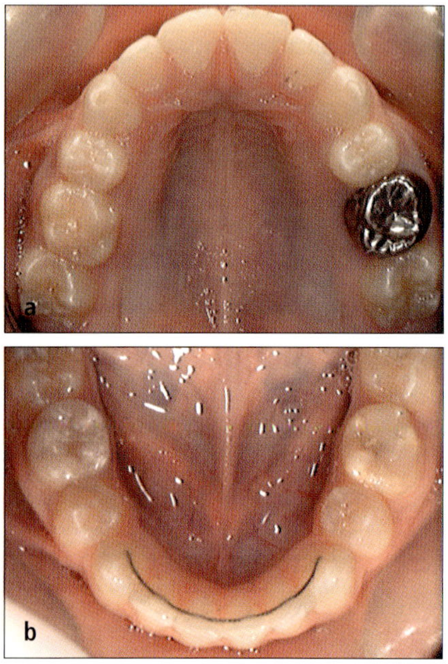

図 10-17a，図 10-17b　治療後の咬合面観．標準のアーチフォーム．

図 10-18　治療後のパノラマエックス線写真．

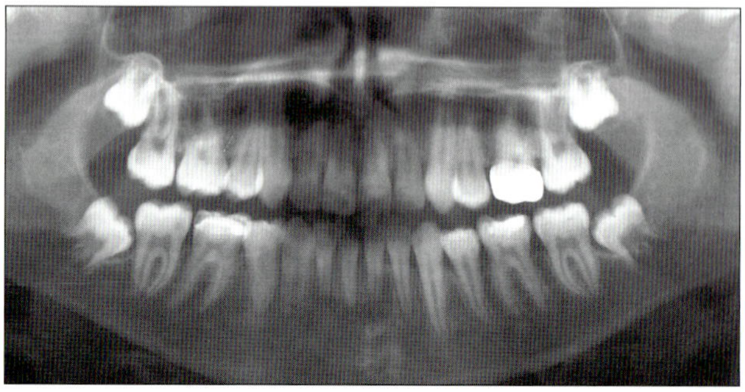

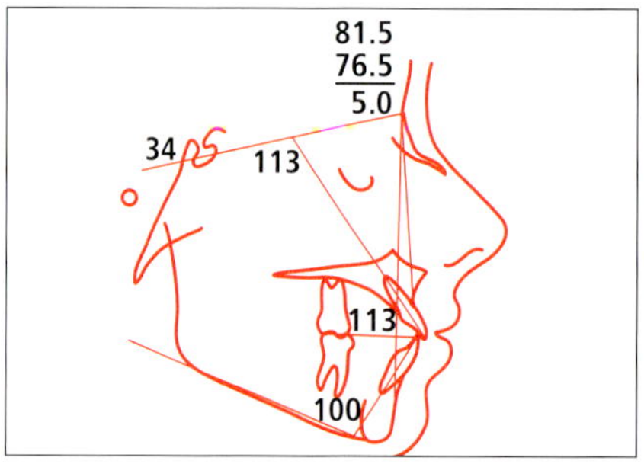

図 10-19　治療後のセファログラムトレース．

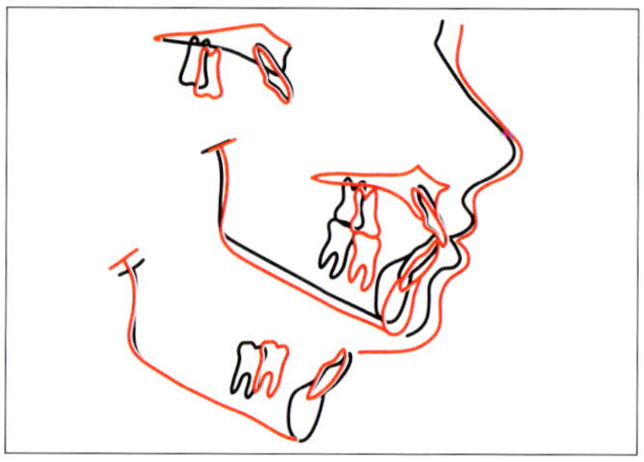

図 10-20　治療前(黒)と治療後(赤)のセファログラムトレースの比較．

原　則

11

治療の早期段階で歯列弓を一体化する

“人は内面から適切に形成されていなければならない.
さもなければその神殿は消滅することになるだろう”
—Marcus Aurelius Antoninus

分割したアーチワイヤーではなく連続したアーチワイヤーを使用する目的は，効率良く個々の歯を適切な位置へ移動させ，すべてのスペースを閉鎖し，可能なかぎり早期に最終アーチワイヤーに到達することにある．もしも前述のアーチワイヤーの使用順序が守られるのであれば，歯根吸収をもたらす急速な歯の揺さぶりを防ぐことができる．個々の歯は治療早期に最終的な位置に移動し，最終ワイヤーで一体化される．実質的には，残りの治療期間，歯は保定されることになる．なぜなら個々の歯にはほぼ，もしくはまったく動きがないためである．残りの治療期間は歯列弓のコーディネーションとⅠ級咬合関係の達成に充てられる．

理論的根拠

他院からの転院患者にもっとも多く見られる過ちの1つに，治療開始後12〜18か月も経過しているにもかかわらずスペースが閉じ切っていないことが挙げられる．例外はあるが，基本的には可能なかぎりスペースは早く閉じるべきである．

スペース閉鎖の目的だが，これは個々の10〜12の力学的構成単位である歯を，まとめた1つの構成単位としての歯列弓に変換することにある．これが達成されタイバックされた(図 11-1)とき，フェイスボウ(図 5-4参照)やフェイスマスク(図 11-2)のような矯正力は，歯の変化ではなく骨格の変化をもたらす．加えてこのとき，ゴムを側切歯ブラケット上のフックに着けた場合(図 11-3)においても，個々の歯を動かすことはなく，歯列にスペースを作るようなこともない．

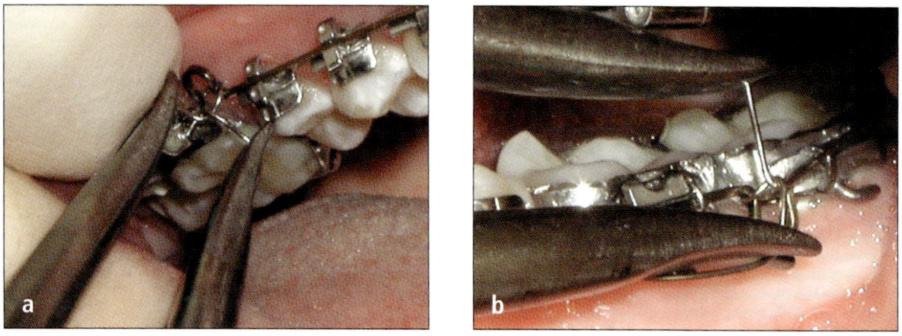

図 11-1　(a)上顎アーチワイヤーは0.012インチ結紮線を大臼歯チューブとオメガループに巻き付けてタイバックされ，歯列が一体化されている．(b)下顎のアーチワイヤーは第二大臼歯にタイバックされ，歯列を一体化させている．

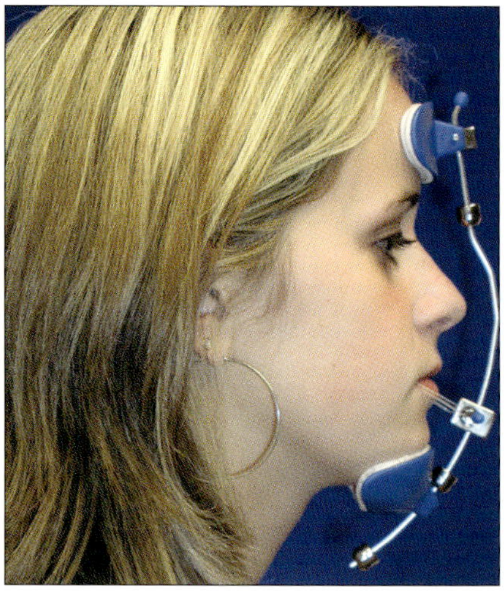

図 11-2　フェイスマスクやフェイスボウは一体化されタイバックされた上顎歯列にエラスティックスをかけ，顎整形力を作り出し，骨格系の矢状方向成長を抑制したり，増加させたりする(図 5-4参照)．

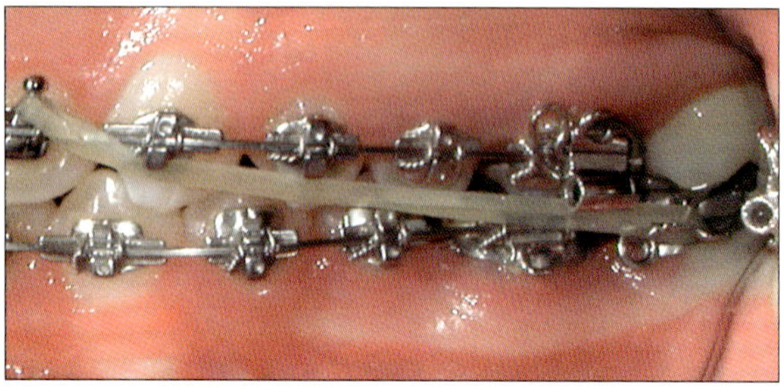

図 11-3　タイバックして一体化させた歯列弓上でボールフックからエラスティックスをかけると，顎整形力が生じる．歯の間にスペースは開いてこない．歯全体を1本のリガチャーワイヤーで8の字結紮する必要がない．

図 11-4　抜歯症例でのスペース閉鎖の順序．上顎．

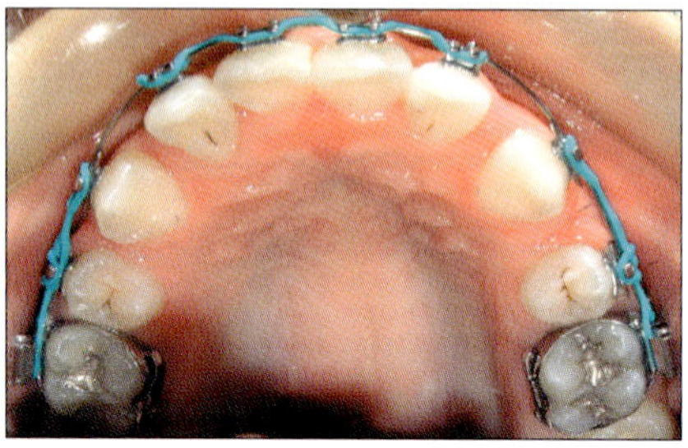

図 11-4a　上顎では0.016インチ ステンレススティール アーチワイヤーにパワーチェインを併用し犬歯の遠心移動を行っている．

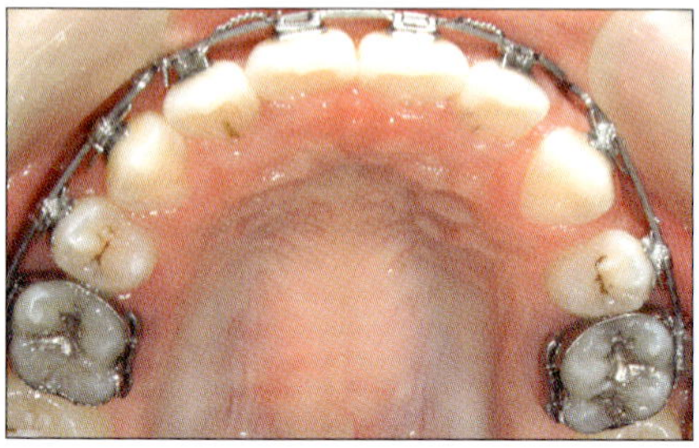

図 11-4b　上顎にクロージングループを用い，4切歯を遠心移動させている．

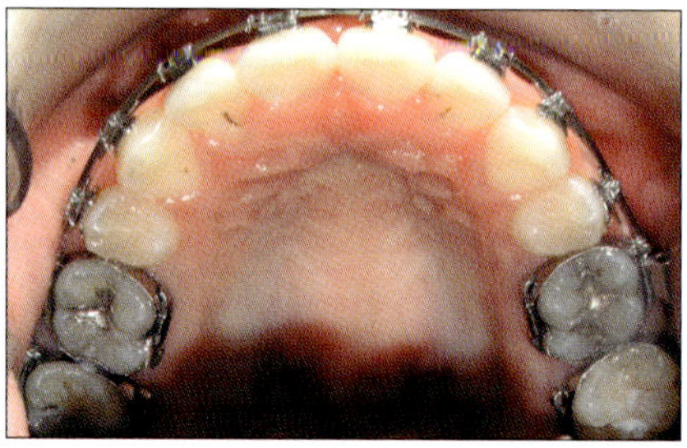

図 11-4c　上顎のスペースが閉鎖されている．最終アーチワイヤーである0.017×0.025インチ ステンレススティール アーチワイヤーを用いている．

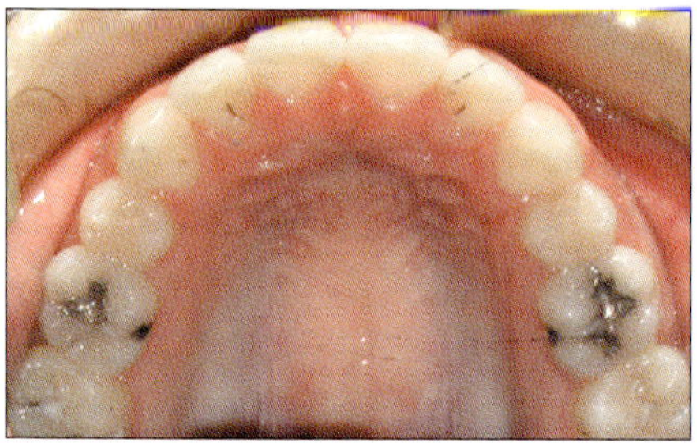

図 11-4d　最終的な上顎アーチフォーム．

図 11-5　抜歯症例でのスペース閉鎖の順序．下顎．

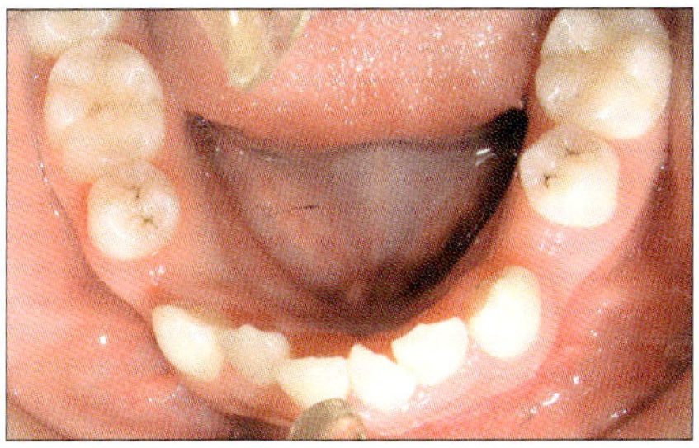

図 11-5a　下顎歯列弓で“Driftdontics”が起こっている．

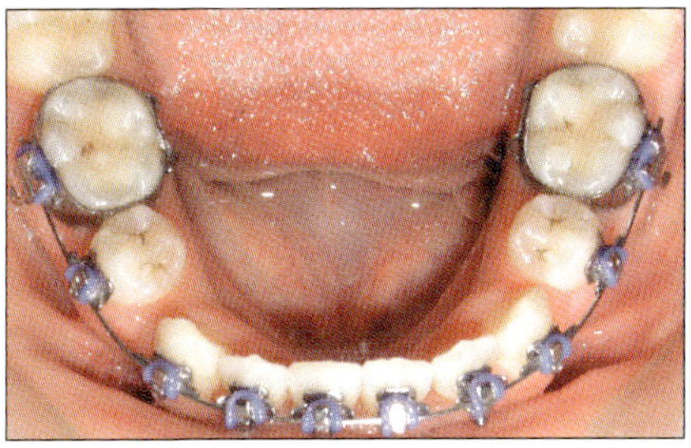

図 11-5b　下顎歯列弓はクロージングループを用いる準備ができている．

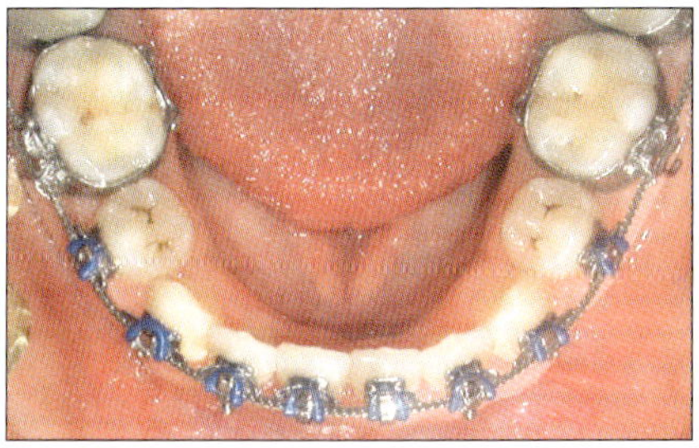

図 11-5c　下顎第二大臼歯にバンドがはめられている．

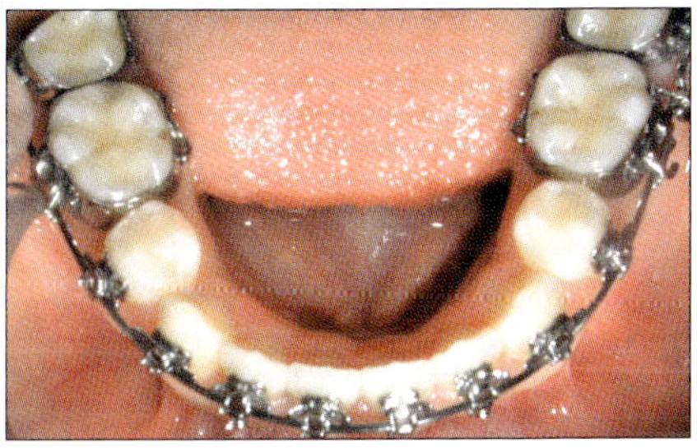

図 11-5d　最終アーチワイヤーである0.017×0.025インチ ステンレススティール アーチワイヤーを用いている．

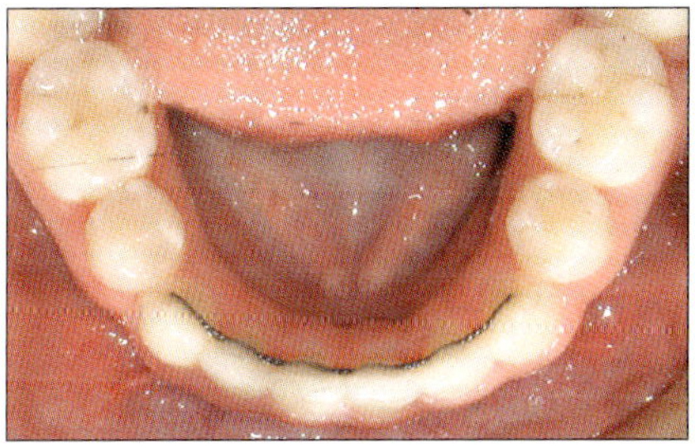

図 11-5e　最終的な下顎アーチフォーム．

テクニック

歯列弓一体化の方法は治療計画に依存する．非抜歯治療の際，上顎では，通常スピーカーブを強調させた0.016インチ ステンレススティールを用い，パワーチェインを臼歯から臼歯までかける．下顎にスペースが残存するような稀なケースでは，上記0.016インチ ステンレススティール アーチワイヤーにリバースカーブを入れることがある．パワーチェインを４～５週ごとに変えることで早くかつ効率良く小さいスペースを閉じ，歯列弓を一体化することができる．これを成功させる鍵はスティールワイヤーとスティールブラケットを用いることで実現される低摩擦である．

抜歯治療の際では，最初に上顎のスペースを閉じる．具体的にはパワーチェインを臼歯から犬歯にかけることで犬歯を遠心移動させ，クロージングループを入れたアーチワイヤーで切歯を後方移動させてゆく(図 11-4)．下顎では６前歯を一塊として舌側移動させる(図 11-5)．これらのメカニクスの理論的根拠は原則18に記されている．

もしも非抜歯症例において前述の原理すべてが守られ，治療計画が順次遂行されれば，通常６か月以内に最終アーチワイヤーに到達する．抜歯症例では，９～12か月程必要かもしれない．適切なアーチフォーム，理想のトルク，強調させたスピーカーブ，リバースカーブ，オメガループ，補正のベンドなどは必要に応じすべてステンレススティールの最終ワイヤーに付与する．このワイヤーが適切にタイインされたのち(ブラケット内に完全にワイヤーを入れ込み，リガチャーワイヤーでタイバックされたのち)，その力が作用するまでには時間がかかる．これは別の表現をとると，最終的な位置まで歯を動かすアクティブな力が発揮されるまで時間がかかる，ということである．そして，アーチワイヤーはパッシブになり，力を作用しなくなる．多くの場合，このワイヤーは治療が終了するまで外す必要がない．非抜歯症例において，最終ワイヤーが口腔内に12か月もしくはそれ以上外されないままの状態であることはそう珍しいことではない．

結論

複数の独立した力学的構成単位(歯)を１つの構成単位(歯列弓)にまとめることが治療上望ましい．そうすることでほとんど，もしくはまったく個々の歯の動きがなくなるためである．これにより，顎整形力により歯の変化ではなく，骨格的変化を生み出すことができる．前述のテクニックにより早く安定的，かつ永久的な空隙閉鎖が行える．

原則 11 症例研究

原則11 症例研究

概要

最終結果を得るために顎整形力(急速拡大装置，フェイスボウ，リップバンパー，アーチワイヤーとエラスティックスの併用)を使用した良い例.

検査と診断

この12歳の少女は抜歯・非抜歯のボーダーライン症例. 後期混合歯列，骨格性Ⅱ級，大きなオーバーバイト，オーバージェット，下顎前歯部のアーチレングスディスクレパンシーと後方臼歯部で少し狭窄した上顎歯列弓を特徴としている.

治療計画

非抜歯治療が計画された. 急速拡大装置に続き，フェイスボウ，下顎リップバンパーを使用し，最終的に通常のブラケットを上下顎に着けた.

考察

治療開始時期が適切であった良い例である. 患者は協力的であり，成長が見込める. 一方で下顎歯列弓は第二乳臼歯がまだ残っている. "E"スペースを利用するために下顎にリップバンパーを用いたが，奏功した.

拡大したため，上下顎歯列弓でスペースが生じた. 治療経過写真で示されているが，カーブを入れた0.016インチ ステンレススティール アーチワイヤーにパワーチェインを併用して用いることでスペースは閉鎖された. 後で，最終ワイヤーを用いレベリングを行った.

12か月の時点では患者には５mmのオーバージェットがあり，２級ゴムを使い始めた. ４か月後，側方部四角ゴム，ついでフィニシングゴムを使用した.

評価

"完璧"な症例は１つだけ汚点があった. 装置を除去したのち，下顎右側中切歯の付着歯肉に退縮が認められた. 歯肉移植が行われ，この問題は永久的に解決された.

表 11-1 アーチワイヤーの順序

アーチワイヤー	期間(月)
上顎	
1. 0.0175 Twistflex	2
2. 0.016 SS	4
3. 0.017 × 0.025 SS	12
動的治療期間	18か月

表 11-2 アーチワイヤーの順序

アーチワイヤー	期間(月)
下顎	
None	3
1. 0.016 × 0.022 マルチストランディッド	3
2. 0.016 SS	2
3. 0.017 × 0.025 TMA	3
4. 0.017 × 0.025 SS	7
動的治療期間	15か月

表 11-3 個別の矯正力

矯正力	期間(月)
急速拡大装置	7
リップバンパー	7
サービカルフェイスボウ	6
エラスティックス	
２級ゴム	3
側方部四角ゴム	3
フィニシングゴム	1

原則 11 症例研究

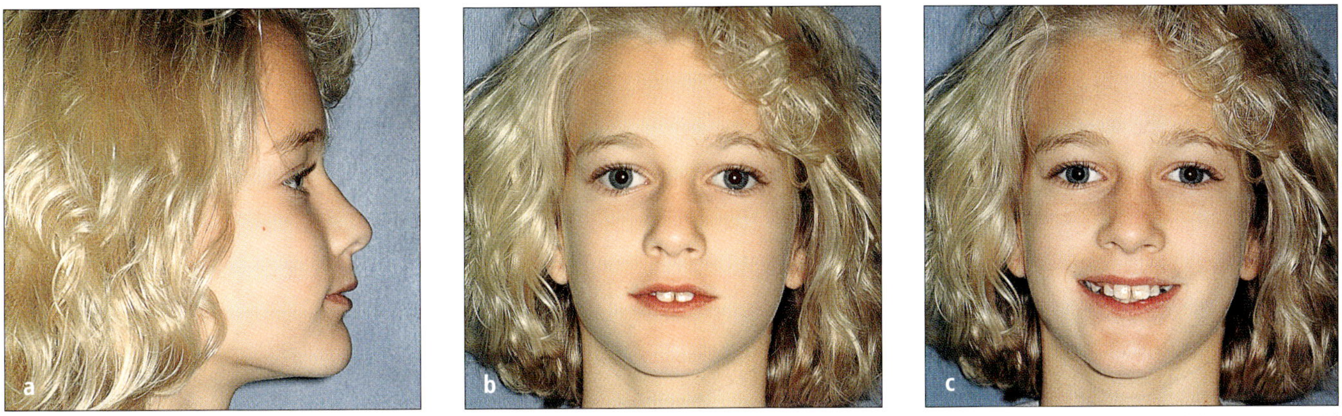

図 11-6　治療前の顔貌所見．12歳．(a)軟組織の側貌では，形の良い鼻，顕著なオトガイ(軟組織ポゴニオン)が特徴的である．(b)正貌ではわずかな左右非対称性が見られ，下顎が右に偏位している．(c)スマイルラインは綺麗だが，スマイル時にバッカルコリドーの陰影が認められる．

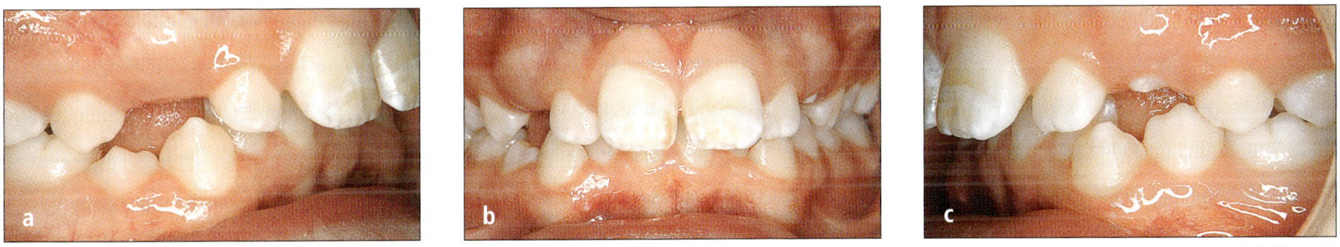

図 11-7a～図 11-7c　治療前の口腔内所見．I 級臼歯関係だが，7 mmのオーバージェット，6 mmのオーバーバイトが認められる．正中線の偏位は約 2 mmである．

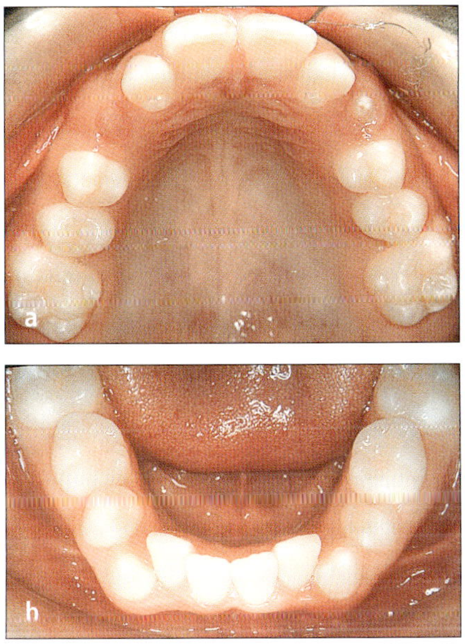

図 11-8　治療前の咬合面観．(a)上顎は狭窄したV字形に近い歯列弓を示している．(b)下顎は強いスピーカーブがあり，中等度の叢生が認められる．第二乳臼歯がある．

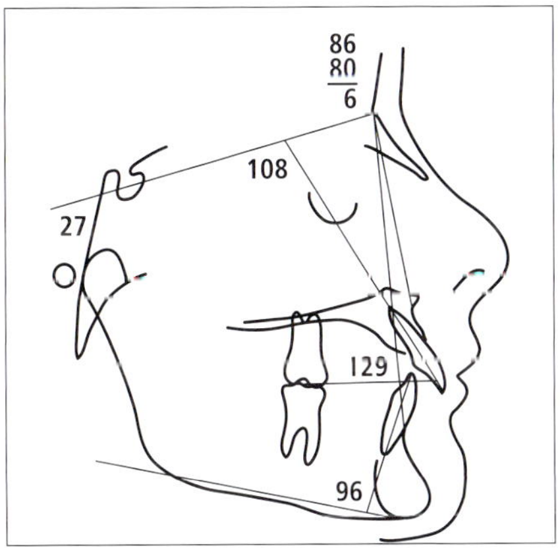

図 11-9　治療前のセファログラムトレース．

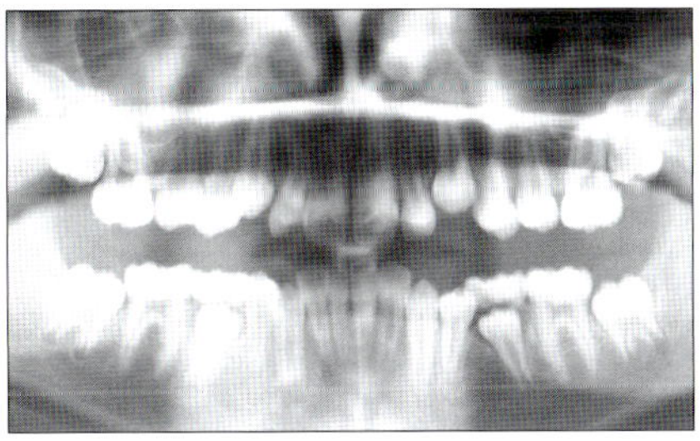

図 11-10　治療前のパノラマエックス線写真ですべての永久歯が確認できる．下顎の第二大臼歯が近心に向かって萌出しており，リップバンパーによる歯牙埋入の問題につながる可能性がある．

原則 11 症例研究

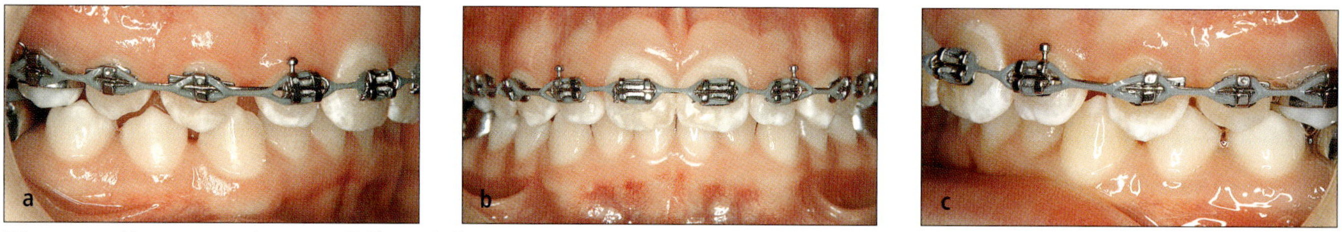

図 11-11a〜図 11-11c　ブラケット装着2か月後. 0.016インチ ステンレススティール アーチワイヤーに強調したスピーカーブを入れており, 上顎にパワーチェインをかけ, スペースを閉鎖している. 正中は合っている.

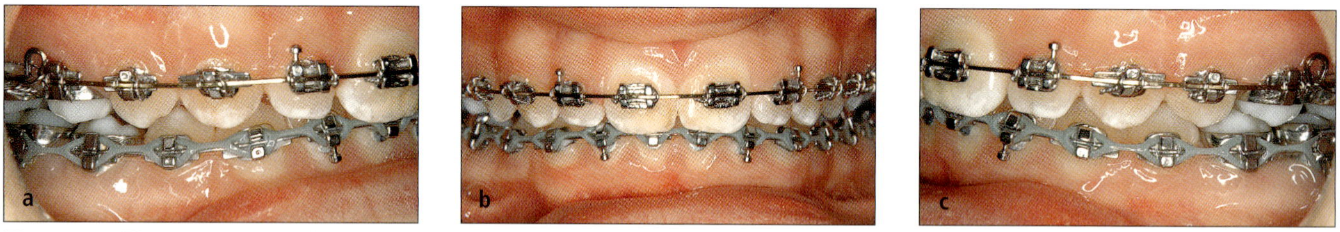

図 11-12a〜図 11-12c　5か月後. 0.017×0.025インチ ステンレススティール アーチワイヤーを上顎に使用している. この2か月前から下顎にブラケットを装着し, 0.016インチ ステンレススティール アーチワイヤーにリバースカーブを入れ, パワーチェインをかけている. オーバーバイトの改善が認められる.

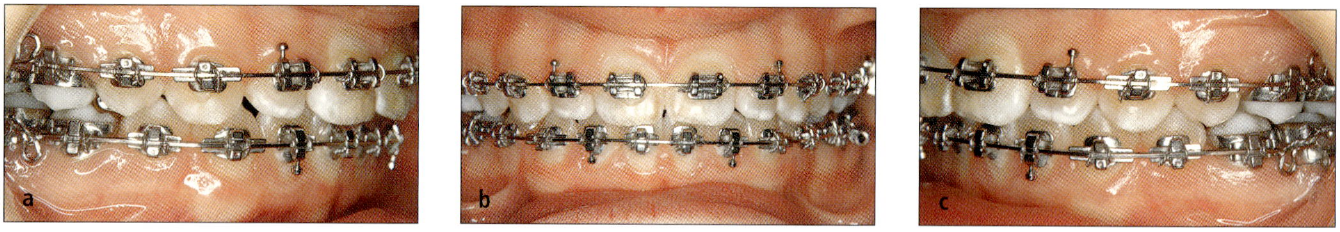

図 11-13a〜図 11-13c　8か月後. 最終アーチワイヤー(0.017×0.025インチ ステンレススティール アーチワイヤー)が上下顎に入っている. 下顎歯列弓のレベリング具合に注目.

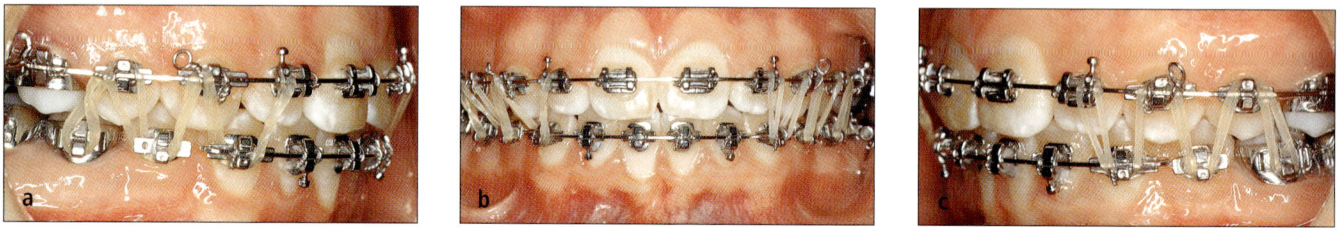

図 11-14a〜図 11-14c　15か月後. 下顎のアーチワイヤーは前歯部のみにカットされている. Wの形をしたフィニシングゴムをブラケット撤去直前で用いる.

原則 11 症例研究

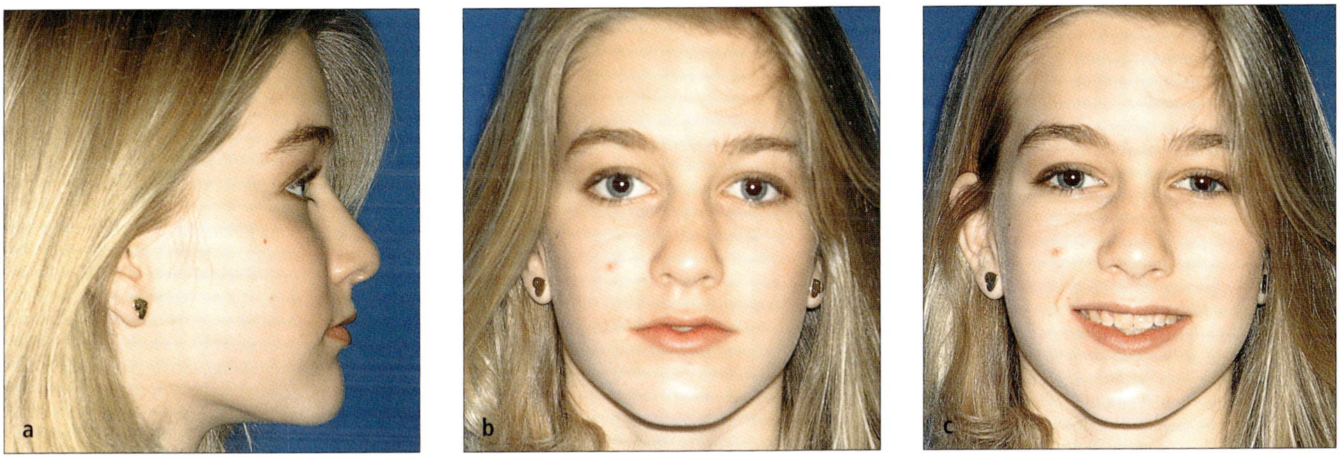

図 11-15　治療後の顔貌所見．14歳．(a)直線的な軟組織側貌はバランスの取れた鼻，口唇，オトガイを示している．(b)正貌からは対称性が確認できる．(c)スマイル時，臨床的歯冠が完全に見える．

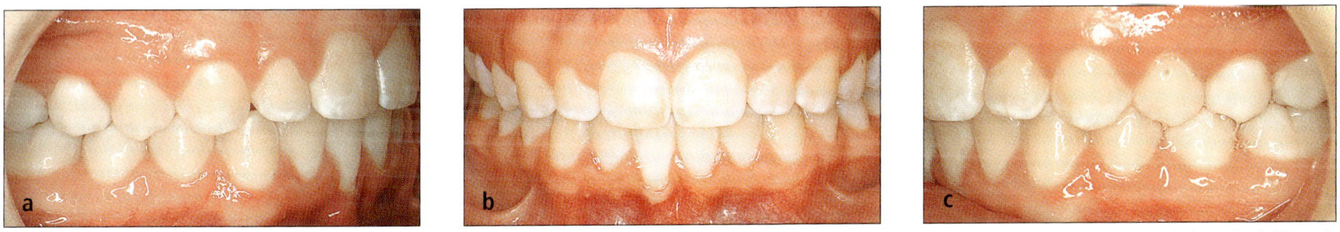

図 11-16a～図 11-16c　治療後の口腔内所見．正常な咬合，オーバージェット，オーバーバイトが示されている．しかし下顎右側中切歯部の歯肉退縮が見られる．この状況は装置撤去後に発生した(図 11-14b参照)．これらの写真撮影後間もなく歯肉移植が行われた．

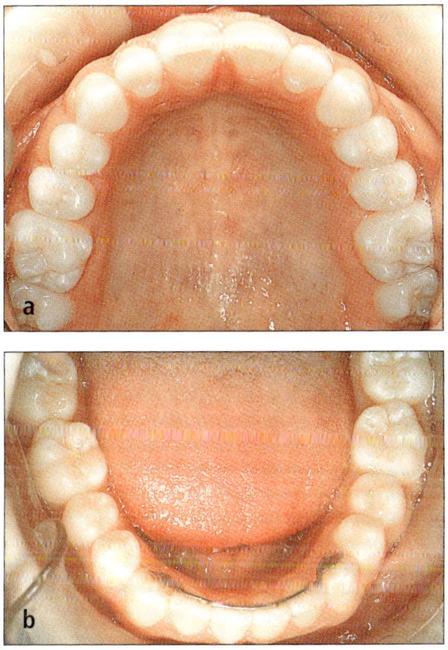

図 11-17a，図 11-17b　治療後の咬合面観．卵形のアーチフォームを示している．上顎の臼歯間幅径は34.7mm，下顎の犬歯間幅径は26.5mmある．

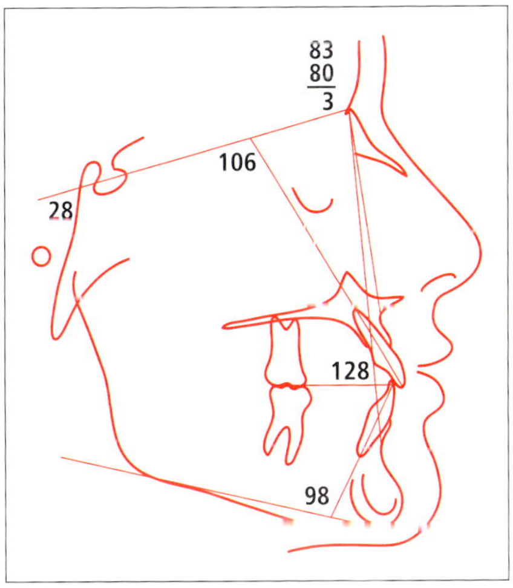

図 11-18　治療後のセファログラムトレース．

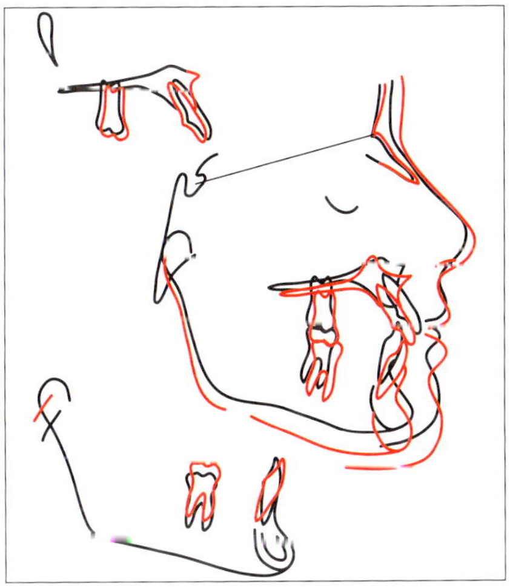

図 11-19　治療前(黒)と治療後(赤)のセファログラムトレースの比較．

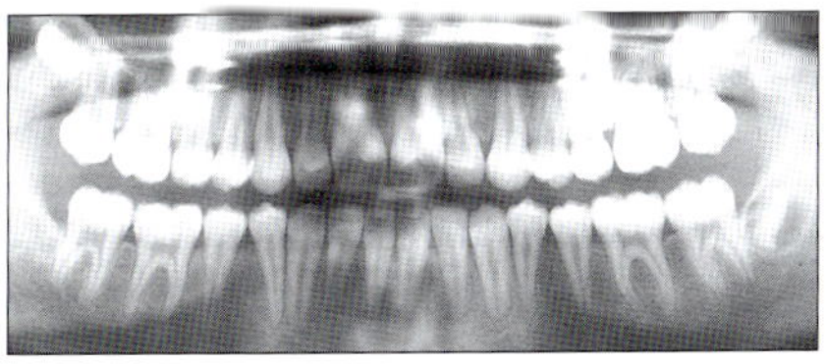

図 11-20　治療後のパノラマエックス線写真．

原則 11 症例研究

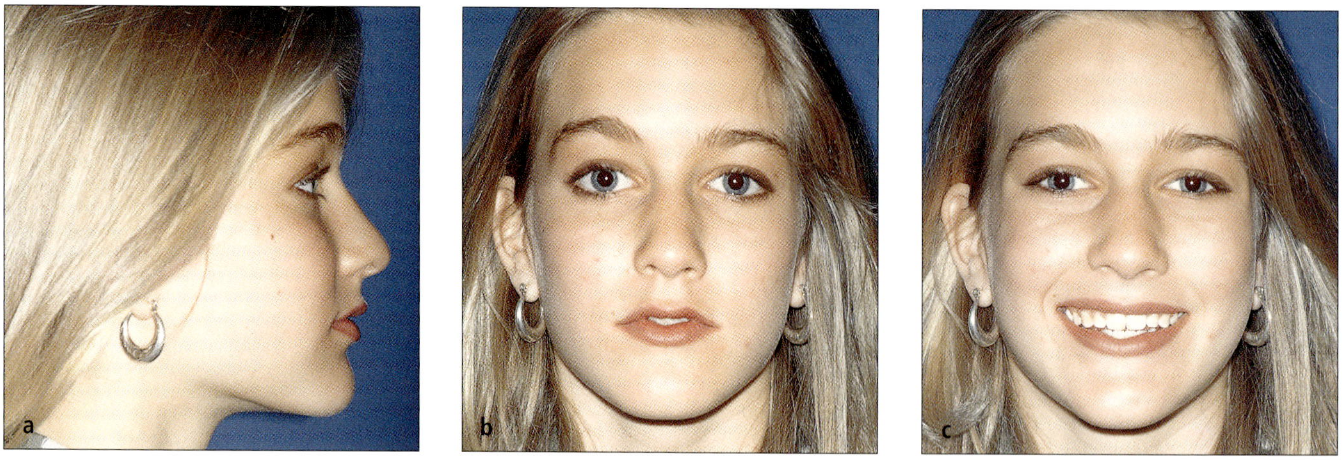

図 11-21a～図 11-21c　治療終了15か月後の顔貌所見．標準の側貌，正貌，大きな“テキサス”スマイル！

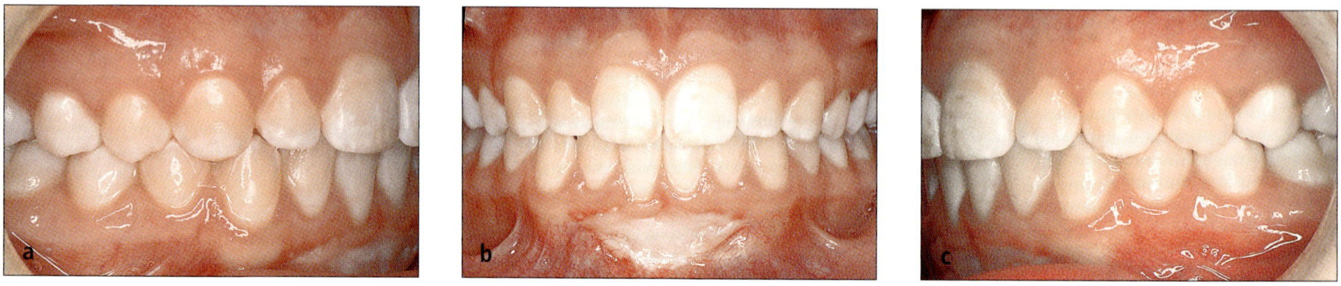

図 11-22a～図 11-22c　15か月後の口腔内所見．1年以上が経過した歯肉移植部に注目．

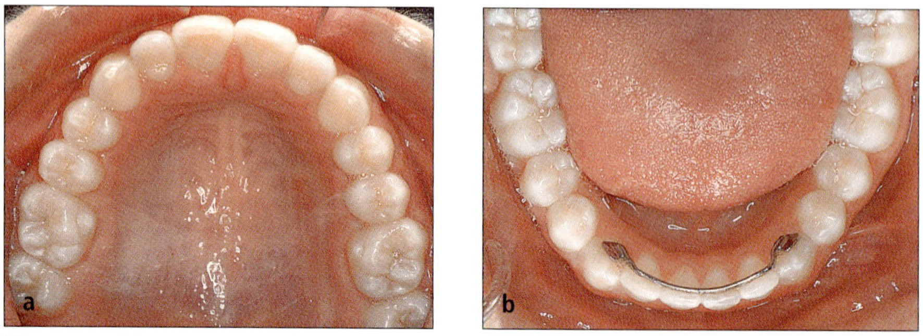

図 11-23a, 図 11-23b　15か月後の咬合面観．患者は1週間に1日保定床を就寝時に装着している．下顎に犬歯間保定装置を使用している．第三大臼歯の問題が解決するまでは使用を続ける．

原則

12

必ずブラケットへの徹底した結紮を行い，歯列を一体化して維持する

“不確かなときは，タイバックせよ”

—Wick Alexander

ブラケットエンゲージメントへの新たな取り組み

ローフリクションメカニクスとセルフライゲーションブラケットは非常に興味深い話題として矯正歯科医療のなかで注目の的となった．これらの治療方法に対し偏見をもたないよう心がけてはいるが，最初に私は，40年以上にわたって発展し使用し続けてきたアレキサンダーディシプリンとの比較について考えをめぐらした．結論は，ブラケットに結紮する今の方法で矯正歯科治療は非常に上手くいっており，装着する最初のワイヤーの結紮の仕方で治療効率が改善できる可能性を除いては，私のやり方を変更しなければならないほどの強い理由を見つけられないことである．

ローフリクション結紮

ローフリクション結紮の潜在的利点のいくつかは，最初のアライメントもしくはとくに上顎前歯部の叢生が解けない状態にある治療初期においては認める．ローフリクション結紮の特別な方法である８の字結紮（図 12-1）は，上顎に最初のアーチワイヤーを装着した際シングルブラケットに対して時々用いられるが，非常に優れた効果がある．

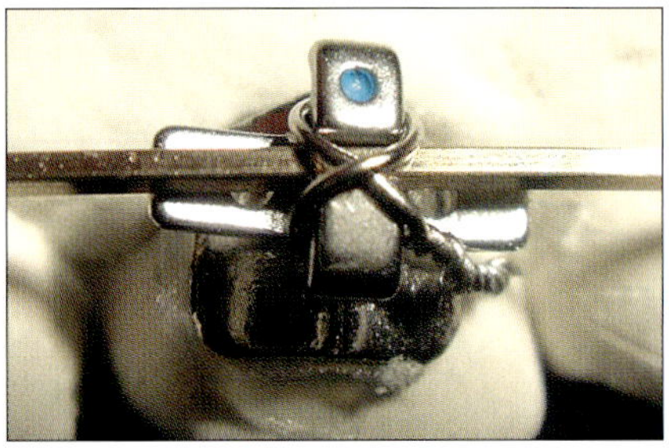

図 12-1　8の字ローフリクション結紮(Dr Jan Damstra, オランダのご厚意による).

図 12-2　捻転歯のある口腔内所見.

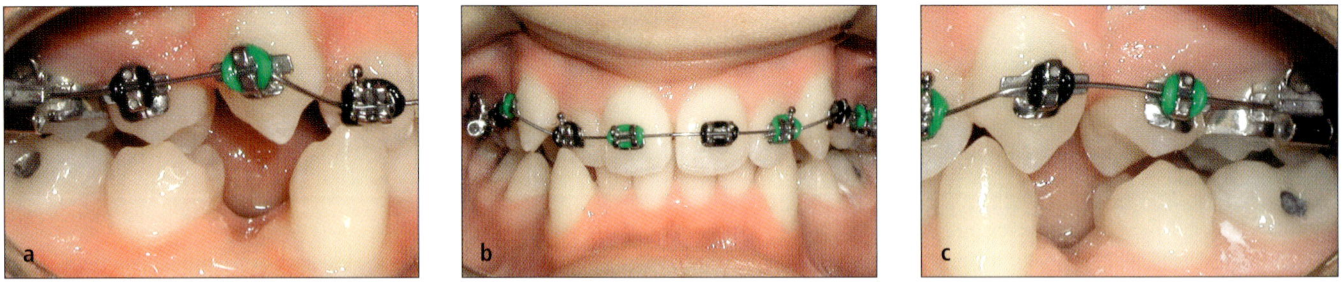

図 12-2a～図 12-2c　治療開始時. 0.016インチのニッケルチタン アーチワイヤーを装着し，捻転歯にはリガチャーワイヤーで，非捻転歯にはカラーモジュールで結紮している.

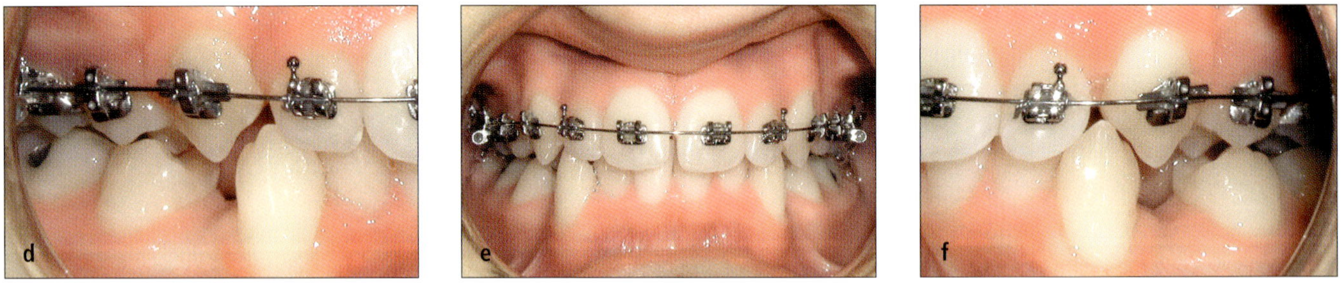

図 12-2d～図 12-2f　6週間後の同患者.

セルフライゲーション

結紮不要のブラケット装置の明白な利点は時間の節約である．しかし，実際には時間を節約するということは不可能であり，時間はより能率的に使われるに過ぎないのである．アーチワイヤーの着脱は結紮不要のブラケットのほうがしばしば早くできる．しかし，何人かの矯正医は，治療の仕上げ手順はセルフライゲーションブラケットがより困難であると指摘している．

そこで，ある疑問が1つの潜在価値になる．この疑問には個々の臨床医が答えるだけである．私の理想的なブラケット装置の目標は，治療初期にはローフリクションを，そして治療最終段階ではハイフリクションと三次元的制御をもたらすことができるもので，三次元的制御にはトルク，アンギュレーション，オフセットの明確な制御が含まれる．この話題は将来発刊される論文のなかでさらに探求されるだろう．

従来のアーチワイヤーとブラケット結紮

最初に装着するアーチワイヤーの結紮には弾性モジュールが使用されているかも知れない．しかし，初期の捻転はスティールリガチャーワイヤーでブラケットスロットにさらにしっかりと結紮するのがベストである(図 12-2)．治療の中間や最終で用いるすべてのアーチワイヤーはスティールリガチャーワイヤーで結紮される．角ワイヤーを装着する場合，アーチワイヤーはブラケットスロット基底部に接するようしっかりと結紮すべきである．ある特定の状態にある歯に対してこれを果たすためにはトルキングキーが必要になるかも知れない(図 12-3)．

柔軟なアーチワイヤーを捻転歯に結紮するときや，ほかのアーチワイヤーの通常の結紮には0.010インチのスティールリガ

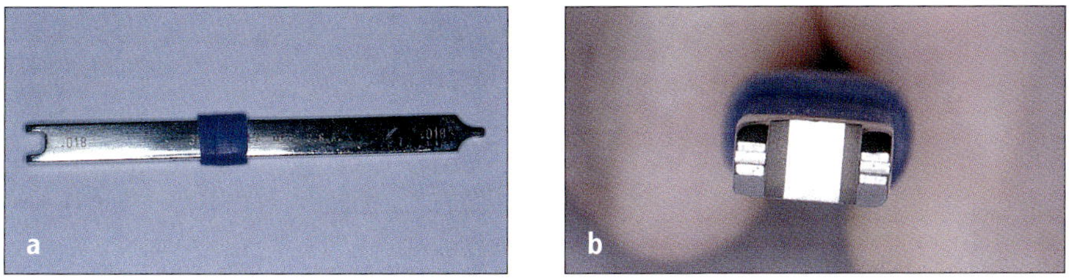

図 12-3a，図 12-3b　滅多に必要とならないが，トルキングキーは0.018インチスロットに0.017×0.025インチのアーチワイヤーを完璧に挿入する補助として使用できる．

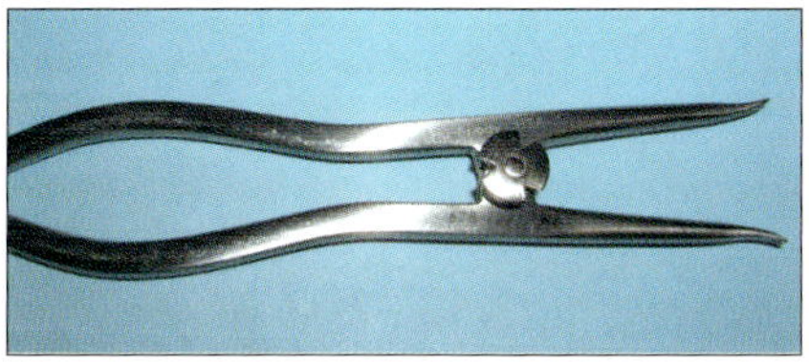

図 12-4　結紮用プライヤー（Hu friedy社製）

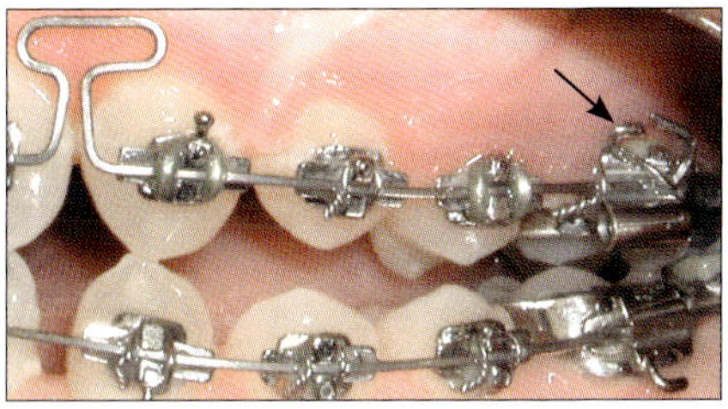

図 12-5　上顎のアーチワイヤーは第一大臼歯のチューブ遠心でシンチバック（矢印）している．

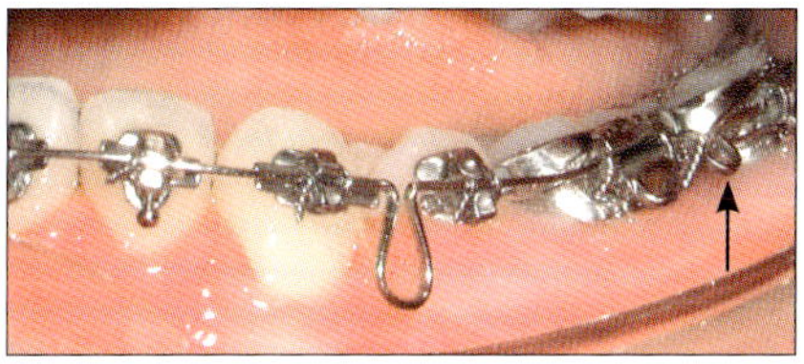

図 12-6　下顎のクロージングループを第二大臼歯からタイバック（矢印）して活性化している．

チャーワイヤーを用いる．バッカルチューブ交換後の下顎第一大臼歯のように難しい捻転歯を結紮するには0.012インチのスティールリガチャーワイヤーを用いる．タイバックには0.014インチのリガチャーワイヤーを使用する．

患者には短期間ではあるが初めのうち少し不快感があることを伝えておく．

歯列一体化を維持するアーチワイヤーのタイバック

抜歯スペース閉鎖後，その一体化した歯列弓を維持することが重要となる．完全な歯列弓の状態を保つためにはつぎのようなさまざまな方法が用いられる．歯列弓全体にパワーチェインをかける，リガチャーワイヤーによる歯の連続結紮，大臼歯チューブ遠心側でアーチワイヤーをシンチバックするなど．究極の検討によりもっとも簡単で信頼できる方法は，リガチャータイイングプライヤーを用いて大臼歯チューブ近心側のオメガループをスティールリガチャーワイヤーでタイバックすることである（図 12-4）．

抜歯症例で，クロージングループを活性化し続けるには，第二大臼歯にバッカルチューブを装着していないかぎりアーチワイヤーを第一大臼歯遠心側でシンチバックする（図 12-5）．バッカルチューブを装着した場合は，オメガループを第一大臼歯遠心側に設け第二大臼歯からタイバックしてクロージングループを活性化する（図 12-6）．

オメガループを使用してのタイバックにはつぎの利点がある．

- 能動的な力が加わり歯列内の歯と歯の接触が保持される．
- わずかな空隙を容易に閉鎖できる．
- 来院ごとにパワーチェインの交換が不要である．
- 予期しない空隙開大が起こらない．

理論的根拠

装着するすべてのアーチワイヤーをタイバックする必要はないかも知れないが，しなければ以下のような副作用が生じる可能性がある．

- 上顎にスピーカーブを付与したアーチワイヤーを装着する場合，タイバックしていなければ丸ワイヤー，角ワイヤー問わず前歯部は唇側傾斜して空隙が生じるであろう．
- 下顎に逆スピーカーブつきアーチワイヤーを装着する場合，前歯ブラケットの−5°トルクにより角ワイヤーではタイバックをしていなくても前歯の唇側傾斜は抑えられる，しかしタイバックなしの丸ワイヤーは前歯を唇側傾斜させる．

もっとも安全な方針は“不確かなときは，タイバック！”（図 11-1参照）である．

表 12-1　シンチバック、タイバックの設置条件

条　件	シンチバック	リガチャーワイヤーでタイバック
上顎歯列		
最初のアーチワイヤー	する	—
スピーカーブ	する	する
フェイスボウ、フェイスマスクの装着	—	する
クロージングループ	する（第一大臼歯）	する（第二大臼歯）
顎間ゴム	—	する
フィニシングアーチワイヤー	—	する
下顎歯列		
最初のアーチワイヤー	不要	不要
リバースカーブ、丸ワイヤー	する	する
リバースカーブ、角ワイヤー	する	—
（0.016×0.022インチ ステンレススティール）	する	—
（0.017×0.025インチ ステンレススティール）	—	する
クロージングループ	する（第一大臼歯）	する（第二大臼歯）
顎間ゴム	—	する
フィニシングアーチワイヤー	—	する

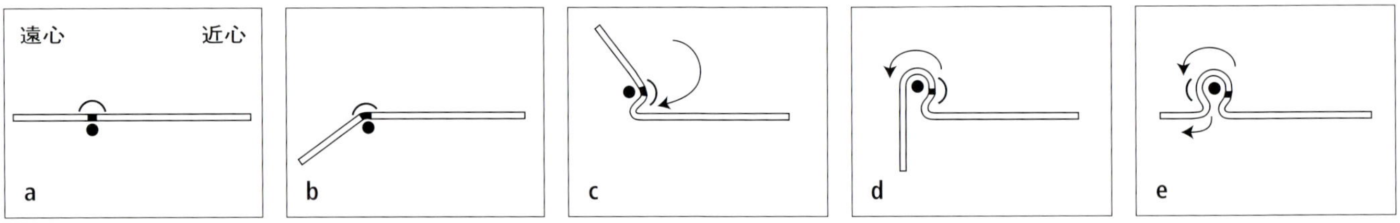

図 12-7　オメガループを望みどおりの位置に屈曲するにはつぎの手順に従えば良い．(a)チューブの近心側 1 mmのところに印を付け，その位置をループベンディングプライヤーで把持する．(b)遠心部分が45°の角度がつくまでプライヤーを強く握る．(c)その把持した状態のまま近心方向へプライヤーを回転させて，鋭角に屈曲する．(d)その状態を維持して，ワイヤーの遠心端をプライヤーの丸い部分に沿って直角になるまで屈曲する．(e)プライヤーをループに沿って遠心側まで移動させ，遠心端を直角に曲げてオメガループを完成させる．

フィニシングアーチワイヤーをスティールリガチャーワイヤーで結紮し，タイバックする根本的理由は以下のとおりである．

1. アーチワイヤーが個々のブラケットスロットに完璧に結紮されるなら，トルク，アンギュレーション，オフセットなどを十分に発揮させる間，ローテーションウイングが歯の捻転を防ぐ．
2. アーチワイヤーがしっかりとタイバックされると，その力は隣接面に及び，口腔内ゴム，フェイスボウやフェイスマスクなどのほかの力が歯列に加わっても空隙が生じることはない．歯列内の歯を互いに結紮する必要もなくなるのである(図 5-4と図 11-2参照)．

表 12-1はシンチバックあるいはリガチャーワイヤーによるタイバックの条件について概説している．

下顎歯列でタイバックをするか否かが重要な決断となる．下顎前歯のコントロールが必要なら角ワイヤーをタイバックすることが大切である．もし下顎前歯を前方へ出すのであれば，丸ワイヤーをタイバックせずに装着することができる．

テクニック

第一にオメガループはバッカルチューブの近心 1 mmのところに設けることが重要である(図 12-7)．患者の正中線を記録し，そしてアーチワイヤーは正中線の偏位側でタイバックされる．つぎに正中線が中央へ移動するよう反対側できつくしっかりとタイバックする．

フィニシングアーチワイヤーをリガチャーワイヤーで完璧に結紮すると，再びこのアーチワイヤーを調整することはほとんどと言っていいくらい必要ない．フィニシングアーチワイヤーの多くは6ないし12か月という長期間にわたり装着されるが，非常に効果的である．

結論

アーチワイヤーにその能力を十分発揮させるためには，ブラケットスロットにしっかりと結紮されることが重要である．この目標を達成するにはスティールリガチャーワイヤーがベストである．

アレキサンダーディシプリンにおけるもう1つの重要な法則は，治療中に達成した進捗状態を維持するためアーチワイヤーをタイバックすることである．先に述べたように，教え子たちに授ける助言とは“不確かなときは，タイバックせよ”である．アーチワイヤーをブラケットスロットへ完璧に結紮したうえでタイバックすることでアーチワイヤーの機能をうまく発揮させることを確信させてくれる．ほとんどの原則に掲載する症例研究を吟味し評価すると，いかに装着するアーチワイヤーの順序や結紮の仕方が型にはまっているかがわかる．

原則12 症例研究

概要

歯列弓を一体化してタイバックすることがフェイスボウやエラスティックスの望ましい効果をもたらす．

検査と診断

9歳時にサービカルフェイスボウの治療歴をもつ12歳女子の転医症例である．歯槽性片側Ⅱ級，骨格性Ⅱ級1類上顎前突症例である．オーバージェット11mm，オーバーバイト6mm，正中線は3mm偏位(上顎は左方，下顎は右方)し，上顎両側第一小臼歯はシザースバイトを呈している．上顎歯列には過剰な空隙があるが，下顎歯列はわずかな捻転と強いスピーカーブが認められる．

治療計画

サービカルフェイスボウと一連のエラスティックスにより非抜歯で治療した．

考察

上顎歯列弓の過剰な空隙が治療メカニクスとアーチワイヤーの順序を変則的なものにした．臼歯から反対側臼歯にいたるパワーチェインで空隙を閉鎖して上顎歯列を統合するのではなく，まず側切歯遠心部に空隙をまとめたのち，抜歯症例と同様に前歯をクロージングループアーチワイヤーにて後退させた．このやり方で上顎前歯後退中のトルクコントロールが維持できたのである．

術前存在した上顎の正中離開のため，保定には4前歯に接着型固定式保定装置を装着した．

評価

アーチワイヤーの順序は非典型的な非抜歯治療であったが，患者はフェイスボウ，エラスティックスを非常に良く使用してくれた．第二大臼歯は治療の後半にバンディングしたため，治療期間の延長につながった．装置撤去当日には正中線は一致していたが，個々の歯が落ち着いたのち，わずかな偏位が生じた．動的治療後4年ではすべて安定している．

原則12 症例研究

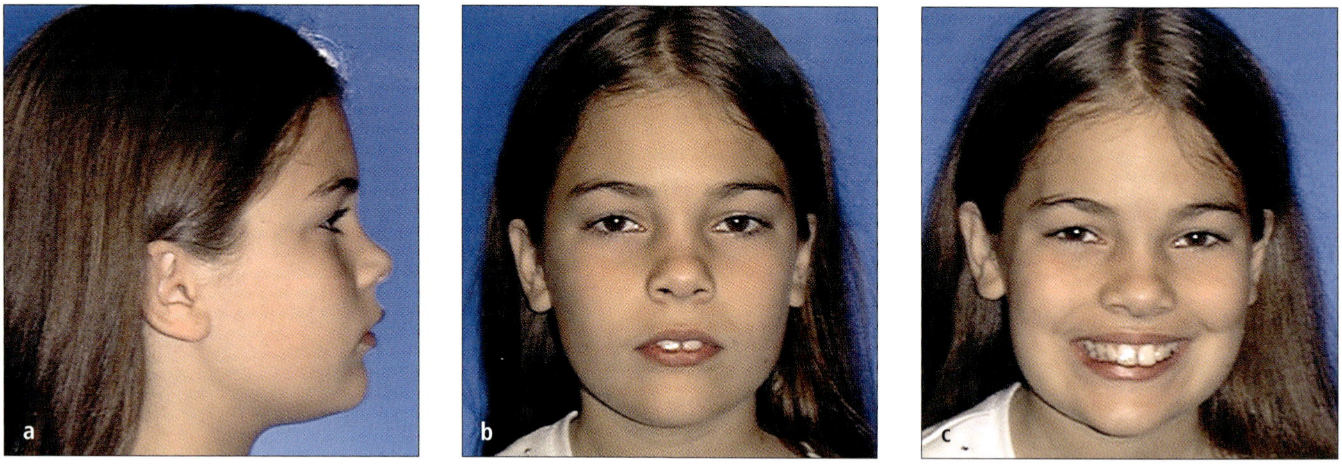

図 12-8　治療前．12歳時の顔貌写真．(a)軟組織側貌では上唇部の前突，良好に発達した下顎と形の良いオトガイを示す．(b)左右対称性の軟組織正貌であるが上顎前歯の唇側傾斜による口唇閉鎖不全を示す．(c)スマイルで前突した前歯を示すが，上顎前歯・口唇関係は良好である．

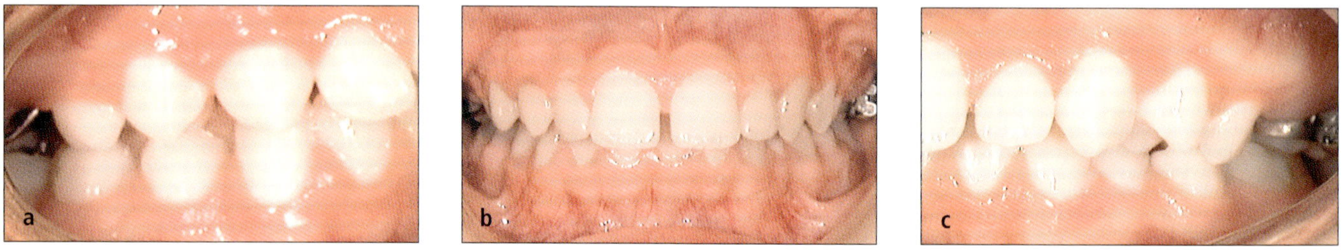

図 12-9a～図 12-9c　治療前の口腔内は，臼歯関係はⅠ級であるが犬歯および小臼歯はⅡ級を示し，第一小臼歯部のシザースバイトと前歯部の非常に大きなオーバージェット(11mm)を呈している．オーバーバイト6 mm．下顎歯列のスピーカーブに注目．

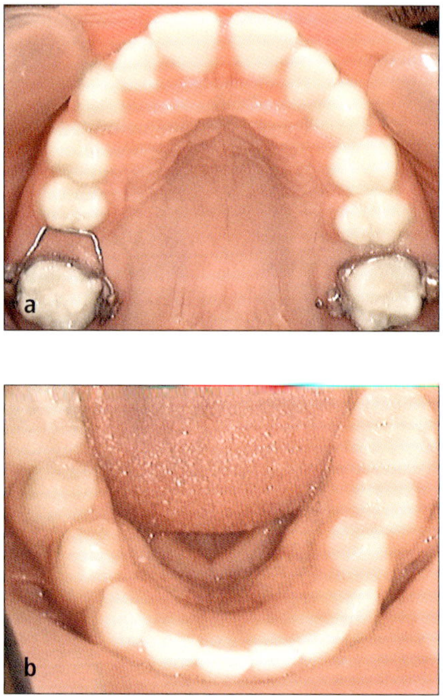

図 12-10　(左図)治療前の咬合面観 (a)上顎歯列は中等度の空隙とわずかながらV字歯列傾向を示す．(b)下顎歯列にわずかな捻転を認める．

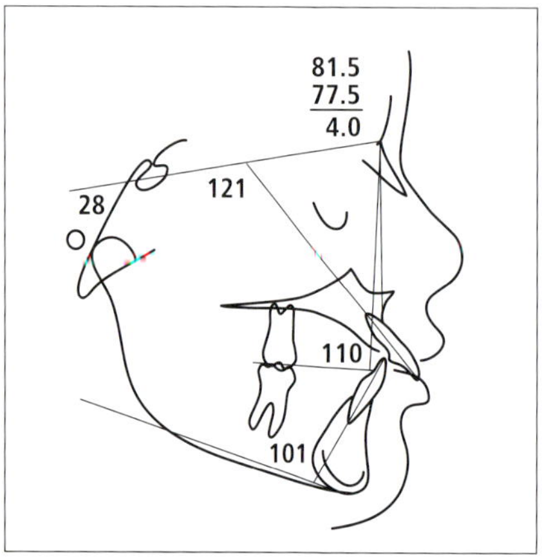

図 12-11　治療前のセファログラムトレース．

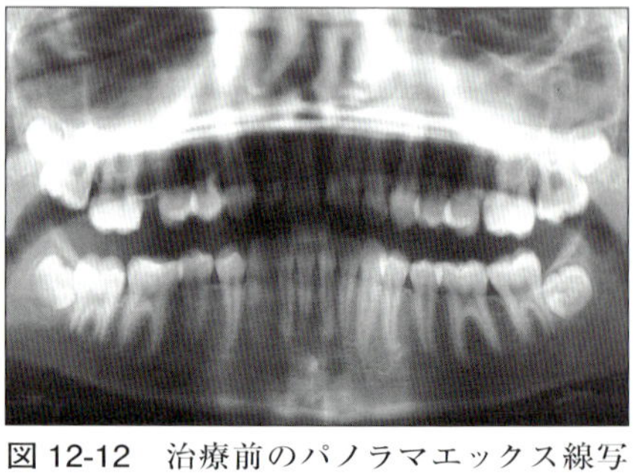

図 12-12　治療前のパノラマエックス線写真で異常所見を認めず，臼歯部の萌出余地は十分である．

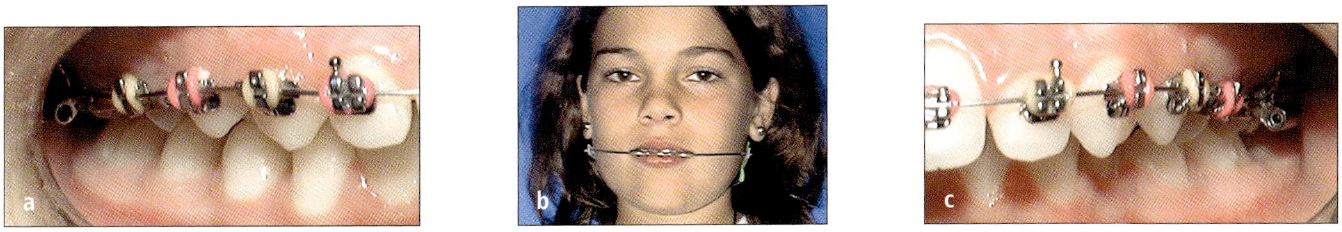

図 12-13　(a, c)治療開始のアーチワイヤーは0.016インチのニッケルチタンである．(b)サービカルフェイスボウを装着．

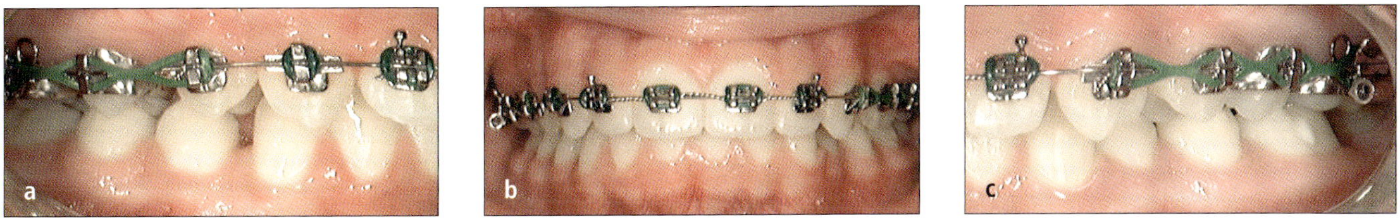

図 12-14a～図 12-14c　治療開始３か月．上顎歯列の過度な空隙は0.016ステンレススティール アーチワイヤーを装着して，側切歯犬歯間に集約された．

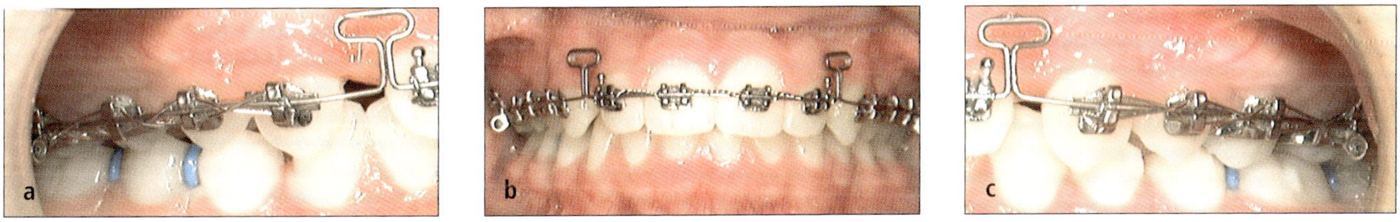

図 12-15a～図 12-15c　治療開始８か月．上顎は0.017×0.025インチ TMA Tループアーチワイヤーで空隙閉鎖を行う．

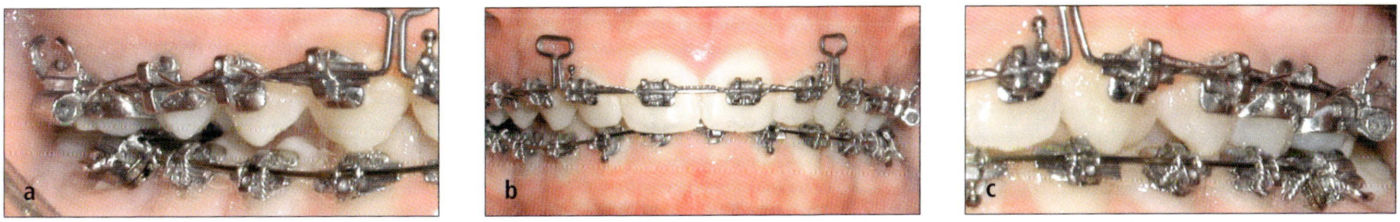

図 12-16a～図 12-16c　治療開始11か月．上顎の空隙が閉鎖され，フィニシングアーチワイヤーに移行できる．下顎には0.016×0.022インチ ステンレススティール アーチワイヤーを装着．

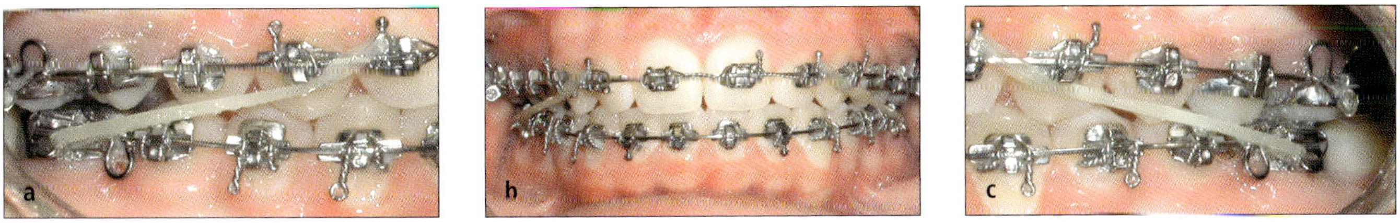

図 12-17a～図 12-17c　18か月．上下顎ともに0.017×0.025インチ ステンレススティール フィニシングアーチワイヤーを装着．前歯被蓋のオーバーコレクションのため，2級ゴムを使用中(過度のオーバージェットもすべての症例の目標である)，第二大臼歯は後でバンドを装着した．

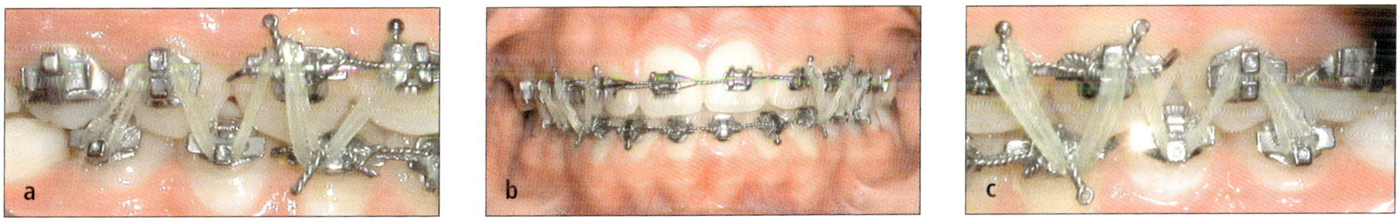

図 12-18a～図 12-18c　22か月．上下歯列のアーチワイヤーは前歯部のみに切り残され，臼歯バンドは撤去されフィニシングエラスティックス(しっぽ付きW型)を使用中．

原則12 症例研究

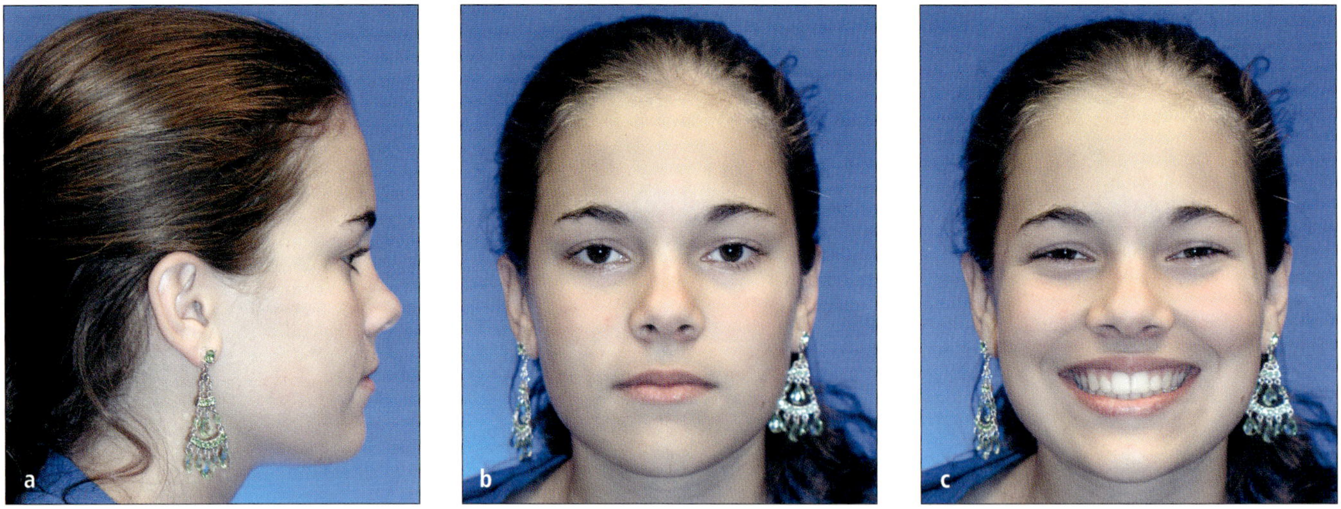

図 12-19a〜図 12-19c　14歳の治療終了時の顔貌は，バランスの取れた軟組織側貌，対称性，スマイルとなった．

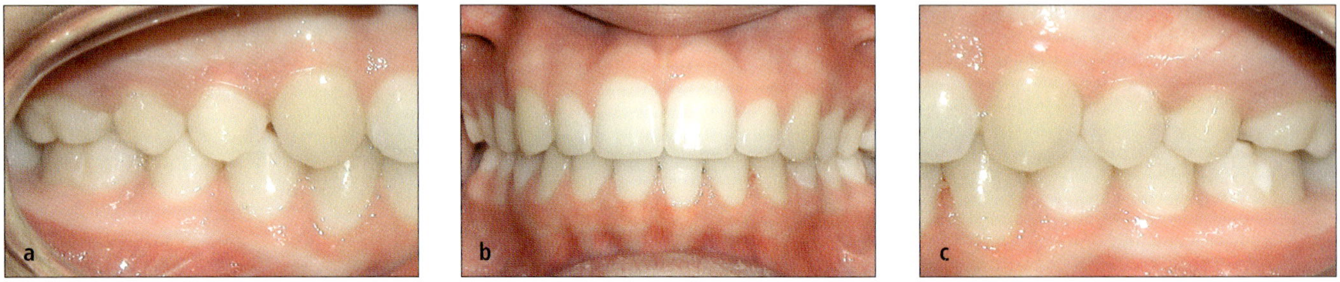

図 12-20a〜図 12-20c　治療終了時の口腔内写真．正常なⅠ級関係であるが，正中線はわずかに偏位している．

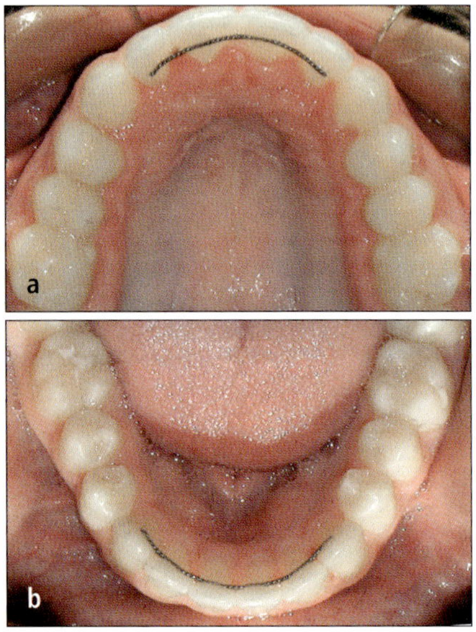

図 12-21a，図 12-21b　治療終了時の咬合面観．固定式保定装置を前歯舌面に接着している．治療前の上顎中正中離開のため上顎も保定装置を接着した．

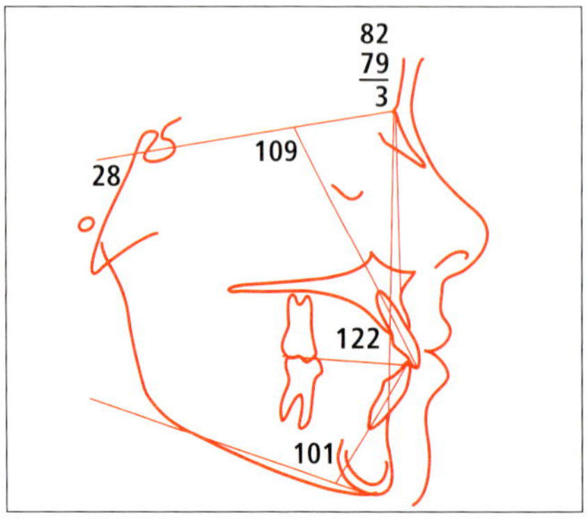

図 12-22　治療終了時のセファログラムトレース．

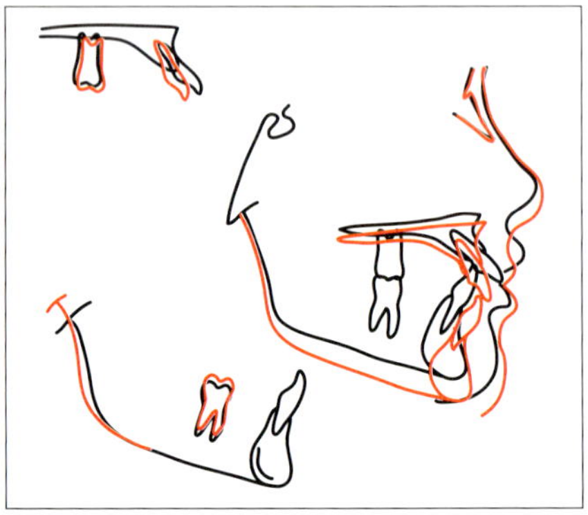

図 12-23　治療前（黒）と治療後（赤）のセファログラムトレースの比較．

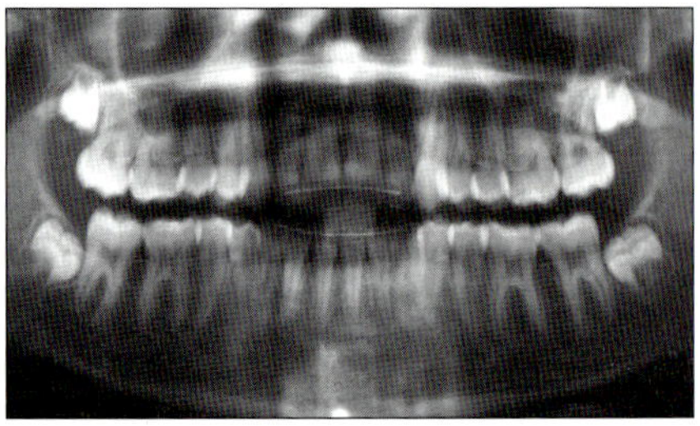

図 12-24　治療終了時のパノラマエックス線写真．

原則12 症例研究

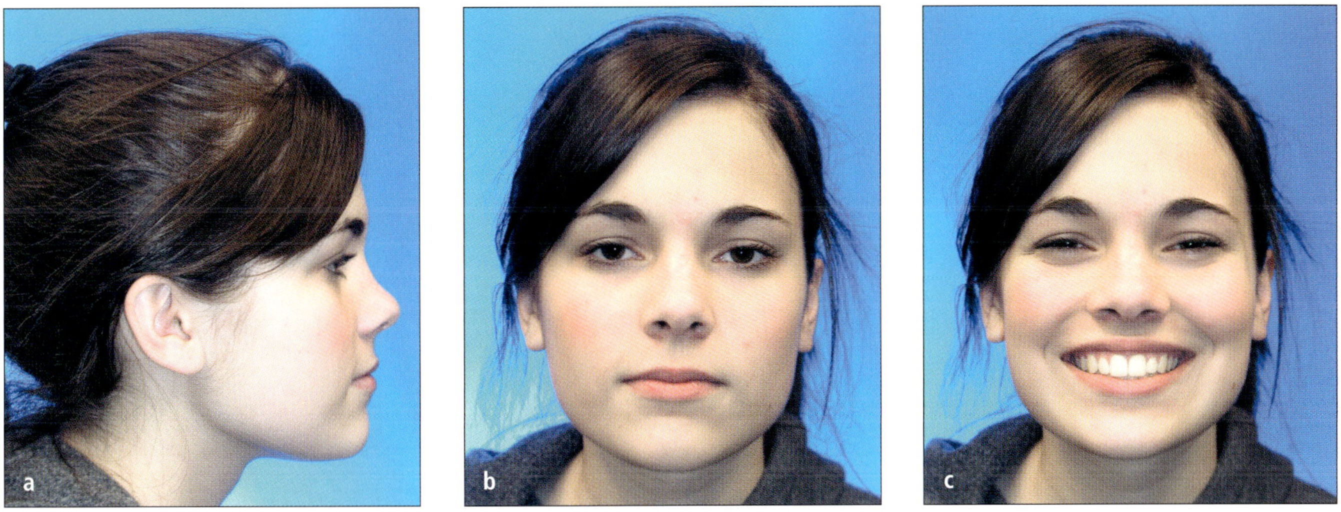

図 12-25a～図 12-25c　治療後４年. 18歳時の顔貌写真. 上顎舌面の接着型保定装置を撤去した.

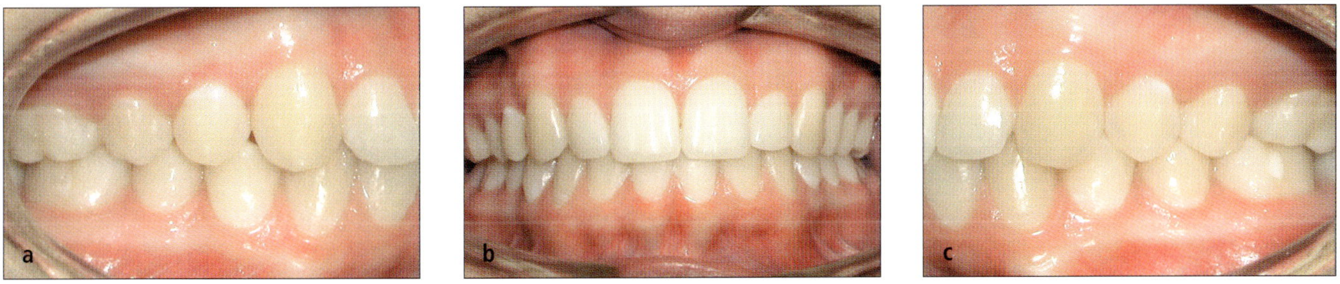

図 12-26a～図 12-26c　治療後４年の口腔内. I 級の臼歯犬歯関係を示す.

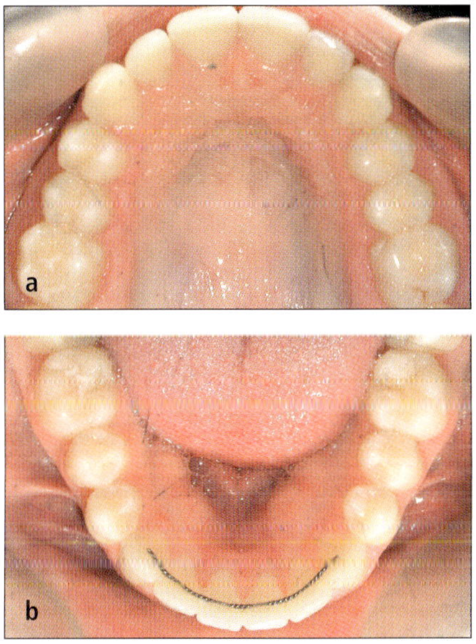

図 12-27a, 図 12-27b　治療後４年の咬合面観. 上下歯列は安定している.

表 12-2　アーチワイヤーの順序

アーチワイヤー	期間（月）
上顎	
1. 0.016 NiTi	2
2. 0.016 SS	6
3. 0.017 × 0.025 TMA クロージングループ	5
4. 0.017 × 0.025 SS	11
動的治療期間	24か月
下顎	
None	9
1. 0.017 × 0.025 マルチストランディッド	3
2. 0.016 × 0.022 SS	3
3. 0.017 × 0.025 SS	9
動的治療期間	15か月

表 12-3　個別の矯正力

矯正力	期間（月）
サービカルフェイスボウ	12
エラスティックス	
２級ゴム / 正中ゴム	4
２級ゴム	3
側方部四角ゴム	2
フィニシングゴム	1

原則

13

ワイヤーに料理(仕事)をさせよう！

“タイミングがすべてだ．そのときを知るのはその方法を知るのと同じくらい重要である”

—Arnold Glason

ウィング付きシングルブラケットの使用でブラケット間距離が長くなることの基本的利点の1つは，より太く硬いワイヤーを治療のより早い段階から装着できることである．ブラケット間の距離が増すと，ブラケット間のワイヤーの相対的硬さはその長さ(L)の要因によって$1/L^3$になることで，ワイヤーをさらに柔軟にしてブラケットへ装着しやすくなる．

理論的根拠

叢生のある歯列に対して最初にしなやかなアーチワイヤーを装着する際，ブラケット間距離が延長されワイヤーを永久変形することなくたわませることができる．この有利な点は，(1)患者の不快感を減少させる，(2)より太いアーチワイヤーで開始できる，(3)使用するワイヤーの本数が少なくなる，ことである．

こうした利点をその潜在力いっぱいまで活かすために，アーチワイヤーにはその力や回転力を発揮させるよう十分に時間を与える必要がある．アーチワイヤーがブラケットスロットに結紮されるとワイヤーのゆがみ，ねじれ(非永久的)はワイヤー内部に蓄積される(図 13-1)．ワイヤーの金属特性－弾性モジュール，弾力性，スプリングバック）によって，この蓄積エネルギーがブラケットを通して歯に伝えられて歯が移動し，結果としてワイヤーの力がなくなる(図 13-2)．この過程には時間がかかり，“Let it cook(仕事をさせよう)”という表現で伝えられる条件が必要なのである．この格言はアーチワイヤーの交換を急ぎ過ぎてはいけないことを意味している．むしろ，アーチワイヤーがその力を完全に発揮し，つぎのアーチワイヤーに進む前にブラケットのなかでパッシブになるようワイヤーを必要な時間その状態のままにしておくべきだ．

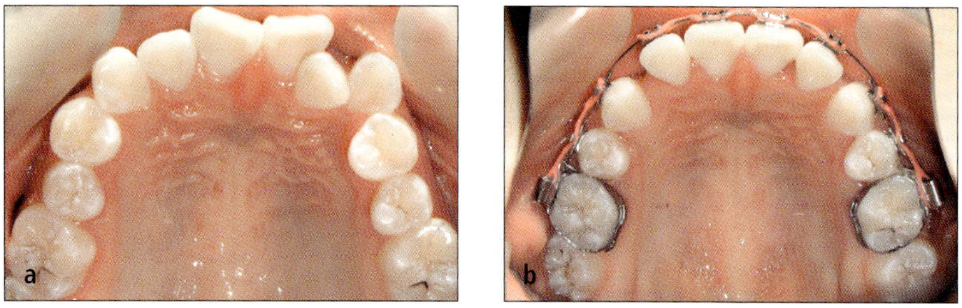

図 13-1　抜歯症例の咬合面観．(a)治療前の上顎歯列．(b)6か月後．0.016インチ ステンレススティール アーチワイヤーを装着中で，捻転が改善し犬歯の遠心移動を行っている．

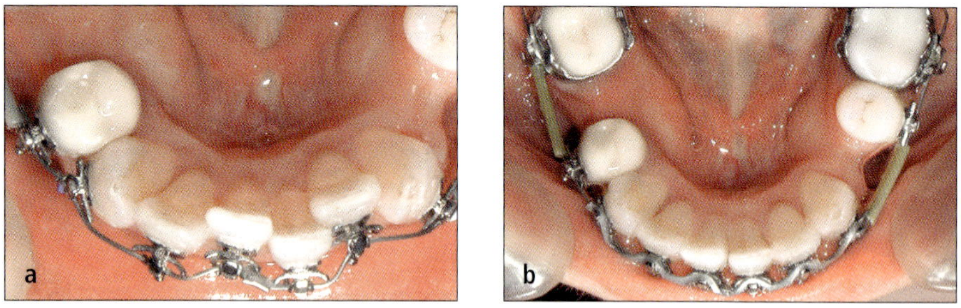

図 13-2　抜歯症例の咬合面観．(a) 下顎歯列のブラケット装着時で0.016 ニッケルチタン アーチワイヤーを使用．(b) 同じアーチワイヤーで4か月後の下顎歯列．

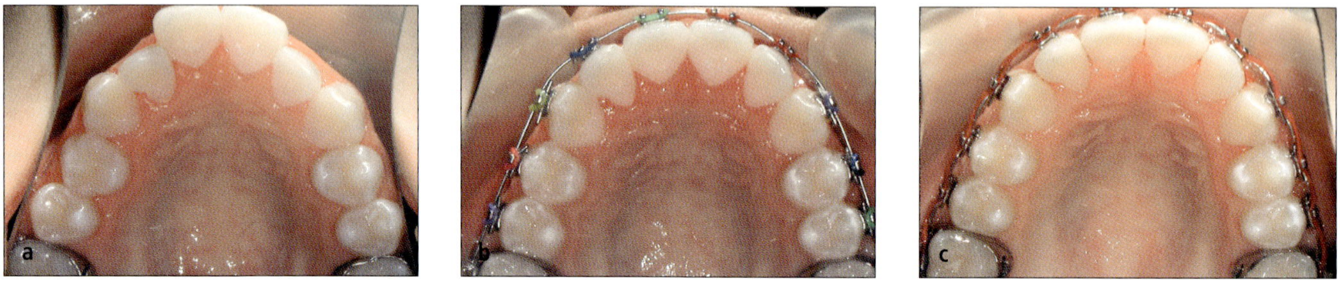

図 13-3　非抜歯症例の咬合面観．(a)治療前．(b)3か月後．上顎歯列に0.017×0.025インチ マルチストランディッド ステンレススティール アーチワイヤーを装着，頬舌的なゆがみが見られる．(c)5か月後．0.016インチ ステンレススティール アーチワイヤーを装着．

アーチワイヤーの順序

原則10で詳しく述べたように，ほとんどの非抜歯治療は一顎につき使用されるアーチワイヤーは3本以下である．上顎歯列で最初に柔軟なアーチワイヤー(0.016インチ ニッケルチタンワイヤー)装着すると1～3か月でほとんどの捻転は解消する(図13-3)．二番目のアーチワイヤーには0.016インチ ステンレススティールワイヤーがよく使用され，カーブを入れ熱処理し，タイバックする．この二番目のアーチワイヤーがレベリングとアライメントを改善するが，2～4か月間装着する．そして三番目の最終アーチワイヤー，0.017×0.025インチ ステンレススティールワイヤーは治療開始およそ6か月後に装着される．

最終ワイヤーの早期装着には多くの利点がある．とくに細かな調整を行う最終段階では，最終のアーチワイヤー(0.017×0.025インチ ステンレススティール)にはさらに長期間その力が歯列に作用するままにしておく．ワイヤーのカーブや形態だけでなくブラケットにはトルク，アンギュレーション，オフセットが組み込まれているので，正確な基準で屈曲されたこのアーチワイヤーが歯に対してほぼ完全に作用することが非常に重要となる．

アーチワイヤーがタイバックされることで，上顎の歯は個々の12～14本の歯ではなく，単一の歯列弓という塊となる．そこでフェイスボウあるいはエラスティックスの力は一塊である上

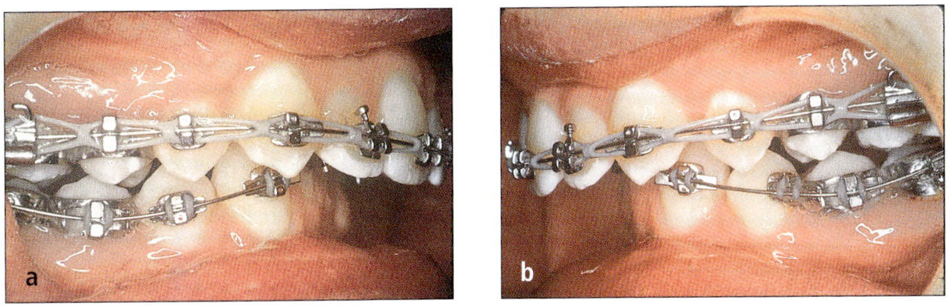

図 13-4a, 図 13-4b　4か月後のそれぞれ左右側面観. 上顎は0.016インチ ステンレススティール. 下顎は0.016インチ ニッケルチタン アーチワイヤー.

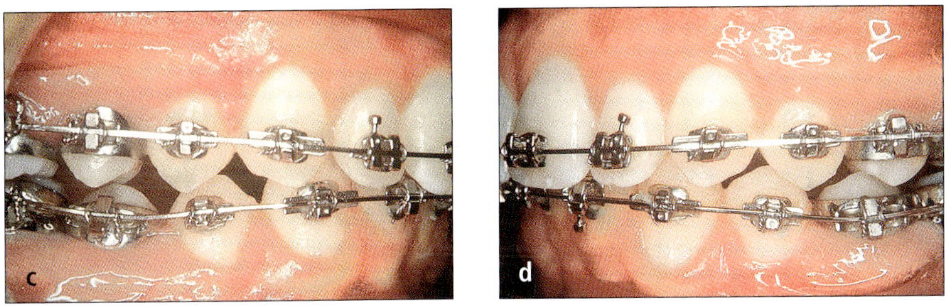

図 13-4c, 図 13-4d　11か月後の左右側面観. 上顎は0.017×0.025インチ ステンレススティール アーチワイヤー. 下顎は0.016×0.022インチ ニッケルチタン アーチワイヤー.

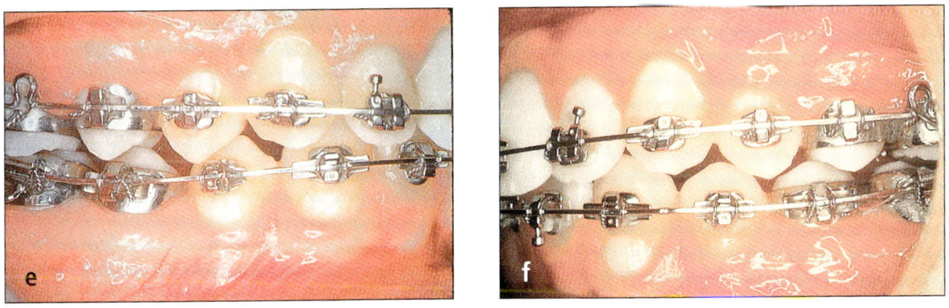

図 13-4e, 図 13-4f　14か月後の左右側面観. 上下顎とも0.017×0.025インチ ステンレススティール アーチワイヤー.

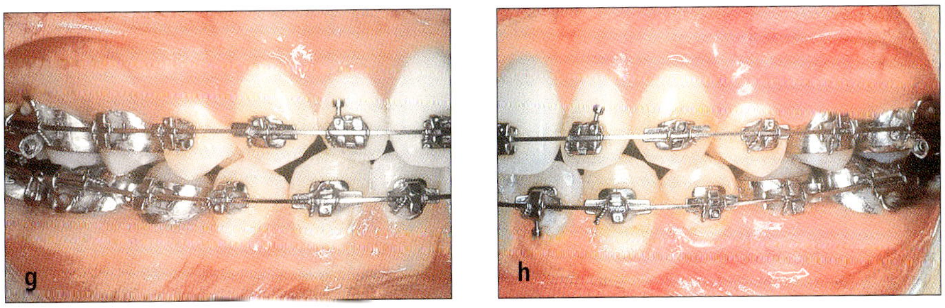

図 13-4g, 図 13-4h　21か月後の左右側面観. 上下顎歯列はアーチワイヤーに“cook”させることによりレベリングされた.

顎歯列全体に作用することになる. 歯は穏やかにしかも素早くある地点に動かされ, 治療期間を通じてしっかりとその状態が保持されるので, 継続的な移動あるいは歯のジグリングも生じない. 結果的には歯根吸収はアレキサンダーディシプリンでは問題にならない.

ブラケット間距離の増大とローテーションウィングによって, 予測どおりに素早く捻転が改善し, 空隙が閉鎖し, 歯列がレベリングされる. それゆえ, とくに非抜歯治療において, 重要な原則は可能なかぎり早い段階でフィニシングアーチワイヤーを装着し, 仕事をさせることである. 図 13-4は厳しい過蓋咬合症例を片顎３本のアーチワイヤーで治療した例である.

抜歯症例での“Let it cook”原則は非抜歯治療と多少異なる. ほとんどの抜歯不正咬合症例は歯列弓にディスクレパンシーが存在するので, 抜歯後数か月間歯にドリフトさせることでブラケットの装着がしばしば容易になる. 通常犬歯は抜歯側へドリフトする. ブラケットが装着されると, 歯はもっとも抵抗の少ない場所－すなわち, 抜歯部位に向かって移動する傾向がある. この規則の例外は, 前歯部を可能なかぎり後退させる(原則18b 症例研究参照)治療方針のマキシマムアンカレージ症例で, 上下歯列ともに早期のブラケット装着が通常推奨される.

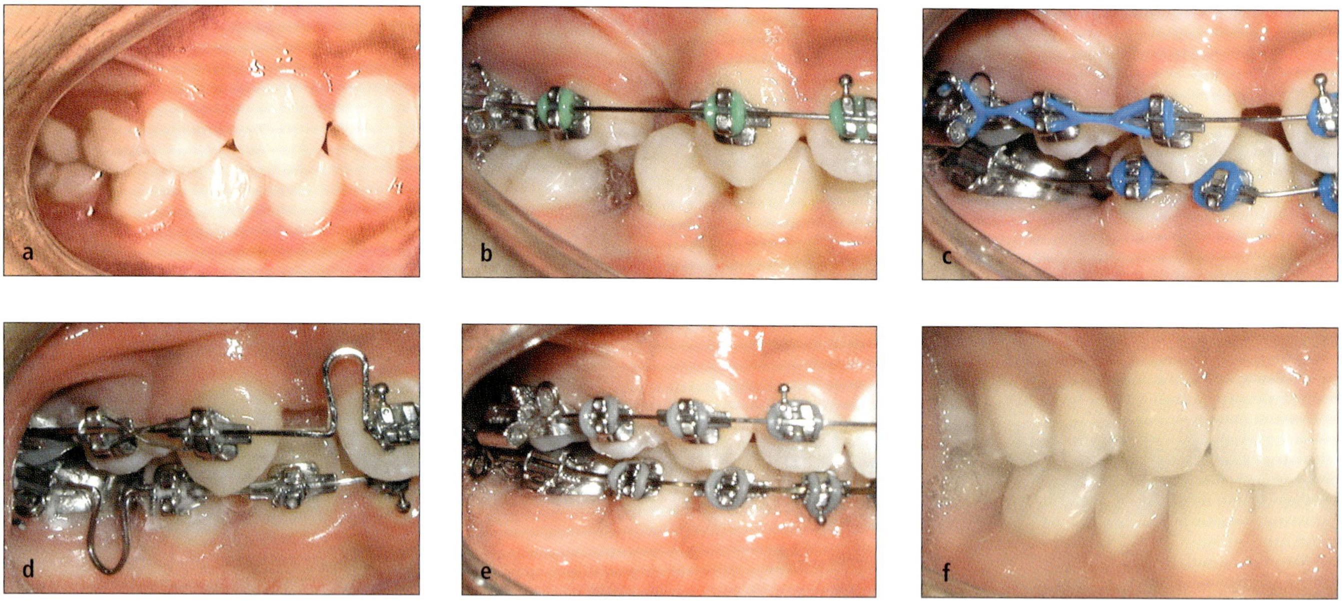

図13-5　抜歯症例. (a)治療前. (b)4か月後. 0.016インチ ニッケルチタン アーチワイヤーで最初のレベリング. (c)8か月後. 遠心傾斜なしの犬歯の遠心移動. (d)13か月後. クロージンググループによる前歯の後方移動. (e)フィニシングアーチワイヤー. 0.017×0.025インチ ステンレススティール アーチワイヤー. (f)治療結果.

"Let it cook"原則は抜歯治療(図13-5)で上顎犬歯を遠心移動しているときにまさに当てはまる. パワーチェインとアーチワイヤーを交換するまで5週間, 仕事をさせると, この方法がもっとも効果的であることがわかる. パワーチェインを5週間隔以内で交換すると, 上顎犬歯は過度の遠心傾斜を起こしうる.

結論

アーチワイヤーが完全にその力を発揮しブラケット内で不活性となるには時間が必要である. 推奨される順番どおりにそれぞれのアーチワイヤーが最高の効果を出すよう使用されると治療結果は向上する. ゴールはできるだけ早い段階でフィニシングアーチワイヤーを装着できるようにし, そして"let it cook", 仕事をさせることである.

原則 13 症例研究

原則13 症例研究

概要

コンビネーションフェイスボウ使用への卓越した協力ととくに上顎歯列の側方拡大によってこのボーダーラインケースの非抜歯治療が成功した.

検査と診断

骨格性Ⅱ級ハイアングル不正咬合の10歳4か月の女児である. 歯槽性に完全なⅡ級臼歯および犬歯関係であった. V字形状の上顎歯列弓には, 6 mmのアーチレングスディスクレパンシーがあり, 下顎歯列には中等度の叢生が認められた. 9 mmのオーバージェットと±0 mmのオーバーバイトで, 明らかな舌癖が疑われた.

治療計画

非抜歯治療を選択した.

考察

初めに上顎歯列を側方拡大した後, コンビネーションフェイスボウを残りの治療期間を通して使用した. 開咬と垂直的な骨格パターン抑制の可能性を目指し"噛みしめ"練習を行った. 開咬治療の典型的な一連のアーチワイヤーとエラスティックスの装着であった.

評価

術後4年では軟組織の対称性とともに咬合の安定性を示した.

表 13-1 アーチワイヤーの順序

アーチワイヤー	期間(月)
上顎	
1. 0.016 NiTi	4
2. 0.016 SS	2
3. 0.017 × 0.025 SS	20
動的治療期間	26か月

表 13-2 アーチワイヤーの順序

アーチワイヤー	期間(月)
下顎	
1. 0.016 NiTi	5
2. 0.017 × 0.025 TMA	3
3. 0.017 × 0.025 SS	9
動的治療期間	17か月

表 13-3 個別の矯正力

矯正力	期間(月)
急速側方拡大装置	6
コンビネーションフェイスボウ	10
エラスティックス	
2級ゴム	5
側方部四角ゴム2級	6
前歯部四角ゴム	3
フィニシングゴム	2

原則 13 症例研究

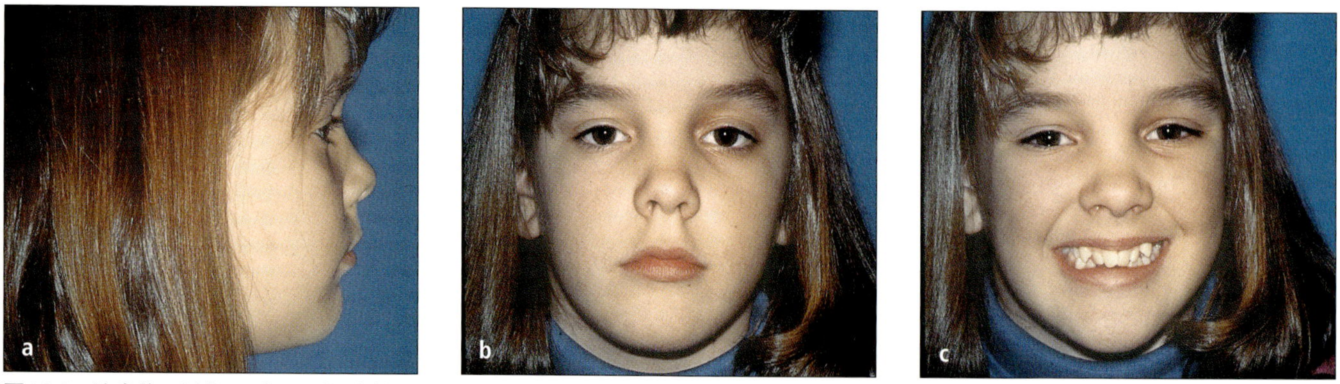

図13-6　治療前の顔貌．10歳４か月．(a)軟組織側貌．上唇はわずかに突出．(b)正貌．全体的に左右対称．(c)特異的な口唇の形．

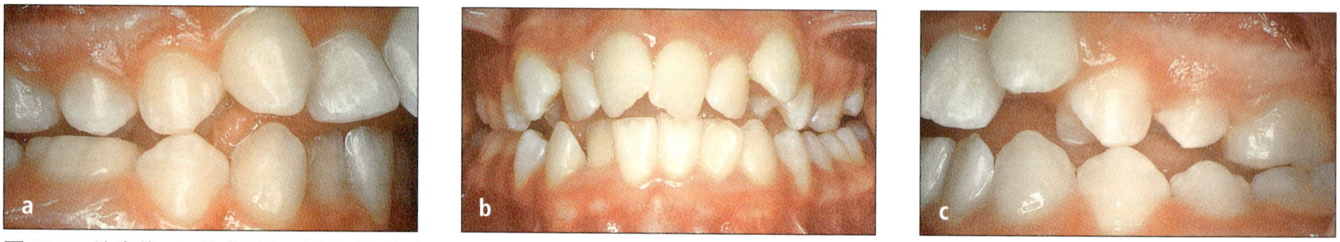

図13-7　治療前の口腔内写真．(a)右側，臼歯部にわずかなクロスバイトをともなうⅡ級咬合．(b)正面観，開咬と正中線の不一致．(c)左側臼歯部のクロスバイトをともなうⅡ級咬合．

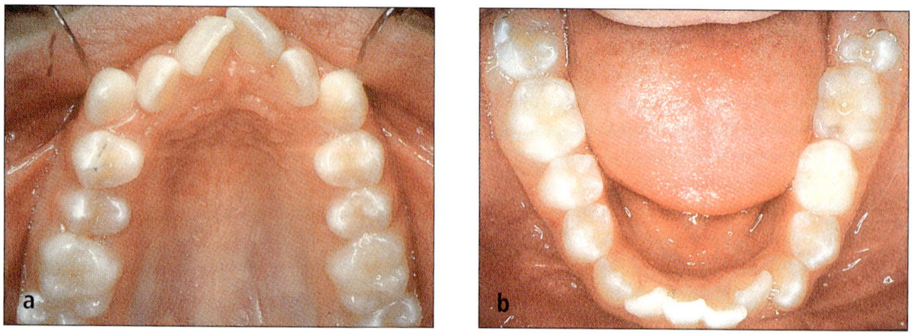

図13-8　治療前の咬合面観．(a)上顎は著しい叢生(６mm)と第一大臼歯間幅径(24mm)の狭窄をともなうＶ字歯列弓．(b)下顎歯列は中等度の叢生(４mm)を示し，犬歯間幅径は26mmである．

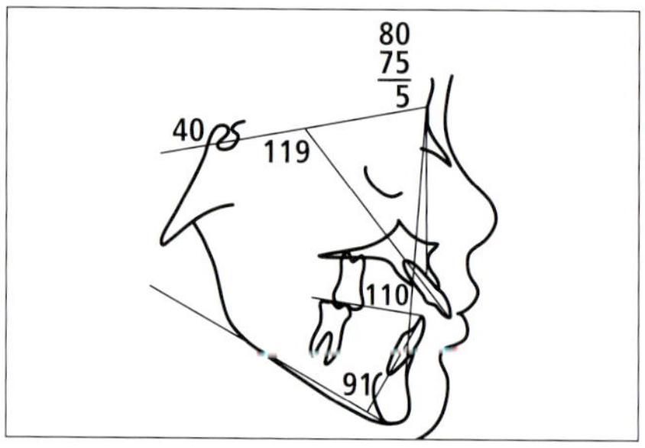

図13-9　(左図)治療前のセファログラムトレース．ハイアングルでⅡ級の骨格パターン．上顎切歯は唇側傾斜し，開咬を呈する．

図13-10　(右図)治療前のパノラマエックス線写真．異常所見はない．

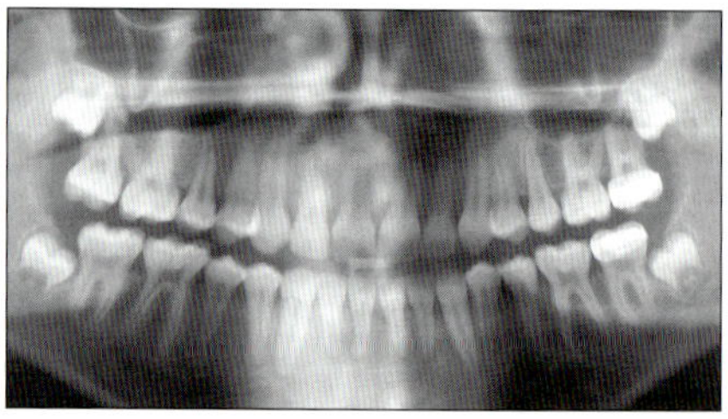

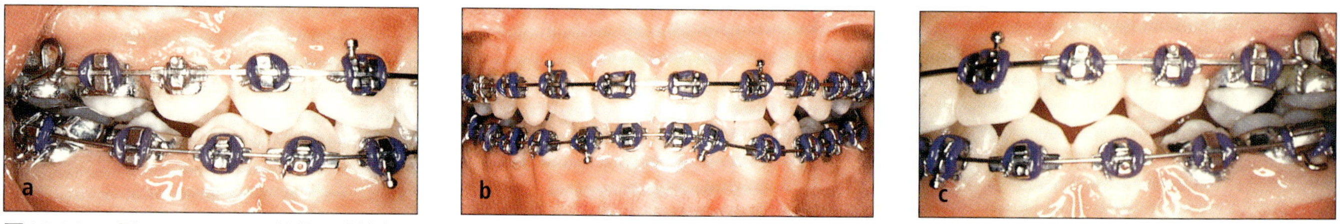

図13-11a～図13-11c　10か月後の進捗状況．

原則 13 症例研究

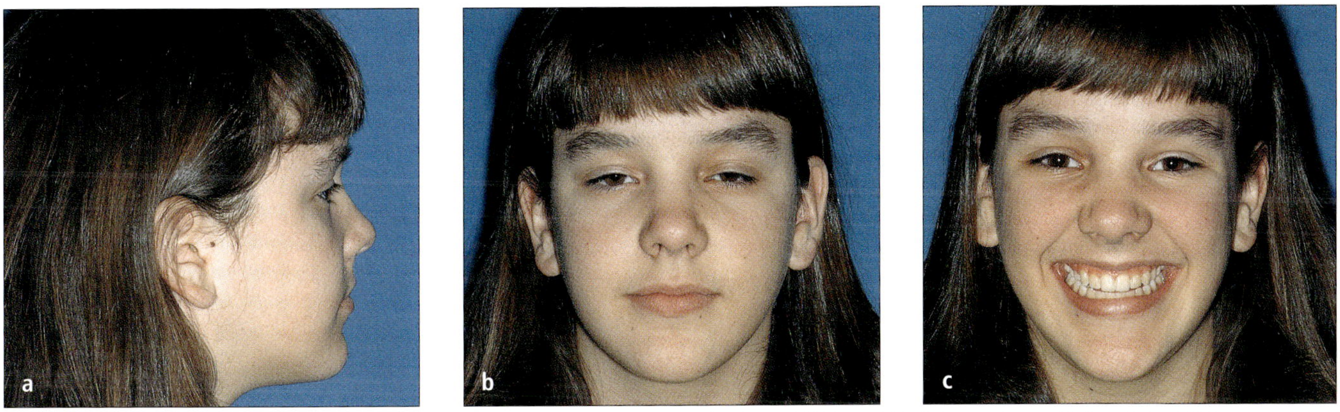

図13-12　治療後の正貌と側貌. 13歳6か月. (a) バランスの取れた側貌と(b)左右対称性の正貌. (c)スマイルで過度の歯肉が見える.

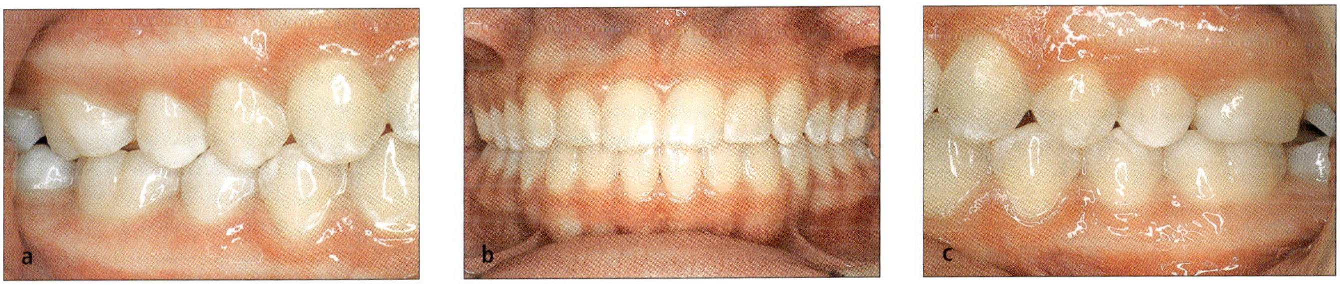

図13-13a～図13-13c　治療後の口腔内写真. 咬合は良好.

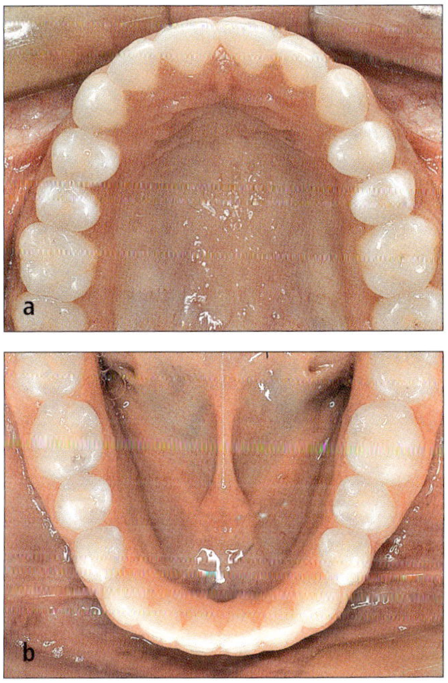

図13-14a, 図13-14b　治療後の咬合面観. 典型的な歯列弓形態の上下歯列. 上顎大臼歯間幅径は36mm, 下顎犬歯間幅径は28mm.

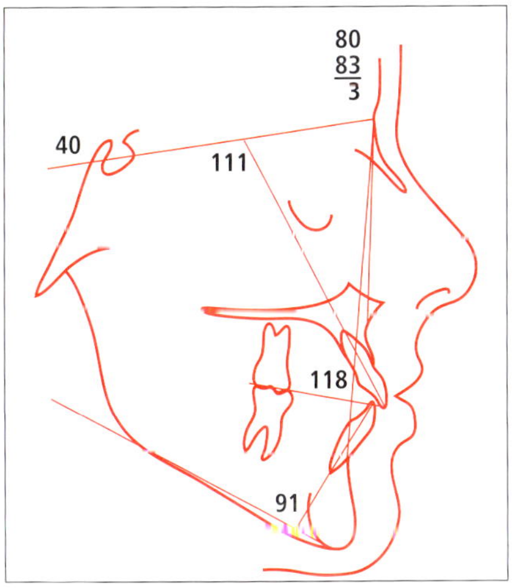

図13-15　治療後のセファログラムトレース. 骨格と歯の良好な規制.

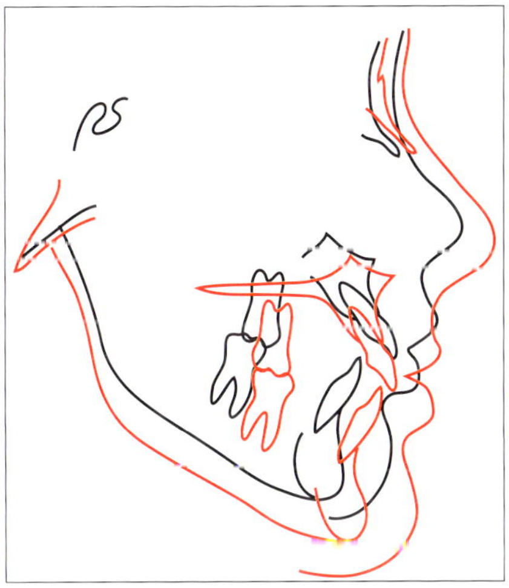

図13-16　治療前(黒)と治療後(赤)のセファログラムトレースの重ね合わせ.

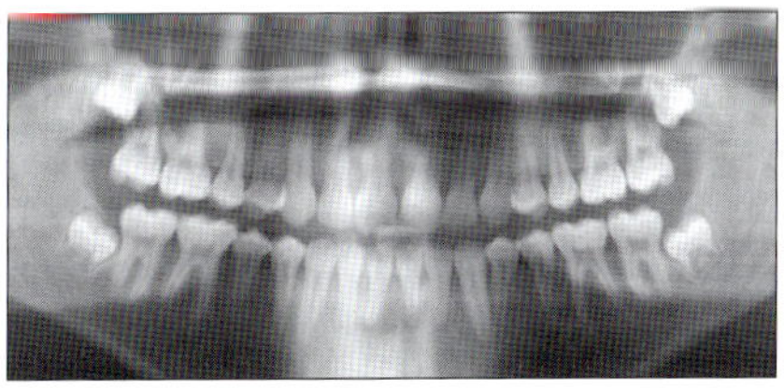

図13-17　治療後のパノラマエックス線写真.

原　則

14

リバースカーブつきアーチワイヤーにより歯列をレベリングして被蓋を浅くする

"知識での投資は最高の利息を支払う"

—Ben Franklin

世界中でもっともありふれた不正咬合の1つは過蓋咬合である．真の過蓋咬合症例では過度の前歯オーバーバイトと下顎歯列の極端なスピーカーブを呈している(図 14-1)．さらに，下顎切歯切縁は上顎前歯舌面部または口蓋軟組織に接触する(図 14-2)．

被蓋が深い患者で下顎歯列をレベリングするために，術者はユーティリティーアーチもしくはベース(圧下)アーチを使用するか，あるいはアーチワイヤーにリバースカーブを与えるか，いずれかを選択するであろう．臨床的経験や証拠に基づく研究が，歯列をレベリングして被蓋を浅くするためのアレキサンダーディシプリンのやり方が簡単で上手くいくだけでなく安定していることを実証した(図 14-3, 図 14-4)．私の診療所の患者資料を用いて，アーチワイヤーのリバースカーブで下顎歯列をレベリングする際，何が起きているのかを研究者たちが明らかにしてくれた[1]．

アレキサンダーディシプリンはII級1類の過蓋咬合を非抜歯で治療する際，スピーカーブのレベリングに効果的な連続アーチワイヤーを用いる技法である．アレキサンダーディシプリンでスピーカーブをレベリングする方法は，主に小臼歯の挺出とわずかな前歯の圧下という組み合わせによるものである．アレキサンダーディシプリンは下顎歯列をレベリングする過程で下顎切歯の位置を効果的に制御し，副作用としての過度な唇側傾斜を生じさせない．臼歯ブラケットの−6°のアンギュレーションは，治療後30%の減少はあるものの治療期間を通じて臼歯を6°遠心へ傾斜させる．アレキサンダーディシプリンは治療中に垂直高径の過度な開大を生じさせない．機能的咬合平面の角度は変化するが時間とともに安定するように見える．こうした治療結果は長期間にわたり安定している．

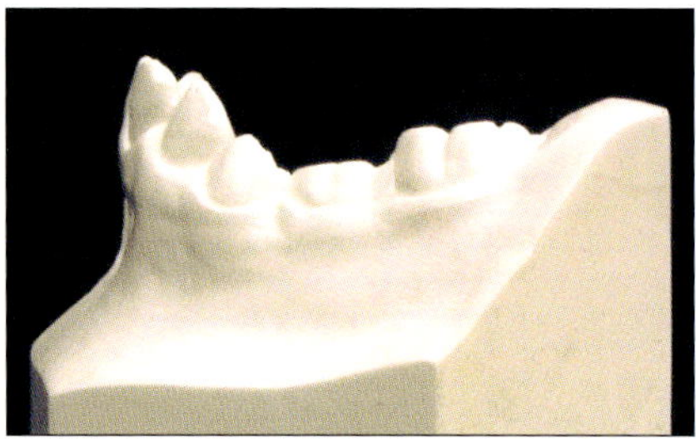

図 14-1　Ⅱ級２類過蓋咬合に典型的に見られるスピーカーブ．

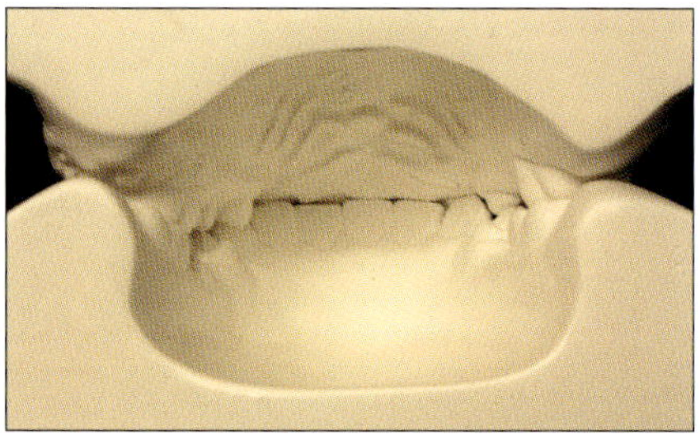

図 14-2　下顎切歯切縁が上顎前歯舌面または口蓋粘膜に接触して，過度のオーバーバイトを呈している．

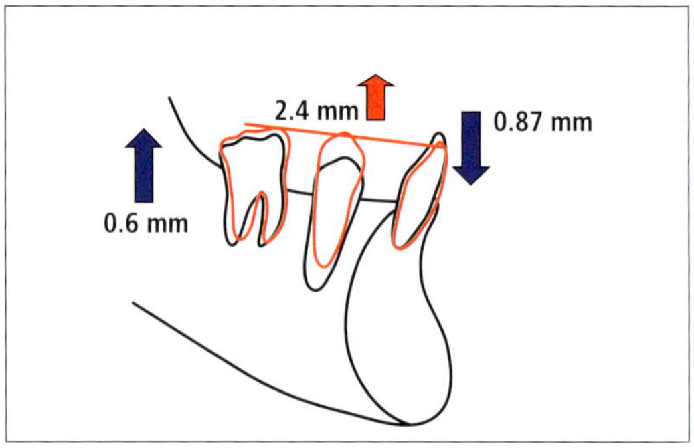

図 14-3　Bernstein[1]とCarcara[2]による研究で示されたアーチワイヤーにおけるリバースカーブの治療効果．

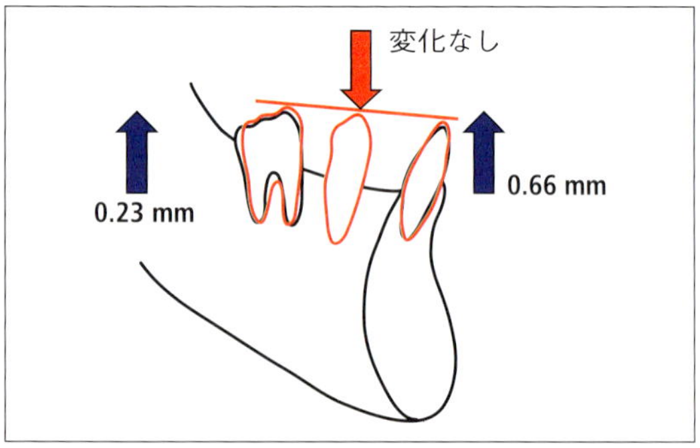

図 14-4　平均の治療後期間11年５か月で，小臼歯部での後戻りは見られず結果的にレベリングされた歯列は維持されている．

テクニック

カーブの形成

ステンレススティールワイヤーやチタンモリブデン合金製アーチワイヤー（0.016インチ，0.016×0.022インチ，0.017×0.025インチ）では，上顎下顎ともカーブはオメガループ近心から犬歯遠心までの間に入れる．ステンレススティールワイヤーではワイヤーを人差し指の上を滑らしてカーブを形成する（図 14-5）．チタンモリブデン合金は適当なプライヤーを使ってさらに屈曲作業が必要かも知れない．アーチワイヤーの水平的対称を得るために反対側でもこの手順を繰り返す（図 14-6）．

カーブの量

上顎のアーチワイヤーのカーブ量はオーバーバイトや患者のスマイルラインによって決まる．笑ったとき過度の軟組織を見せる（ガミースマイル）患者の場合は，より強いカーブをアーチワイヤーに組み込む．笑ったとき，臨床歯冠のみを見せる患者の場合はカーブを入れず，オーバーバイトの改善は主に下顎歯列のレベリングによってなされる．下顎の治療を始めるときになると，前歯のオーバーバイトとスピーカーブの量を算定する．これらの要因が組み込むべきリバースカーブ量を決定する．過蓋咬合症例では，オーバーバイトが術後に後戻りしないよう下顎歯列はつねに完全にレベリングする必要がある．

アーチワイヤーにカーブを入れる時期がくると，患者にまずスマイルするよう伝える．そんなとき，満面の自然なスマイルをしてくれることは滅多にない．これでは間違った評価につながりうる．この問題を解決するために，“グーチーグーチー（コチョコチョ）”テクニックを使う．矯正医は患者にスマイルするようお願いし，患者の耳の後ろをこすりながら“グーチーグーチー”と言う．結果はいつも満面のスマイルとなり，矯正医は適切なカーブ量を決定できるだろう．

0.016インチのステンレススティール アーチワイヤーに入れる平均的なカーブは，およそ５～６mmである．これはアーチワイヤーを前歯ブラケットスロットには入れずに臼歯部チューブに装着することで測れる．アーチワイヤーの前歯部分はおよそ歯頸部歯肉の高さ（図 14-7）になるはずで，ブラケットスロットからは５mmほどのところになる．同量のカーブは0.016×0.022

図 14-5　スピーカーブは４ステップでアーチワイヤーに入れる．（１）角ワイヤー用ベンディングプライヤーを使って，オメガループの近心部ワイヤーを把持する．（２）プライヤーの側に指を添え，ワイヤーに沿って優しくしごく．（３）犬歯遠心部でカーブを終える．（４）この操作を反対側で繰り返す．

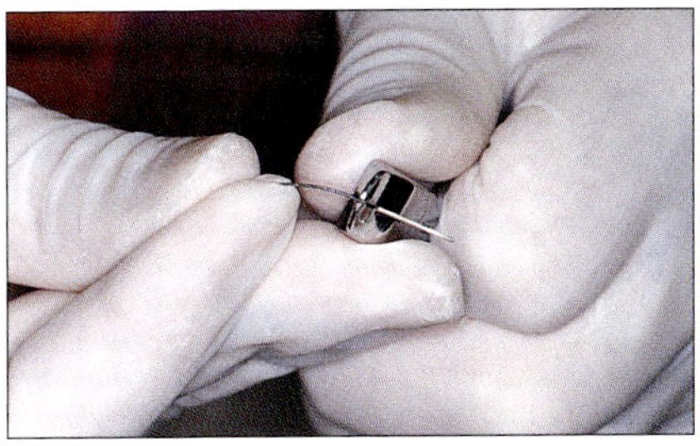

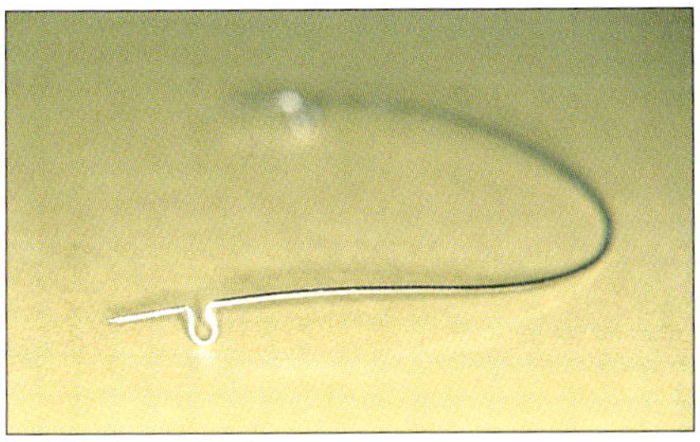

図 14-6　左右両側のカーブ量を一致させて完成．

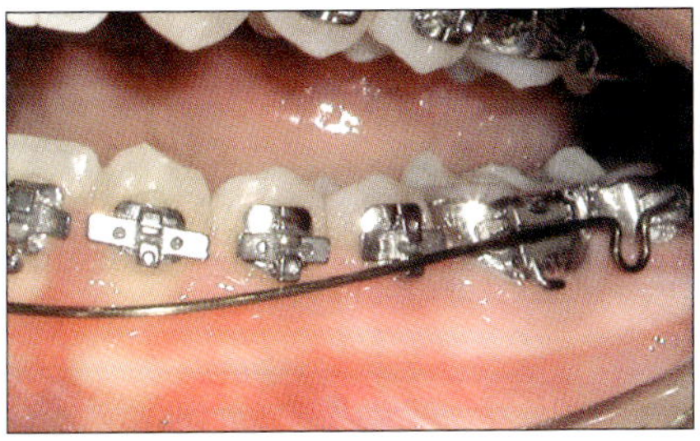

図 14-7　アーチワイヤーを臼歯ブラケットに緩く装着（完全に結紮する前）したとき，ワイヤーの前歯相当部分は歯頸部歯肉に近接する．

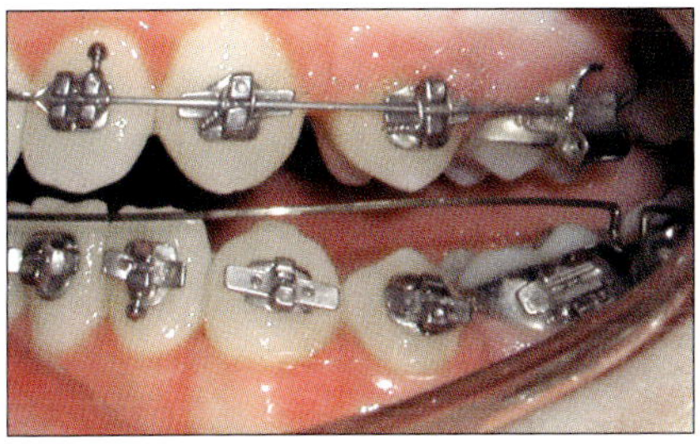

図 14-8　下顎歯列のカーブが強いためアーチワイヤーのリバースカーブ量を少なくした症例．

図 14-9　0.017×0.025インチ ステンレススティール アーチワイヤーによる過蓋咬合治療にはアーチワイヤーのカーブ量を減らす必要が生じるだろう．

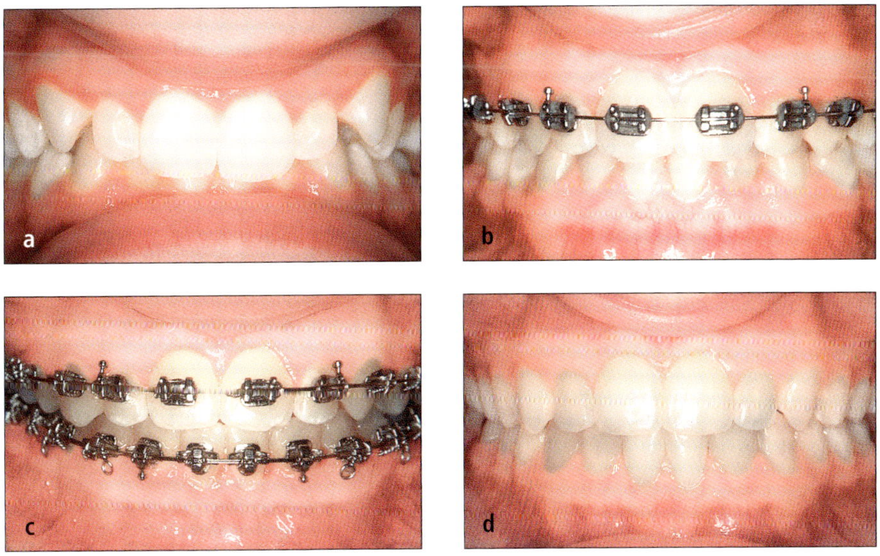

図 14-9a　典型的なⅡ級２類不正咬合の治療前写真．

図 14-9b　治療開始後８か月の進行状態で，２本のアーチワイヤー（0.016 NiTiと0.016 SS）を使用した．

図 14-9c　0.017×0.025インチ ステンレススティール アーチワイヤーに過度のスピーカーブを入れた結果，オーバーバイトがオーバーコレクションされた．

図 14-9d　アーチワイヤーの余分なカーブを除いたのちの最終被蓋状態．

インチ ステンレススティール アーチワイヤーにも入れることができる．もしも下顎歯列に際立ったスピーカーブがある場合は，アーチワイヤーにはごくわずかなリバースカーブを与える（図 14-8）．もし６～８週間経過しても歯列が十分にレベリングされていなければ，アーチワイヤーを外してカーブ量を増すよう調整する．

しかし，0.017×0.025インチ ステンレススティール アーチワイヤーにかなりのカーブを入れるときは，さらに硬いワイヤーであるため注意しなければいけない．このアーチワイヤーに入れたカーブの量はほぼ100％歯列に伝達される．私が最初にこのアーチワイヤーにカーブを入れ始めた当初，過蓋咬合症例で前歯被蓋はほとんど開咬状態に変化したのである．しばしばそのアーチワイヤーを外し，カーブ量を減らす必要が生じた（図 14-9）．

かすかな開咬

前歯オーバーバイト量のいかんにかかわらず，もし前歯が接触していないのであれば—つまり，もし下顎切歯切縁が上顎切歯舌側面に接触していないのであれば—これら切歯間には空隙が存在する．Dr Fred Schudyによれば，かすかな開咬と呼ばれている(個人的情報交換)．プラスのオーバーバイトであるが，こうした患者の下顎歯列は通常正常なスピーカーブをもち，ハイアングル傾向を示すことさえある．矯正医がこの特別な状況に遭遇するとき，下顎のアーチワイヤーにリバースカーブを入れることに非常に注意すべきである．上下前歯間のその空隙は舌突出癖の結果に違いなく，もし過剰なカーブをアーチワイヤーに組み入れたなら，舌はワイヤーの力を増長しきわめて短期間に開咬を作り上げる．

アーチワイヤーの熱処理

すべてのステンレススティール アーチワイヤーは熱処理してから歯列に結紮する．熱処理はワイヤー内の応力ひずみを解放し弾性特性を向上させる．下顎歯列に大きなスピーカーブがある場合はこれがきわめて正しいとわかる．そして熱処理したワイヤーは数か月以上にわたり治療としての“料理”をさせておく．もしワイヤーを外して調整が必要でさらに強いカーブを与えた場合，再度熱処理する．

結論

下顎のアーチワイヤーにリバースカーブを用いることに対する反対論は，歯列がレベリングされるなか下顎前歯が唇側へ傾斜することである．これは角ワイヤーよりも丸ワイヤーを使用する際に起こりうる．下顎歯列のレベリングには以下の３つの要因を考慮しなければいけない．

1. 下顎前歯の0.018インチスロットブラケットには−5°のトルクが組み込まれていなければならない．
2. 下顎第一大臼歯ブラケットには−6°のアンギュレーションをつけていなければならない．
3. 角のアーチワイヤーのみが使用されるべきである．

この処方によりトルクが切歯を制御している間，大臼歯が遠心方向へ整直する．これが小臼歯を挺出させ，切歯を唇側傾斜させることなく歯列をレベリングする手助けとなる．

セグメンティドアーチワイヤーよりフルアーチワイヤーを結紮して個々の歯を制御するほうが，もっと早く歯列弓形態内に歯を並べ終えられる．もっとも重要なことは，過蓋咬合の改善にこの方法が安定していると証明されたことだ．

参考文献

1. Bernstein RI. Leveling the curve of Spee with a continuous archwire technique: A long-term cephalometric analysis. Am J Orthod Dentofacial Orthop 2007;131:363–371.
2. Carcara SJ. Leveling the curve of Spee with a continuous archwire technique: A long-term study cast analysis. Semin Orthod 2001;7:90–99.

原則 14 症例研究

原則14 症例研究

概要

典型的なメカニクスで治療した重篤なII級過蓋咬合症例．

検査と診断

下顎歯列の際だったスピーカーブと過度のオーバージェット，オーバーバイトを呈する厳しいII級１類の13歳男子である．上顎切歯は過度に唇側傾斜しているが，下顎切歯は過度に舌側へ直立している．また下顎歯列正中が４mm右方偏位している．

治療計画

これは厳しいが典型的非抜歯治療症例で，サービカルフェイスボウを可能なかぎり長時間(毎日およそ12時間)着用することが必要である．正中ゴムが使われ，フィニシングアーチワイヤーを装着したのちに２級ゴムを使用する．

考察

この患者は1975年に治療し，全帯環装置とトルクの入らないブラケットを使用した．この症例の重要な成功要因は，患者が非常に協力的で指示のすべてにすなおに従ったことである．

評価

咬合の変化は卓越したものであるが，骨格的変化は満足できるものではなかった．下顎はローアングル症例に通常観察されるほどの前方成長がなかった．セファログラムトレースに示すように，上顎骨は垂直的に成長した．側貌の変化は著しく鼻の成長も顕著であったが，この症例の特筆すべき点は長期間の安定性である．改善されたスピーカーブの安定性と治療後の歯列形態や咬合状態の持続は特に満足いくものであった．

今後発刊する長期安定性についての本のなかで，安定性と後戻りの原因に多くの焦点を当てる予定である．

原則14 症例研究

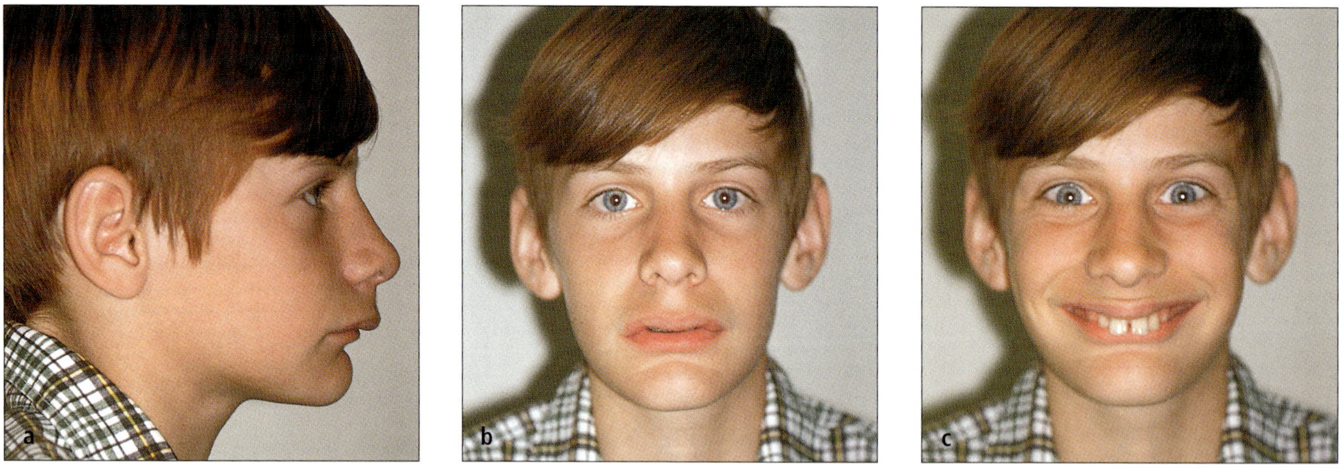

図 14-10　治療前の顔貌．13歳時．(a)軟組織側貌はオトガイ部が発達した極度の骨格性Ⅱ級不正咬合を示している．(b)正貌は左右対称性と前突した口唇を示す．(c)スマイル写真で前突した歯列，まずまずのスマイルライン，暗いバッカルコリドー．

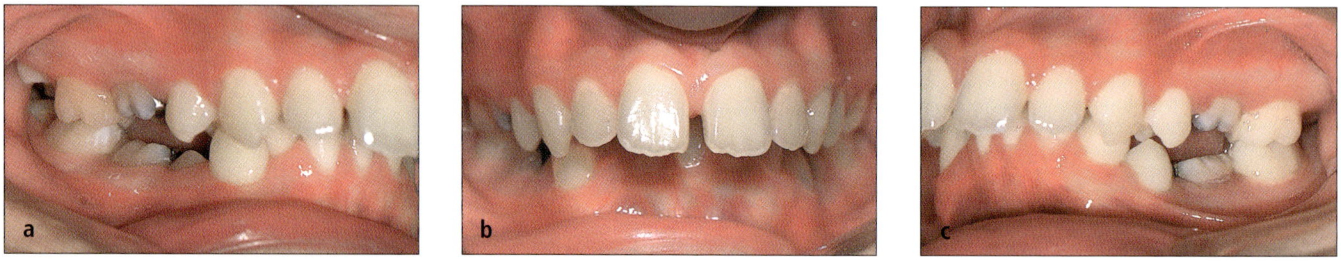

図 14-11a～図 14-11c　治療前の口腔内写真はⅡ級臼歯咬合，強いスピーカーブ，過度なオーバーバイト(5.5mm)，オーバージェット(11mm)を示す．

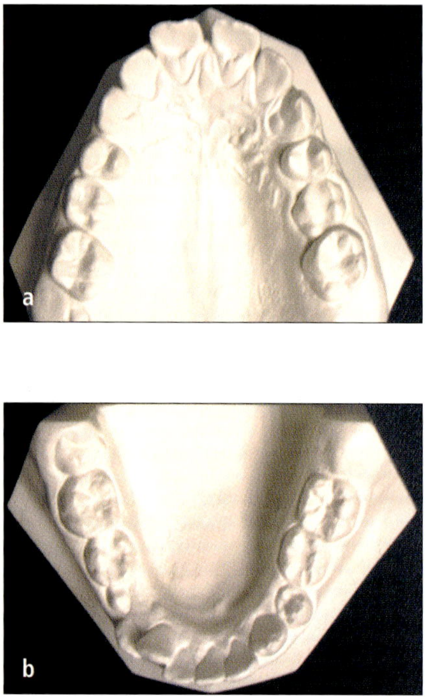

図 14-12　(左図)治療前の咬合面観．(a)上顎歯列弓形態はV字形を呈する．(b)下顎歯列弓形態は正常で，前歯部に中等度の叢生を認める．第二乳臼歯が4本残存．

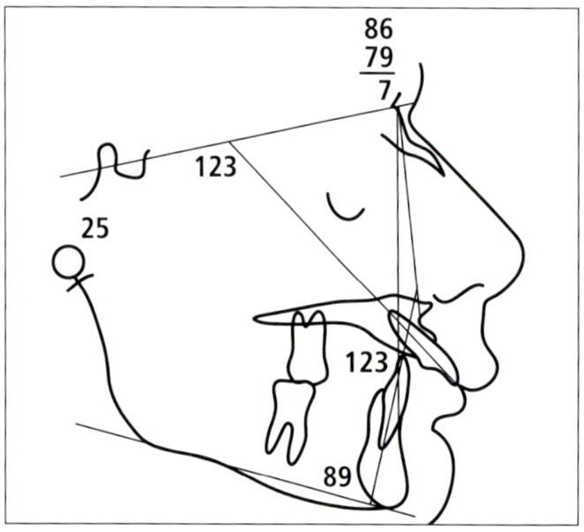

図 14-13　治療前セファログラムトレースは重篤な骨格性ローアングルⅡ級と唇側傾斜した上顎切歯を示す．

表 14-1　アーチワイヤーの順序

アーチワイヤー	期間（月）
上顎	
1. 0.0175 Twistflex	1
2. 0.016 SS	7
3. 0.017 × 0.025 SS	16
動的治療期間	24か月

表 14-2　アーチワイヤーの順序

アーチワイヤー	期間（月）
下顎	
1. 0.0175 Twistflex	4
2. 0.016 SS	4
3. 0.017 × 0.025 SS	5
動的治療期間	13か月

原則14 症例研究

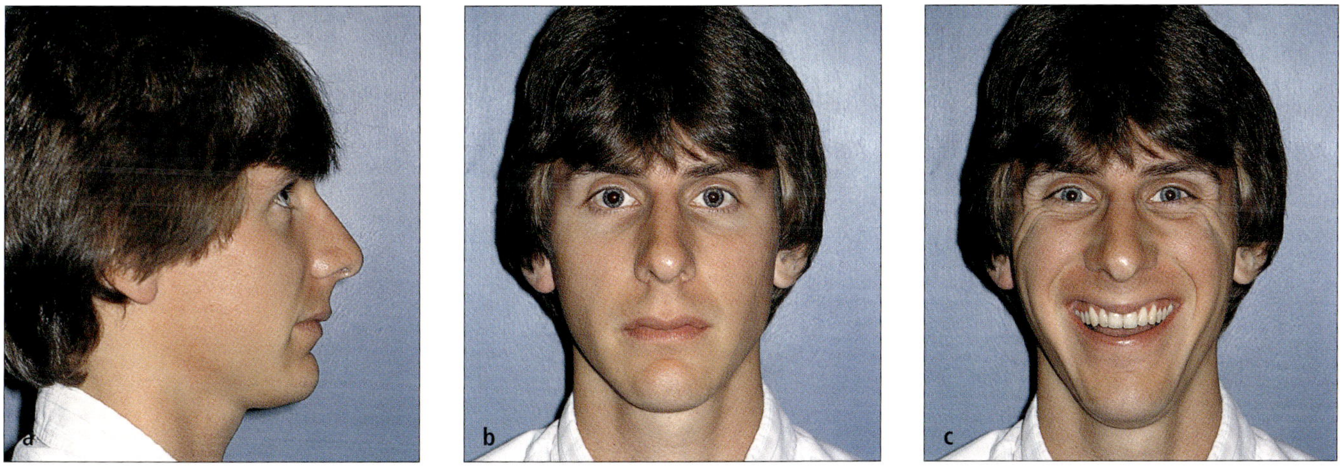

図 14-14 動的治療終了時の顔貌．15歳８か月時．(a)軟組織側貌は鼻の成長，鼻唇角の開大，より正常に近いオトガイ上部の形状，正常な軟組織ポゴニオンを示す．(b)口唇は調和し，閉鎖時の緊張も見られない．正貌の左右対称性は保たれた．(c)スマイルでは正常な上顎口唇線とバッカルコリドーを認める．

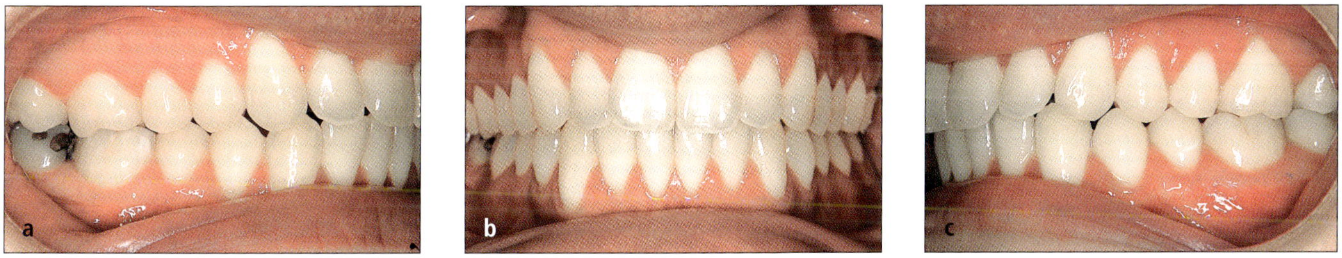

図 14-15a～図 14-15c 動的治療終了時の口腔内写真．改善された前歯被蓋と正常なⅠ級臼歯咬合を示す．

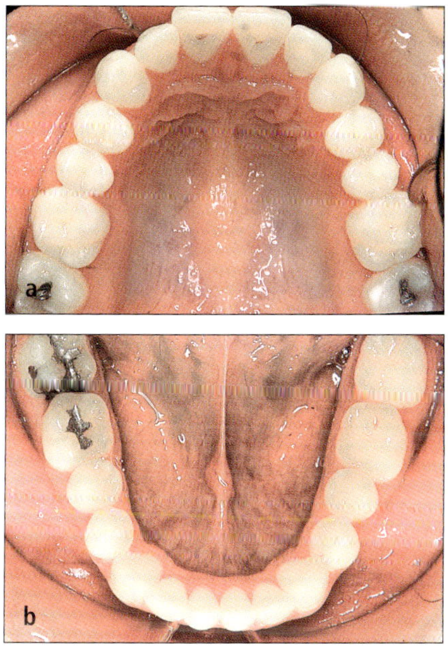

図 14-16 治療後の咬合面観．(a)上顎歯列弓の卵型形態．(b)正常な下顎歯列形態．

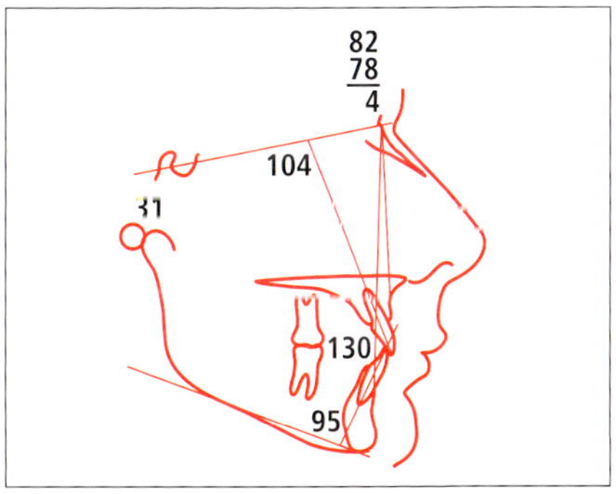

図 14-17 治療後のセファログラムトレース．

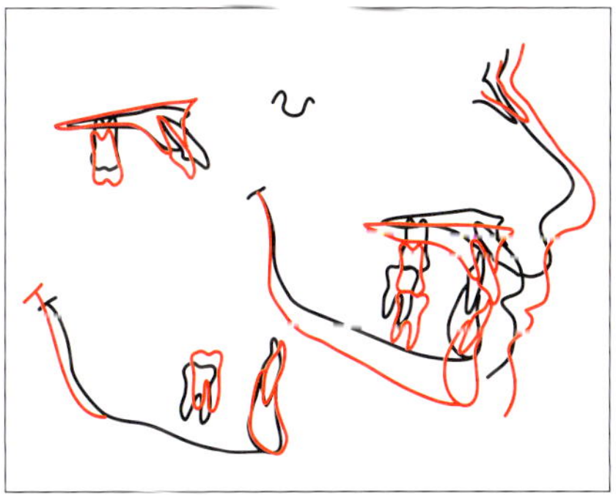

図 14-18 治療前(黒)と治療後(赤)のセファログラムトレースの重ね合わせ．

表 14-3 個別の矯正力

矯正力	期間（月）
サービカルフェイスボウ	20
エラスティックス	
２級ゴム	3

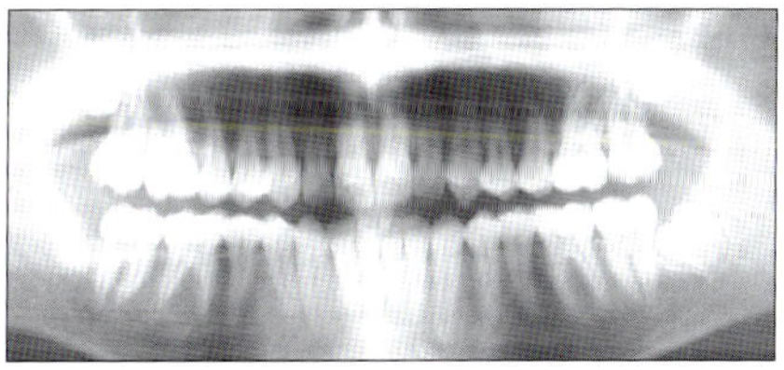

図 14-19 治療後のパノラマエックス線写真．

原則14 症例研究

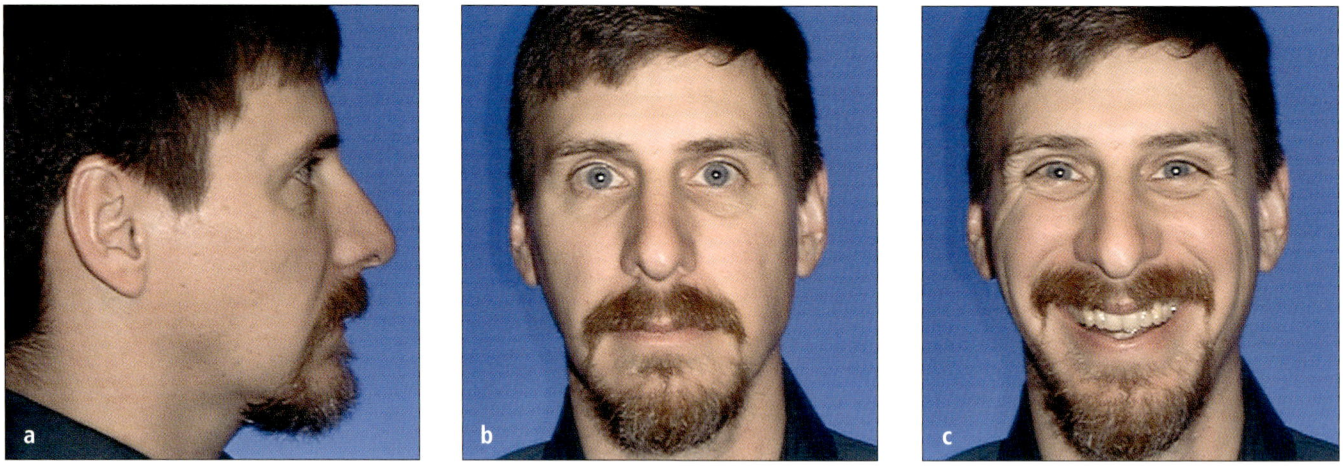

図 14-20a～図 14-20c　治療後25年の顔貌写真.

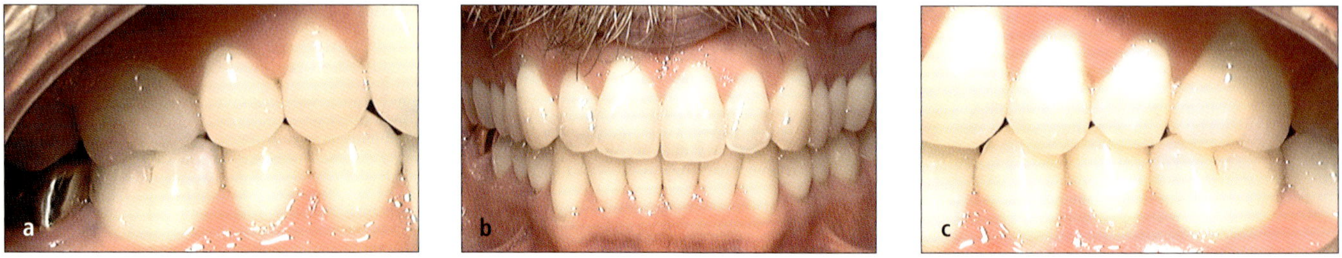

図 14-21a～図 14-21c　治療後25年の口腔内写真.

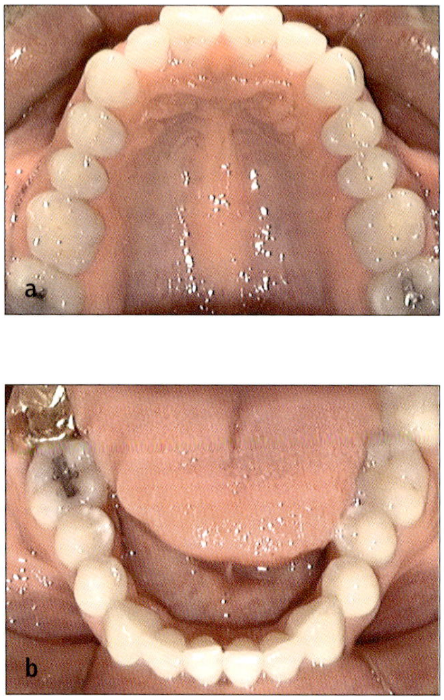

図 14-22a, 図 14-22b　治療後25年の咬合面観.

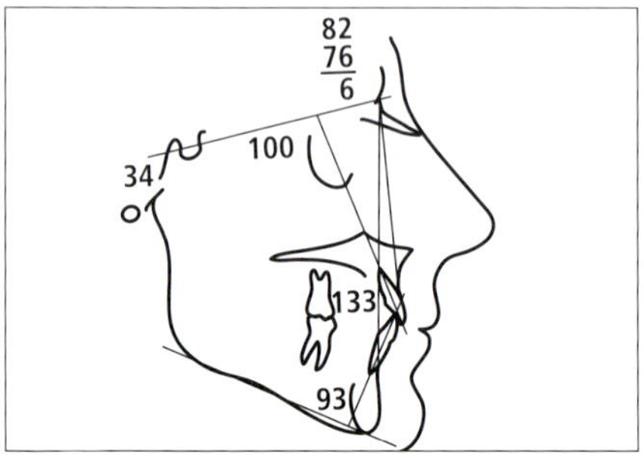

図 14-23　治療後25年のセファログラムトレース.

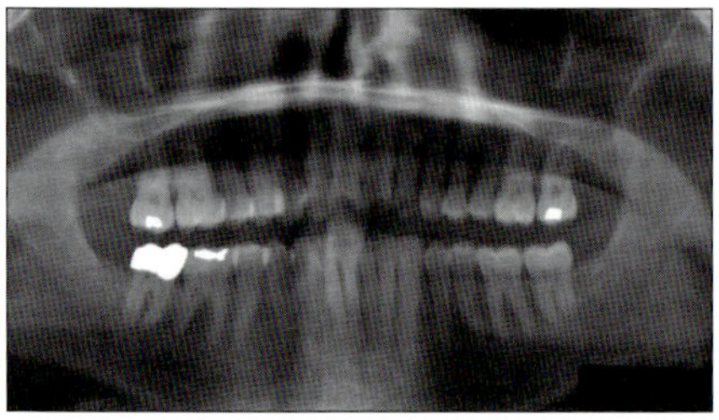

図 14-24　治療後25年のパノラマエックス線写真.

原則

15

対称性の確立

“常識とはあるがままに物事を見たり，なされるのが当然であるがごとく物事を遂行する際のコツである”

—Harriet Beecher Stowe

すべての不正咬合者は骨格性と歯槽性になにがしかの非対称性を有している．この問題を改善する簡単かつ最良の方法は，歯や顎に左右対称的な力を与えることである．この見解は単に私の臨床経験の結果に基づいているのである．私の知るかぎりでは，この問題は臨床的文献上では言及されていない．本書シリーズで将来発刊する巻で，成人患者で一般的に行われる非対称的抜歯あるいは外科手術のようなさらに複雑な治療計画が必要となる，より大きな非対称症例の治療に1章を充てる予定である．

しかし成長期の患者を治療するとき，さまざまな矯正力と顎整形力に対する骨格性および歯槽性の反応は，決まったように左右対称で，美的に満足でき，安定した結果を生み出す．

上顎から治療開始することについての理論的根拠

下顎歯列から治療を始めることを教えられてきたのち，私は最初に上顎歯列にバンド装着することを試みた．この上顎歯列を下顎歯列に先行して治療を開始するという治療手順での変更は，以下の観察結果からもたらされた．

- もし最初に上顎歯列から治療すれば前歯被蓋が浅くなり，下顎歯列のスピーカーブがレベリングし始め，その後の下顎歯列へのブラケット装着がより簡便になる（図 15-1, 図 15-2）．
- 上顎による咬合力がより小さくなるため，下顎歯列は決まったようにより早く改善する．
- もはや咬合によって制限されないので，下顎は成長を開始するであろうし，それがフェイスボウの効果をより高めることになる．
- 被蓋が浅くなるため上顎切歯が下顎前歯ブラケットから受ける咬合干渉がより減少する．
- 上下歯列を同時に治療しないため患者の不快感が減少する．
- 上顎のブラケットを最初に装着すると患者と親はより嬉しくなり，その新しい装置を自慢することができる．

それゆえ，たとえ非対称の状況であっても，上顎を先に治療を始めて理想的な上顎歯列を作り上げるのが好ましいのである．

上顎歯列を先に治療すると，咬合が変化して干渉が取り除かれることで下顎が解放され，潜在的成長力を発揮することができるので，フェイスボウはより効果的になる．そのうえ，タイバックした上顎のアーチワイヤーへのフェイスボウの顎整形的

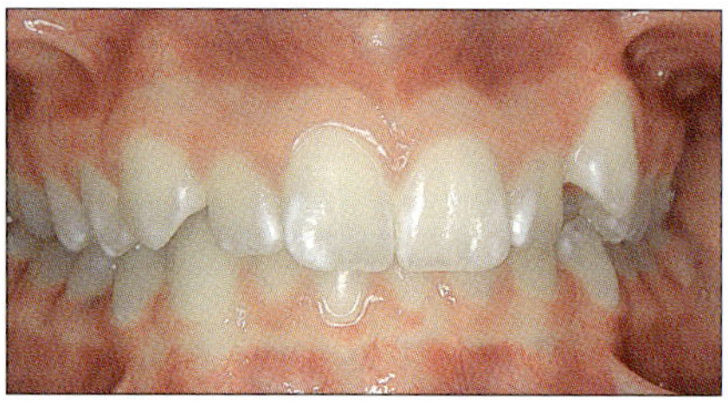
図 15-1　治療前の正面観．過蓋咬合と正中線不一致に注目．

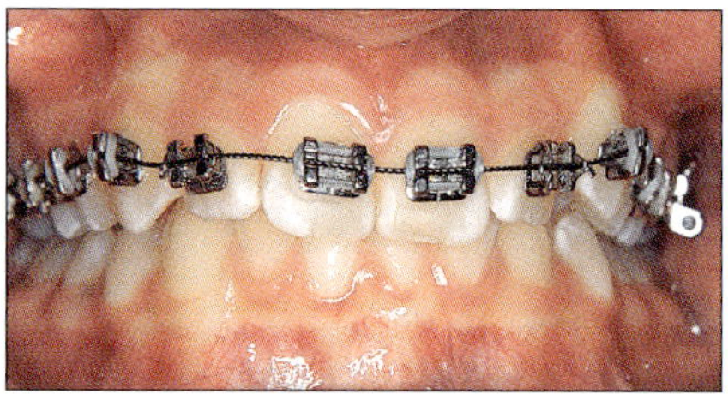
図 15-2　1か月後．正面観．オーバーバイトと正中線の好転に注目．

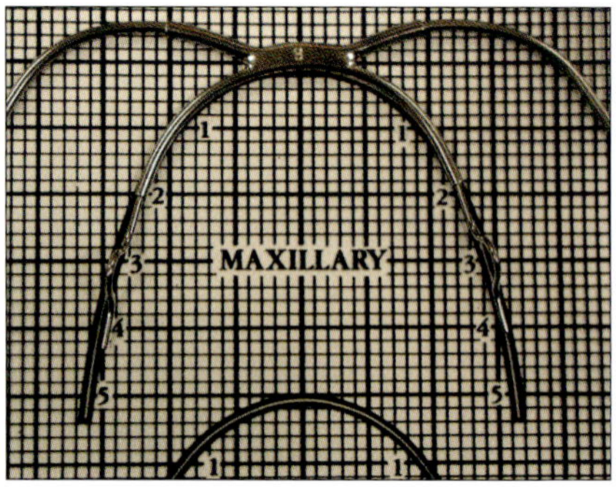

図 15-3　インナーボウの対称性を示す，テンプレート上のフェイスボウ．

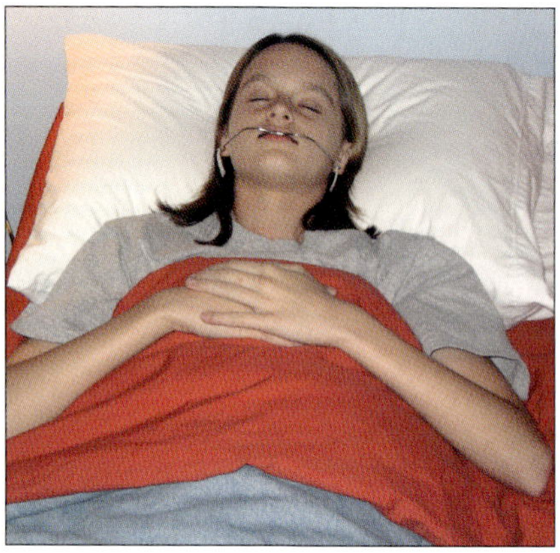
図 15-4　フェイスボウのアウターボウは患者が左右どちらの向きでも寝ないよう制限する．

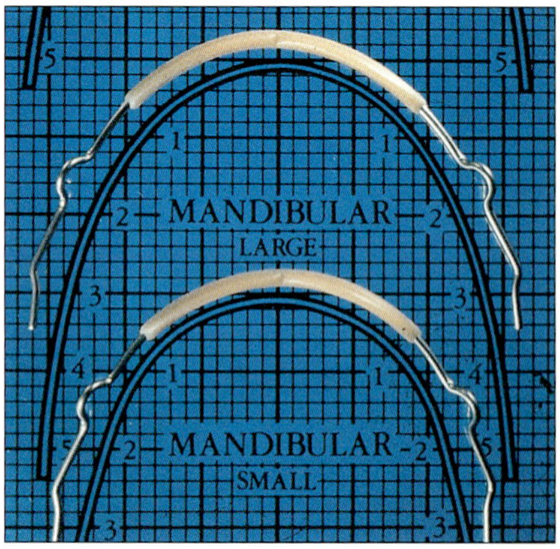

図 15-5　対称性を示すテンプレート上のリップバンパー．

効果は，下顎が前下方へと成長していく間上顎の位置を維持することとなる．重篤な過蓋咬合の患者でこの過程を容易にするためには，バイトプレート（可撤式保定床），Gurayの咬合挙上装置（GAC），あるいは接着するリンガルブラケット（Bite Turbos, Ormco）が使用できる．

術前の不正咬合で中等度の非対称がある場合，初めに上顎歯列の対称性を確立することは，特別な治療なしで下顎に対しより大きく対称性への反応を促す．

つぎの3つの仮説がこの効果について説明できるかもしれない．

1. 上顎歯列を初めに治療した場合，術前の咬合状態から歯を移動させることでスプリントのような効果が発現することになり，それによって下顎の咬合位を非対称な咬合力から解放させることになる．これは下顎の緊張を緩ませ，対称性が良くなるよう成長させることになる．中心位での偏位はしばしば上顎歯列のブラケット装着で解決されるのである．
2. 片側Ⅱ級不正咬合の患者でフェイスボウを使用する場合，咬合は非対称であるが，フェイスボウの対称的な形態（図 15-3）がⅡ級側により大きな力を及ぼす．そうしてそのⅡ級側の改善を促進させるのである．左右非対称な臼歯の位置が対称的形態のフェイスボウを非対称な状態に装着させることになり，それによってⅡ級側のアウターボウをさらに外側へ張り出させる．これがⅡ級側での牽引力を増加させる．
3. 患者が睡眠時一方向を向いているのなら，顔面には非対称な力が明らかに加えられる．もしもこの姿勢が何か月間にもわたって続けられるとすると，患者の成長パターンに影響が出て，より非対称な顔貌になりうる．睡眠時フェイスボウのアウターボウは患者を横ではなく仰向けにさせ，そのことが下顎の対称的な成長を促進したり，対称に成長させたりする（図 15-4）．

フェイスボウに加え，リップバンパーもまた左右対称的な形態（図 15-5）で同様の力を提供できる．患者がその習慣的な向きで寝ていると，リップバンパーのワイヤーが頬部粘膜を刺激しうる．

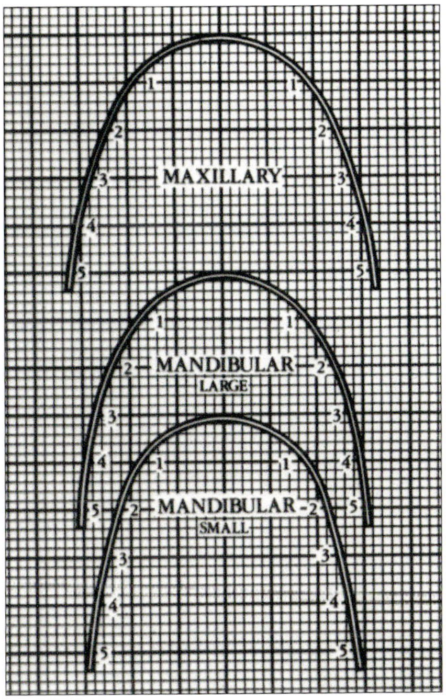

図 15-6　アーチワイヤーテンプレート.

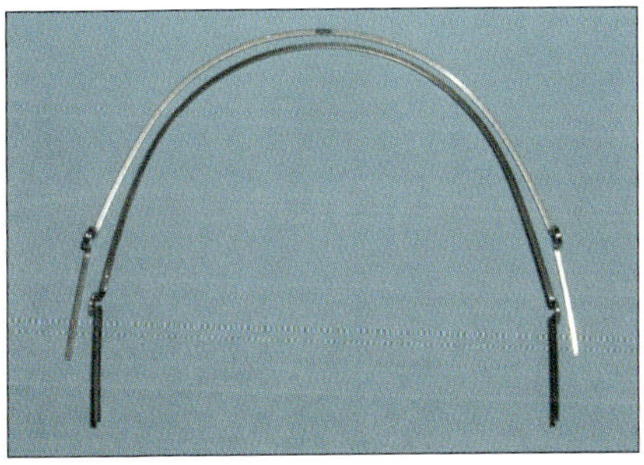

図 15-7　上顎および下顎アーチワイヤーの調和.

治療手順

歯列の調和

原則９で歯列の形態について詳しく述べたように，上下歯列の調和は咬合上の対称性を確立する不可欠の要素である．術前の下顎犬歯間幅径を維持することは術後の安定性にとって重要である．アレキサンダーのアーチワイヤーテンプレートは上下顎アーチワイヤーの犬歯から犬歯の前歯部を調和させ，犬歯間幅径を維持する(図 15-6)のに有効である．

ほとんどすべてのⅡ級不正咬合では上顎犬歯，小臼歯，大臼歯部の拡大を必要とするが，その拡大量を決める必要がある．簡単な方法は患者に前歯が切端咬合近くになるまで下顎を前突してもらい，そこで上顎臼歯部が未治療の下顎臼歯部と良好な咬合関係となるために必要な臼歯オーバージェットの拡大量を観察することである．

したがって上顎の歯列形態は，この時点で未治療の下顎歯列とⅠ級関係で咬合することを想定して作り出される．ここで用いるアーチワイヤーはアイディアルアーチの形状に曲げられる．

さらに，最終的に下顎の歯列形態がアイディアルアーチを確立したとき，術前の犬歯間幅径は維持され，臼歯部歯列は上顎歯列形態とも調和する形態となる．この手順に従うなら，最終結果は正常でしっかりしたバッカルオーバージェットを反映した，調和の取れた上下顎アーチワイヤーとなる(図 15-7)．上下顎両方のアーチワイヤーを調和させるために，Tweedテクニックで教えられたようにアーチワイヤーを外して戻すことによる調整が必要となるのは希である．

下顎歯列の治療

上顎歯列が上顎プリフォームテンプレートの±１標準偏差内に改善されると，下顎歯列の治療を開始することになる．下顎は上顎歯列とは別個に，下顎のアレキサンダーテンプレートに一致する一連の対称的アーチワイヤーで治療される．犬歯間幅径の調整には注意を払わなければいけない．アレキサンダープリフォーム アーチワイヤーがこの目標を達成するうえで有益である．下顎の角ワイヤー(上顎アーチワイヤー同様)は正しい歯列弓形態の確立に加え，トルクとスピーカーブを制御する．

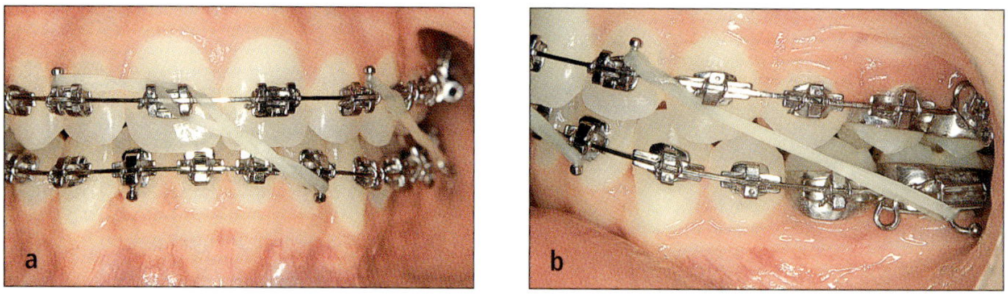

図 15-8　正中および２級ゴムの使用.（a）正中ゴムの装着.（b）左側のみ２級ゴムを装着.

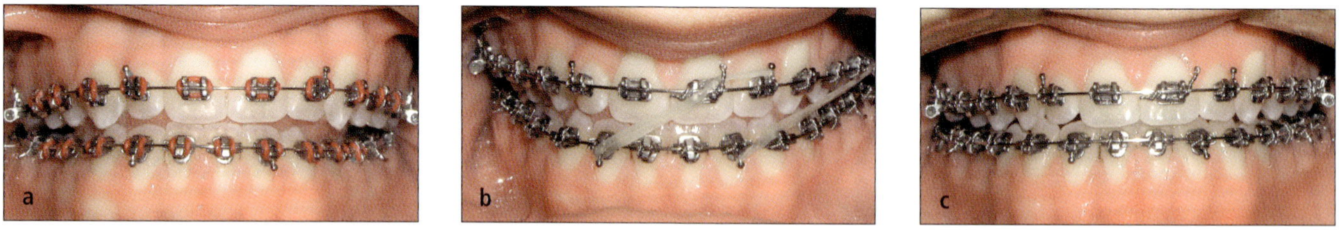

図 15-9　（a）ゴムの使用前. 上下顎の0.017×0.025インチ ステンレススティール アーチワイヤーはタイバックされている. 顕著な正中線偏位, 切端咬合の前歯被蓋.（b）ゴムの装着. 左側３級と正中ゴム. 両ゴムの方向が平行である.（c）３か月後. オーバーバイトと正中線は非常に好転している.

エラスティックスによる正中線の改善

上顎および下顎歯列弓がそれぞれ対称的形態になっても, 上下歯列はまだ適切には咬合していない. 正中線は一致していないであろう. 左右の臼歯・犬歯関係は依然として非対称であるかもしれない. 側方歯群は片方がクロスバイトで一方が過度の頬側オーバージェットを示しているかも知れない.

これらの歯列を調和させるために, 患者は正中ゴムを使用しなければならない. ２級ゴムか３級ゴムのどちらかをこの改善を補うために使用することもある（図 15-8, 図 15-9）. しかし, ２級ゴムと３級ゴム両方と正中ゴムの同時使用は咬合平面の傾斜をまねくことになる. いくつかの例外はあるが, 正中ゴムは上下顎ともに0.017×0.025インチ ステンレススティール アーチワイヤーがタイバックされているときに使用する. 上顎第一大臼歯口蓋側から下顎第一大臼歯頬側へのクロスバイトゴムを追加しても良い. ３種のゴム（２級, 正中, クロスバイト）すべては同じベクトルをもたらすはずである.

患者にはこうしたゴムを１日24時間, 週７日間装着するよう指示する. 私は患者に食事中に正中ゴムは外し, ２級ゴムはそのまま装着し続けるよう伝える. そのとき冗談を言うように外したエラスティックスは小指に巻いておくように提唱する. 食事が完全に終了するまでにその小指は青く色が変わるであろうし, そのことが正中ゴムをまた戻すことを気づかせることとなる. 患者と冗談を交わすことは彼らに食事後ゴムを戻すことの暗示として上手く働くように思える.

正中ゴムの装着はそれが見えるため患者にとっては問題になるだろう. しかし良い面は患者が容易に観察できることである. 患者は鏡を見ながらどこが問題なのか教えられ, そしてゴム装着の目標について説明を受ける. 患者はゴムを指示どおりに使うと正中線が移動することを確信するようになる.

このやり方で１か月に0.5mmの改善が通常生ずる（図 15-9c 参照）. わずかな後戻り傾向があるため, 正中線のオーバーコレクションは重要である. オーバーコレクション（約0.5mm）が達成されたとき, 患者にはその状態を維持するため夜間のみゴムを使用するよう指示する.

フィニシング

上下歯列正中線が一致すると２級ゴムを最終の中心位と中心咬合位一致させるために使う. それからフィニシングゴムの使用で後方歯の咬合を確立する.

この最後の工程の重要性はいくら強調しても過度に強調されることはない. 治療の最後の６か月が治療結果の質と安定性に対し全面的に違いをもたらす. 目標を設定し, フィニシングゴムが美しく安定した治療結果になぜ重要なのか患者やその親たちに教えることは重要である. 咬合を仕上げるのにさらに数回の診療日を費やすのは, かかわったすべてに対して十分努力する価値がある.

結論

成長期の患者では，非対称な環境のなかで左右対称な力が，ある期間にわたって加えられると，歯と顎は対称的な状態になる傾向を示す．治療は以下の手順で進む．

1. フェイスボウ（必要に応じて）とアーチワイヤーによる理想的な上顎歯列の確立．
2. リップバンパー（必要に応じて）とアーチワイヤーによる理想的な下顎歯列の確立．
3. 顎間ゴムによる上下歯列の調整．

何年も前に，Creekmore[1]が“Teeth Want to Be Straight”と言う題名の本を執筆した．この題名の意味するところは誠に正しい．矯正医が，成長期の患者の口腔内でより良い環境を作り，そして好ましい歯の移動や顎関係の改善を促す力を与えることができると，良い状況が生じる．

成長期の患者で軽度の非対称性不正咬合が簡単なメカニクスで日常的に治療されるのに対し，成人患者での非対称性はまったく異なる状況となる．成長の恩恵なしでは治療の選択肢はかぎられる．しばしば非対称的な抜歯が必要となり，さらに重篤な問題があれば外科的解決が望まれるであろう．

参考文献

1. Creekmore TD. Teeth want to be straight. J Clin Orthod 1982;16:745-764.

原則15 症例研究

概要

非対称性の片側Ⅱ級不正咬合を簡単な対称的な力により治療した．

検査と診断

片側Ⅱ級と下顎後退位の骨格パターンを呈する11歳女子が来院した．この非対称性をもつ不正咬合は顕著な正中線偏位，過蓋咬合，過度のオーバージェット，そして4 mmの下顎アーチレングスディスクレパンシーが認められた．

治療計画

サービカルフェイスボウと2級ゴムを用い，非抜歯で治療した．

考察

この患者は“非対称性を対称性で治療する”という最高の症例である．ブラケット装着後，彼女には対称的なアーチワイヤーと対称的なサービカルフェイスボウが与えられた．上顎の歯列がアーチワイヤーに適合するにつれて，フェイスボウは自動的にⅡ級側により強い圧力を加えることになる．

9か月時の口腔内写真で正中線は一致し臼歯関係は両側Ⅰ級になっていることに注目．この結果を得るのにゴムやほかの力は不要であった．同じ写真で上顎歯列が先にレベリングされると，上下の咬合平面間に空間ができ，それが下顎歯列をレベリングしやすくしていることにも注意してほしい．

治療終了時，セファログラムトレースの重ね合わせが示すように，下顎が前方成長する間フェイスボウは上顎をそこに留めていた．

評価

初めの6か月が経過後，患者の協力度が不足してきたが，治療終了時のスマイルは現在の優れた審美歯科医のリーダーたちに指示されている基準に合致する．またこの患者は，バッカルコリドーとか，スマイルラインやスマイルアークといった言葉を私たちが知る20年前に治療されたのである．

原則 15 症例研究

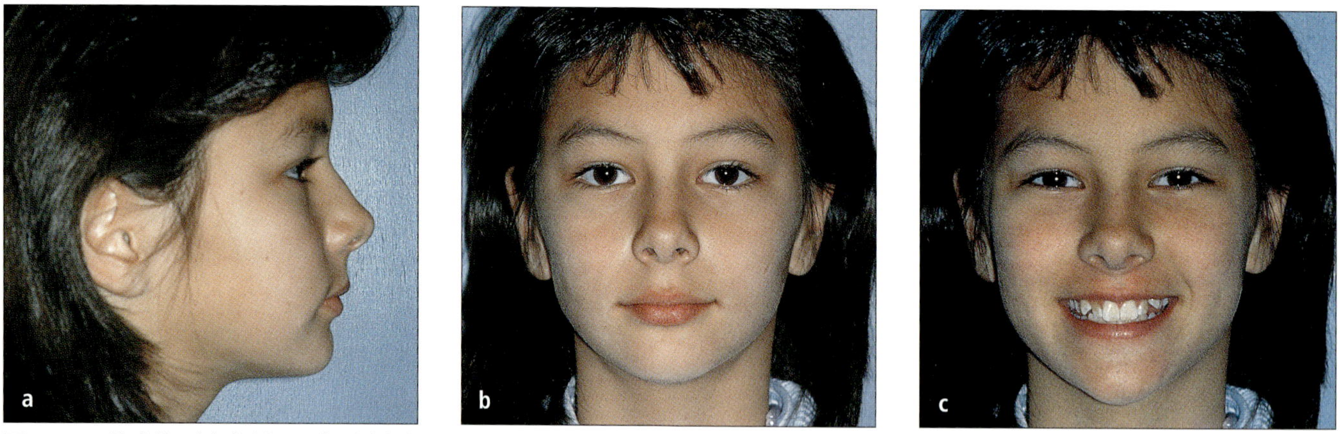

図 15-10　治療前の顔面写真．11歳．(a)軟組織側貌．尖った鼻，鈍角の鼻唇角，下顎劣成長．(b)正貌．わずかな非対称．(c)正常なスマイル．

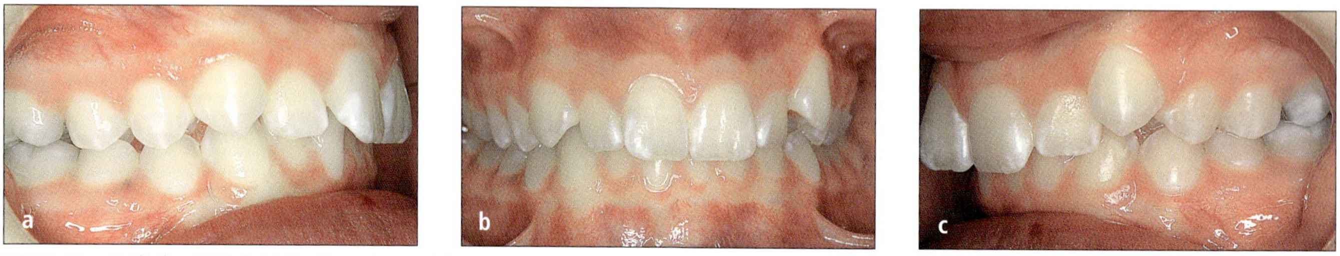

図 15-11　治療前の口腔内写真．オーバーバイト4 mm，オーバージェット6 mm．(a)エンドオンの臼歯・犬歯関係．(b)顕著な叢生と正中線偏位．(c) I 級の臼歯関係，エンドオンの犬歯関係．

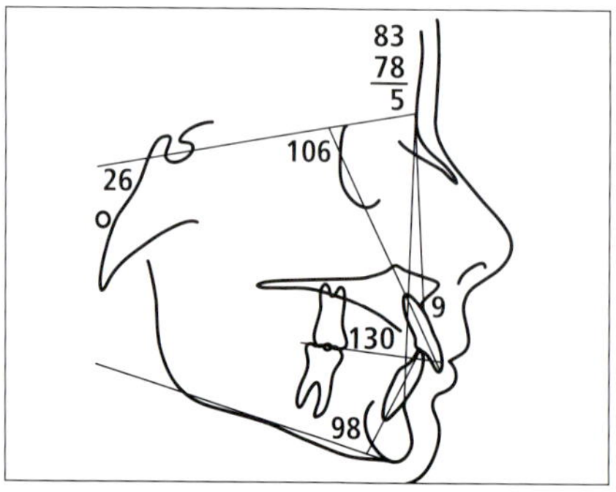

図 15-13　治療前のセファログラムトレース．

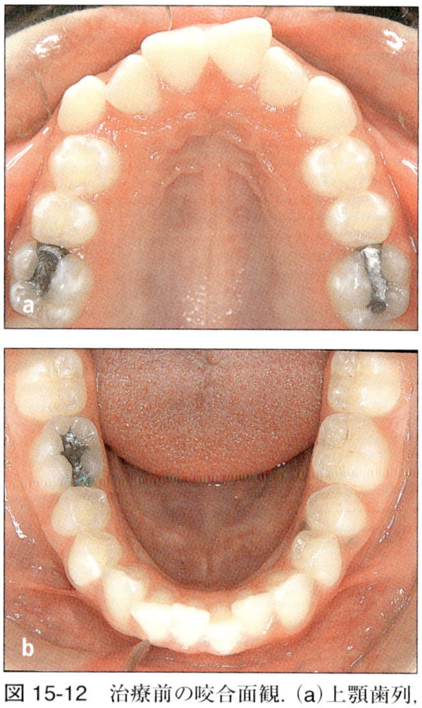

図 15-12　治療前の咬合面観．(a)上顎歯列，5＋mm の叢生．(b)下顎歯列，4 mmの叢生．

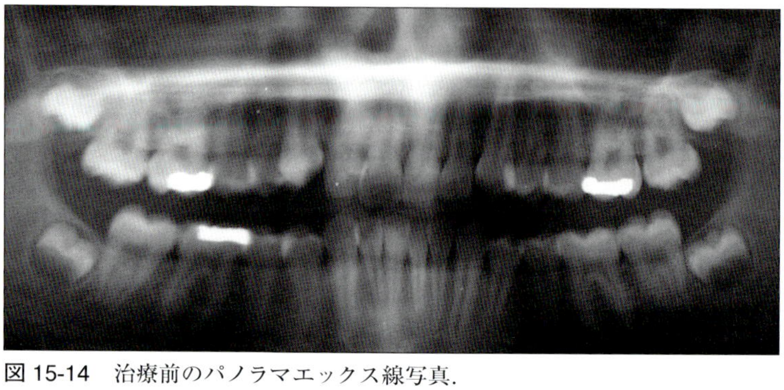

図 15-14　治療前のパノラマエックス線写真．

原則 15 症例研究

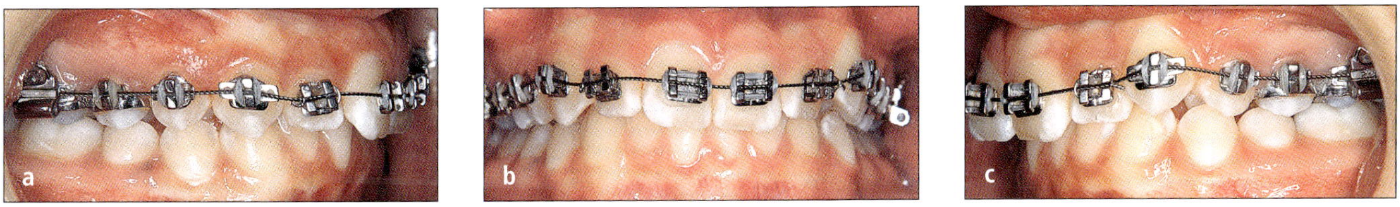

図 15-15a～図 15-15c　1か月後．上顎に0.0175インチ マルチストランディッド アーチワイヤー（Twistflex）装着．正中線の好転に注目．

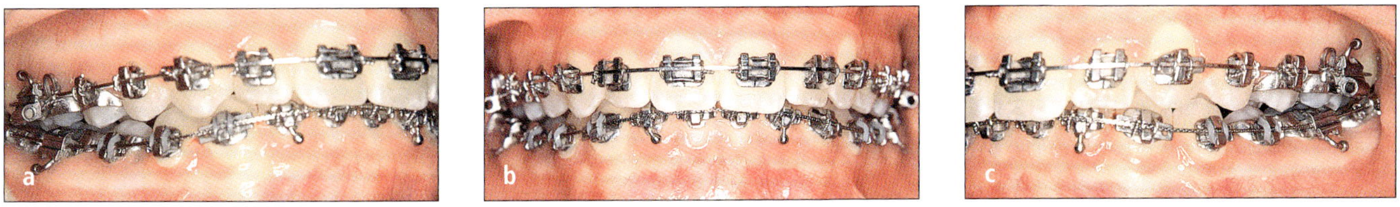

図 15-16a～図 15-16c　9か月後．上顎は0.017×0.025インチ ステンレススティール アーチワイヤー，下顎は0.017×0.025インチ マルチストランディッド アーチワイヤーを装着．改善した正中線に注目．Ⅰ級の臼歯関係．レベリングされた上顎歯列．小臼歯部の咬合接触欠如．

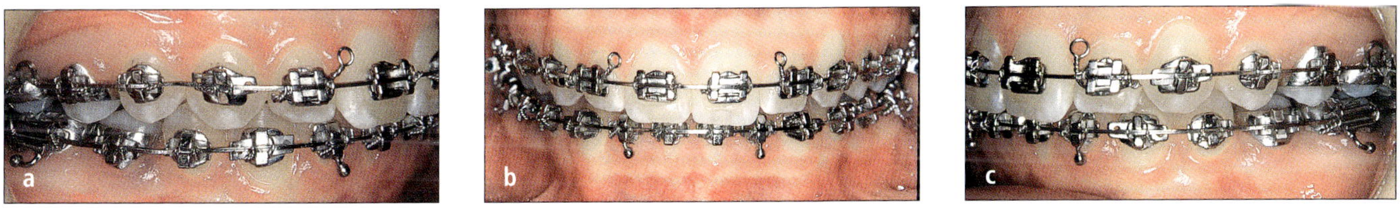

図 15-17a～図 15-17c　2年後．上下顎に0.017×0.025インチ ステンレススティール アーチワイヤー装着．フィニシングゴムへ準備完了．

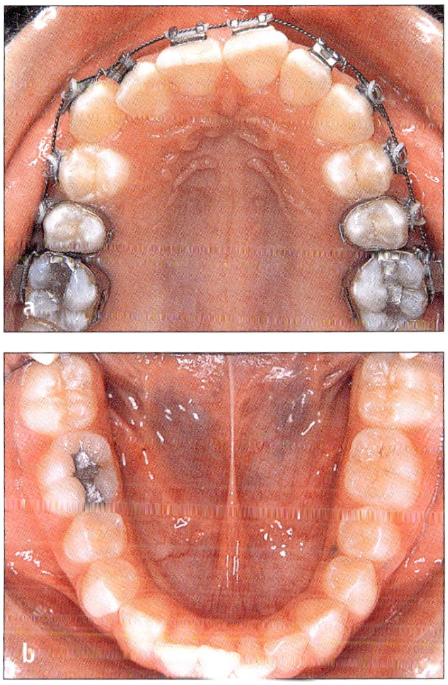

図 15-18a，図 15-18b　1か月時の咬合面観．上顎の0.0175インチ マルチストランディッド アーチワイヤー．

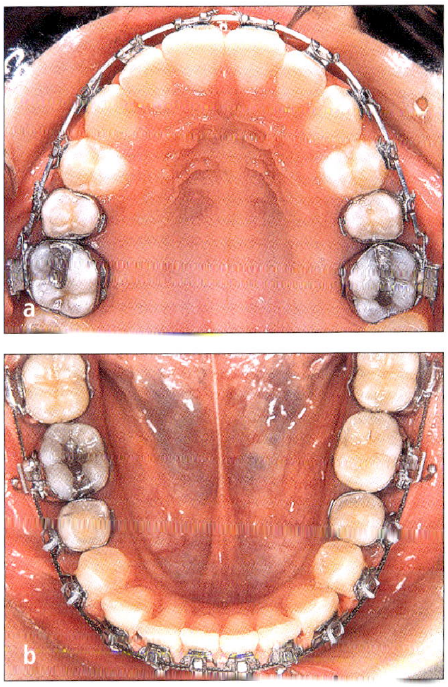

図 15-19a，図 15-19b　9か月後の咬合面観．上顎に0.017×0.025インチ ステンレス フィニシング アーチワイヤー．下顎は0.017×0.025インチ マルチストランディッド アーチワイヤーと前歯部のストリッピング．

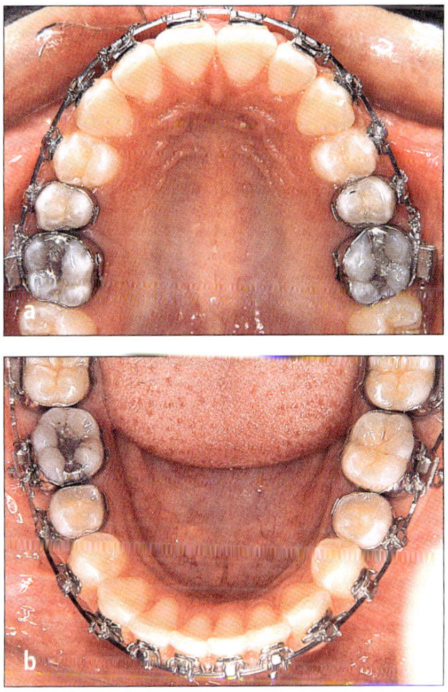

図 15-20a，図 15-20b　2年後の咬合面観．フィニシングアーチワイヤーと歯列弓形態．

原則 15 症例研究

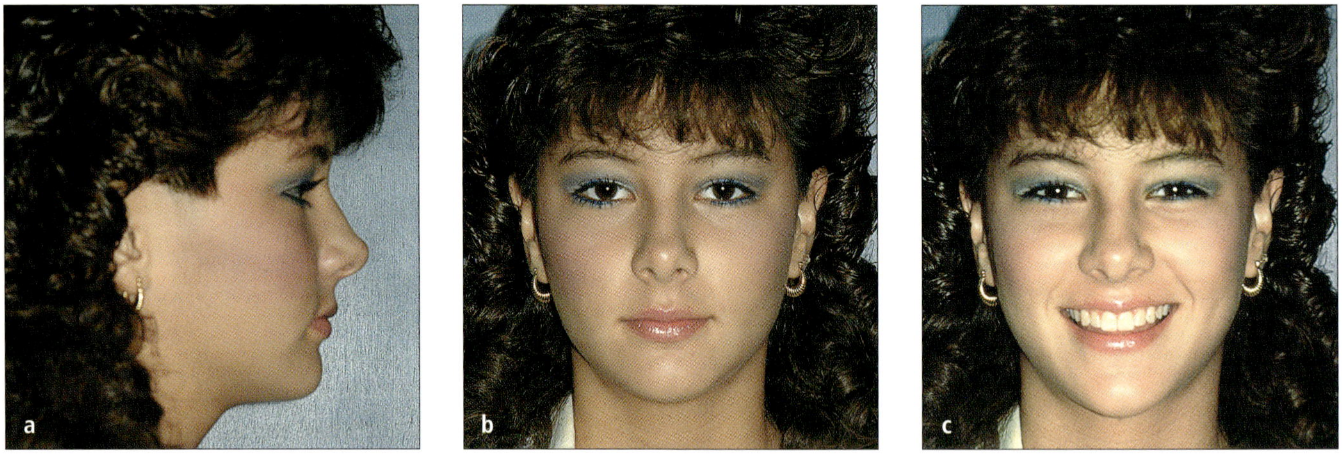

図 15-21　治療終了時の顔貌写真，13歳．(a)軟組織側貌は申し分なく調和している．鼻は大きくなり，鼻唇角は好転し，軟組織ポゴニオンも正常．(b)正貌は素晴しい対称性を示す．(c)最高のスマイルライン，リップライン，顔面および歯列正中線，バッカルコリドー．

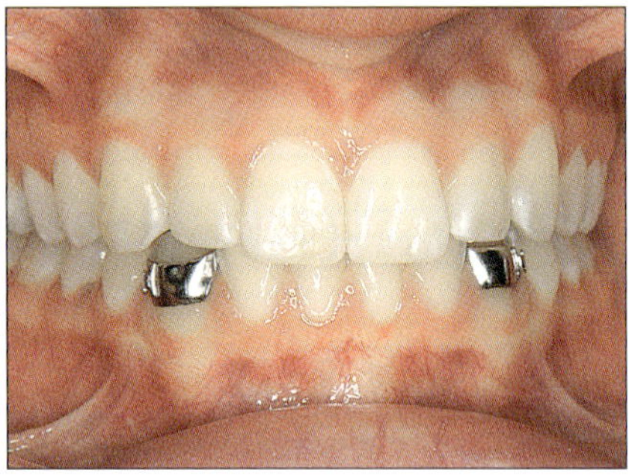

図 15-22　治療後の口腔内写真．正面観．正中線の一致．

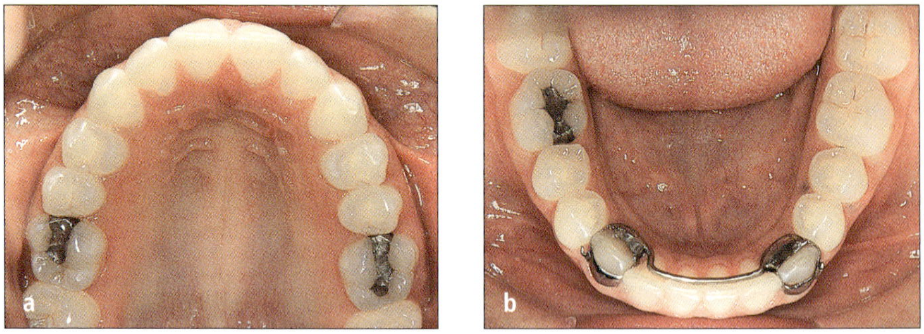

図 15-23　治療後の咬合面観．(a)上顎．放物線状の歯列弓形態．(b)下顎．帯冠による犬歯間保定．

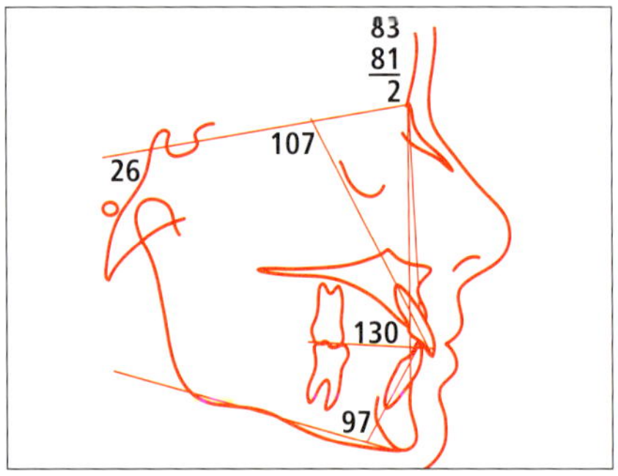

図 15-24　治療後のセファログラムトレース．

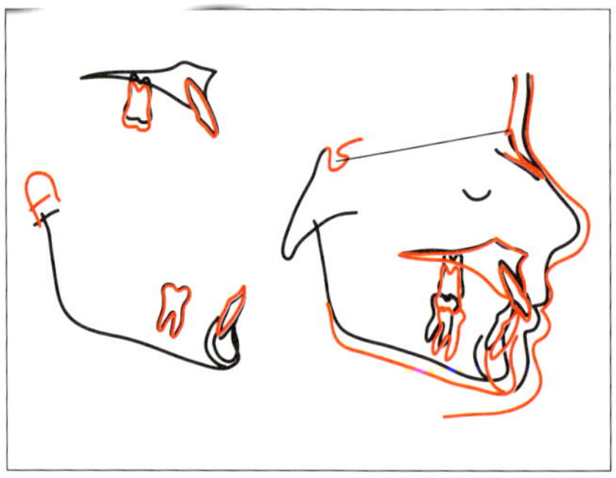

図 15-25　治療前(黒)と治療後(赤)のセファログラムトレースの重ね合わせ．

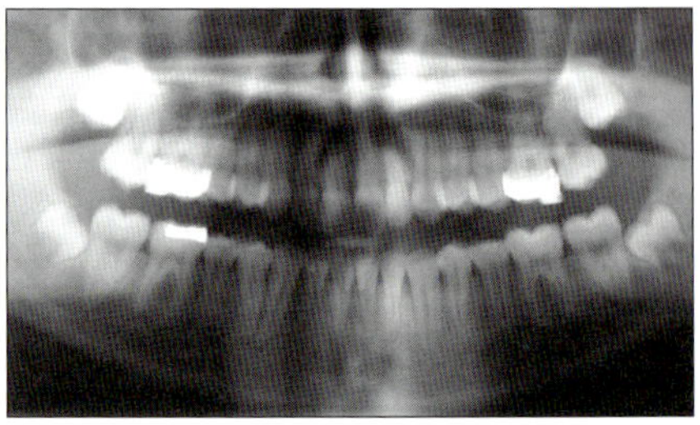

図 15-26　治療後のパノラマエックス線写真．

原則 15 症例研究

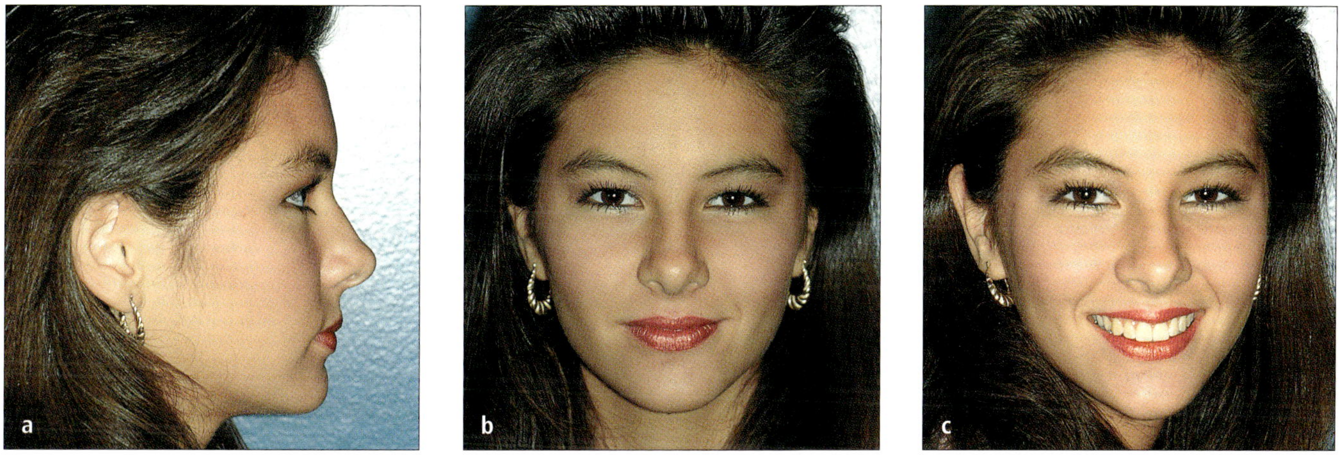

図 15-27a~図 15-27c　治療後６年の顔面写真. 19歳.

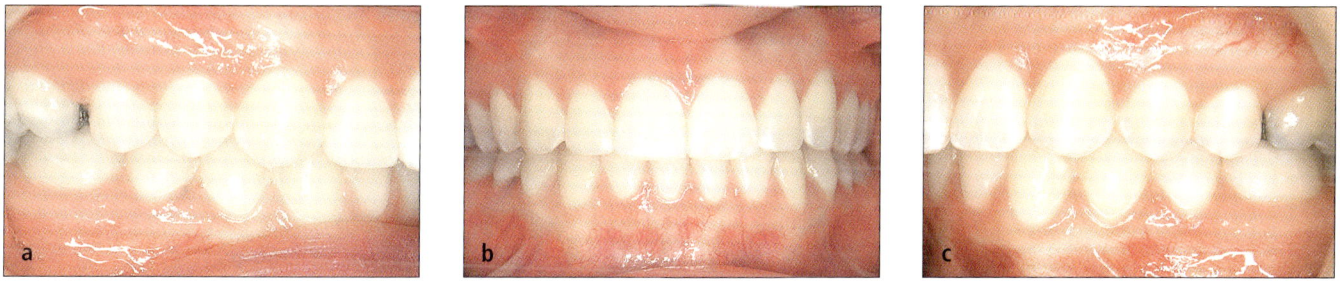

図 15-28a~図 15-28c　治療後６年の口腔内写真. 上顎切歯切縁の審美的形態修正.

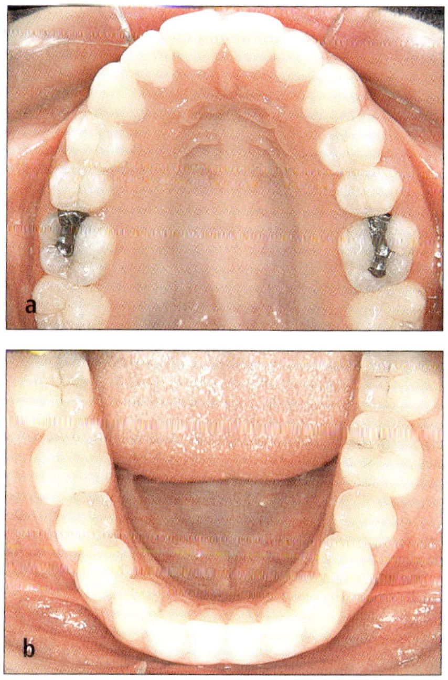

図 15-29a, 図 15-29b　治療後６年, 保定終了後３年の咬合面観. 下顎右側中切歯, 側切歯にわずかな捻転が見られる.

表 15-1　アーチワイヤーの順序

アーチワイヤー	期間（月）
上顎	
1. 0.0175 Twistflex	3
2. 0.016 SS	2
3. 0.017 × 0.025 SS	21
動的治療期間	26か月
下顎	
None	6
1. 0.016 × 0.022 マルチストランディッド	3
2. 0.017 × 0.025 マルチストランディッド	3
3. 0.017 × 0.025 TMA	3
4. 0.017 × 0.025 SS	11
動的治療期間	20か月

表 15-2　個別の矯正力

矯正力	期間（月）
サービカルフェイスボウ	17
エラスティックス	
２級ゴム	8
フィニシングゴム	2

原　則
16

上下歯列を調和させるために口腔内ゴムを使用する

“偉大さは強いということではなく，強さを正しく使うということである”
—Henry Ward Beecher

アレキサンダーディシプリンによる矯正歯科治療では，上下歯列を調和させるために口腔内ゴムを使用するのがもっとも一般的である．ある矯正医たちは空隙閉鎖に顎内ゴムを使用するであろうが，アレキサンダーディシプリンではめったにこのやり方を行わない．この原則でのちほど述べるフィニシングゴムのほかは，ゴムは個々の歯ではなく歯列全体の位置決めに用いるのである．

どんな機能的装置もそうだが，ゴムもNewtonの運動の第3法則—すべての作用に対して，等しく反対向きの力を受ける反作用が存在する—に支配される．この反対向きの作用は下顎切歯の位置をコントロールしようとする際，もっとも重要となる．

エラスティックスの使用順序

一般的に，生物力学としてのアレキサンダーディシプリン方式においてエラスティックス使用を3つの段階に分ける．

1. 治療初期
   - ・クロスバイトゴム．
   - ・下顎歯列にブラケット装着後，前歯の唇側傾斜を予防する3級ゴム．
2. 治療中期
   - ・被蓋を深くする場合や下顎歯列のレベリングを補助する四角ゴム．
   - ・抜歯症例で下顎アンカレージを最小化させる2級ゴム．
   - ・抜歯症例で下顎アンカレージを最大化させる3級ゴム．

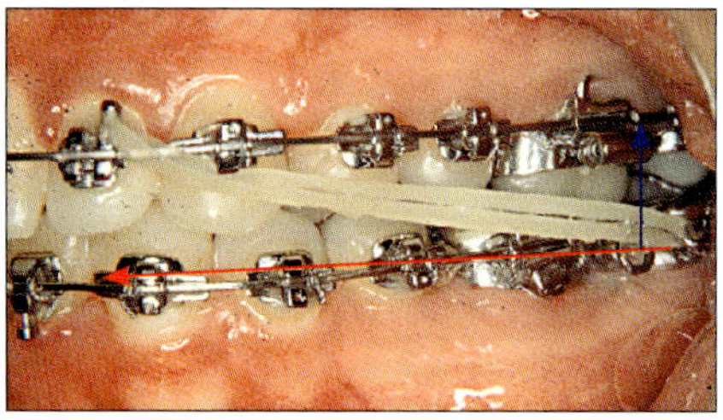

図 16-1　側切歯のボールフックにかけるゴムは垂直力(青の矢印)の４倍の水平力(赤の矢印)をもたらす.

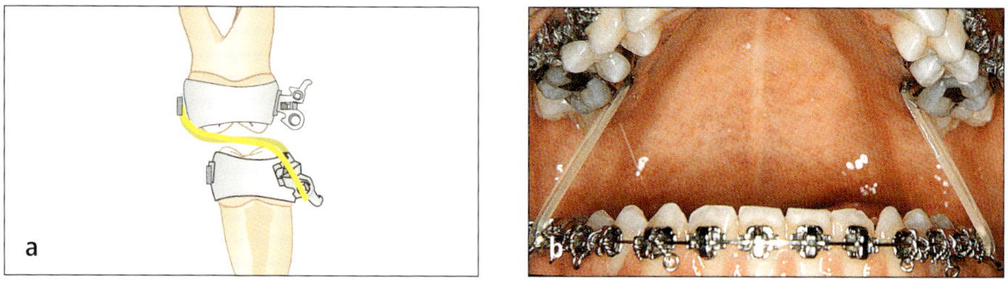

図 16-2a, 図 16-2b　クロスバイトゴムのかけ方.

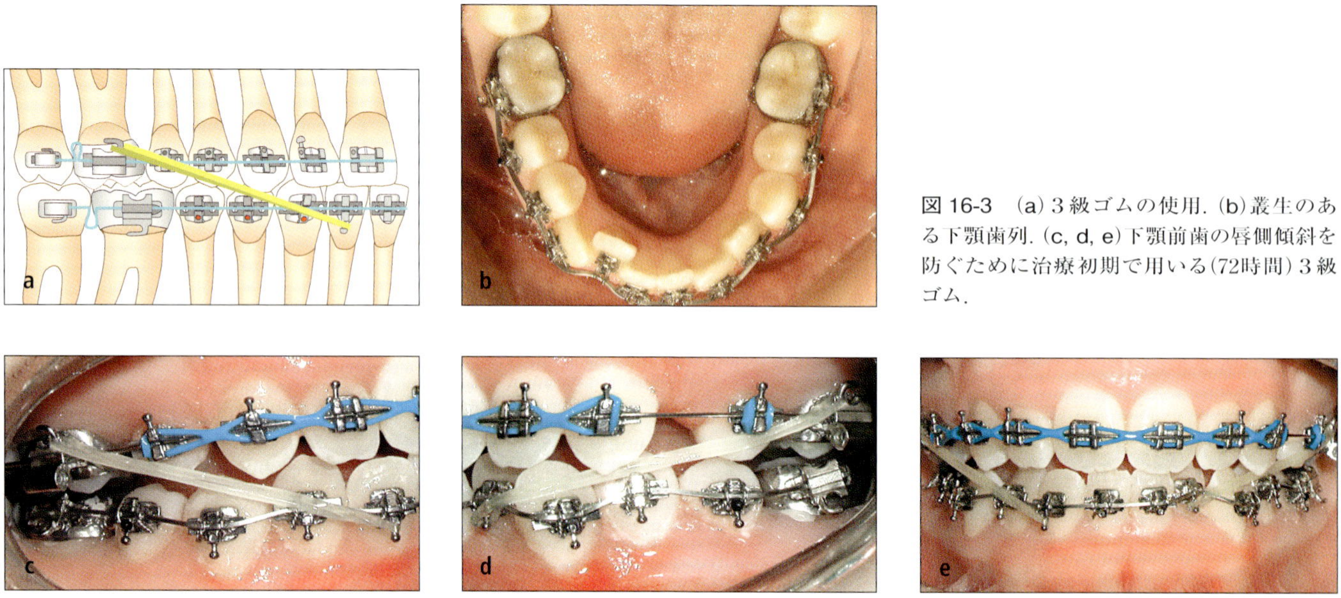

図 16-3　(a) ３級ゴムの使用. (b) 叢生のある下顎歯列. (c, d, e) 下顎前歯の唇側傾斜を防ぐために治療初期で用いる(72時間) ３級ゴム.

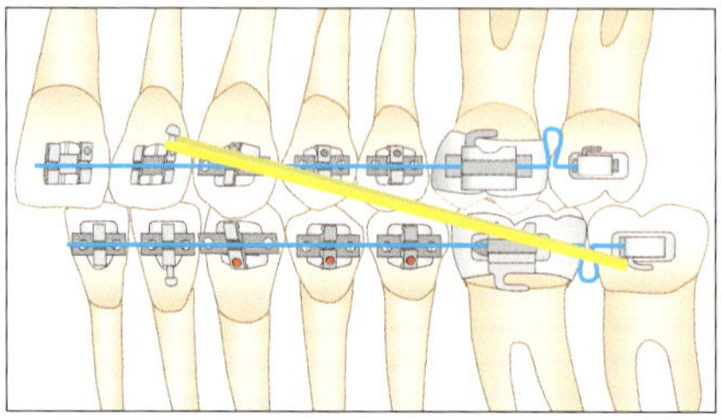

図 16-4　２級ゴムのかけ方.

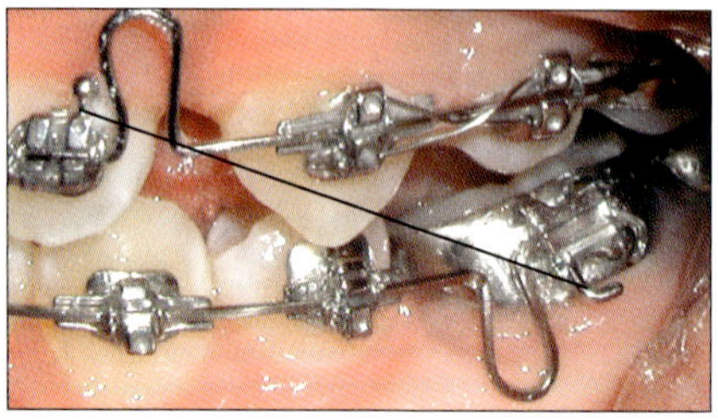

図 16-5　２級ゴムは下顎臼歯を近心移動させるこのような状況で使用できる.

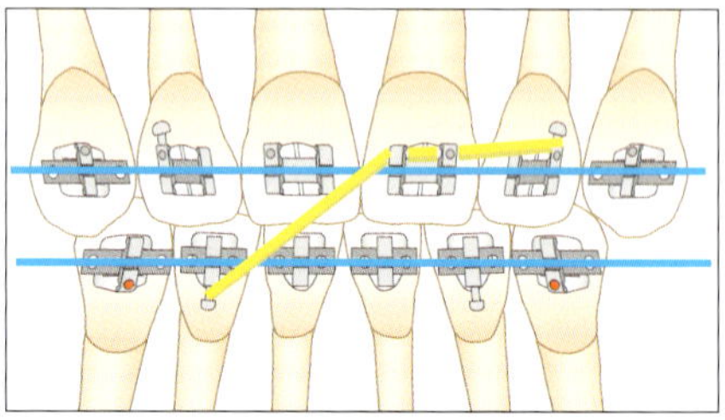

図 16-6　正中ゴム. 中切歯ブラケットを経由して下顎側切歯に斜めにかけることに注意.

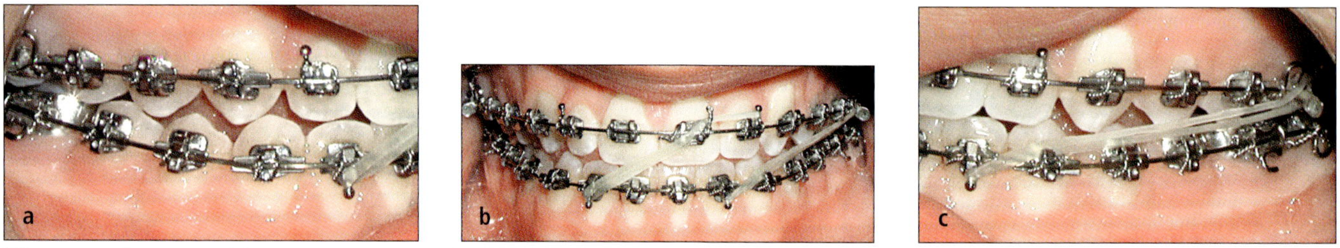

図 16-7a～図 16-7c　正中ゴムの３級ゴムとの併用.

3. フィニシングアーチワイヤー
   - 中心位咬合を達成するための２級ゴム.
   - ２級または３級ゴムをともなう正中ゴム(咬合平面が傾斜するので正中と顎間ゴムを組み合わせない).
   - 咬合を好転させる四角ゴム.
   - フィニシングゴム.

側方向において, クロスバイトゴムと正中ゴムは有効である. 垂直的には四角ゴムが不可欠である. 矢状方向の問題では２級あるいは３級ゴムを使用する.

側切歯ブラケットにはボールフックが付いているので, ２級そして３級ゴムはより水平的な力を発揮し(図 16-1), そしてそれはより好ましい垂直的コントロールをもたらす. これらのボールフックはまた, 正中, 四角, フィニシングのゴムをかける際有効である.

この原則は, エラスティックス使用時の詳細, かける場所, 伝わる力, その目的, 時期と使用時間, を明白化するべく詳しい概略を提供している. さらに, 興味をもたれた読者は, エラスティックス使用についてもっと多くの情報を私の既刊の著書[1]第７章で見直すことができる.

エラスティックスによる力

クロスバイトゴム(図 16-2)

- 場所：１臼歯の頬側面から対合臼歯舌側面(すべての臼歯バンド舌側にリンガルボタンを装着).
- 強さ：3/16インチ, ６オンス.
- 目的：臼歯部のクロスバイト改善.
- 時期：治療初期と治療終盤, またはどちらか一方.
- 時間：１日24時間.

３級ゴム(図 16-3)

- 場所：下顎側切歯から上顎第一大臼歯.
- 強さ：1/4インチ, 3.5オンス.

こうしたゴムは３種の異なる目的で使用されうる.

1. 目的：下顎の叢生を非抜歯治療するとき, 前歯の唇側傾斜を防ぐ(図 16-3).
   時期：下顎歯列に最初のアーチワイヤーを装着したとき.
   時間：フェイスボウを使用しながら72時間, その後夜間のみ使用.
2. 目的：上下顎前突の抜歯症例で最大固定を与える.
   時期：下顎のクロージンググループを活性化する(コンビネーションフェイスボウを装着する).
   時間：フェイスボウを併用し72時間, その後夜間のみ.
3. 目的：Ⅲ級不正咬合の改善.
   時期：治療期間中.
   時間：問題の厳しさに依存.

２級ゴム(図 16-4)

早過ぎる時期の２級ゴム使用は非常に危険となりうる. トルクを制御できない細いアーチワイヤーで用いれば, ２級ゴムは下顎前歯の唇側傾斜, 上顎前歯の舌側傾斜, 下顎臼歯の挺出や咬合平面の改造を生じさせうる. それゆえ, ２級ゴムはこうした要因が制御できるまで使用すべきでない.

- 場所：上顎側切歯のボールフックから下顎第一大臼歯または第二大臼歯.
- 強さ：1/4インチ, ６オンス.

この2級ゴムは異なる２つの目的で使用されうる.

1. 目的：Ⅱ級不正咬合を改善する.
   時期：フィニシングアーチワイヤー装着後.
   時間：１日24時間.
2. 目的：下顎の固定源を減らす(下顎臼歯の近心移動)(図 16-5).
   時期：下顎のクロージンググループの活性化時.
   時間：72時間, その後夜間のみ.

正中ゴム(図 16-6)

- 場所：上顎側切歯のボールフックから中切歯をまたぎ, 対角線上に下顎の反対側側切歯のボールフック.
- 強さ：1/4インチ, ６オンス.
- 目的：正中線不一致を改善.
- 時期：フィニシングアーチワイヤー装着後.
  時間：食事時間を除いて１日24時間.

正中ゴムは通常２級ゴムまたは３級ゴムとともに使用される(図 16-7). ３本すべてのゴムを一緒に使うと咬合平面の傾斜を生じさせうる.

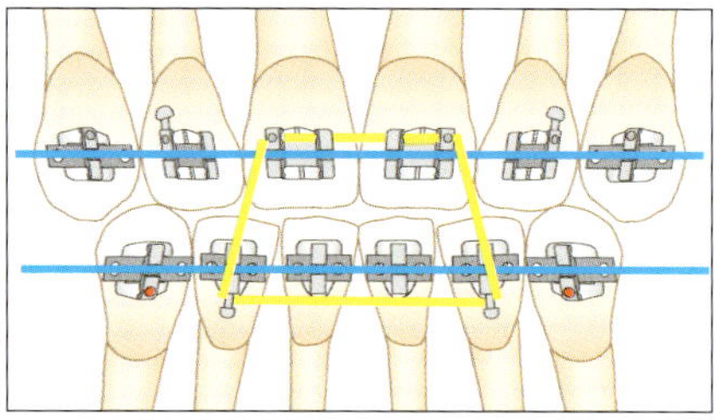

図 16-8　前歯部四角ゴム．2級成分．

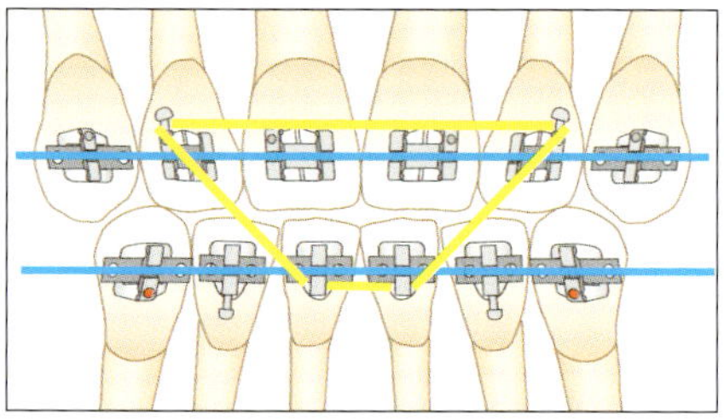

図 16-9　前歯部四角ゴム．3級成分．

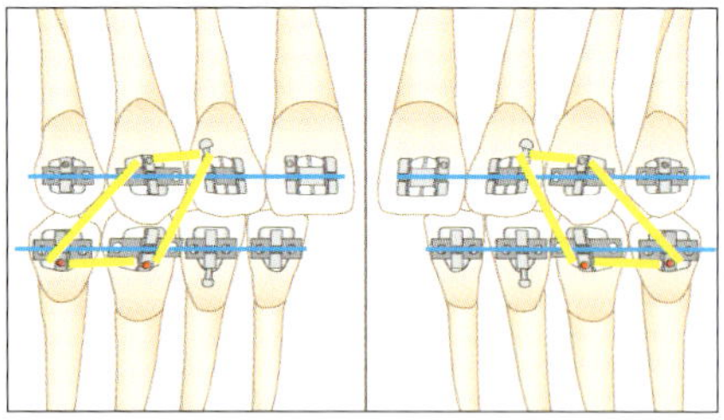

図 16-10　側方部四角ゴム．2級成分．

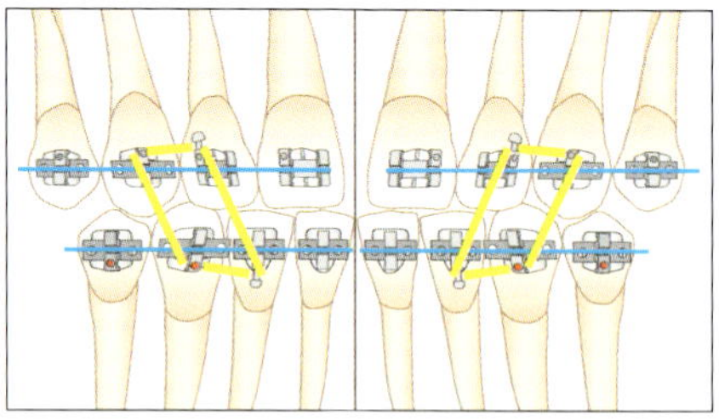

図 16-11　側方部四角ゴム．3級成分．

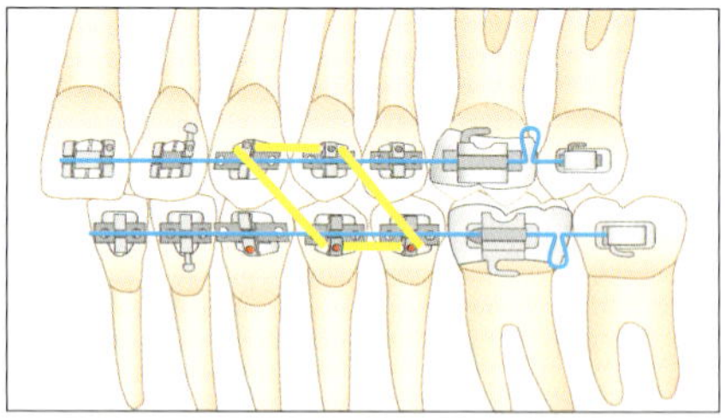

図 16-12　頬側部四角ゴム．2級成分．

四角ゴム

垂直的改善のために用いる．この上下顎間ゴムは以下の問いへの答に基づいて個々の症例ごとに設定する．

1. 歯列での垂直的問題はどこか：前歯部なのか，中間なのか，それとも臼歯部か．
2. 矢状方向でも問題はあるか：Ⅱ級不正咬合，Ⅲ級不正咬合，あるいはⅠ級不正咬合か．

こうした問いかけに答を出したのち，患者の特異的な問題を改善すべくゴムのかけ方をオーダーメードで設計する．

前歯部四角ゴム，2級（図 16-8）

・場所：上顎中切歯ブラケットから下顎側切歯ブラケット．
・強さ：3/16インチ，6オンス．
・目的：Ⅱ級不正咬合で被蓋を深くする．
・時期：中間およびフィニシングアーチワイヤー．
・時間：食事を除き1日24時間．

前歯部四角ゴム，3級（図 16-9）

・場所：上顎側切歯ブラケットから下顎中切歯ブラケット．
・強さ：3/16インチ，6オンス．
・目的：Ⅲ級不正咬合で被蓋を深くする．
・時期：中間およびフィニシングアーチワイヤー．
・時間：食事を除き1日24時間．

側方部四角ゴム，2級（図 16-10）

・場所：上顎側切歯および犬歯ブラケットから下顎犬歯と小臼歯ブラケット．
・強さ：3/16インチ，6オンス．
・目的：オーバーバイトの増加と犬歯関係の改善．
・時期：Ⅱ級不正咬合のフィニシングアーチワイヤー．
・時間：1日24時間．

側方部四角ゴム，3級（図 16-11）

・場所：上顎側切歯と犬歯ブラケットから下顎側切歯と犬歯ブラケット．
・強さ：3/16インチ，6オンス．
・目的：オーバーバイトの増加と犬歯関係の改善．
・時期：Ⅲ級不正咬合でフィニシングアーチワイヤー．
・時間：1日24時間．

頬側部四角ゴム，2級（図 16-12）

・場所：上顎犬歯と小臼歯ブラケットから下顎小臼歯ブラケット．

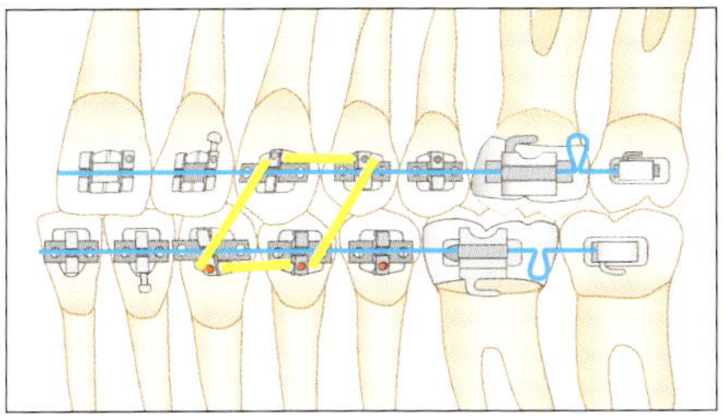
図 16-13　頬側部四角ゴム．３級成分．

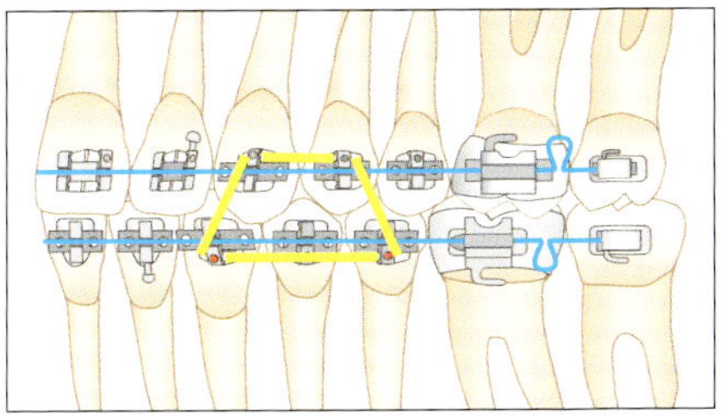
図 16-14　台形ゴム．１級成分．

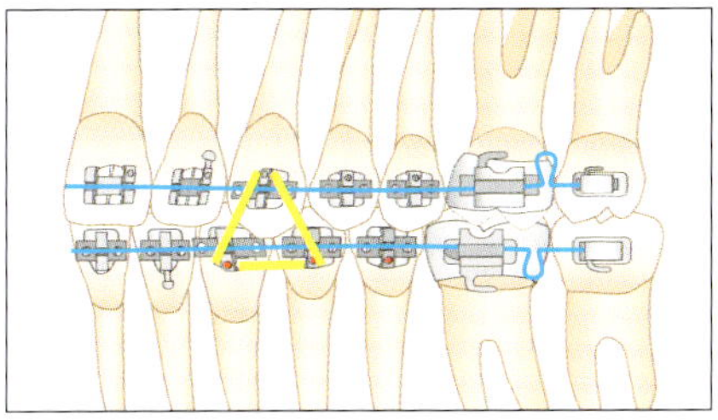
図 16-15　三角ゴム．１級成分．

・強さ：3/16インチ，６オンス．
・目的：下顎歯列のレベリングと咬頭対窩の咬頭嵌合への改善．
・時期：上顎のフィニシングアーチワイヤー，下顎の中間あるいは最終のアーチワイヤー，Ⅱ級不正咬合．
・時間：１日24時間．

頬側部四角ゴム，３級(図 16-13)

・場所：上顎犬歯と小臼歯ブラケットから下顎犬歯と小臼歯ブラケット．
・強さ：3/16インチ，６オンス．
・目的：下顎歯列のレベリングと咬頭対窩の咬頭嵌合への改善．
・時期：上顎のフィニシングアーチワイヤー，下顎の中間あるいは最終のアーチワイヤー，Ⅲ級不正咬合．
・時間：１日24時間．

台形ゴム，１級(図 16-14)

・場所：上顎犬歯と小臼歯ブラケットから下顎犬歯，第一小臼歯，第二小臼歯ブラケット(ほかに別の形状も可能)．
・強さ：3/16インチ，６オンス．
・目的：下顎歯列のレベリングとⅠ級不正咬合での咬頭対窩の咬頭嵌合への改善．
・時期：フィニシングアーチワイヤー．
・時間：１日24時間．

三角ゴム，１級(図 16-15)

・場所：上顎犬歯ブラケットから下顎犬歯，小臼歯部(ほかに別の形状も可能)．
・強さ：1/8インチ，3.5オンス．
・目的：Ⅰ級症例で１本の歯に直接力を加える．
・時期：移動させる歯に柔軟なアーチワイヤーと対合歯列に強固なアーチワイヤーを装着したとき．
・時間：１日24時間．

フィニシングエラスティックス

保定への秒読み

歯と顎を適切な位置へ移動させるために可能なすべての処置をやり終えたのちに，そしてそれは装置をほぼ撤去できる時期であるが，もう１つやり残していることがある．さらにフィニシングゴムを６週間使用することで“色を添える”，あるいは完璧な結果へ最後の一仕上げをするのである．この工程は歯それ自体に最終的位置決めをさせるので，最終の頬側部咬合の仕上げに最適である(たとえば歯科技工士によりつくり出される位置決めとは対照的)．患者の筋肉による咬合力とともに非常に弱いフィニシングゴムの力が歯をその生理学的位置へ導くだろう．

・場所：特別に設えるアタッチメント．
・強さ：3/4インチ，２オンス(このエラスティックスのみ使用する)．
・目的：最終的な後方歯部のセトリング．
・時期：通常，動的治療の最後の６週間．
・時間：１日24時間．

アーチワイヤーの分割

犬歯遠心部でアーチワイヤーを切断して両側犬歯間のみの部分的ワイヤーを残し，臼歯部以降のワイヤーを撤去する．上顎犬歯が適切にまだ落ち着いていない場合は，時々ワイヤーを犬歯の近心で切断する．

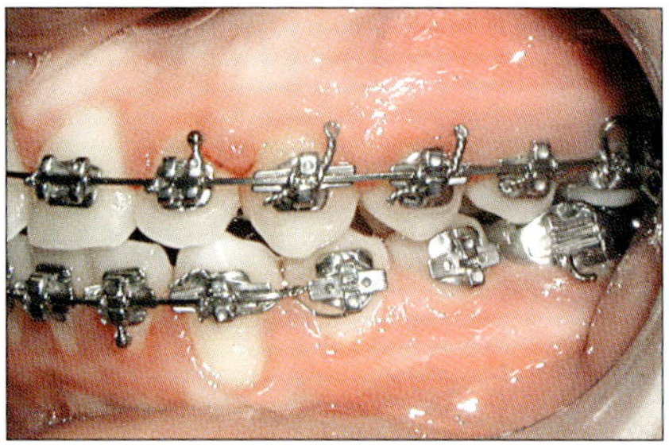

図 16-16　治療前が過蓋咬合の場合は下顎アーチワイヤーを分割する．

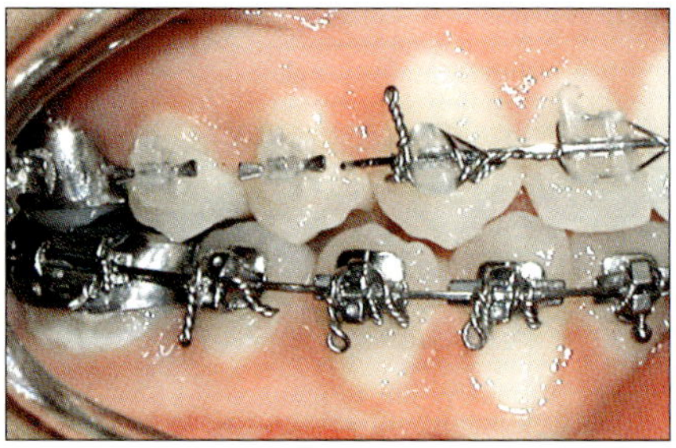

図 16-17　治療前が開咬の場合は上顎アーチワイヤーを分割する．

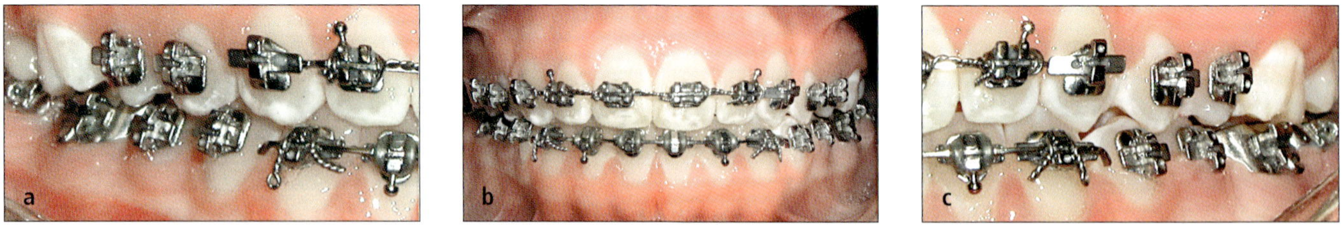

図 16-18a～図 16-18c　治療前のオーバーバイトが正常であれば片方あるいは両方のアーチワイヤーを分割できる．

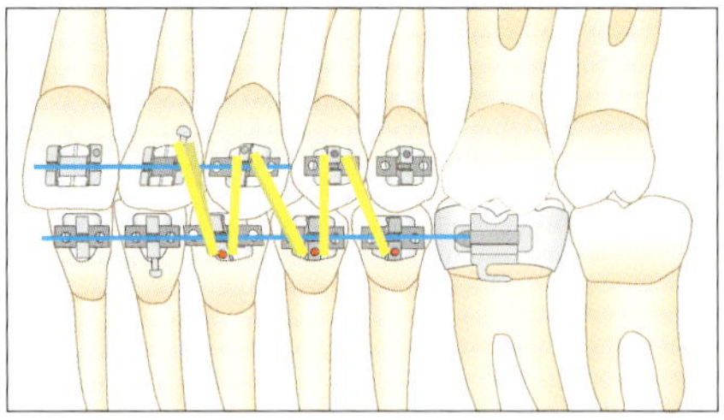

図 16-19　Ⅱ級不正咬合のフィニシングゴムはしっぽ付きW型となる．

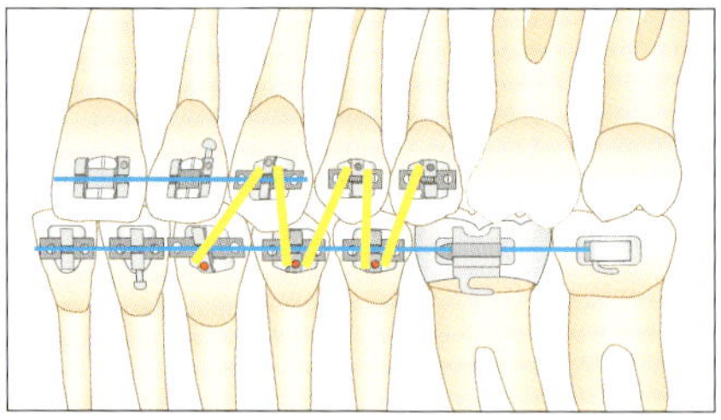

図 16-20　Ⅲ級不正咬合のフィニシングゴムはしっぽ付きM型となる．

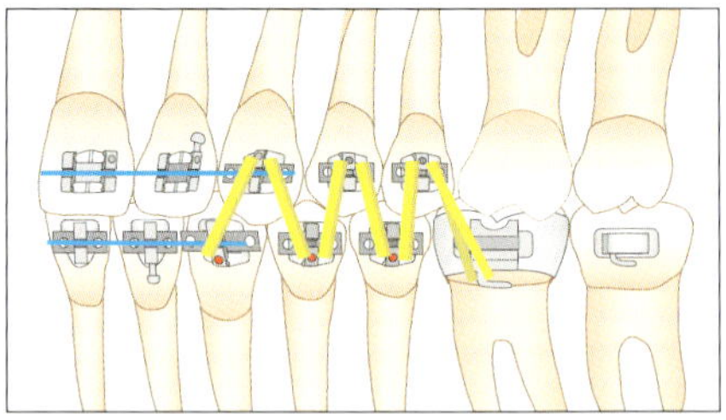

図 16-21　Ⅰ級不正咬合のフィニシングゴムはM-1/2型である．

- 過蓋咬合の場合，下顎のアーチワイヤーを分割する（図 16-16）．
- 開咬の場合，上顎のアーチワイヤーを分割する（図 16-17）．
- 正常被蓋の場合，片方あるいは両方のアーチワイヤーを分割する（図 16-18）．

エラスティックスのかけ方

- Ⅱ級不正咬合では，しっぽ付きW型形状にかける（図 16-19）．もし前歯部オーバーの改善も必要なら，前歯に四角ゴムを追加すれば良い．
- Ⅲ級不正咬合の場合，しっぽ付きM型にかける（図 16-20）．
- Ⅰ級不正咬合の場合，形状はM-1/2となる（図 16-21）．

バンド撤去

保定に向けて秒読み段階のこの時点では，上顎第一，第二大臼歯そして下顎第二大臼歯のバンドは外しているであろう．これらのバンドはフィニシングゴムに使用しないため，バンドを撤去するとバンドスペースは同時に閉鎖し，そしてその周囲歯肉の炎症は改善していく．3週間のうちに歯肉が健康となり，保定装置を作製するための良好な印象を採得できるようになる．

患者にはフィニシングゴムの重要性を強調する説明書を渡す（Box 16-1）．患者を3週間後にまた検査する．その時点で，一方のアーチワイヤーは通常，分割されており，上顎の保定装置のため上顎の印象を採得する．もし，咬頭嵌合が上手く進んでいれば，ゴムの使用を夜間のみに短縮する．3週間ののち，ブラケットを撤去し保定装置を装着する．**原則19**でブラケット撤去と保定の非常に重要な手順について詳細を述べている．

Box 16-1　患者への説明書

良いお知らせと悪いお知らせ

悪いお知らせは，これらのゴムを口のなかで使うのはたいへん難しいということです．歯にかけるのは難しく，またあなたの歯に痛みをもたらします．ゴムは時々切れてしまうでしょう．口のなかで使用するのは本当に面倒なことです．

良いお知らせは，食べたいだけシュガーレスガムを噛むことができることです．そして，もしもゴムを適切に使用したら，6週間であなたのブラケットを外してあげられるでしょう．

結論

口腔内ゴムは賢く用いられると良い結果をもたらす強力な力となりうる．また同時に間違った使い方をすれば，大惨事をもたらすことになる．口腔内ゴムの基本的目的は，上下歯列の側方向的(第一)，前後的(第二)，そして垂直的(第三)に調和を図ることである．

タイミングがすべてである．たとえば，適切な固定源やトルクコントロールのない状態で2級ゴムを使用すると唇側傾斜，近遠心的傾斜，空隙出現，垂直的開大，咬合平面の傾斜などかぎりなくいろいろと挙げることができる．何時，どのようなゴムのかけ方をするのかを知ることが重要である．ここでの原則は，何時，どのように効果的にゴムを用いるのか具体的な手引きを提供している．

装置撤去の前にゴムを使用して咬合を完成させる．最終的に咬頭対窩の咬頭嵌合と前歯オーバーバイトが獲得される．臼歯部の咬合が安定化するので治療後の前歯オーバーバイトの後戻りは少なくなるだろう．

参考文献

1. Alexander RG. The Alexander Discipline: Contemporary Concepts and Philosophies. Glendora, CA: Ormco, 1986.

原　則

17

可能なら非抜歯治療を行う

“夢があれば，それはかなえられる”
—Walt Disney

今までの章はいつでも質が高く，安定した結果を得るために理解すべき重要な原則を，詳しく述べてきた．これからの２つの原則は，非抜歯症例と抜歯症例の典型的な治療についてまとめ，論じる．

骨格性不正咬合治療についての基本的なアレキサンダーディシプリンの根本原理を，理解しておくことが大切である．正しい咬合を得るために，大臼歯がⅡ級関係で骨格性Ⅱ級を示す大多数の症例は，成長のコントロールによって改善されるのであり，歯の近心もしくは遠心移動によって改善されるのではない．骨格性Ⅰ級で歯性Ⅱ級不正咬合を有する患者では，上顎の大臼歯は遠心移動することもある．しかしながら，歯は歯槽窩内におくべきである．この歯槽窩は後方部では広くすることができるけれど，下顎前歯部ではほとんど不可能である．したがって，大部分の患者にとって，オーバージェットを減少するために下顎前歯をフレアリングさせることは前歯を不安定にし，良いことではない．

非抜歯治療で治療された典型的な患者では，下顎歯列弓にはわずかないしは中程度の叢生がある．すでに述べたように，上下歯列弓は個々に治療される．

問題は，どのように骨格性Ⅱ級の問題を改善するのかである．成長期の子どもでは，フェイスボウと２級ゴムでもっともうまく改善される．成人（非成長患者）では，この問題の解決法は，上顎小臼歯を抜歯するか，または外科的に下顎の前進を考えるかのいずれかである．**原則14**で，子どもおよび成人の過蓋咬合患者の非抜歯治療において，どのように下顎歯列弓がレベルされるかを示した．

抜歯・非抜歯のボーダーライン患者の評価

非抜歯で治療が可能かどうか決定するときの，主要な問題は，下顎前歯が良好な位置に維持しつつ，下顎歯列弓の叢生を解消できるかどうかである．この判断基準の1つは，下顎の歯冠幅径の大きさと歯列弓長径の不調和の程度でする．一般的に，治療方法が良ければ歯列弓長の4～6mmは“コントロール”できる．この4～6mmのスペースの獲得は，前歯のわずかな前方移動や大臼歯のアップライトによって得ることができる．もし後方部の側方拡大が可能なら，より多くのスペースが得られる．

私の経験によれば，患者のほぼ15～20%は明らかに抜歯症例である．ほかの50%は明らかに非抜歯である．どちらともつかない部分は，ボーダーライン症例と呼ばれる残りの30%程度の患者である．われわれの診療所では，これらのボーダーライン患者の大部分は非抜歯で治療される．つぎの5つの要素が非抜歯治療を可能にし，下顎前歯を基底骨上でアップライトした位置に保つことを可能にしている．

1. スペースは急速拡大装置やリップバンパーによる側方拡大で得られる．Adkinsら[1]やChungとFont[2]の研究は，後方部を1mm拡大すると0.6～0.7mmの歯列弓周長が増加することを示している．
2. 下顎前歯ブラケットに組み込まれている−5°のトルクが，適正なアップライトの状態を保ち，一方，同時に下顎第一大臼歯ブラケットの−6°のアンギュレーションは，下顎大臼歯をアップライトさせ，遠心部の歯列弓長をさらに長くする．
3. 細いワイヤーを編み込んでつくられているステンレススティール(マルチストランディッド)，ニッケル，銅，やチタンワイヤーのような，柔軟性の高い角ワイヤーを最初のアーチワイヤーとして使用することは，下顎前歯のトルクコントロールを可能にする．
4. 最初のアーチワイヤーに3級ゴムを使用することはとても賢い方法であり，下顎前歯の過剰な唇側傾斜を防止することができる．また，このゴムは大臼歯のアップライトを促し，利用可能なスペースを増加させることができる．
5. 歯の隣接面エナメル質削除は，上下歯列弓それぞれに何ミリかのさらなるスペースを作ることができる．下顎前歯の各隣接面から少なくとも0.25mmのエナメル質を削除できる．もし歯が大きければ，さらにより多くのエナメル質を安全に削除できる．

隣接面エナメル質削除

Interproximal enamel reduction(IPER)は，スレンダライズとも称しているが，隣接面エナメル質の削除である．スレンダライズは下顎前歯部においてもっとも頻繁に行われるが，この部位だけに限定するものでない．スレンダライズは上下歯列弓どの部位でも可能である．

各々の隣接面から0.25mmまで削除することは，すなわち，1歯当たり0.5mmになるが，これはまったく安全[3]である．したがって，6前歯の合計で3.0mmまで減少できる．もし，下顎の小臼歯や第一大臼歯もまたスレンダライズをするなら，歯冠幅径は全体で6.0mm減少できる．

スレンダライズをする歯の選択については，矯正医はBolton分析を行うべきである．下顎歯列弓における個々の歯の解剖学的形態をよく見ることは，隣接面のより多くの削除ができる歯を見極める助けになる．

上顎前歯の近遠心径は，下顎前歯のスレンダライズが可能な量に対して大きな影響をもっている．もし上顎中，側切歯の歯冠幅径が大きく，下顎切歯がとくに大きくなければ，下顎前歯だけのスレンダライズは歯冠幅径不調和を増加させるだけなので，すべきでない．このような症例において，上下顎歯列弓両方でスレンダライズすると良い．

より一般的に遭遇するケースとして，上顎側切歯の近遠心径が標準より小さい場合がある．この状況では下顎切歯のより多いエナメル質削除が必要となる．

下顎隣接面のエナメル質削除は，治療開始時または治療中に開始する(図 17-1a)．さらに，スレンダライズは，下顎前歯隣接面のコンタクトポイントをより広い接触面に改造する．接触面積が広がれば，下顎前歯の排列を維持しやすくする．

スレンダライズはスティール製のカーボランダムストリプス(図 17-1c)，ダイヤモンドディスクやエアーローターハンドピースで行われる．ダイヤモンドディスクは，大きく，ベル型をしている上下顎前歯のスレンダライズに使われる．ダイヤモンドディスクはカーボランダムストリプスよりエナメル質を早く削除する，それゆえ，注意深く使用しなければならない．研磨用ストリプスはすべての前歯に使用できる．私は治療の初期段階で叢生がある歯に対し，それらが簡単に使用できることを知った．

スレンダライズしている間に，フッ素入り予防ペーストを使用する(図 17-1b)．このペーストは研磨面の一部となり，研磨用具の寿命が長くなる．ダイヤモンドディスクを使用するとき，ペーストはエナメル質表面を滑らかにする．粗造な面はバクテリアを集め，隣接面う蝕の原因となる可能性がある．

フッ素に富んだエナメル質が除去されるので，フッ素ジェルで新たに露出したエナメル質を処置することは重要なことである．私自身もそうであるが，数千の患者にこの方法を行っているが，まだ，私は隣接面う蝕の発生を見たことがない．

加えて，下顎前歯は保定の終了時に，固定式の犬歯間保定装置の除去に続いて，直ちにスレンダライズをする(図 17-2)．この方法は将来下顎前歯の後戻りを併発することなく，その後の犬歯の前方，舌側への変化を可能にする．

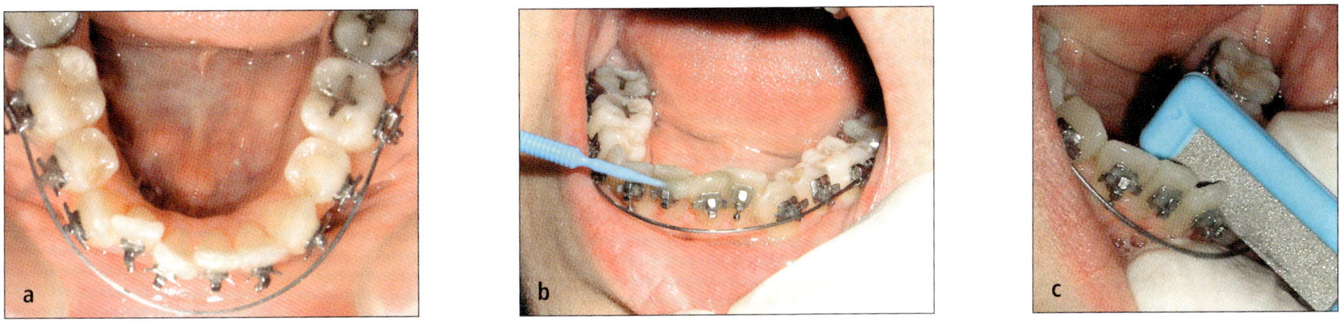

図 17-1　スレンダライジングの手順．(a)スレンダライジングが必要とされる叢生のある下顎歯列弓．うまく操作するために，前歯部でアーチワイヤーは外している．(b)フッ素入り予防ペーストを操作開始前に塗る．(c)スティール製のカーボランダムストリプス(Dome)で隣接面エナメル質を削除．

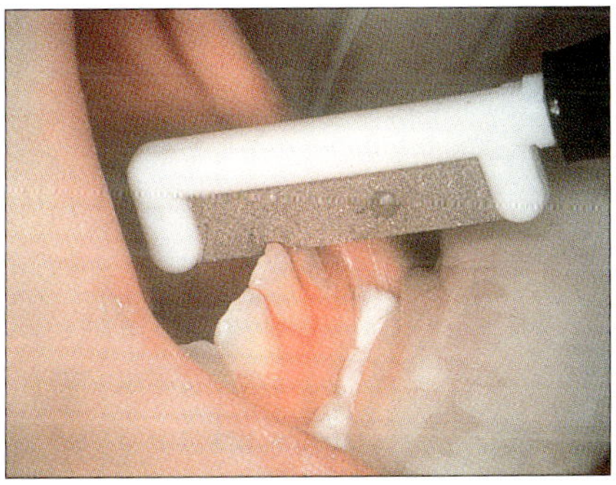

図 17-2a　犬歯間保定装置を除去したら，Domeストリッパーで多目にエナメル質削除を行う．

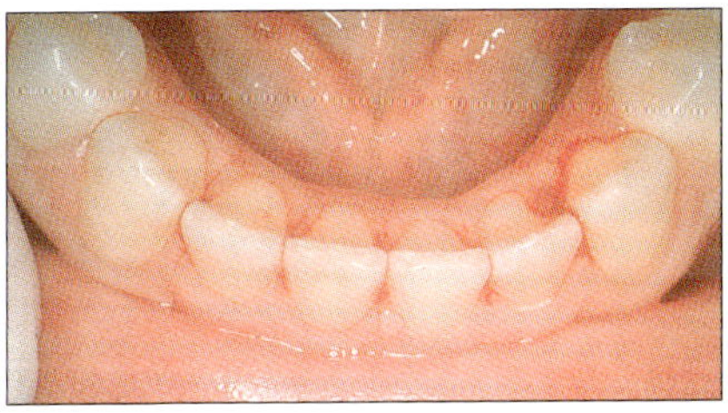

図 17-2b　スレンダライジング直後．犬歯から犬歯までの平らな隣接面に注目．

患者の協力

ボーダーライン症例の治療において，考えなければならないもう１つの要素は，患者の協力である．このタイプの症例は，望むような結果を得るために多大な患者の協力が必要である．このような症例の治療に際しては，相談時に複数の治療方法について両親に確実に伝えなければならない．もし患者が協力を約束し，そしてまだ成長があるなら，ほとんどの場合永久歯を抜歯することなく，成功裡に治療することができる．しかしながら，もし患者が指示された顎外固定装着や顎内装置を装着する意思がなければ，抜歯治療が良い方法であろう．

私が矯正臨床を始めたころ，私はあまりにも理想主義の傾向をもちすぎており，抜歯か非抜歯のどちらか一方の治療方法を選択するという条件なしに，患者や両親に私の信ずるところを，無理強いする傾向があった．しかしながら，時を経て私はより現実的になることを，そして患者や両親にすべての治療方法を示すことを学んだ．もし患者や両親が治療方法の選択にかかわれるようになれれば，治療は術者の仕事というよりも，もっと患者と術者が協力して行うチームワークとなる．

非抜歯治療で開始したが，患者が約束の一部を遂行できないときがある．その結果として，結局抜歯が行われる．このような場合，矯正医が患者の治療経過をしっかりモニターしていくことが大切である．もしそうでなければ臨床医は，２年間が経過して，抜歯が治療を完璧に成功させるためのたった１つの方法である，ということを悟ることになる．

ボーダーライン患者に治療の開始から６～９か月をゆだねることにより，矯正医は非抜歯治療が成功するかどうかを決定することができる．もしその期間が経っても治療の進行が不十分であったなら，抜歯が推奨される．このような症例における抜歯の選択については，原則18で述べる．上下顎歯列弓の拡大を必要とするボーダーライン症例治療の詳細については，このシリーズで今後出版される本のなかで述べる予定である．

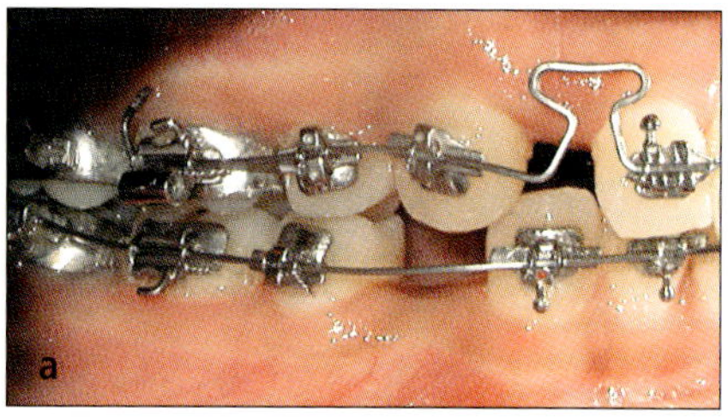

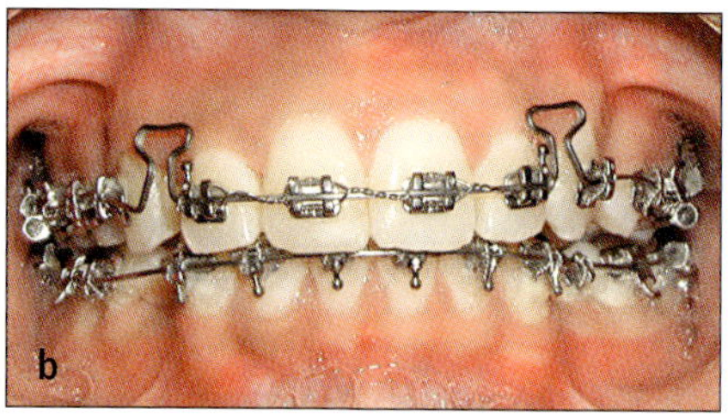

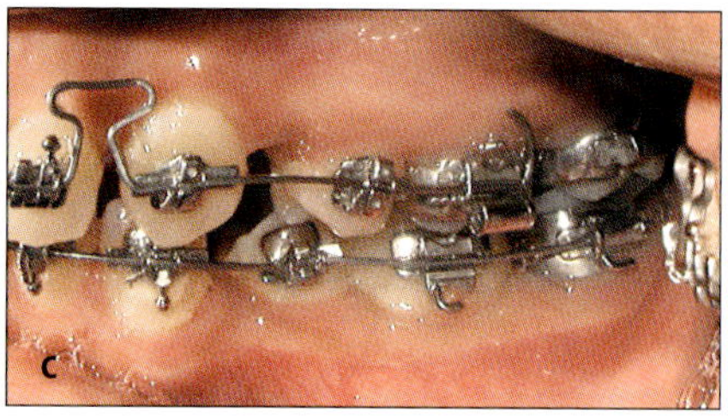

図 17-3a～図 17-3c　大きなスペースがあるときは上顎歯列の一体化のために，パワーチェインよりもむしろクロージングループ アーチワイヤーを使用する．

典型的な非抜歯治療法

まず，上顎歯列弓にバンドをし，ボンディングする．同時に，叢生の解消，捻転の改善，そして歯列弓のレベリングを開始するために，0.014 または0.016インチ ニッケルチタン アーチワイヤーを装着する．5週間後のつぎの来院時に，もし必要なら，前後的，垂直的骨格改善を開始するために，フェイスボウを装着する．3回目の来院で，歯列の排列やレベリングの改善を継続するために，最初のワイヤーから0.016インチの丸いステンレススティール アーチワイヤーに変更する．

歯列の一体化

もし上顎歯列弓に何らかのスペースがあるなら，0.016インチ アーチワイヤーにスピーカーブ(開咬を除いて)を組み込む．しかし，オメガループは組み込まない．これらのスペースを閉鎖するために大臼歯から大臼歯にパワーチェイン(弾性材料のチェーン)を使用する．**原則11**で述べているように，歯列は治療初期に一体化されるべきである．この方法は上顎歯列のスペースがすべて閉鎖されるまで繰り返される．

しかしながら，ほとんどの矯正医は，歯を傾斜させるのでラウンドワイヤーで上顎前歯のスペースを閉鎖してはならないと教えられてきた．これはたいへん重要なポイントである．しかしながら，現実的には，非抜歯症例において0.016インチ ニッケルチタンワイヤーで前歯を整えるとき，これらの歯はわずかにフレアーし，いくらかのスペースを生じさせている可能性もある．このようなとき，パワーチェインは過度な傾斜や有効なトルクを失うことなく，歯を元の位置に戻すのである．

もしパワーチェインだけで閉鎖をするには，スペースが大きすぎるというようなときには，ちょうど，抜歯症例と同じように，スペースを側切歯の遠心に集める．そこで，スペース閉鎖のためにクロージングループ アーチワイヤーを使用する(図 17-3)．

スペースのない歯列弓

もしスペースがないなら，オメガループを第一大臼歯チューブのほぼ1 mm前方におき，アーチワイヤーをタイバックする．患者のオーバーバイトやスマイルラインの程度によるが，ほどよく強調されたスピーカーブが，この0.016インチ ステンレススティール アーチワイヤーに組み込まれる．ステンレススティール アーチワイヤーは装着する前に必ず熱処理する．

0.016インチ ステンレススティール アーチワイヤーの目的は，残っている捻転の除去，すべてのスペース閉鎖による歯列の一体化，そして歯列のレベリングを促進することである．アーチワイヤーのタイバックは，装着されたフェイスボウの顎整形的効果を発揮させるために大切なことである．もしアーチワイヤーがタイバックされていなかったり，パワーチェインにより保持されているなら，フェイスボウは第一大臼歯を遠心に移動させ，大臼歯の前方にスペースが生じてしまう．

すべての捻転が改善され，すべてのスペースが閉鎖されたのち，歯の唇側または舌側傾斜(トルク)が生じる．ほとんどの場合，最終アーチワイヤーである0.017×0.025インチ ステンレススティール アーチワイヤーが直ちに働き始めるので，前歯の唇側または舌側傾斜は十分に改善される．このワイヤーにはタイバックできるように，つねにオメガループが組み込まれている．適度なスピーカーブと最終アーチフォームをこのワイヤーに組み込む．

もし前歯の傾斜(トルク)が良くなかったら，0.017×0.025インチ ニッケルチタン，0.016×0.022インチ ステンレススティール アーチワイヤーや0.017×0.025インチ ベーターチタン合金のような中間的なワイヤーの装着が必要になる．6～8週間後，この前歯は0.017×0.025インチ ステンレススティール フィニシング アーチワイヤーの装着が可能になる．

上顎歯列弓の治療

どんなⅡ級非抜歯症例においても，つぎのような理由で，治療はまず上顎歯列弓から始める．

1. 治療の初期に下顎の歯にブラケットを装着することは，不必要な咬合干渉をつくってしまう．患者が固い食物，氷，やチューイングガムなどのようなものを食べ，噛み砕こうとする結果，しばしば生ずる外傷性咬合は，ブラケットやバンドを外したりアーチワイヤーを破損したりする．過蓋咬合の患者では，最初，下顎歯列に咬合干渉なしにブラケットをボンドするには，オーバーバイトが厳しすぎる．
2. 上顎歯列弓が改善するので，下顎のスピーカーブは自然に改善する．
3. 過蓋咬合の患者で，もしバイトプレートが必要なら，上顎歯列弓が正しく整えられていれば，バイトプレートはより良く適合し，より快適に使用できる．
4. 元々の，すなわち，治療されていない下顎のアーチフォームはその状況を長く保っている．この動かされていない下顎歯列弓は，上顎歯列弓の改善のガイドとなる．
5. 非抜歯で下顎歯列を治療するために，まず，６～９か月間だけは，すなわち，最初のアーチワイヤーから最後のアーチワイヤーまでは，上顎の治療を先行する．抜歯症例になったとしても１年以上の期間は必要としない．
6. 下顎第二大臼歯の萌出にはより長い時間が必要である．この上顎先行の治療方法は下顎歯列の治療開始時に，下顎第二大臼歯にバンドできる可能性を高める．

下顎歯列弓の治療

通常，下顎歯列弓の治療は上顎歯列弓の治療が開始された後，４～６か月で開始される．上顎歯列弓がコントロールされているとき，下顎の歯はより自由に萌出する（とくに第二大臼歯，もし可能なら），そして下顎の顎整形的な反応は効果的に得られる．下顎歯列弓は今や装置装着の準備ができたのである．

下顎歯列弓における治療はつねに遅らせるとはかぎらない．犬歯関係がＩ級であるとき，下顎歯列弓にバンド，ボンドをするというのがルールである．これはIII級の患者やＩ級の上下顎前突の患者には，早めに下顎歯列弓の治療を開始することを意味している．

下顎歯列弓の治療開始時期がきたとき，強調したいことは，直ちに前歯のコントロールをするということである．下顎歯列弓は装置装着された日から積極的に治療されるべきである．可能なら，前歯のトルクコントロールを維持している間に，捻転の解消やレベリングを行うための最初のアーチワイヤーとして，0.017×0.025インチのよった（マルチストランディッド）ステンレススティールワイヤー（D-Rect）または角型のニッケルチタンワイヤーが装着される．アーチワイヤーの選択は叢生の程度による．前歯部のアーチディスクレパンシーが４mm以下で，最終的に前歯を元の位置に保てるような標準的な症例においては，いま述べた手順で十分である．より大きなディスクレパンシーがあったり，前歯のアップライトが必要なときは，つぎの１つあるいは両方が必要となる．

1. 0.016×0.022インチ ニッケルチタンワイヤーや丸型0.016インチ ニッケルチタンまたはステンレススティールワイヤーに続きスレンダライズを行う．
2. ３級ゴムの使用によるコントロール．

もし必要なら，２～４か月後，角のベーターチタン合金ワイヤーまたは0.016×0.022インチ ステンレススティールワイヤーを，トルクコントロール，捻転の改善やレベリングを続けるために，中間のワイヤーとして使用する．これらのワイヤーにはオメガループが組み込まれる．そして歯のドリフトや離開を防ぐためにタイバックする．ほとんどの症例において，逆スピーカーブを下顎歯列のレベリングを促進させるために組み込む．

もし最初のD-Rectワイヤーで求められた歯の排列，レベリングや捻転の改善がすべてほとんど達成されたときには，D-Rectワイヤーに続き，直ちにフィニシングワイヤー（0.017×0.025インチ ステンレススティール）が装着される．

２級ゴムまたは正中ゴムが上下顎歯列弓にフィニシングワイヤー（0.017×0.025インチ ステンレススティール）が装着されたのち，わずかなII級関係改善のために使用される．成長や患者の協力度にもよるが，トータルの治療期間はおおよそ18～24か月である．

II級２類の治療法

ほとんどのII級２類の患者は矢状方向の骨格的問題よりも，より多くの歯系的な問題をもっている．しかしながら，しばしば，上顎の垂直的な低成長が存在する．笑ったとき患者の臨床歯冠の適正な露出が認められない．

治療の第一段階は，II級２類不正咬合をII級１類の咬合関係に変えることである．この処置は0.016インチ ニッケルチタンワイヤーで開始し，数か月間継続する．もし必要なら，続いて0.016インチ ステンレススティールワイヤーをスペース閉鎖のために２～３か月間使用し，レベリングやアーチフォームの改善を続ける．最初，舌側に傾斜していた上顎中切歯は，上顎歯列弓内での排列が終わるまで，これらのアーチワイヤーにより唇側に傾斜する．ほとんどの症例で，強調されたスピーカーブを組み込んだ最終の0.017×0.025インチ ステンレススティール アーチワイヤーを，つぎに装着する．

このとき，咬合挙上装置を上顎歯列弓に装着する．大部分のII級２類の患者は過蓋咬合であり，前顔面高が小さい．バイト

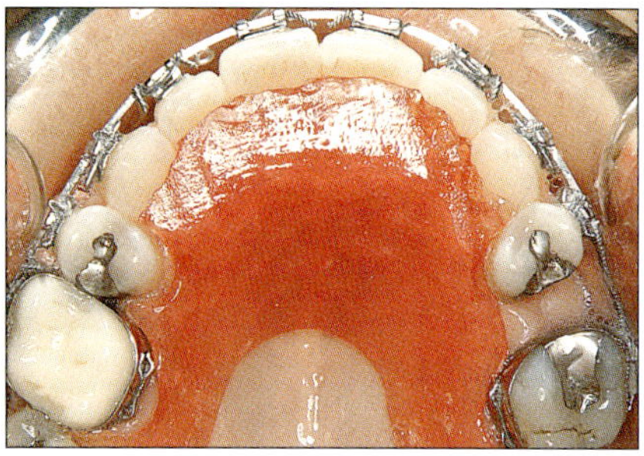

図 17-4　可撤式のアクリルバイトプレートは，より正確に適合させるために，最終的な上顎歯列弓形態が完成したのちに作る．

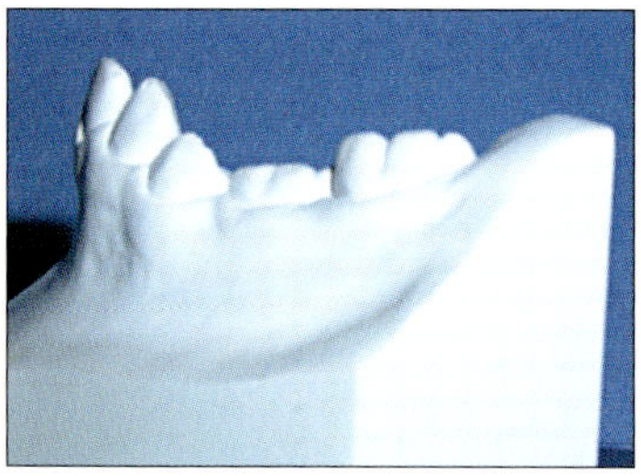

図 17-5　2 類患者の下顎のスピーカーブ．

プレートは下顎の小・大臼歯の挺出を促し，歯列のレベリング，咬合挙上を助け，そして，側貌の改善を促すのである（図 17-4）．

また，一般的にⅡ級 2 類の患者は，下顎歯列弓に重度なスピーカーブを有している（図 17-5, 図 14-1参照）．患者がバイトプレートを使用するとき，下顎切歯だけがバイトプレートに接触する．この咬合圧はこれらの歯を圧下する力として働き，小臼歯の自然な萌出開始を促すのである．

上顎歯列弓の残された治療は，Ⅱ級 1 類咬合の患者を治療する方法と同じである．しかしながら下顎歯列にはさらなる相違点が残されている．

法則の適用外

Ⅱ級 2 類の患者では下顎切歯がしばしば極端に舌側に位置しており，よりいっそう唇側に位置づけければならない．このような状況下で，角ワイヤーは－5°の下顎切歯のブラケットトルクと一体になって，実際には歯に対して前方への力を生み出し，近心移動させる．時々，前方移動は角ワイヤーよりむしろラウンドワイヤーで達成されうる．このやりかたは下顎前歯ブラケットに組み込まれた－5°のトルクの働きを打ち消すことになる．

使用されるワイヤーの順序は0.016インチ ニッケルチタンワイヤーに続いて，ストップループがなく，大きな逆スピーカーブを付与した0.016インチ ステンレススティールの丸ワイヤーを用いる．フィニシングワイヤーは，ブラケットに組み込まれたトルクを最小とするように0.017×0.025よりむしろ0.016×0.022インチ ステンレススティールワイヤーを使用する．適度な逆スピーカーブがこのワイヤーに組み込まれる．

開咬の治療法

ブラケットの位置や治療手順における，一定の変更は開咬の治療を促進してくれる．咬合していない上顎前歯では，ブラケットをより歯肉側に位置づける．咬合している臼歯部においては，ブラケットをより咬合面よりに位置づける．また，下顎第一大臼歯の頬側のチューブは，通常の－6°よりむしろ 0°の傾斜で位置づける．

開咬症例では，しばしば，下顎歯列弓の治療を遅らせるという利点はない．下顎歯列弓の治療は上顎歯列弓と同時に，あるいは上顎歯列弓にボンディング後まもなく開始される．

垂直的な四角ゴムは通常，治療の初期に使用され，患者はスクウィージィングの訓練を指示される．

結論

非抜歯治療では，一般的に治療は上顎歯列弓から開始する．数か月後に，下顎歯列弓を積極的に治療する．まず，上顎歯列弓を早くアイディアルアーチフォームにするように治療すべきである．なぜなら，非抜歯治療の大きな目的は，下顎前歯の位置のコントロールであるから，下顎歯列弓がバンディング，ボンディングされたときには，治療の全焦点は下顎前歯を良い位置に移動させることに向けられるとなる．

下顎前歯は以下のことによりコントロールされる.

1. 下顎前歯ブラケットの－5°のトルク.
2. 下顎第一大臼歯の－6°の傾斜.
3. 最初に，柔軟性に富んだ角のアーチワイヤー.
4. もし必要なら，スレンダライズ.
5. もし必要なら，3級ゴム.

上顎歯列弓をそのアイディアルフォームに治療し，そして，つぎに下顎歯列弓に対し同様にすることが治療の形である. 顎整形力は治療初期に必要なものとして用いられる. 上下顎2つのアイディアルアーチが作られたのち，これらは顎間ゴムで調和が図られる.

過蓋咬合，開咬，そしてⅢ級不正咬合などの治療の詳細な記述は，このシリーズで今後出版される本のなかで述べる予定である.

参考文献

1. Adkins MD, Nanda RS, Currier GF. Arch perimeter changes on rapid palatal expansion. Am J Orthod Dentofacial Orthop 1990;97:194-199.
2. Chung CH, Font B. Skeletal and dental changes in the sagittal, vertical, and transverse dimensions after rapid palatal expansion. Am J Orthod Dentofacial Orthop 2004;126:569-575.
3. Sparks A. Interproximal Enamel Reduction and Its Effect on the Long-term Stability of the Mandibular Incisor Position (thesis). Birmingham: Univ of Alabama, 2001.

原則17 症例研究

概要

この患者を私の臨床経歴の浅い時期に治療したなら，上顎第一小臼歯と下顎第二小臼歯を抜歯したであろう. 今日では，この治療の簡単な治療法と安定性により，つねに非抜歯症例となる.

検査と診断

この14歳の女子は軽いⅡ級であるが強い2類傾向を示す不正咬合である. この症例の臼歯関係は咬頭対咬頭であり，4mmのオーバージェットと5mmのオーバーバイトを示している. 正中線は下顎が右へ2mm偏位している. 上下前歯は舌側傾斜をしている. 中程度の叢生が両歯列弓に認められる. 下顎左側中切歯はおよそ2mmの重度な切縁の摩耗を示している.

治療計画

サービカルフェイスボウを用いた非抜歯治療が計画された. この患者の治療はこのタイプの不正咬合の典型的な治療方法に従った. 上顎歯列弓はまず切歯のトルクを良くすることから治療した. つぎに下顎歯列弓が歯列弓のレベルと咬合挙上のために，逆スピーカーブをアーチワイヤーに付加して治療した. 2級ゴムと仕上げゴムは，動的治療の最後の7か月間に使用させた.

考察

下顎右側中切歯を挺出することで，摩耗の問題を解決することとした. これは舌側に付けられた犬歯間保定装置を見ると良くわかる. ワイヤーはその歯の基底結節に沿って曲げなければならなかった.

これはより良好な上下顎中切歯歯軸傾斜角にし，患者の軟組織側貌をより良くするためにIMPAを増加させた良い例である.

評価

良い成長と患者のすばらしい協力，そして実証された治療法が一体となったときは，予知性が高く決められたとおりの手順でこういった結果が得られる.

原則 17 症例研究

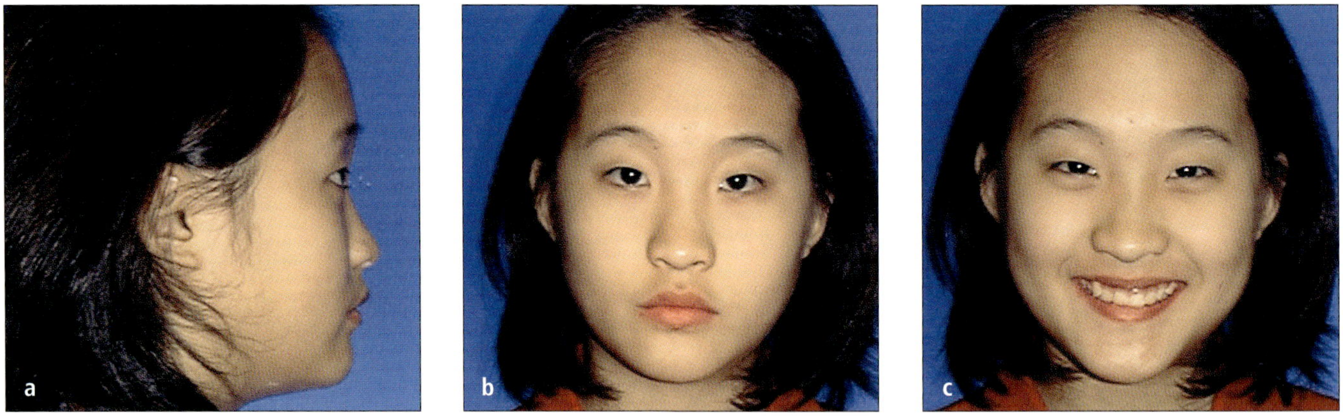

図 17-6　治療前の顔貌．年齢14歳１か月．(a)軟組織側貌．わずかな上唇の突出．(b)正貌．良好な対称性．(c)スマイルはとても良くなる可能性を有している．

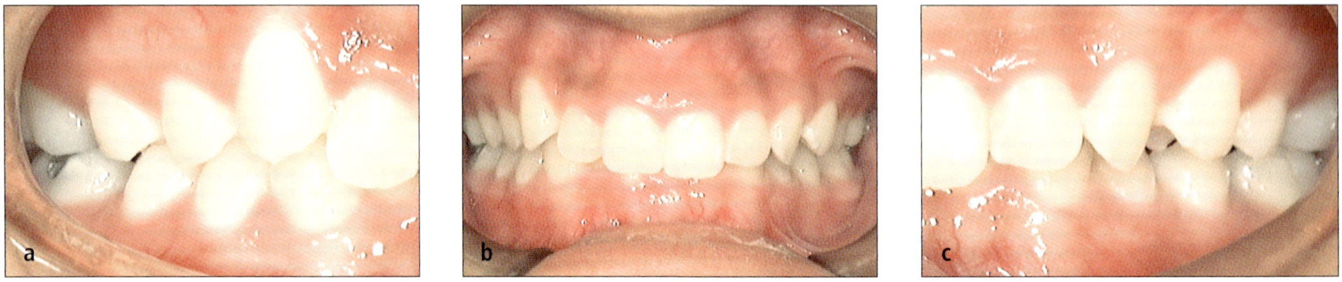

図 17-7　治療前の口腔内．(a)右側．咬頭対咬頭の大臼歯関係．(b)正面．５mmのオーバーバイト．正中線の偏位，下顎が右へ２+mm．(c)左側面観．上顎左側第一小臼歯はシザースバイトである．大臼歯はＩ級．

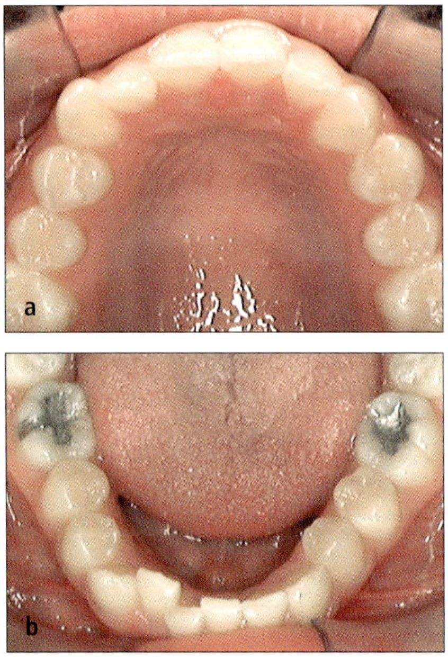

図 17-8　治療前の咬合面観．(a)上顎歯列弓は中程度な叢生と卵形の歯列弓を示している．(b)下顎歯列弓は４mmのアーチレングスディスクレパンシーを有し，右側中切歯は重度な切縁摩耗を示している．

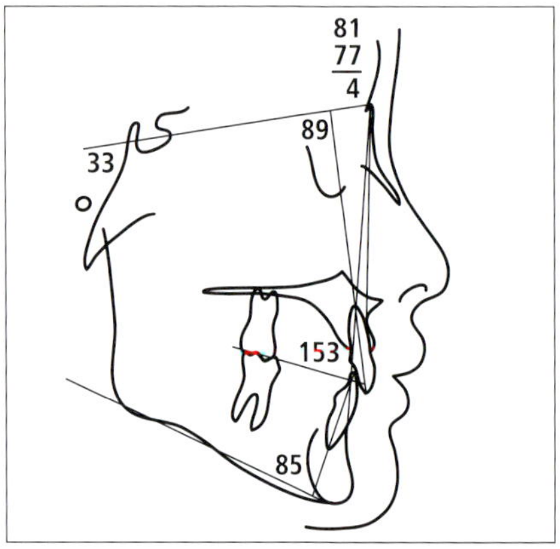

図 17-9　治療前のセファログラムトレース．

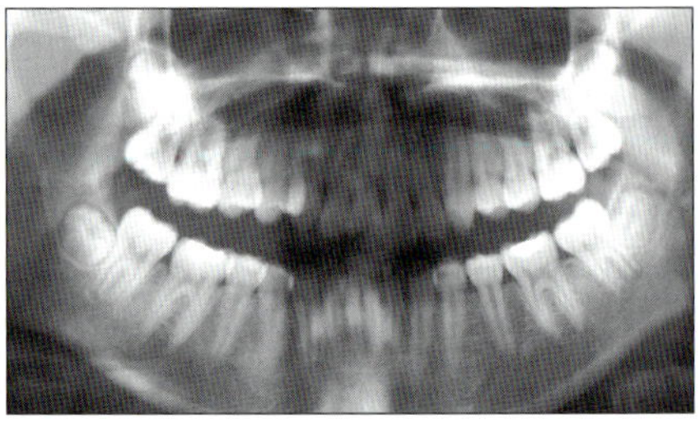

図 17-10　治療前のパノラマエックス線写真．

原則 17 症例研究

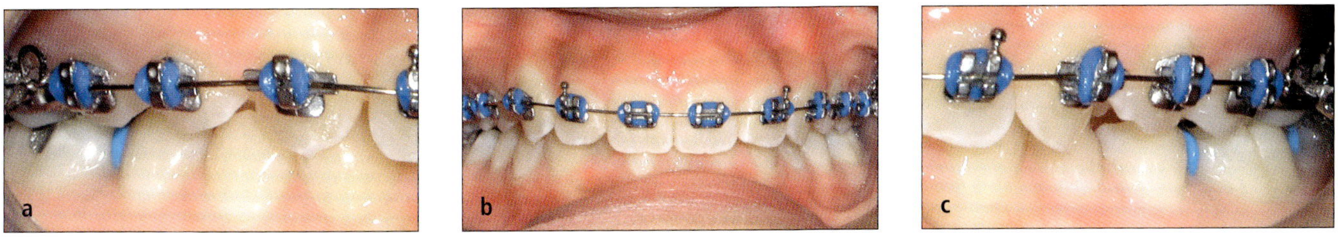

図 17-11a～図 17-11c　3か月後. オメガループとカーブを有する0.016インチ SSアーチワイヤー.

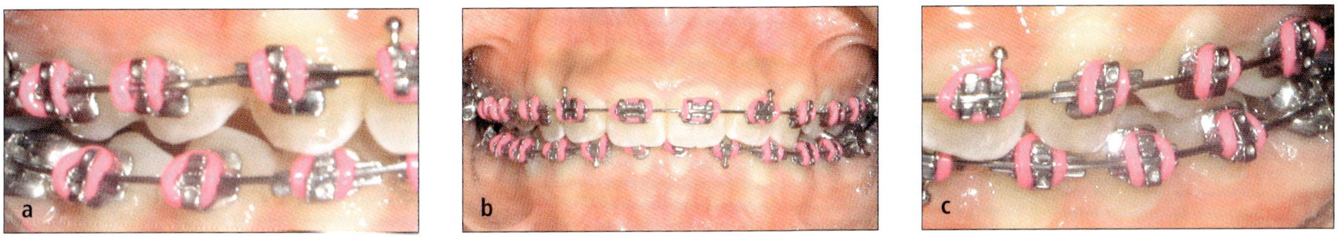

図 17-12a～図 17-12c　7か月後. 上顎. 0.017×0.025インチ SSフィニシングアーチワイヤー. 下顎. 0.017×0.025インチ NiTiアーチワイヤー.

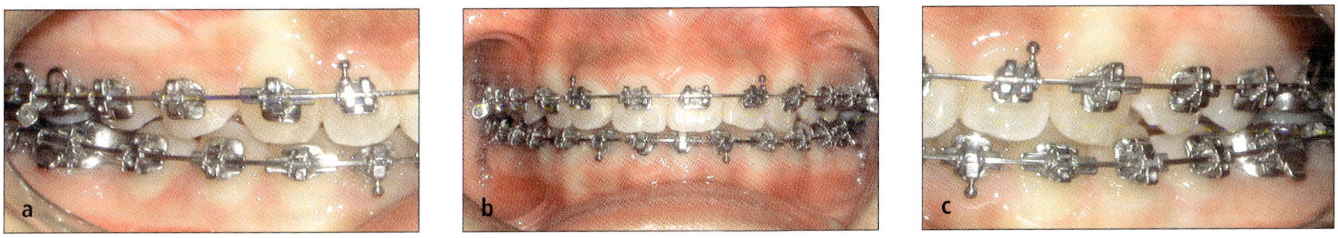

図 17-13a～図 17-13c　14か月後. 上下顎に0.017×0.025インチ SSフィニシングアーチワイヤー. 正中線と被蓋の改善に注目せよ.

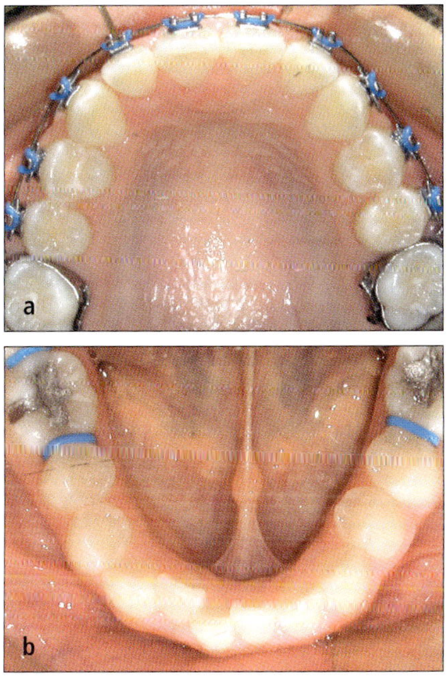

図 17-14a, 図 17-14b　3か月後の咬合面観. 上顎歯列が最初に治療される.

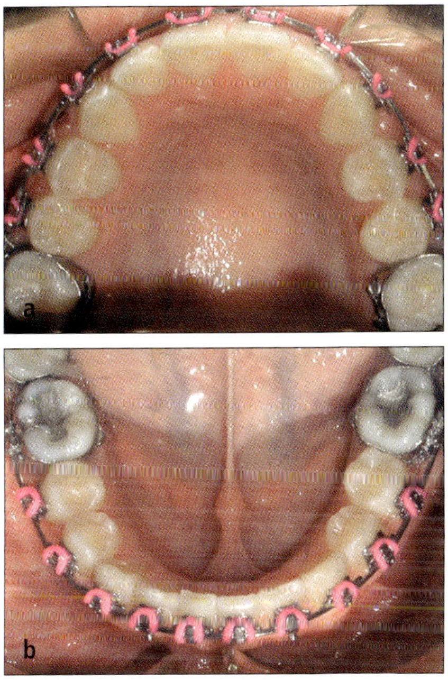

図 17-15a, 図 17-15b　7か月後の上顎咬合面観. 4か月後の下顎咬合面観.

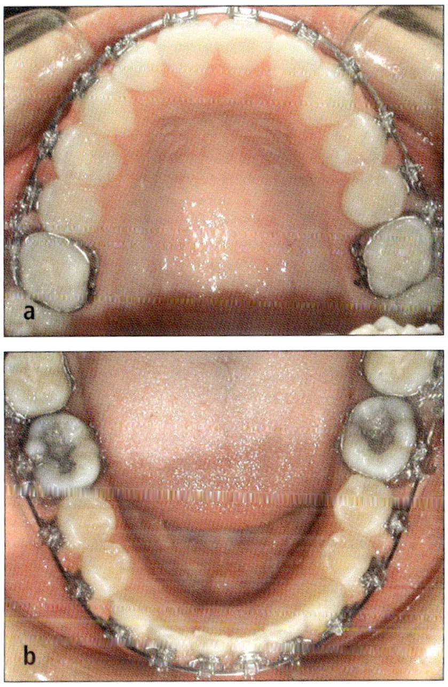

図 17-16a, 図 17-16b　14か月後の咬合面観. フィニシングアーチワイヤー. 下顎右側中切歯の摩耗による, わずかなディスクレパンシィーに注目せよ.

原則 17 症例研究

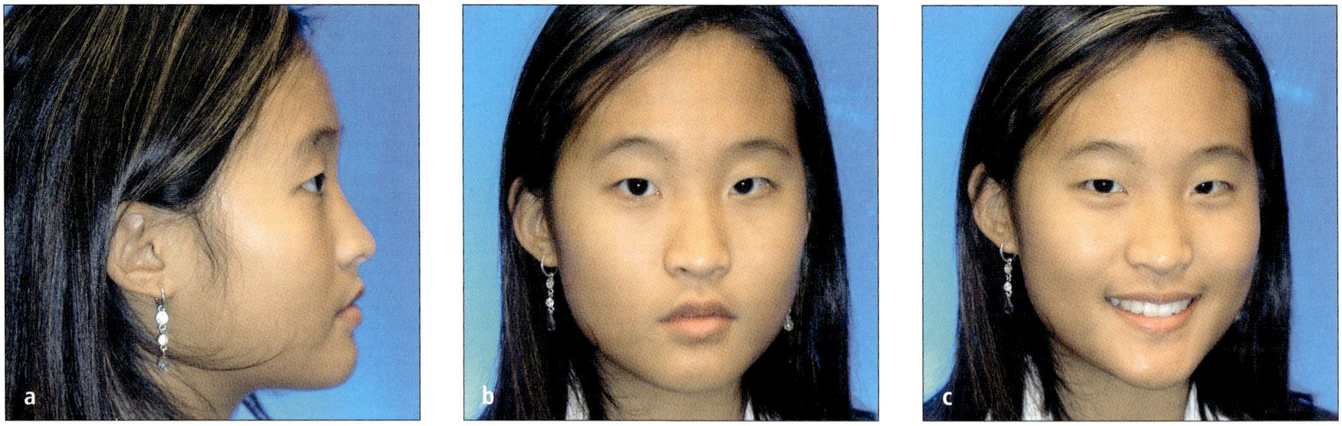

図 17-17　動的治療後の軟組織観，15歳８か月．(a)すばらしいアジア系の側貌である．(b)バランスの取れたリラクッスした筋系である．(c)歯冠全体が見えるスマイルである．

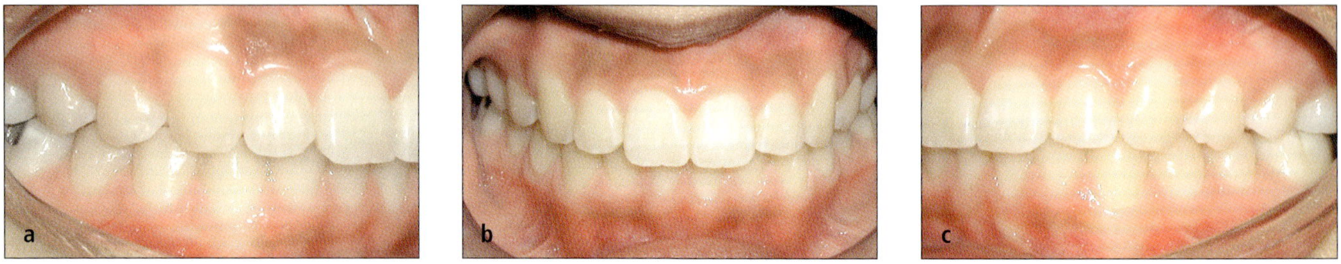

図 17-18a～17-18c　動的治療後の咬合．オーバーバイトとオーバージェットは標準である．I 級咬合，正中線はわずか不一致である．

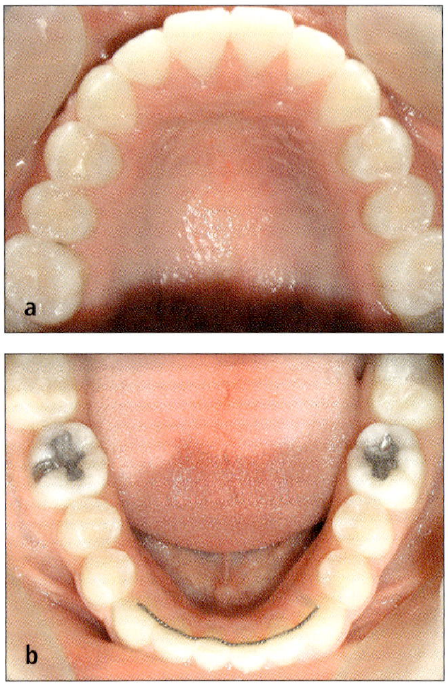

図 17-19　動的治療後の咬合面観．(a)典型的な卵形歯列弓．(b)犬歯間保定装置の装着．唇舌的に厚い右側中切歯にワイヤーが適合していることに注目せよ．

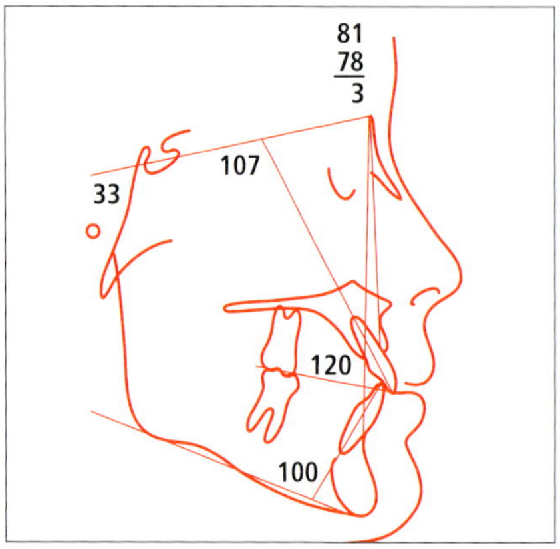

図 17-20　動的治療後のセファログラムトレース．

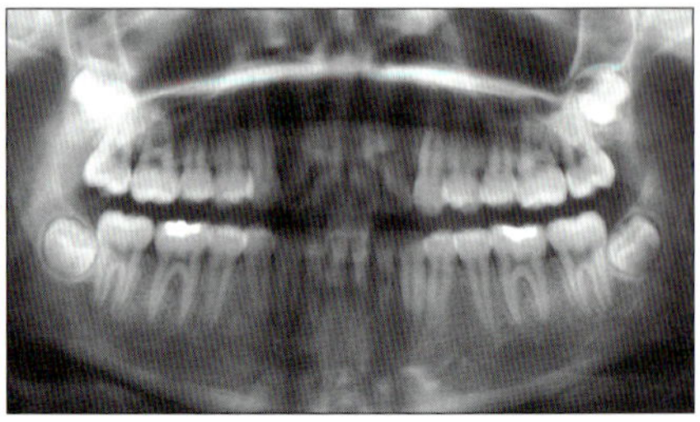

図 17-21　動的治療後のパノラマエックス線写真．

原則 17 症例研究

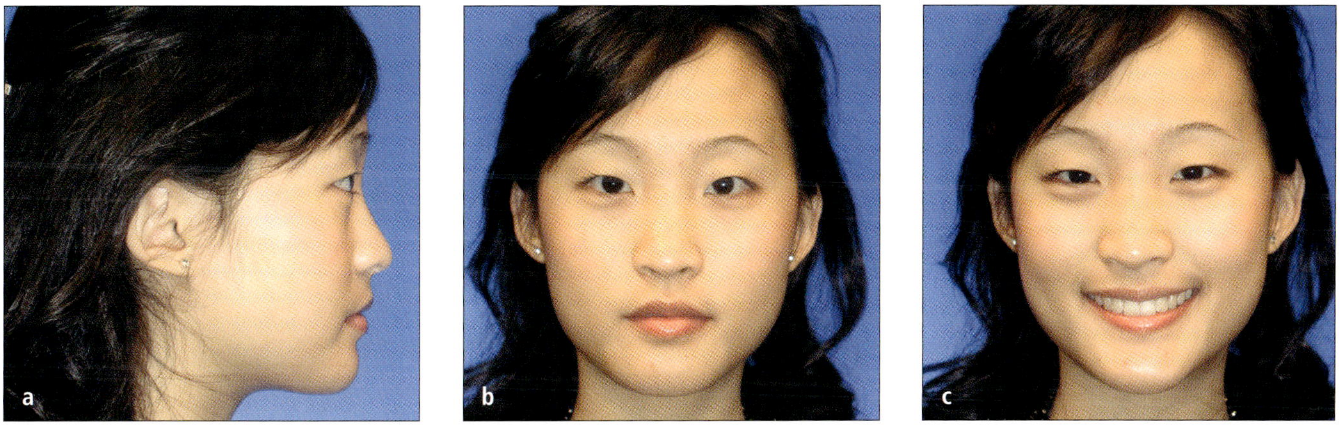

図 17-22a～図 17-22c　治療後３年後の顔貌，19歳．外観は年齢とともに良くなってきている．

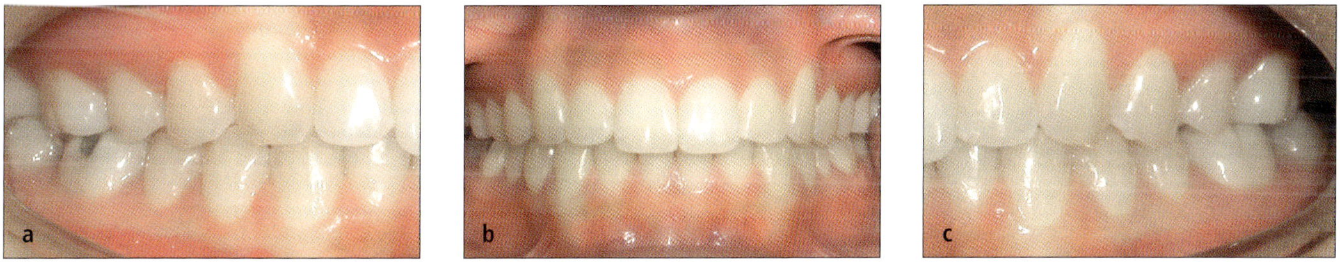

図 17-23a～図 17-23c　中切歯切縁の審美的形態修正．

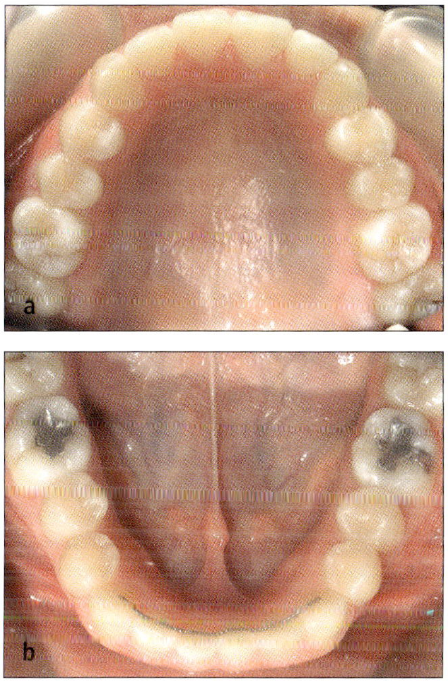

図 17-24a，図 17-24b　安定したアーチフォーム．

表 17-1　アーチワイヤーの順序

アーチワイヤー	期間（月）
上顎	
1．0.016 NiTi	3
2．0.016 SS	3
3．0.017 × 0.025 SS	13
動的治療期間	19か月
下顎	
None	3
1．0.016 NiTi	2
2．0.017 × 0.025 NiTi	3
3．0.016 × 0.022 SS	4
4．0.017 × 0.025 SS	7
動的治療期間	16か月

表 17-2　個別の矯正力

矯正力	期間（月）
サービカルフェイスボウ	9
エラスティックス	
２級ゴム	5
フィニシンググゴム	2

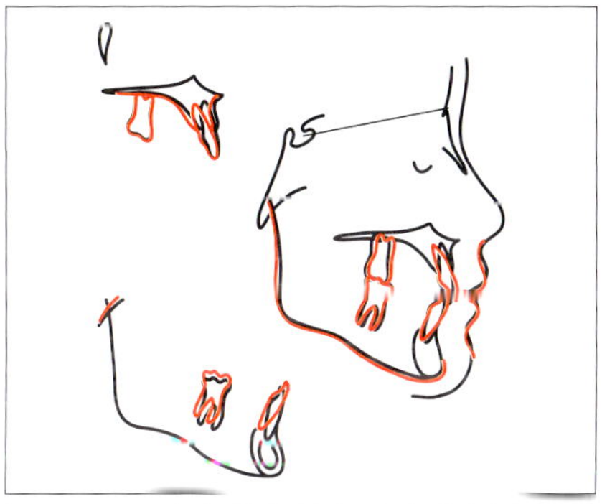

図 17-25　治療前（黒）と治療後（赤）のセファログラムトレースの重ね合わせは，上下前歯歯軸が正しくコントロールされ，垂直的な安定も示されている．

原則

18

必要なら抜歯治療を行う

“昨日Noと言ったとしても，今日Yesと言うことを恥じてはいけない．
変わらなかったことを自慢するとは，なんと哀れなことか！”

—Johann Wolfgang von Goethe

歯科矯正学の歴史を通して，永久歯の抜歯に関する振子は行きつ戻りつしている．1950年代から1960年代に抜歯で治療された患者の比率に，揺り戻してはならないことは確かなことである．

個々の歯にバンドする代わりに，ブラケットをボンディングすることに加え，スペースを得るほかの方法として隣接面エナメル質削除がある．側方拡大の方法を使えば，条件に合った患者では，6～7 mmの歯列弓長が獲得できる．それゆえ，かつて抜歯治療した多くの患者を，今日では，疑いもなく，非抜歯で治療するであろう．

一方今は，叢生がひどいにもかかわらず，また歯が不安定な位置になろうとも，すべての患者を非抜歯で治療しようとする矯正医が存在する，という問題が生じている．これらの臨床医は永久保定でこの問題を解決できると主張している．仮にそれを認めたとしても，ある患者の治療では，審美性や安定性の面で妥協的になっているに違いない．幸いにもこの状況は頻繁には起きない．

矯正治療が行われる過程で，永久歯の抜歯はいつでも可能なかぎり避けなければならない．これは真実である．しかしながら，私の経験からは，矯正患者の約20%は何らかの永久歯（智歯のほかに）の抜歯が必要である．

診断

小臼歯抜歯

不正咬合の２つのタイプは，ほとんどつねに小臼歯抜歯が必要である．第一のタイプは，歯列弓より大きな総歯冠幅径を有し，極端な下顎のアーチレングスディスクレパンシーをもつ患

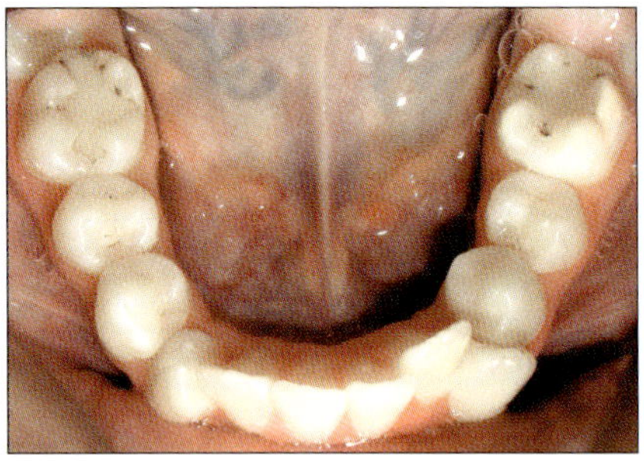

図 18-1　極端なアーチレングスディスクレパンシーは，通常スペースを得るために抜歯が必要となる．

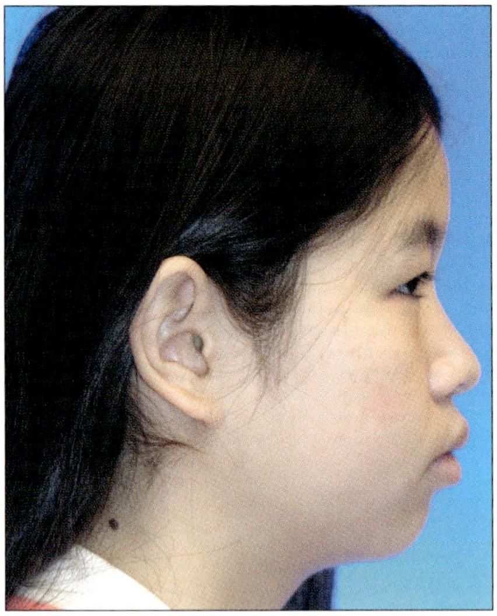

図 18-2　凸型の軟組織側貌は，上下顎前歯の唇側傾斜によって引き起こされる．

者である(図 18-1)．どんな術式にかかわらず，抜歯することなく歯列弓内に適正に歯を配列するための，十分なスペースを得ることが不可能である．

このタイプの症例では，下顎歯列弓に非抜歯治療を難しくする非常に多くの要素がある．成長期の大多数の患者は，もし下顎歯列弓が非抜歯で治療できるなら，上顎歯列弓も非抜歯で可能である．唯一の例外は外科を望まない成長期の過ぎたⅡ級患者である．下顎歯列弓は非抜歯症例として治療し，一方，上顎小臼歯は抜歯する．この治療法はオーバージェットをなくする．上顎犬歯はⅠ級に達するまで牽引し，大臼歯はⅡ級関係のままにする（**原則18a** 症例研究参照）．患者によっては，咬頭対咬頭の臼歯関係を改善することは可能であるが，大部分の成長をともなわない患者では，大臼歯の有効な遠心移動を試みることは非現実的である．

つねに小臼歯の抜歯が必要になる不正咬合の第二のタイプは，重度な上下顎前突である．このタイプの患者は，下顎前歯は口唇を閉じられないほど唇側へ傾斜しており，側貌は見た目が著しく悪い(図 18-2)．このような症例では，より審美的な位置に上下顎前歯を後退させるためのスペースを得るために，上下顎第一小臼歯を抜歯する．一般的に，上下顎前突の患者は，“dish in(皿状にくぼんだ)”顔貌になることなく，切歯を大きく後退させることができる．3級ゴムが下顎前歯を後退させるためによく使用される．

治療後に凹型の軟組織側貌になる可能性があるいかなる抜歯症例でも，下顎第二小臼歯の抜歯を考えるべきである．この抜歯方法は後方部からの抜歯空隙閉鎖を考える．こうすることで下顎前歯の過度な舌側移動を防ぐのである．この治療方法では，下顎大臼歯の前方移動によるスペース閉鎖期間中，2級ゴムを必要とする．そしてこの方法は初診時にわずかな凸型顔貌で薄い付着歯肉を示す患者の場合，しばしば良い結果をもたらす．

ほかの歯の抜歯

長年の間には，いろいろな理由で数多くの違った歯を抜歯して治療してきた．これらの抜歯は成人患者にもっとも頻繁に適用される．

下顎前歯1本の抜歯は，臼歯関係が完全なⅠ級傾向で，かつ，上顎側切歯が小さな患者で，下顎切歯が重度な下顎の叢生や唇側傾斜を示す場合に，治療の選択肢として選ばれる．このテーマの詳細は，このシリーズで今後出版される本の中で述べる予定である．

抜歯患者の管理

過去の極端に多い抜歯治療のために，世間の人々は矯正医が抜歯を薦めたとき，躊躇することがある．初診時の視覚的な審

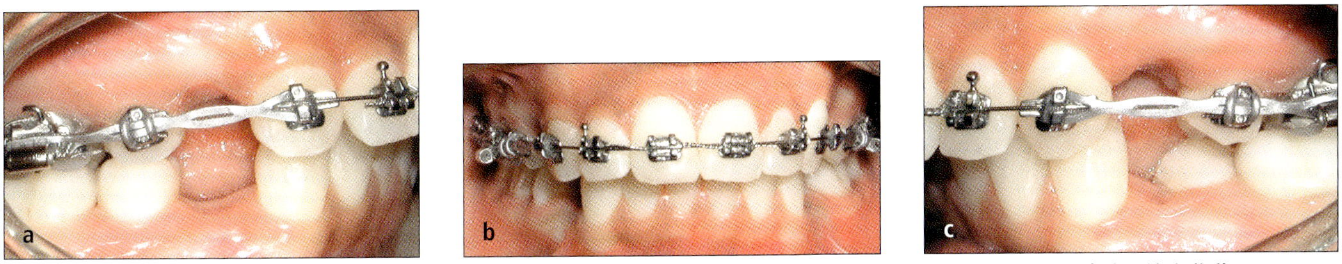

図 18-3a～図 18-3c　カーブが付与された0.016インチ ステンレススティール アーチワイヤーとパワーチェインによる犬歯の遠心移動.

査で，患者が抜歯を受け入れてくれるかどうかを決めることができる．抜歯をしなければならないような問題があるなら，この情報は直ちに両親や患者に伝える．それで患者や両親は，最終的に抜歯を含む治療計画のほうを選ぶかどうか心の準備できる．すべての患者に叢生の状態を説明するために，口腔内写真を相談時に提示する．そうすれば，すべての歯が並ぶ余地がないことを患者家族が明らかに理解できる．そこで，どの歯を抜歯するかを示す．

もし患者が上下顎前突の様相を呈しているなら，患者の軟組織側貌は，側貌顔面写真やセファログラムトレースに基づいてしっかり説明する．切歯の極端な唇側傾斜も示す．患者家族に，第一小臼歯抜歯後，より良く調和した顔貌やより安定した咬合関係を得るために，切歯をアップライトさせ，そして後退させることを説明する．

患者や両親を抜歯治療の決定に参加させなければならない．もし患者や両親が抜歯治療に乗り気でないなら，各々の治療の利点，欠点を説明する．上下顎前突の患者に対する抜歯治療には以下の３つの利点がある．

1. 歯の長期安定が図れる．歯は抜歯なしでも排列できる，しかし，後戻りの確率は非常に高い．
2. 見た目の美しさ．抜歯しなければ歯が今よりさらに突出するので，治療終了時に審美的に悪い結果となる．
3. 歯や歯肉組織の健康．もし抜歯を避けるために下顎前歯が唇側移動せざるを得なければ，より薄い歯槽骨や歯周組織の部分に押し出される可能性がある．

すべての説明がなされたのちで，上下顎前突の患者に対して抜歯の利点を見せるもっとも良い方法は，治療前後の劇的な変化を示した，ほかの患者の顔写真を見せることである．

これらのことを示したのちでも，抜歯治療に対する応答がまだ否定的であれば，診療録に家族の決定を記載し，それに両親のサインを求めることは重要である．このようにして非抜歯治療の潜在的なリスクと限界を家族は知らされ，別の治療選択肢に対し同意をする．この手順は矯正医のための防衛手段である．

典型的な抜歯治療法

原則

発育期の子どもの治療において，矯正医は患者が“動く標的”であることをつねに心にとめておかなければならない．抜歯症例かまたは非抜歯症例なのか，患者は来院ごとに新しい人なのである．第一に，患者は成長している．第二に，矯正治療や顎整形治療か歯や顔に影響を及ぼしている．治療のステップごとの治療法はこの本に示されているけれど，来院から来院までの患者の反応により，この治療手順は変更しなければならない．原則は提供されている．それらは患者１人ひとり，それぞれに必要とされているものを適用しなければならない．

- 治療の開始時にすべての小臼歯は抜歯する．
- 上顎歯列弓から治療を開始する．
- 犬歯を早めに後退させてⅠ級関係になることを確実にする(図 18-3)．
- 犬歯がⅠ級関係になるまで下顎の治療を遅らせる．
- 下顎前歯にドリフト(“ドリフトドンティクス”)させる．ただし成人やⅢ級咬合の患者は例外である．このような症例では，しばしば，下顎歯列には治療初期にブラケットを装着する．

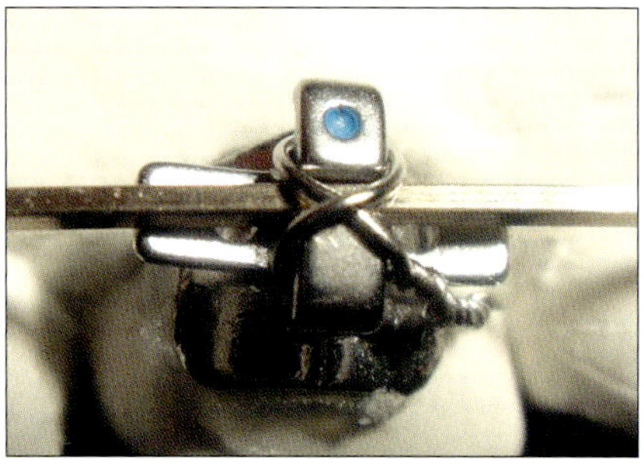

図 18-4　摩擦の少ない8の字結紮.

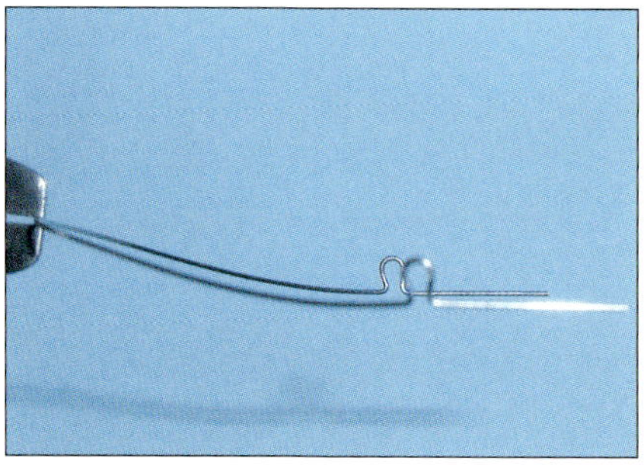

図 18-5　強調されたスピーカーブ，オメガループを有する0.016インチ ステンレススティール.

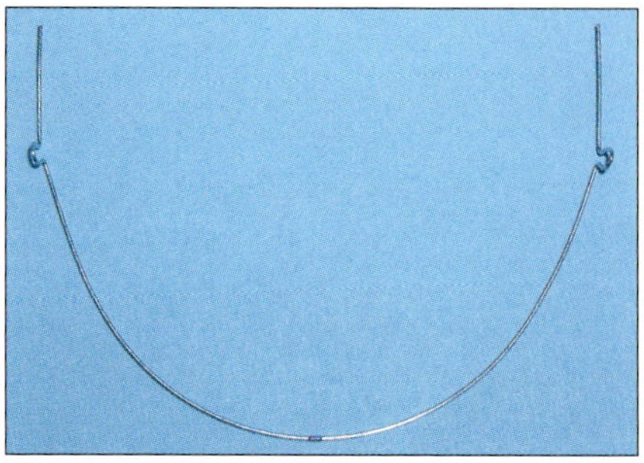

図 18-6　左右のアーチワイヤーの遠心端を互いに平行にすることは，上顎第一大臼歯を容易にかつ正確に回転させる.

上顎歯列の治療

最初のアーチワイヤー

非抜歯治療と同様に抜歯治療においても，上顎の最初のアーチワイヤーは普通0.016インチ ニッケルチタンワイヤーである．抜歯患者は非抜歯患者より初期の叢生がひどいので，この柔軟性に富んだワイヤーは1～2回多く使用されることがたびたびある．このアーチワイヤーは叢生を改善し，捻転を減少させ，そして歯のレベリングを助ける．もっとも抵抗が小さい場所は抜歯部位の方向であるので，前歯が並ぶとき，前歯のフレアリングは小さい．歯のもっとも大きな移動は抜歯部位への移動である．これをより効果的に行うために，摩擦の少ない特別な結紮(図 18-4)がもっとも大きな移動を必要とする歯に使用される．

2番目のアーチワイヤー(犬歯の遠心移動)

2番目のアーチワイヤーは，オメガループをもつ熱処理された丸い0.016インチ ステンレススティールワイヤーである．強めのスピーカーブをオーバーバイトの改善や維持のために組み込む(図 18-5)．このワイヤーの目的は歯列のレベリングの継続と捻転の除去である．加えて，このワイヤーは上顎犬歯の後方牽引するために最適なワイヤーである．第一大臼歯の頬側チューブに挿入されるアーチワイヤーの遠心部分は，お互いに平行に屈曲される(図 18-6)．第一大臼歯チューブに組み込まれた15°のディスタルオフセットに添うように曲げられたこの屈曲は，第一大臼歯を遠心頬側に回転させる．頬側皮質板に第一大臼歯の近心頬側歯根が位置するので，皮質板固定を生み出す．この固定は犬歯を遠心に移動させるために十分であり，固定が失われることはほとんどない．トランスパラタルアーチやフェイスボウが固定のために必要になることはまれである．

上顎犬歯の遠心移動はエンマッセリトラクション以上にいくつかの利点をもっている．

・犬歯の遠心移動はオーバーバイトの改善と同時というよりも，むしろ，2～3か月早く開始する．
・固定の負担は小さい，それゆえ，トランスパラタルアーチを必要としない．
・その後の上顎4前歯の一体化した後方移動は6前歯のエンマッセムーブメントよりもっと良くトルクをコントロールできる．
・クロージンググループを用いられたとき，左右両側が対称的に動くのでスペース閉鎖の量はたいへん良くわかる．

犬歯の位置決め

上顎犬歯は前歯を後退させる前に後方牽引する．ちょうど，今述べたように，この手順にはいくつかの理由がある．第一は，大臼歯の固定を確実にコントロールすることである．小臼歯と大臼歯が6前歯と対抗しているのだけれど，そのなかで犬歯だけが小臼歯や大臼歯と戦っているのである．6前歯が4本の後方歯と対抗するとき，後方の固定が失われる傾向にある．第二は，犬歯は口腔内におけるどんな歯よりももっとも大きな歯根をもっているので，可能なかぎり素早く，正確に位置づけることが大切である．治療の初期段階の最初の目標は，犬歯をI級関係にすることである．この課題が達成されたのちには，犬歯を中心に最終的な咬合が作り上げられるように，残された歯，すべてで仕上げることである．

犬歯は4～6週に1回の来院で約1mm遠心移動できる．犬歯の完全な後退には平均4～6か月必要である．アーチフォームの各々の側で第一大臼歯から犬歯まで装着されたパワーチェインを，犬歯の後退のために使用する(図 18-7)．普通，“ショート(間隔の短いもの)”パワーチェインが使用される．第一大臼歯頬側チューブから犬歯まで大きな距離があるなら，最初はチェインの4つの分節が使われる．そうでなければ，標準は3つの分節である．

もし犬歯に始めから少し捻転があるなら，スロットにアーチワイヤーを挿入し犬歯ブラケット上で摩擦の少ない結紮(スティールの結紮線で緩く結紮する)をする．犬歯ブラケットはス

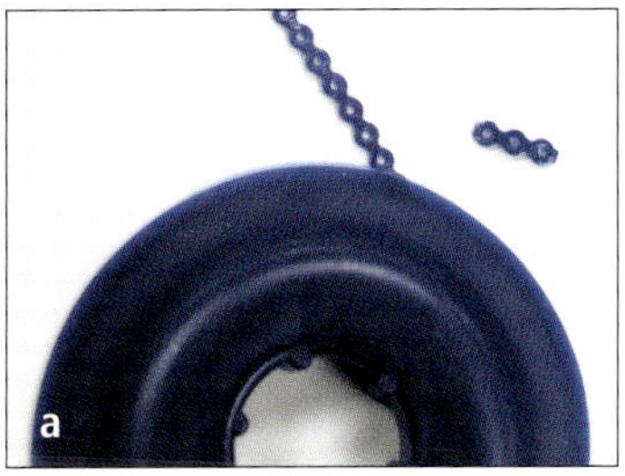

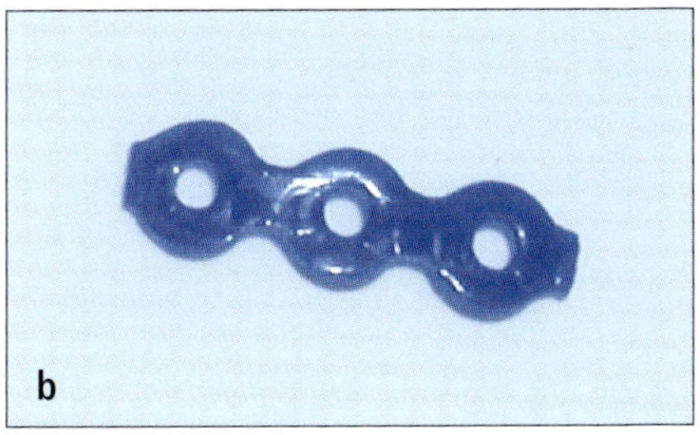

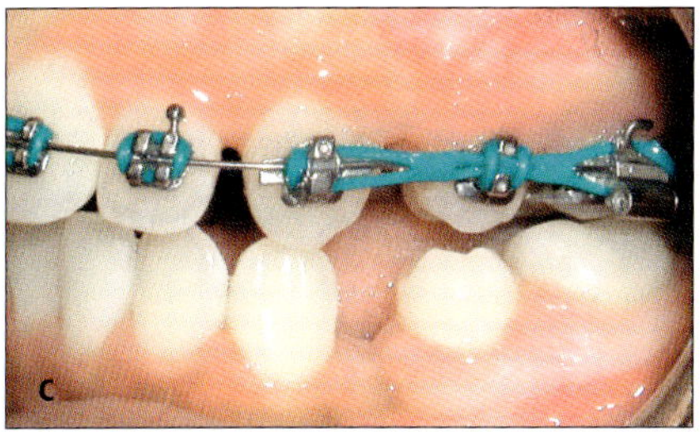

図 18-7　(a)パワーチェインの巻いたもの．(b)３分節のチェイン．(c)パワーチェインの犬歯，第一大臼歯への適切な装着．

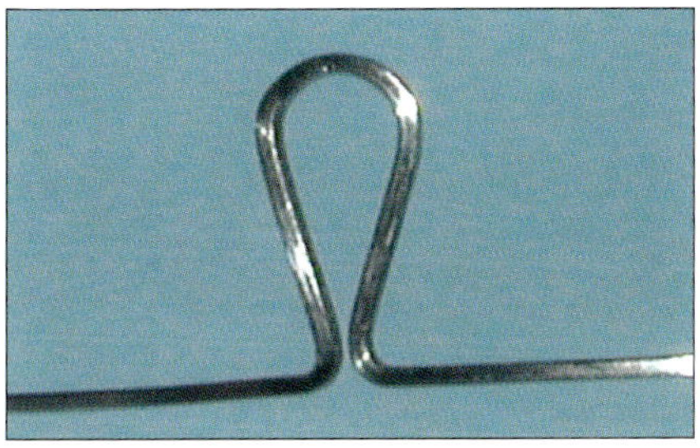

図 18-8　涙滴形の0.018×0.025インチ ステンレススティール クロージングループ．高さ約５mm．

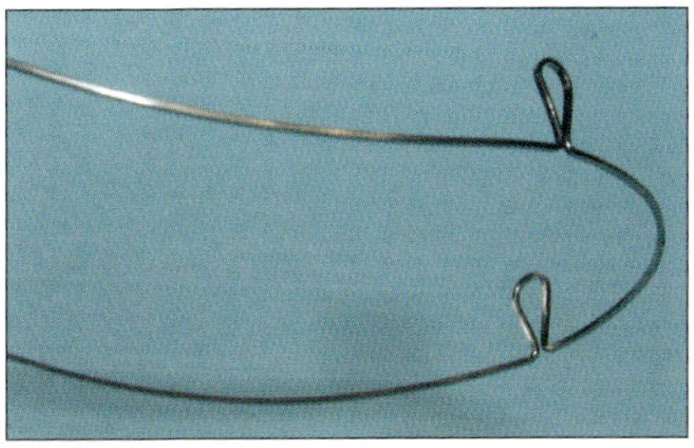

図 18-9　クロージングループより遠心に組み込まれた，強調されたカーブ．

ライディングに対する抵抗を少しでも減少させるために緩く結紮する．それからパワーチェインを結紮したブラケットの上から装着する．

パワーチェインと0.016インチの丸型ステンレススティールワイヤーの組み合わせは摩擦がたいへん小さい．したがって犬歯のトルクや捻転をコントロールするための，ほかの手段を追加することなく犬歯を後方牽引できる．最初は約250～300gのパワーチェインが使用される．この力は２～３日の間で速やかに消失する．

パワーチェインは後方牽引の最初の２，３日で犬歯を遠心に回転させ，遠心傾斜させる．それゆえ，パワーチェインのより大きな力はアーチワイヤーの力に勝るので，犬歯後方牽引の経過写真は，最初は犬歯の後方移動，傾斜，捻転を示している．

歯が傾斜したり捻転すると，同時にブラケットスロットに挿入された0.016インチ ステンレススティールワイヤーはゆがめられる．パワーチェインの力が消失するに従い，アーチワイヤーの力が優先するようになる．ワイヤーは真直ぐになり始め，そして必然的に犬歯を再びアップライトさせ，捻転を改善する．ラングブラケットの近心ローテーションウィングが犬歯をその適正な位置に戻すような回転力を活性化しようとする．

パワーチェインは４～５週間ごと以上に頻繁に変えるべきではない．もし２～３週ごとなど，頻繁に変えたならば，最初に傾斜を生じた歯は，パワーチェインの力が消失後に正しい位置に戻るためのアップライトや回転をする時間がない．"Let it cook." を思い出しなさい．

骨格性Ⅱ級の患者では，犬歯遠心移動中の後方の固定は，通常フェイスボウにより確保される．オメガループを0.016インチの丸型ステンレススティールワイヤーに屈曲する．このワイヤーはタイバックされ，患者がフェイスボウを装着したときには，顎整形力の効果が生じる．犬歯は遠心移動し，大臼歯は近心移動しない．もし患者が指示どおりにフェイスボウを装着しなければ，大臼歯は大臼歯頬側チューブにオメガループが密着するまでわずかに近心移動する．それ以上の大臼歯近心移動(オメガループにより最小限に押さえられているか)は理論上，上顎前歯の唇側移動をともなう．これは有害な副作用である．このタイプの動きは臨床的には観察されないので，第一大臼歯近心根の皮質板固定が効果的な抵抗源になっているように思われる．

３本目のアーチワイヤー(前歯部の後方移動)

３本目のアーチワイヤーは0.018×0.025インチ ステンレススティール クロージングループワイヤーである．このワイヤーはすべてのスペースを閉じるために４～８か月間使用される．高さ約５mmの涙滴形デザインのクロージングループを使用する(図 18-8)．この涙滴形のループは上顎側切歯ブラケットの１mm遠心に曲げる．ループの遠心側から始まる強めのスピーカーブが，アーチワイヤーの後方部に組み込まれる(図 18-9)．ワイヤーを装着する前に，犬歯より遠心のアーチワイヤーを約0.016×0.023インチのサイズに細くする．後方部は細くなってい

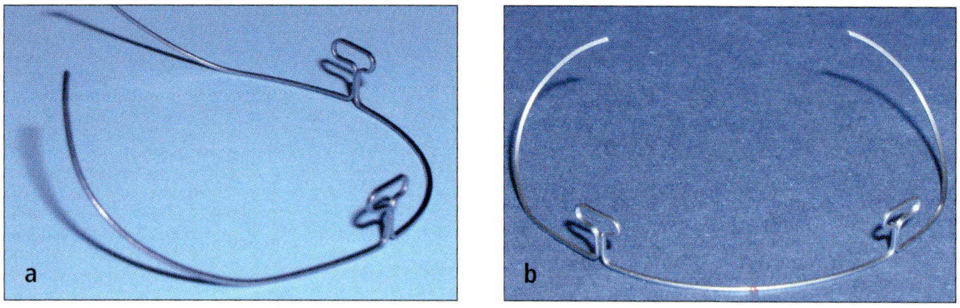

図 18-10a, 図 18-10b　チタンモリブデン合金(TMA)のTループの既製品.

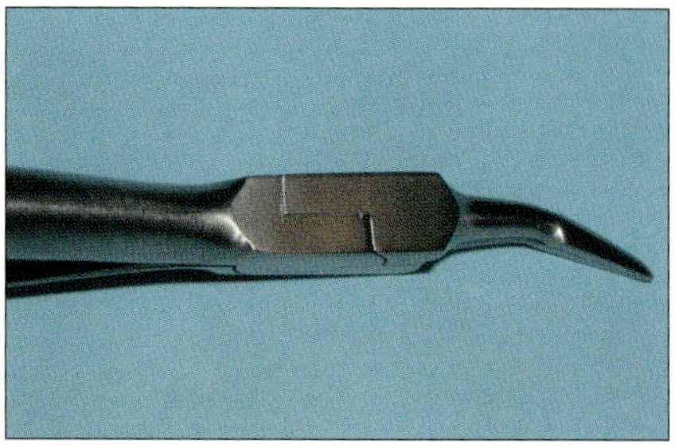

図 18-11　Weingartプライヤー(Hu Friedy)が第一大臼歯の遠心でクロージングループを活性化するときに使用される.

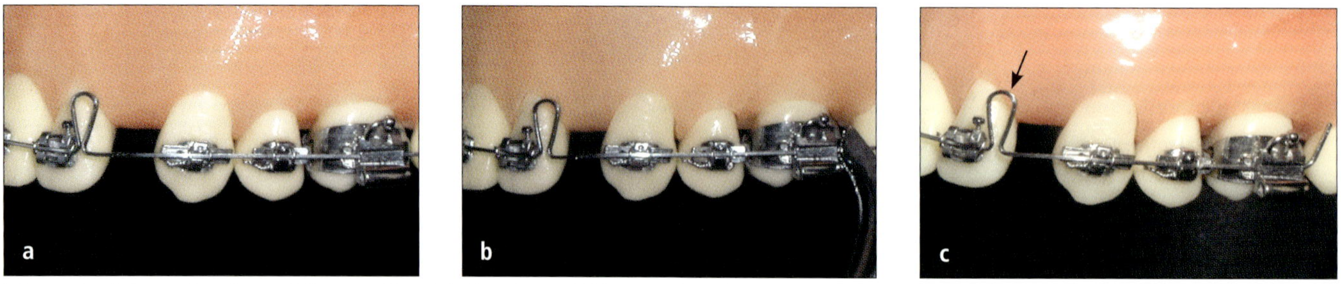

図 18-12　(a)アーチワイヤーは約5mm第一大臼歯の遠心に延長しておく. (b)プライヤーによるクロージングループの活性化. (c)活性化されたループ(矢印). シンチバックされたアーチワイヤー. 軟組織へ接触を避ける.

るので, ループを活性化したとき, ワイヤーは小臼歯ブラケットや大臼歯チューブを滑らかにスライドできる. 前歯部の0.018×0.025インチのワイヤーをしっかり前歯ブラケットスロットに挿入する. そうすればこれら4歯を後方移動するときトルクコントロールは維持される.

アーチワイヤーのサイズを縮小するほかの手段として, 2つの代用アーチワイヤーのうちどちらか1つを使用することができる. 0.017×0.025インチ ステンレススティールワイヤーは切歯のためのトルクを付加すれば使用できる. また, Tループ型のベーターチタン合金の既製クロージングループワイヤー, これはDr Jim Hildgersによりデザインされたものであるが(TMA, Ormco), も使用できる(図 18-10). このTループワイヤーによる調整のための来院は8週間に延ばすことができる. しかしながら, このワイヤーは繊細な技術が必要である. 装着が難しく, Tループが歯肉組織に触れないように注意しなければならない.

しっかり結紮されたのち, クロージングループワイヤーを活性化するために, ワイヤーは第一大臼歯チューブより5mm遠心に延ばす. Weingartユーティリティプライヤーを使用する(図 18-11). アーチワイヤーの遠心の延長部をこのプライヤーで把持し, 大臼歯頬側チューブを通し引かれ, そして, チューブの遠心で, 歯肉側に約45°曲げる(図 18-12). クロージングループ自体は約1mm活性化される. 来院時(4～5週間隔)に2mm以上活性化しないことは重要である. もしループがより大きく活性化されると, 4前歯が後方移動するとき, より傾斜したり, 咬合が深くなるようなことが生ずる.

過蓋咬合患者のために, クロージングループを曲げるときにはゲーブルベンドを組み込む. この屈曲は20～30°の角度につくらなければならない. ゲーブルベンドは上顎前歯の後方移動時に上顎前歯を圧下し, また, トルクコントロールを助けるのである.

フィニシングワイヤー

0.017×0.025インチ ステンレススティールのフィニシングワイヤーは, 非抜歯のワイヤーの順序で使用したものと基本的には同じである. 抜歯症例と非抜歯症例の間にはアーチフォームにおける差はない. 唯一の違いはアーチの長さである. 抜歯症例のアーチの長さは欠損歯があるのでより短い.

下顎歯列の治療

ドリフトドンティクス

4本の第一小臼歯を抜歯したのち, 治療は最初に上顎歯列から開始する. 一方, 下顎歯列にはブラケットは着けないで, 歯が自由に動くのにまかせる(drift). 私の長年の経験に基づいた結

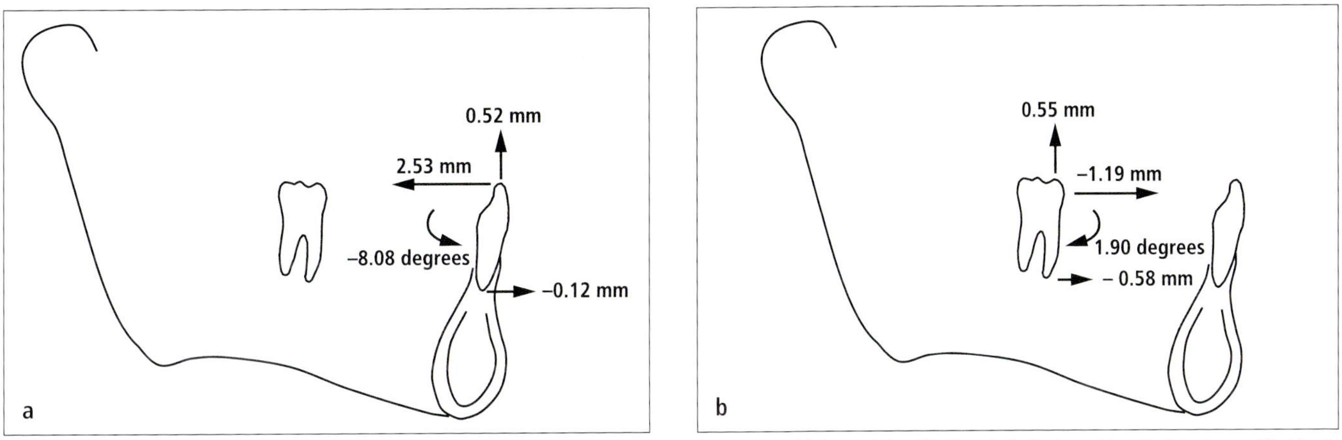

図 18-13 (a)下顎切歯はアップライトし，1年で2.5mm遠心に移動し，8°(IMPA)傾斜する．(b)下顎第一大臼歯は，1年で近心に1 mm動くにすぎない．

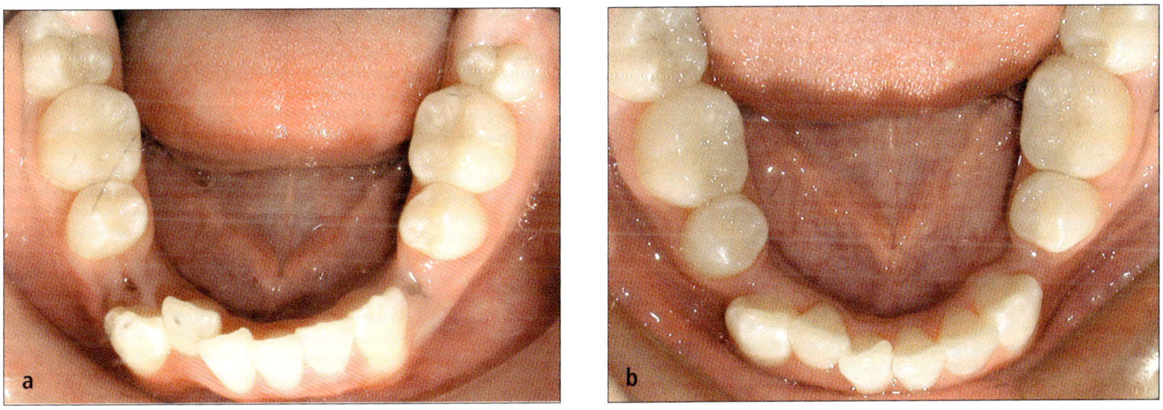

図 18-14 下顎歯列弓の咬合面観．(a)治療前．(b)ドリフトドンティクス6か月後．

論は，Papandreas[1]の研究結果により科学的根拠に基づく結果として確認された．Papandreasの研究は，上顎歯列弓を治療し，下顎歯列弓は6か月間歯の自由な動きにまかせるとき，予側可能な動きが起こるということを示した(図 18-13)．

- 犬歯は遠心にdriftする．
- 切歯はアップライトする．
- 大臼歯は近心にdriftするが，ほんのわずかである．
- 前歯の叢生は減少する．

私はこの現象を記述するためにドリフトドンティクスという用語を作った(図 18-14)．

下顎歯列のブラケット装着は遅らせられるけれど，歯は動いている．この装置装着を遅らせることにより，叢生していた歯が自然に解消し，ブラケットの位置決めがより楽になり，より正確になる．

タイミング

上顎犬歯がI級関係になるまで後方移動したときに，下顎歯列弓にブラケットを装着する．下顎歯列弓のブラケット装着の大きな問題の1つは，下顎犬歯ブラケットの位置づけである．もし上顎犬歯がII級関係であり，上顎犬歯の後退中にブラケットが下顎犬歯に着けられたならば，上顎歯冠の先端は下顎犬歯ブラケットにぶつかる．上顎の犬歯が下顎犬歯を超えて後方へ移動するまで，下顎犬歯にブラケットが着けられなければ，この種の衝突の可能性はなくなる．しかしながら，下顎歯列弓のブラケット装着はすべての症例で遅らせるのではない．以下のようなとき，治療を遅らせることは有益でない．

1. I級上下顎前突の患者．なぜなら犬歯はI級である．
2. III級咬合の患者．下顎歯列弓は最初にブラケット装着される．
3. 成人．なぜならドリフトドンティクスが効果的でない．

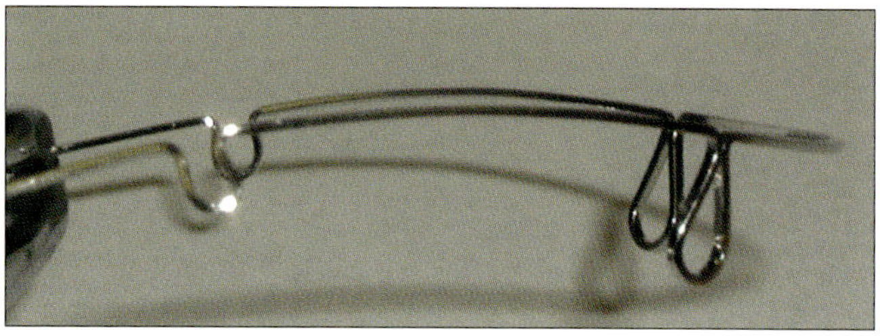

図 18-15　カーブを強めた0.016×0.022インチ ステンレススティール クロージングループ アーチワイヤーの側方観.

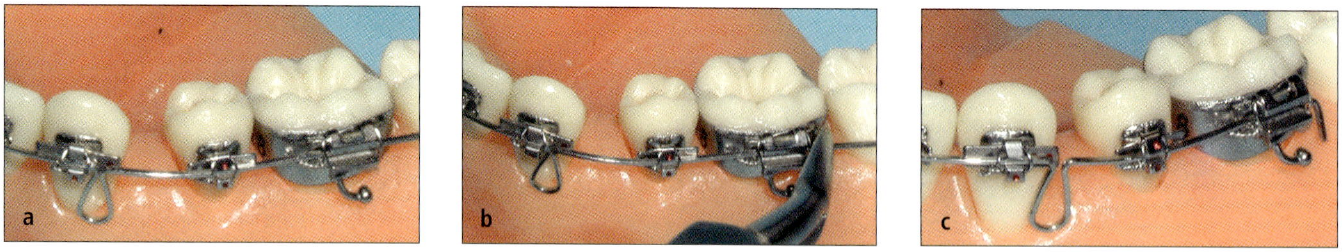

図 18-16　第二大臼歯にバンドがされていないとき,(a) 第一大臼歯から突き出た下顎の0.016×0.022インチ ステンレススティール クロージングループ アーチワイヤー.(b)プライヤーでクロージングループを活性化する.(c)アーチワイヤーは活性化され,そしてシンチバックされる.

小臼歯ブラケットを着けるとき,抜歯側で角度を増やすべきである.小臼歯のブラケットウイングは約3°抜歯部位の方へ傾斜させる.これは抜歯部位での歯根の平行化を促す.ほかのすべてのブラケットの位置づけは非抜歯治療と同じである(原則6参照).

最初のアーチワイヤー

最初の下顎のアーチワイヤーは普通,ドリフトドンティクスの4～6か月後に装着される.0.016インチ ニッケルチタン アーチワイヤーが,最初のアーチワイヤーとして,非抜歯症例よりも頻繁に使用される.下顎前歯は遠心に移動しているので,トルクコントロール(基底骨上で下顎前歯をアップライトの状態に保つこと)には大きな影響はない.しかしながら可能な場合は,0.017×0.025インチ マルチストランディッドワイヤーを,下顎歯列弓治療の最初のワイヤーとして使用する.もし2番目のレベリングアーチワイヤーが必要な場合は,通常0.016インチの丸型ステンレススティールワイヤー,0.016×0.022インチ ステンレススティールワイヤー,または0.017×0.025インチ ベーターチタンワイヤーが使用される.0.017×0.025インチ ブレイデッドステンレススティールを最初のワイヤーとして使用したときには,通常十分なレベリングと捻転の改善が得られるので,2番目のワイヤーはしばしばクロージングループワイヤーになる.

2番目のアーチワイヤー

捻転が除かれ,歯列弓がある程度レベルされたのち,それがクロージングループワイヤーの装着時期である.クロージングループ アーチワイヤーの目的は残存する抜歯部の閉鎖である.上顎歯列弓とは違い,下顎歯列弓では6前歯すべてを同時に後方移動する.0.016×0.022インチ ステンレススティールワイヤーに涙滴形で約5mmの高さをもつ下顎のクロージングループを組み込んで使用する.このループは犬歯ブラケットの遠心に曲げ込む.過蓋咬合の治療においては,適度なリバースカーブをクロージングループの遠心に組み込む(図 18-15).アーチワイヤーはアーチフォームに沿うように形成する.

アーチワイヤーの末端部は,バンドされた最後臼歯が第一大臼歯か第二大臼歯かによって異なる.もし第二大臼歯にバンドがされていなかったなら,下顎歯列弓のクロージングループは上顎歯列弓とまったく同じように活性化する.第一大臼歯のコンバーティブルチューブを通ったワイヤーを引っぱり,水平に対し45°歯肉側に曲げて活性化する(図 18-16).もし第二大臼歯にバンドが装着されているなら,第二大臼歯チューブの遠心のスペースは,プライヤーでループを活性化するためには不十分である.このような場合,オメガループを第一大臼歯ブラケットのすぐ遠心部のアーチワイヤーに曲げる(図 18-17).この位置は,第二大臼歯の後方とオメガループを結紮することによるクロージングループの活性化のための,十分なスペースを確保する.

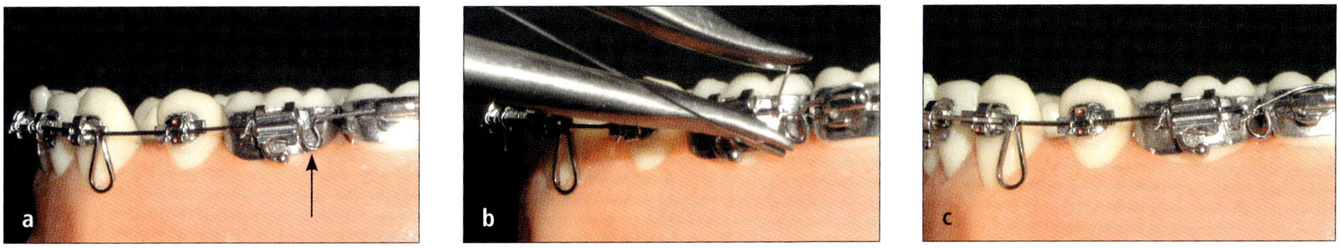

図 18-17　第二大臼歯にバンドがされているとき，(a)第一大臼歯ブラケットの遠心にオメガループをおく(矢印)．そして(b)アーチワイヤーを活性化するためにオメガループとタイバックする．(c)アーチワイヤーはタイバック後，活性化される．

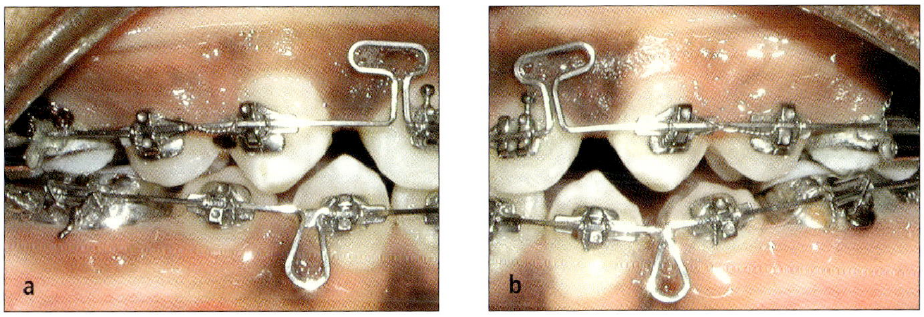

図 18-18a，図 18-18b　同一患者に用いられた異なったクロージングループの例．

上顎歯列弓と同じように，クロージングループは来院ごとに約１mm活性化される．もし大きなスピーカーブがあるなら，最初にワイヤーを結紮するときは，クロージングループはしばしば活性化されない．こうすることでアーチワイヤーが，まずレベリングのためのアーチワイヤーとして働くことになる．下顎歯列弓においては，クロージンググループの使用期間は，歯の自然な動きの後抜歯スペースは小さくなっているので，上顎歯列弓より短い時間，普通総計４か月である(図 18-18)．

重度なアーチレングスディスクレパンシー症例において，叢生の解消により抜歯スペースは１mmまたはそれ以下を残すにすぎないときがある．このような場合，クロージンググループワイヤーを使用するよりもむしろ，最終的なスペース閉鎖は0.016インチの丸型ステンレススティールワイヤーにリバースカーブを入れ，第一大臼歯から第一大臼歯までのパワーチェインを装着することにより達成される．

歯科矯正学の雑誌に見受けられる論文で，私は下顎抜歯部の閉鎖にほかのタイプのループの使用を推奨していた．長年の間，私はかつてデザインされたあらゆるタイプのループを使用していた．それらのすべては有効に働いた．開業医はいろいろなクロージンググループをたいへん上手に使用している．とくに，何年も私はbullループを使用し，たいへん効果的であった．しかしながら，私はループ部分がより長いワイヤーで作られている涙滴形のループに原則的に変更した．ワイヤーが長いと，ループを活性化したとき，患者の不快感を軽減する結果となるからである．

フィニシングアーチワイヤー

下顎歯列弓のすべてのスペースをクロージンググループワイヤーで閉鎖した後，0.017×0.025インチ ステンレススティールのフィニシングワイヤーを装着する．このワイヤーは非抜歯症例で使用したフィニシングワイヤーと同じである．

しばしば，抜歯症例においては，大きな スピーカーブがスペース閉鎖後歯列弓内に生じていることがある．それにより，0.017×0.025インチフィニシングアーチワイヤーを決められたとおりに結紮することが困難なときがある．その場合，"中間"のワイヤー，0.016×0.022インチ ステンレススティールをレベリング開始のために使用する．また，もしアーチワイヤーに望むようなリバースカーブを組み込むことが不可能なら，のちの来院時に組み込む．２，３か月後そのアーチワイヤーは除去され，逆スピーカーブを追加し，つねにタイバックする．このタイバックの処置はたいへん重要である．もしリバースカーブをアーチワイヤーに組み込み，タイバックしなければ，前歯はフレアリングしスペースを生じるだろう．

もし第二大臼歯がバンドされているなら，タイバックのために第二大臼歯チューブの約１～２mm近心にオメガループを屈曲する．ステンレススティール アーチワイヤーはつねにヒートトリートしておく．

エラスティックス

前に記述したように，上下歯列弓を調和させ咬合を完成させるために，それぞれに適したゴムを使用する．

結論

矯正における抜歯治療は最近40年以上にわたり劇的に減少したけれど，患者のうち特定の人においては依然として抜歯が必要である．抜歯するかしないかという問題は，いずれにしてもどうでもいいことである．もっとも大切なことは1人ひとりの患者に対して，もっとも審美的で，機能的でそして安定するような歯の位置がどこであるか決定することである．もし抜歯がその目標を達成するために必要であるなら，そうすべきである．

ある同僚は，抜歯症例の数が急速に減少した1つの理由は，抜歯治療の難しさであると推測している．非抜歯治療の結果とまったく同様に，質の高い最終咬合を産み出すために使用するアーチワイヤーのシンプルな順序を，熟読すれば，この原則18がはっきり示していることを願っている．

参考文献

1. Papandreas S. Physiologic drift of the mandibular dentition following first premolar extractions. Angle Orthod 1993; 63:127–134.

原則18a 症例研究

概要

上顎前突であるが，良好な下顎歯列弓を示している成長の終わった成人症例という，例外的な機会に遭遇した．

検査と診断

骨格性Ⅱ級傾向であるが，歯系的には咬頭対咬頭の大臼歯咬合関係を示す26歳の女性である．中心咬合位において，オーバージェットは7 mm，オーバーバイトは0 mmである．上顎前歯は極端にフレアーしている．著明な舌突出が観察された．

治療計画

われわれの助言は上顎第一小臼歯と残存する智歯の抜歯であった．しかしながら，患者は智歯の抜歯を拒否した．犬歯はⅠ級咬合そして大臼歯咬合はⅡ級仕上げにした．

考察

より良い最終咬合のために，上顎大臼歯バンドにⅡ級回転を与えるという，特別な位置づけを行った．3級ゴムは上顎大臼歯を前方移動させる一方，下顎前歯をコントロール（IMPA）するために使用した．開咬治療補助のために，“スクウィージィング（奥歯を噛みしめる）”の練習を，治療期間中指示した．

評価

軟組織側貌は見事に改善された．最終咬合はオーバージェット，オーバーバイト，そして側方咬合の改善が認められる．上顎大臼歯を遠心頬側に回転することにより，遠心頬側咬頭は下顎大臼歯の頬側溝に見事に適合している．

表 18a-1 アーチワイヤーの順序

アーチワイヤー	期間（月）
上顎	
1. 0.016 NiTi	2
2. 0.016 SS	2
3. 0.017 × 0.025 TMA クロージングループ	6
4. 0.017 × 0.025 TMA	4
5. 0.017 × 0.025 SS	10
動的治療期間	24か月

表 18a-2 アーチワイヤーの順序

アーチワイヤー	期間（月）
下顎	
None	4
1. 0.017 × 0.025 マルチストランディッド	3
2. 0.017 × 0.025 SS	17
動的治療期間	20か月

表 18a-3 個別の矯正力

矯正力	期間（月）
エラスティックス	
3級ゴム	2
側方部四角ゴム	3
台形ゴム	2
フィニシングゴム	2

原則18a 症例研究

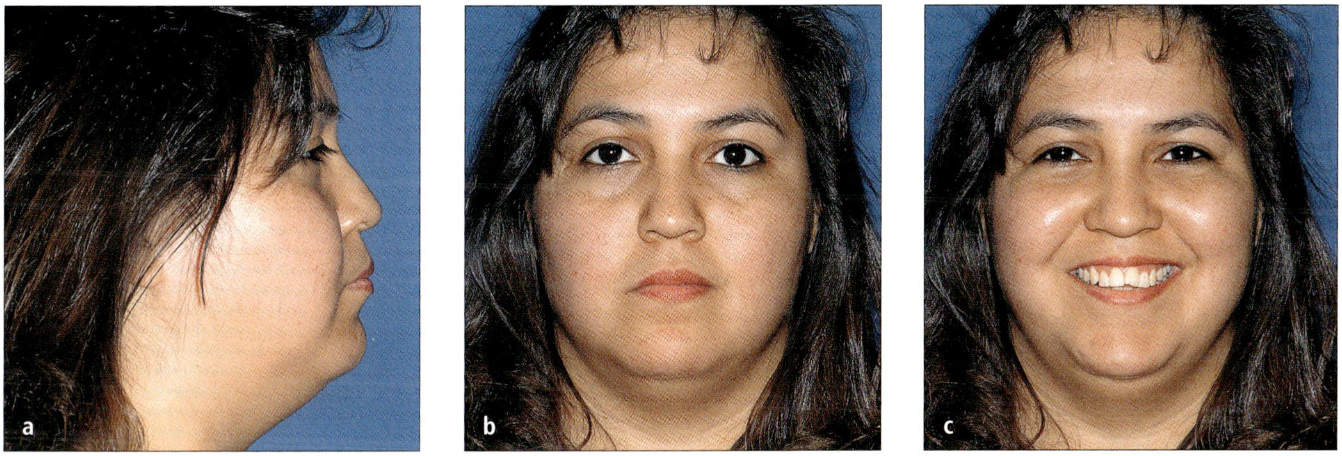

図 18-19　治療前の顔貌. 26歳10か月. (a)軟組織側貌は口唇の突出をともなった凸面形側貌である. (b)正貌は口唇閉鎖時の口唇の緊張を示している. (c)スマイルは前歯の突出とわずかな歯肉の露出を示している.

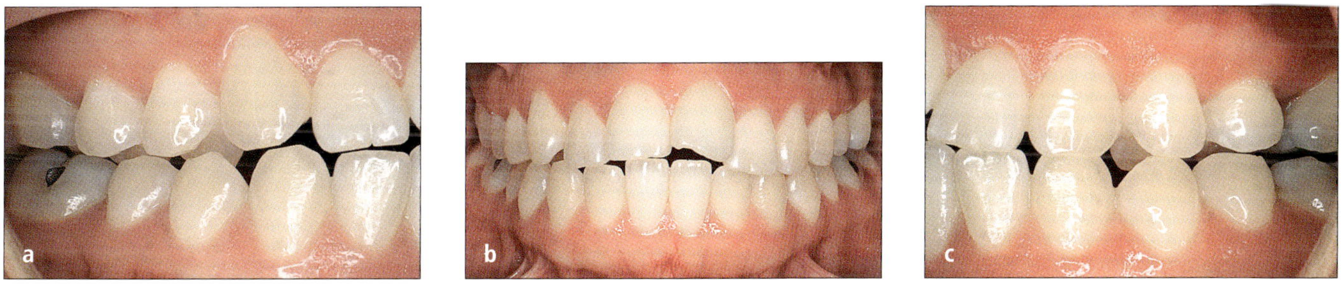

図 18-20　治療前の口腔内. (a)大臼歯End-on咬合関係. (b)オーバージェット 7 mm, オーバーバイト 0 mm. (c)大臼歯End-on咬合関係.

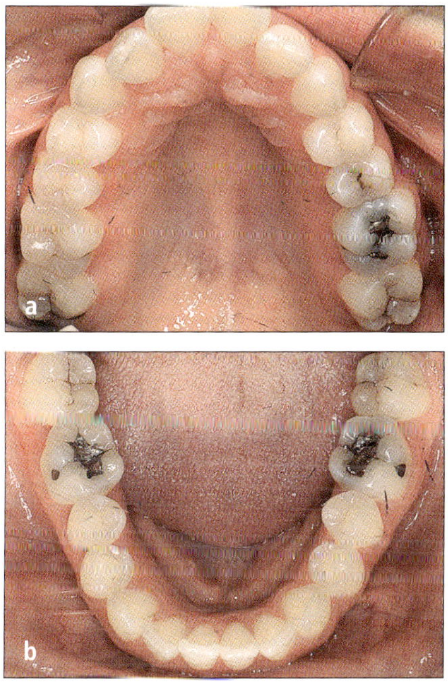

図 18-21　治療前の咬合面観. (a)上顎は先細り形の歯列弓形態. (b)下顎はわずかな叢生をともなう卵形歯列弓.

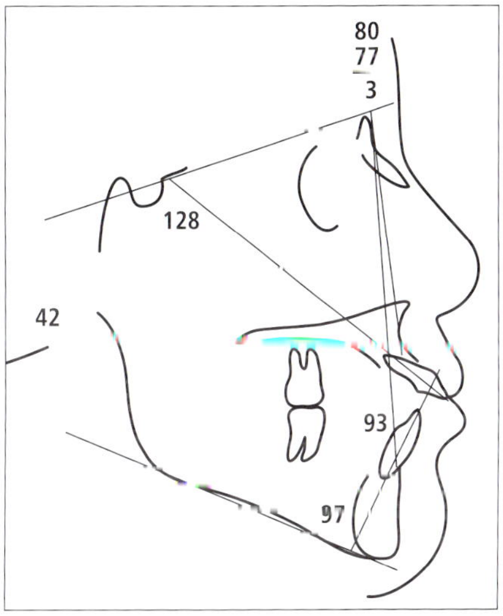

図 18-22　治療前のセファログラムトレースは開咬をともなう重度な上顎前歯のフレアリングを示している.

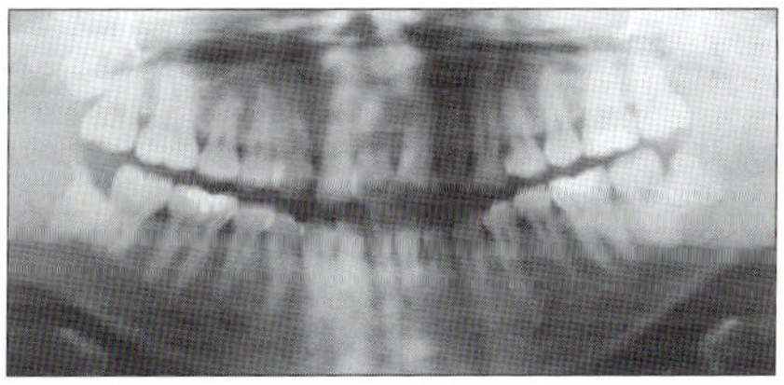

図 18-23　治療前のパノラマエックス線写真.

原則18a 症例研究

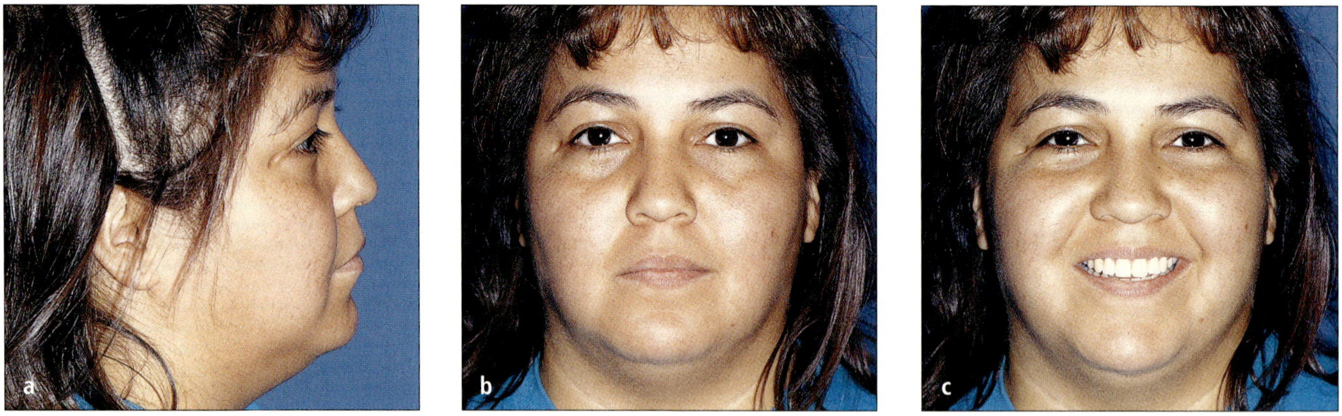

図 18-24　治療後の顔貌.(a)軟組織側貌は鼻,口唇そしてオトガイの調和を示している.(b)正貌は口唇閉鎖時のリラクスした口唇を示している.(c)上顎の抜歯にもかかわらず,バッカルコリドーは見事に満たされている.

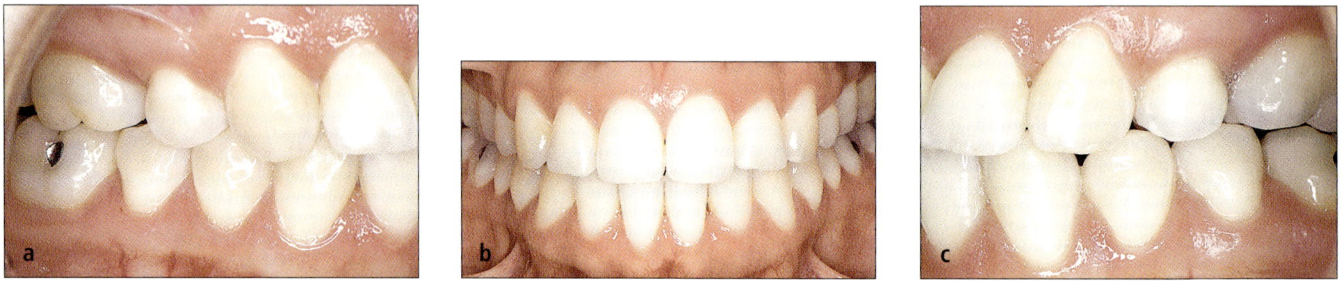

図 18-25a〜図 18-25c　治療後の口腔内写真. 咬合は正中線の一致,正常なオーバーバイトとオーバージェットでⅠ級の犬歯咬合関係とⅡ級の大臼歯咬合関係を示している.

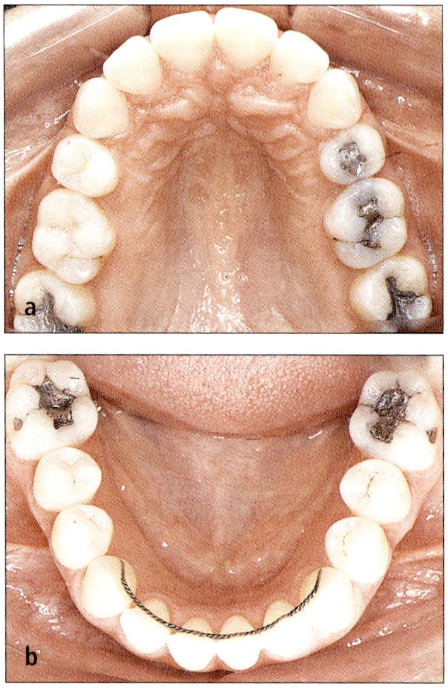

図 18-26a, 図 18-26b　治療後の咬合面観. Ⅱ級咬合のための大臼歯捻転をともなう上顎卵形歯列弓.

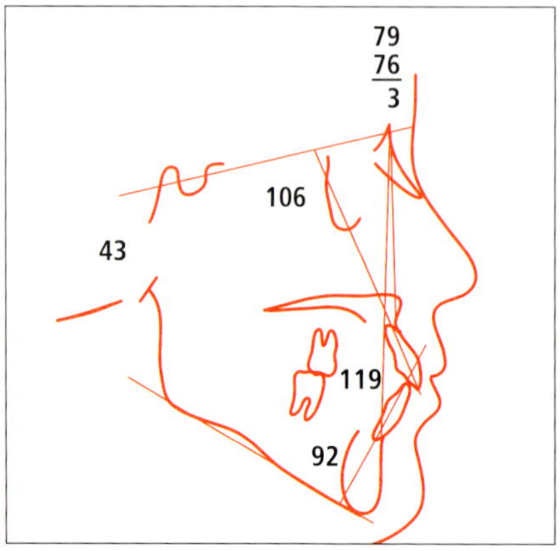

図 18-27　治療後のセファログラムトレース.

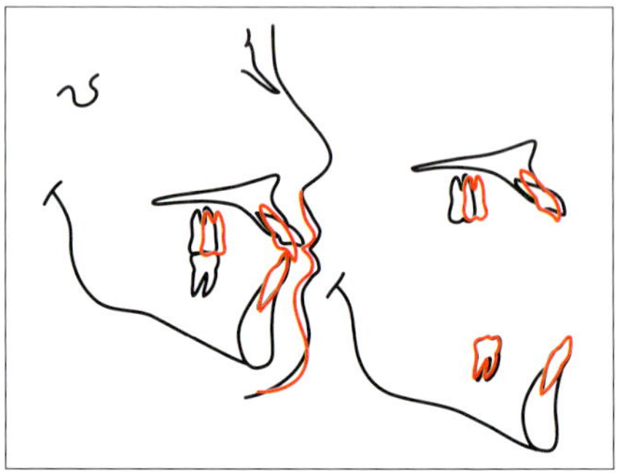

図 18-28　治療前(黒)と治療後(赤)セファログラムトレースの重ね合わせ.

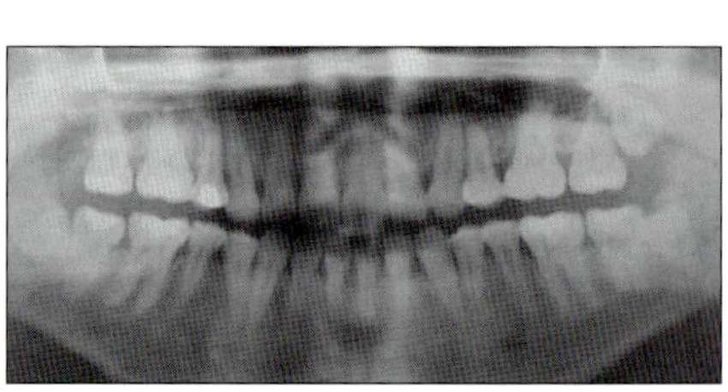

図 18-29　治療後のパノラマエックス線写真.

原則 18b 症例研究

原則18b 症例研究

概要

不正咬合治療に加えて顔貌の治療を行った症例.

検査と診断

この9歳の少女は混合歯列で, 重度な上下顎前突, そしてフレアーした上顎前歯を示していた.

過剰歯が上顎左側中切歯と側切歯の間に認められた. セファログラム分析ではミディアムアングルでⅠ級の骨格型を示していた.

治療計画

最初に, 過剰歯を抜歯. 第一期治療はスペース閉鎖と可能なかぎりの切歯後退のために"2×4"ブラケットシステムとコンビネーションフェイスボウを使用された.

両親には第二期治療が必要になることが伝えられた. この治療には4本の第一小臼歯の抜歯と最大固定が必要である.

考察

第一期治療で十分な結果が得られた. 治療期間は12か月であった. 2年余の観察期間の後, 第二期治療を開始した.

4本の第一小臼歯を抜歯し, コンビネーションフェイスボウを毎晩8～10時間装着させた. 典型的な抜歯治療が適用された. 治療期間は26か月であった.

評価

いかなる上下顎前突患者においても効果がないように, この患者でもドリフトドンティクスの効果はなかった. 下顎前歯の舌側におかれた舌圧が下顎前歯を前方に位置させている. 接着型保定装置を第二小臼歯まで延長させることに注意しなさい. これは抜歯部の閉鎖を保つ.

全治療期間は長かったけれど, 顔貌の変化は注目されるべきであり, そしてすべてが非常に満足のいくものになった. これらの結果は小臼歯の抜歯なしには決して成し遂げられることはなかっただろう.

原則18b 症例研究

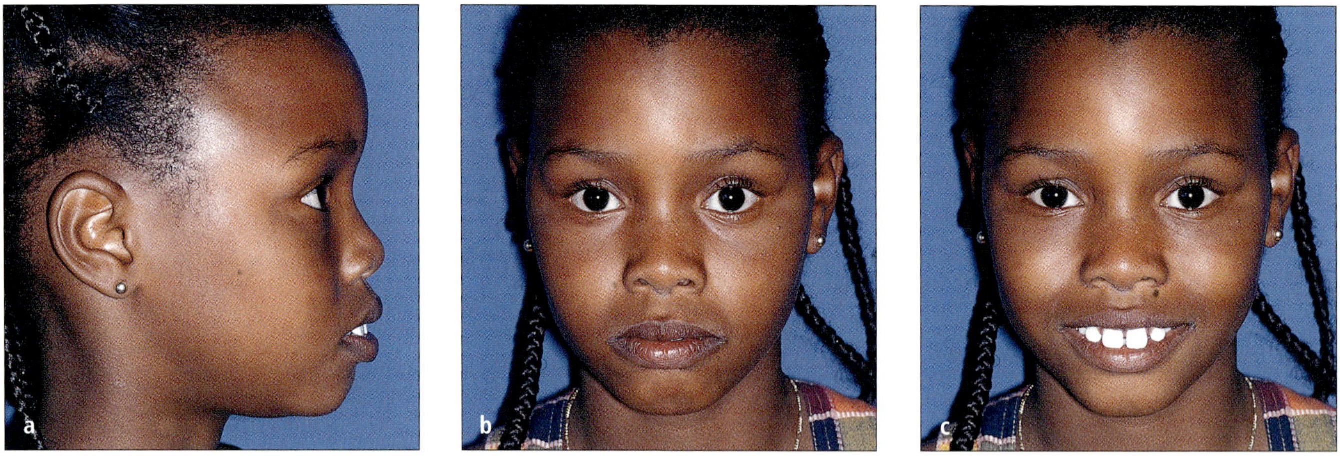

図 18-30　9歳の治療前の顔貌. (a)重度な上下顎前突. (b)対称性のある正貌, 口唇閉鎖時の緊張が認められる. (c)標準的なスマイル.

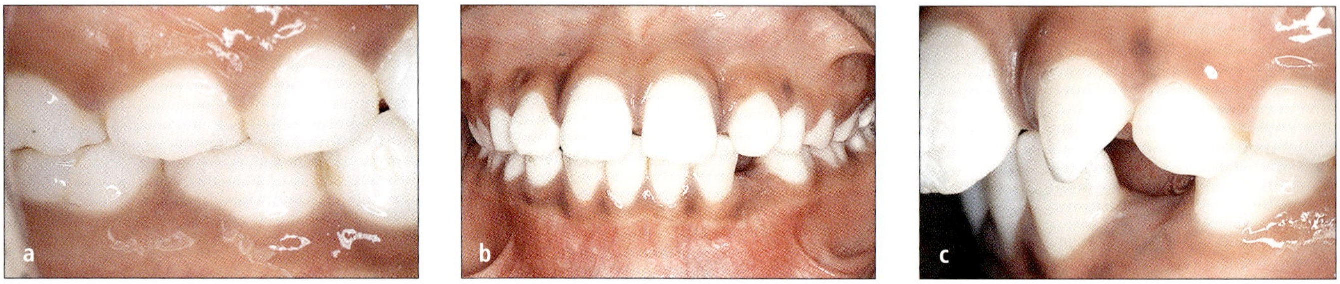

図 18-31a～図 18-31c　治療前の口腔内. 前歯部空隙と上顎左側側切歯の捻転をともなうI級咬合.

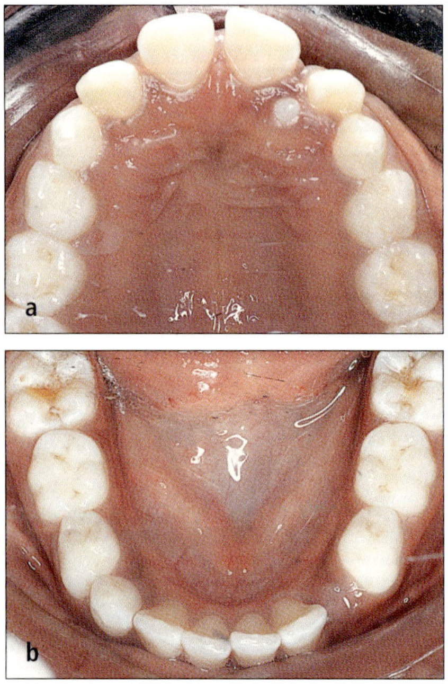

図 18-32　治療前の咬合面観. (a)上顎は左側側切歯舌側に過剰歯が認められる. (b)下顎は正常な発育を示している.

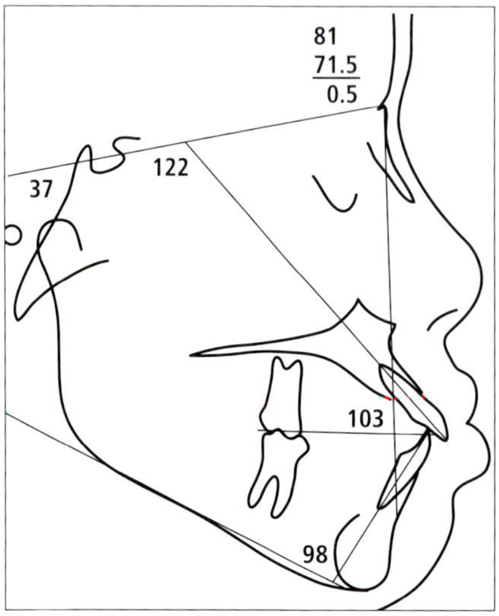

図 18-33　治療前のセファログラムトレース. 著しい前歯の突出を示している. Wits分析は骨格性Ⅲ級である.

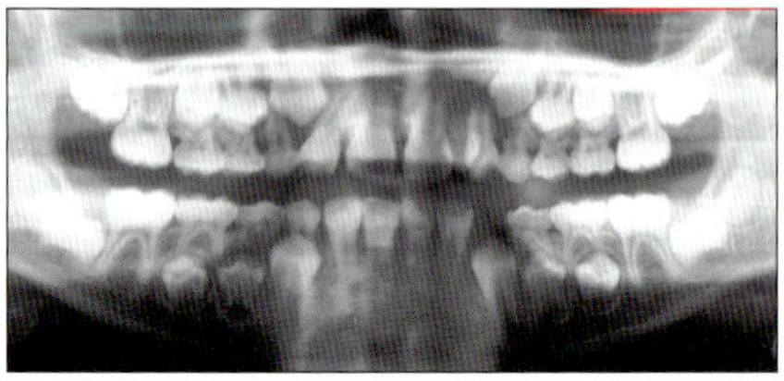

図 18-34　治療前のパノラマエックス線写真.

原則18b 症例研究

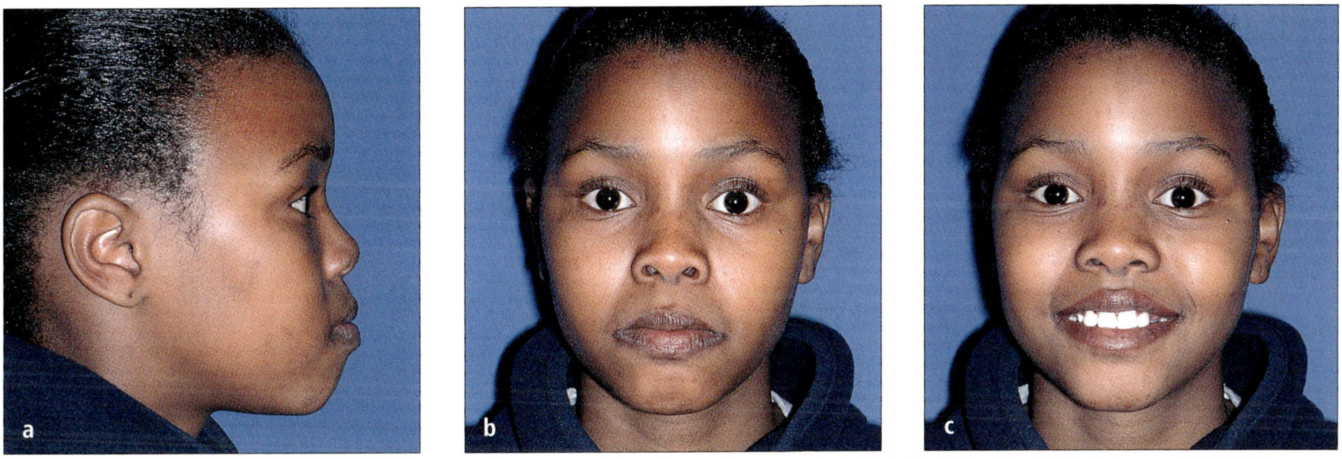

図 18-35　12か月後．第一期治療後の顔貌，10歳．(a)側貌には重度な突出が残っている．(b)口唇閉鎖時の筋の緊張．(c)スマイルは良好．

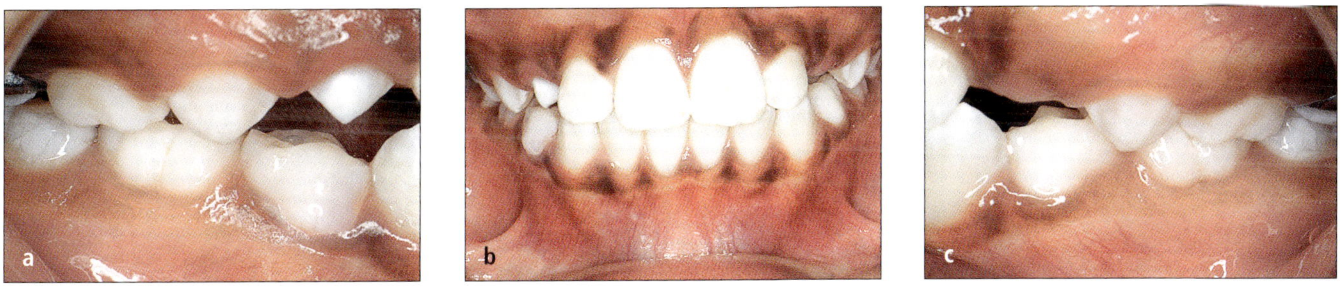

図 18-36a～図 18-36c　第一期治療後の口腔内．いずれも正常な咬合を示している．

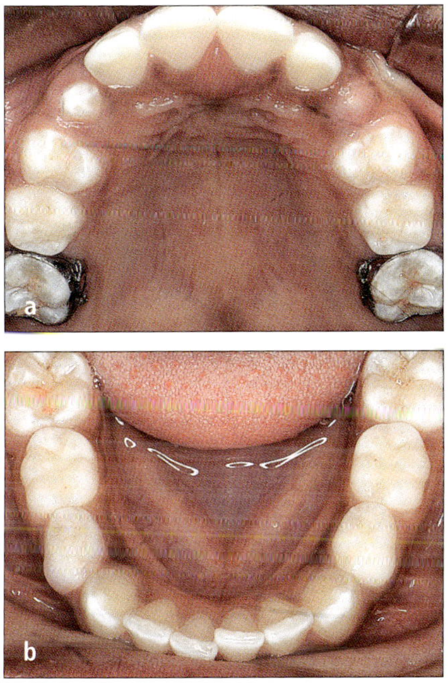

図 18-37a，図 18-37b　第一期治療後の咬合面観．下顎前歯にわずかな叢生をもつ正常な歯列弓形態である．

表 18b-1　第一期アーチワイヤーの順序

アーチワイヤー	期間（月）
上顎	
1.　0.016 NiTi	1
2.　0.016 SS	4
3.　0.017 × 0.025 SS	5
動的治療期間	10か月

表 18b-2　個別の矯正力

矯正力	期間（月）
サービカルフェイスボウ	10

原則18b 症例研究

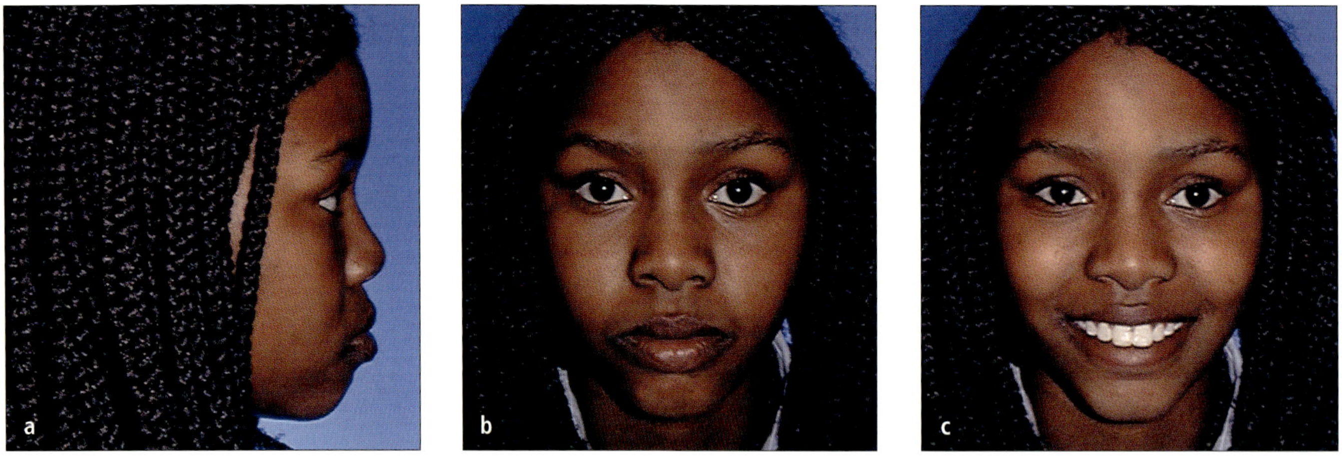

図 18-38a～図 18-38c　第二期治療開始前の顔貌．年齢12歳９か月．突出した側貌，大きな口唇と良いスマイルを示している．

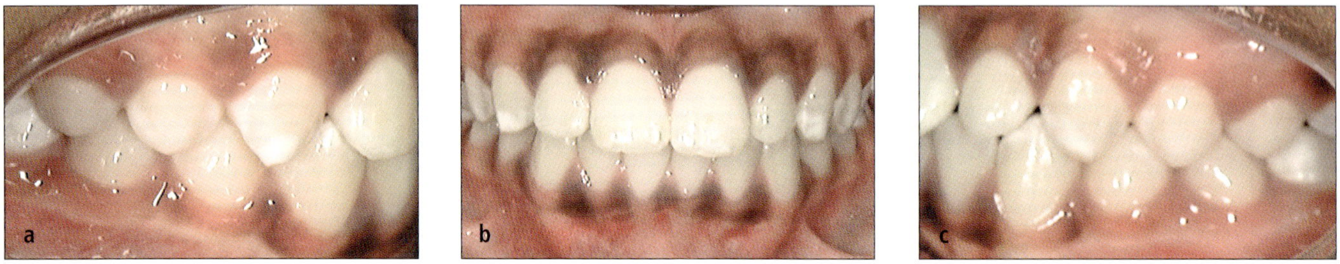

図 18-39a～図 18-39c　第二期治療開始前の口腔内．咬合は正常である．

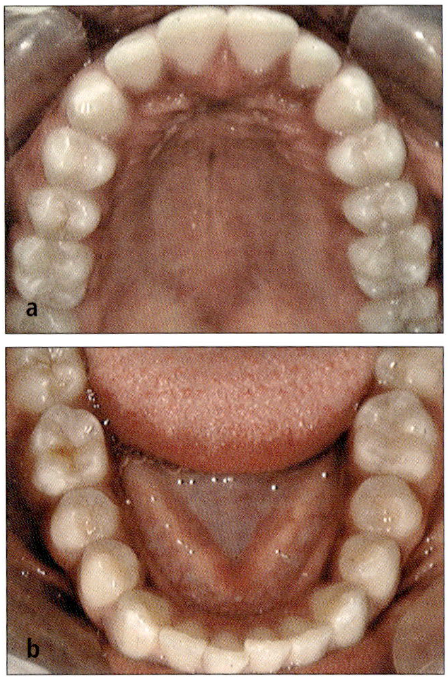

図 18-40a，図 18-40b　第二期治療開始前の咬合面観．良好な卵形歯列弓とわずかなアーチレングスディスクレパンシー．

表 18b-3　第二期アーチワイヤーの順序

アーチワイヤー	期間（月）
上顎	
1. 0.016 NiTi	2
2. 0.016 SS	12
3. 0.017 × 0.025 TMA クロージングループ	5
4. 0.017 × 0.025 NiTi	3
5. 0.016 SS	4
動的治療期間	26か月
下顎	
None	5
1. 0.017 × 0.025 CuNiTi	4
2. 0.016 × 0.022 クロージングループ	9
3. 0.017 × 0.025 NiTi	1
4. 0.017 × 0.025 SS	7
動的治療期間	21か月

表 18b-4　個別の矯正力

矯正力	期間（月）
サービカルフェイスボウ	9
エラスティックス	
フィニシングゴム	2

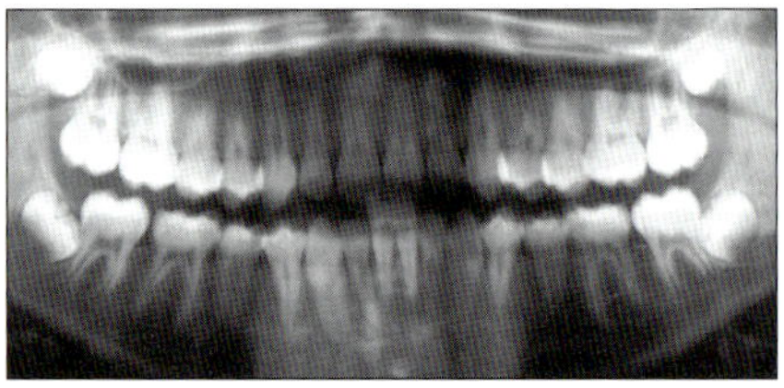

図 18-41　第二期治療開始前のパノラマエックス線写真．

原則18b 症例研究

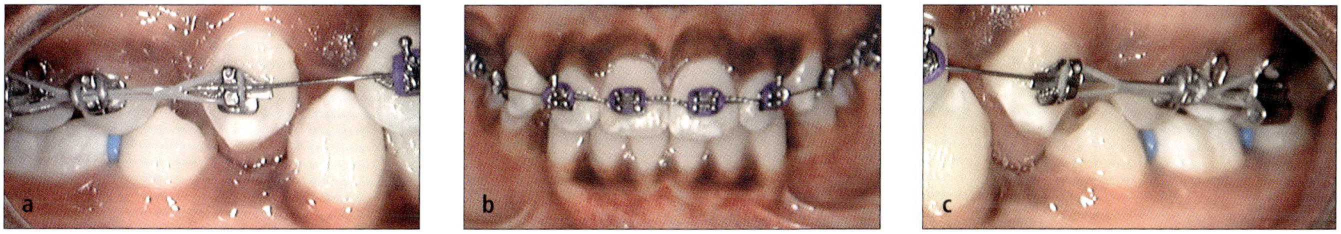

図 18-42a～図 18-42c　第二期治療５か月後. 典型的な0.016インチ ステンレススティール アーチワイヤーによる犬歯の遠心移動を示す.

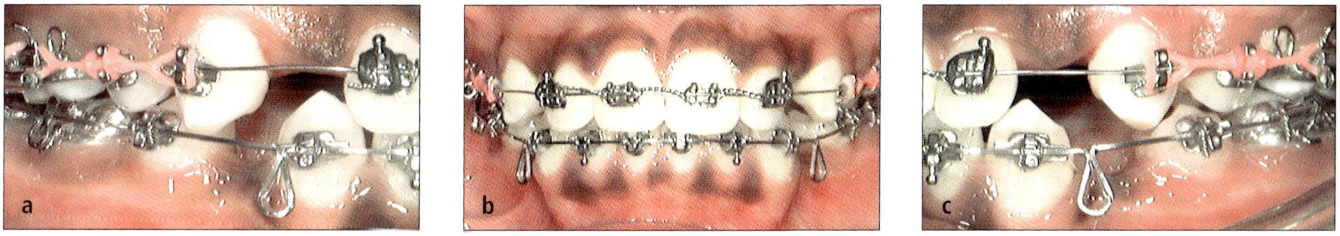

図 18-43a～図 18-43c　第二期治療10か月後. 十分な上顎犬歯の後退と下顎の0.016インチ ステンレススティール クロージングループを示す.

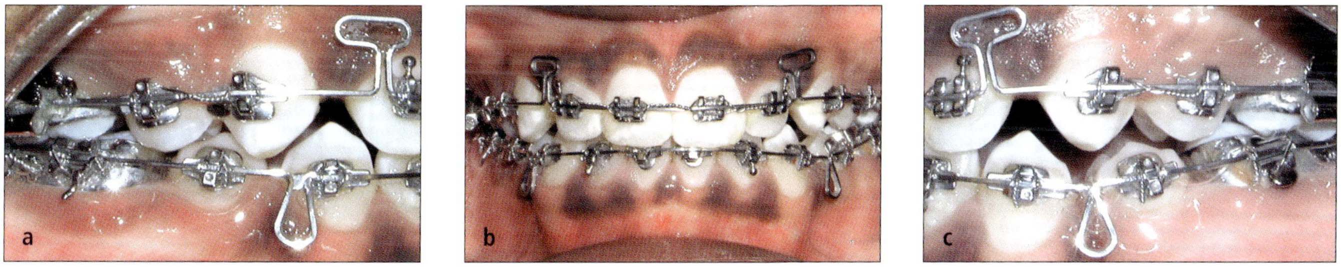

図 18-44a～図 18-44c　第二期治療18か月後. 上顎. 0.017×0.025インチ TMA Tループ. 下顎. 0.016×0.022インチ ステンレススティール クロージングループ.

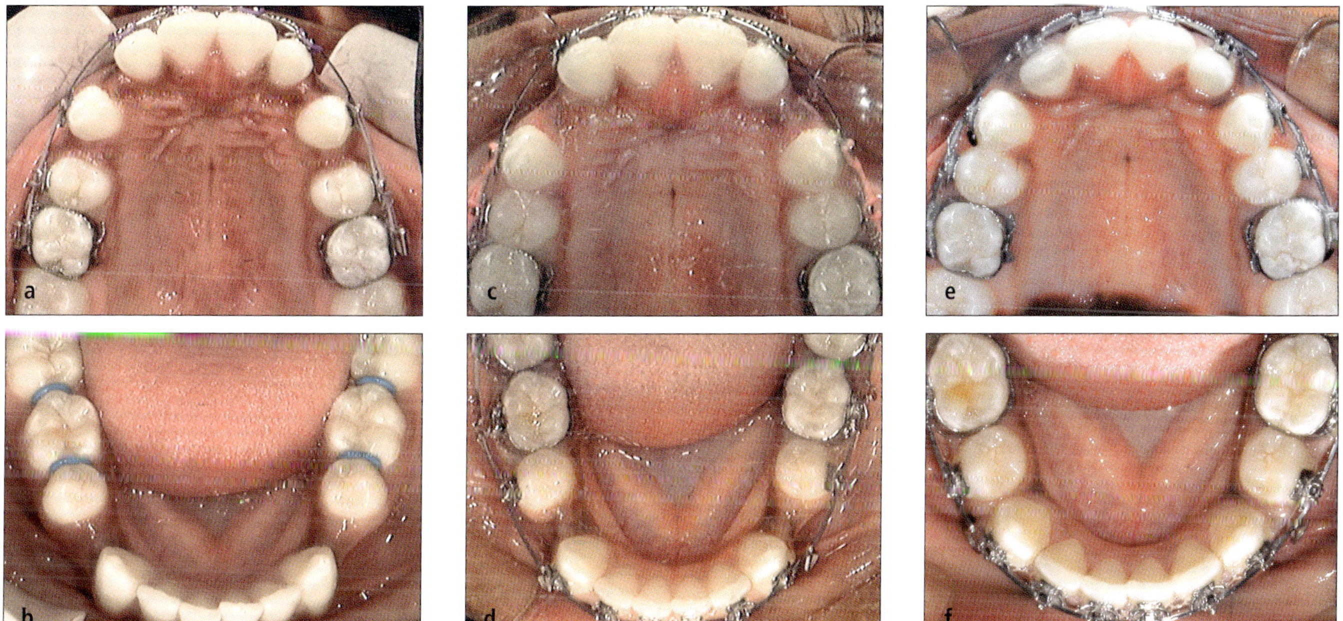

図 18-45　第二期治療中の上下顎咬合面観. (a, b)５か月後. (c, d)10か月後. (e, f)18か月後.

原則18b 症例研究

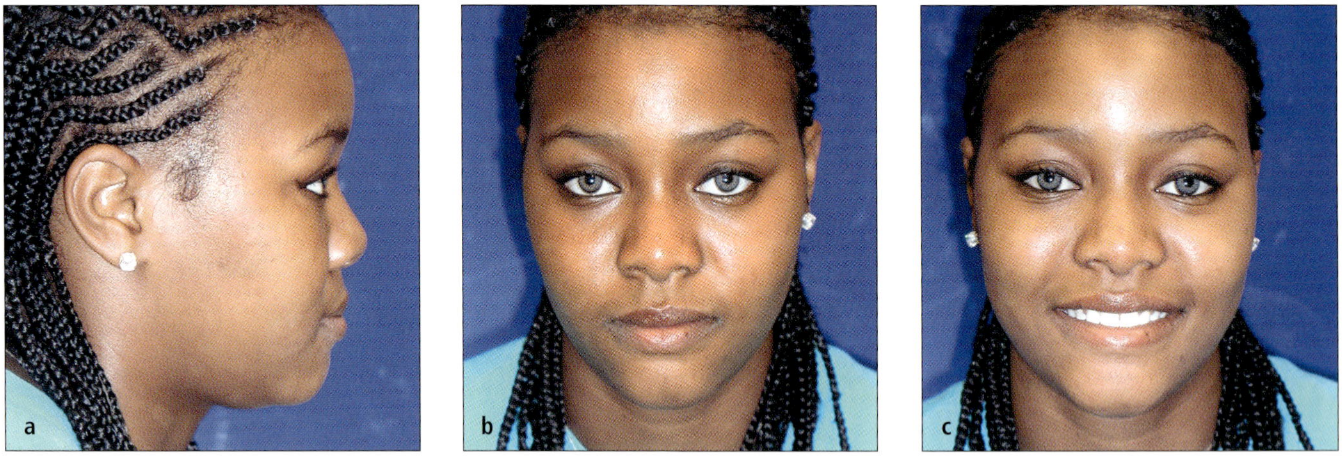

図 18-46a～図 18-46c　第二期治療後の顔貌．年齢14歳11か月．バランスの取れた側貌，より小さくリラックスした口唇，そして“全歯冠”が見える笑顔．

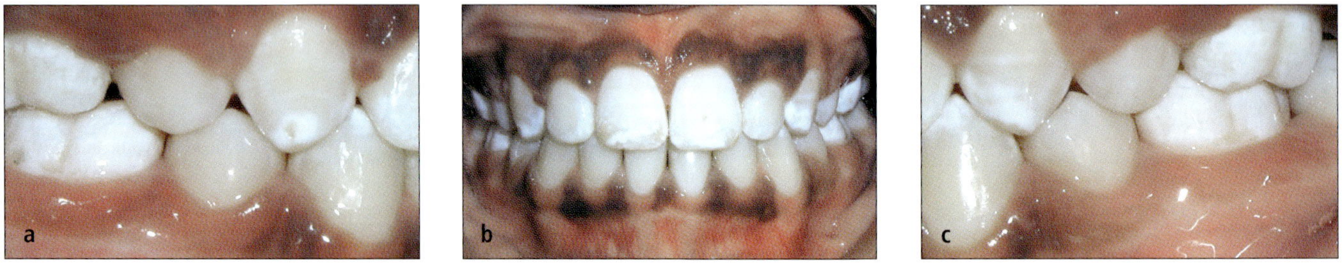

図 18-47a～図 18-47c　第二期治療後の口腔内写真．I 級の正常な頬側咬合，正常なオーバーバイトとオーバージェット，ミッドラインの一致．

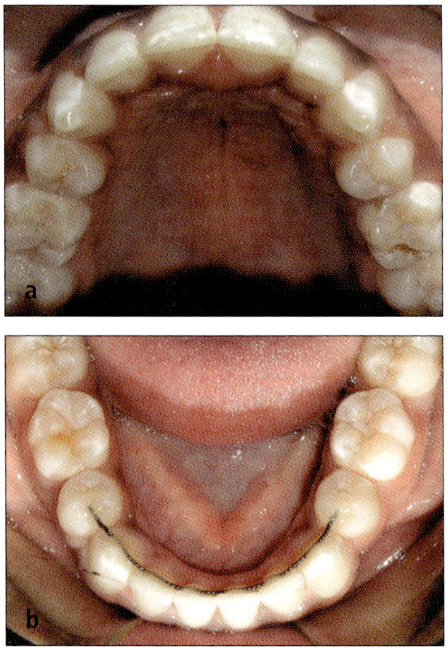

図 18-48　第二期治療後の咬合面観．(a)上顎の卵形歯列弓．(b)下顎の固定式保定装置はスペース閉鎖維持のために第二小臼歯まで延長する．

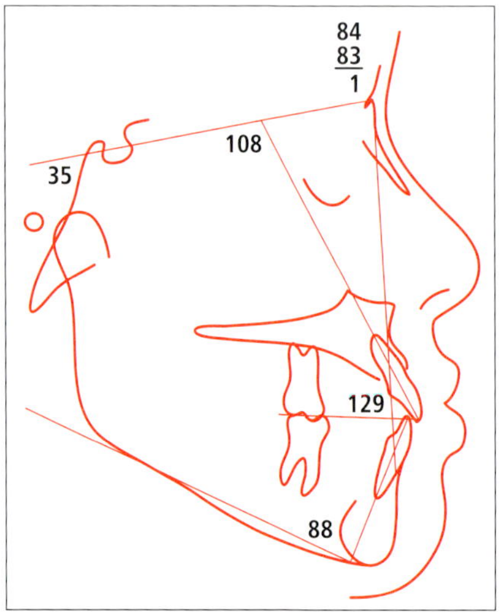

図 18-49　第二期治療後のセファログラムトレース．

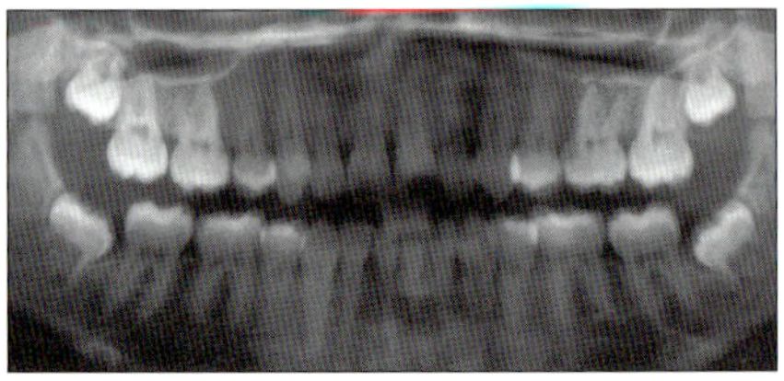

図 18-50　第二期治療後のパノラマエックス線写真は抜歯部位の平行な歯根を示す．

原則18b 症例研究

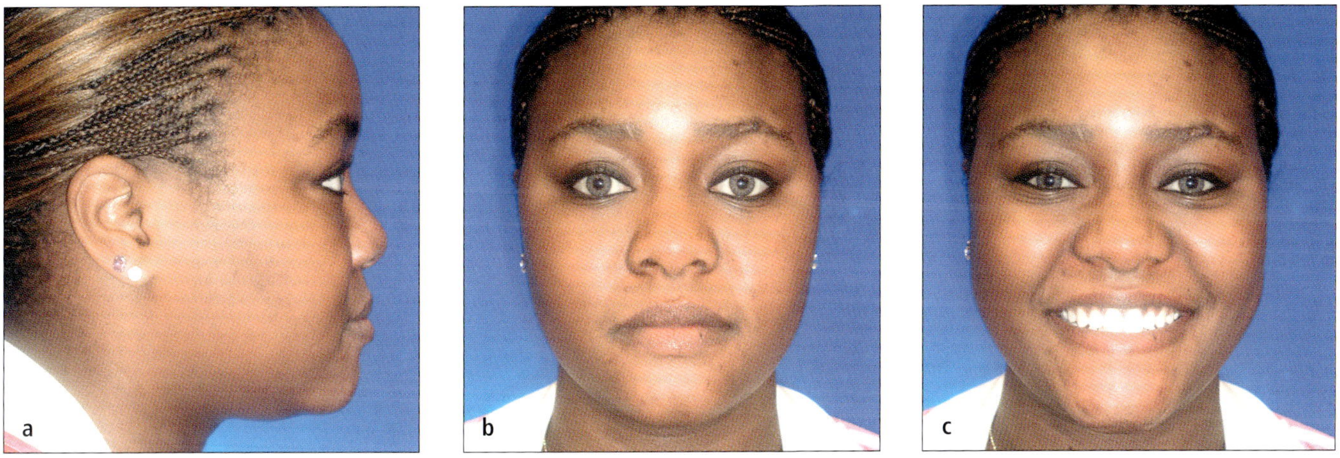

図 18-51　治療後４年の顔貌．年齢19歳３か月．(a)バランスの取れた軟組織側貌．(b)対称性のある正貌．(c)すばらしい笑顔．

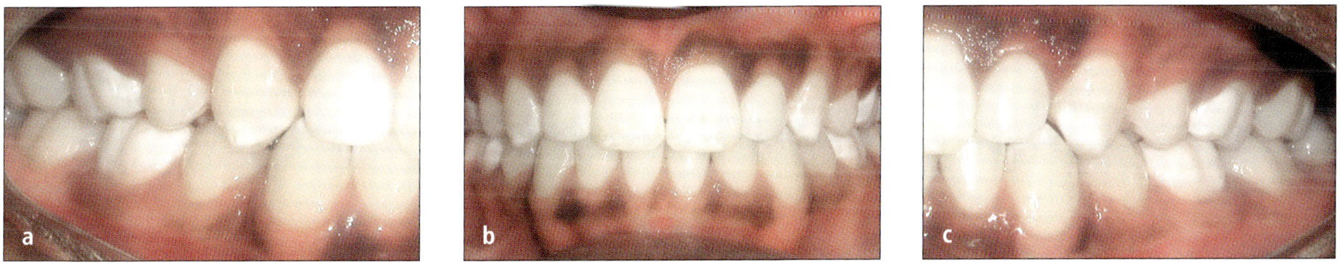

図 18-52a～図 18-52c　治療後４年の口腔内写真．改善された頬側咬合，安定したオーバーバイトとオーバージェット．

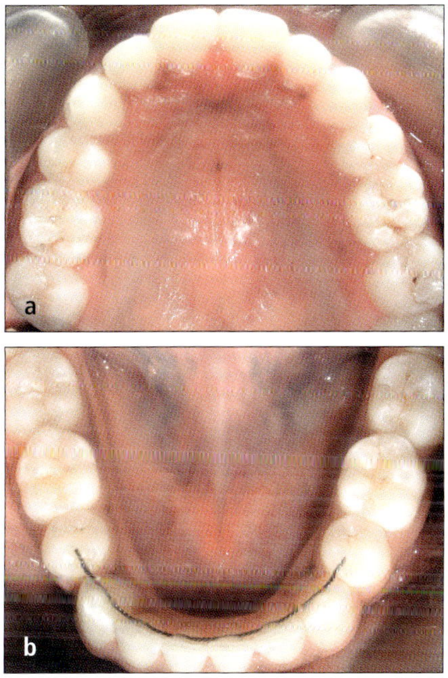

図 18-53a，図 18-53b　治療後４年の咬合面観．アーチフォームは安定し，智歯が萌出開始している．

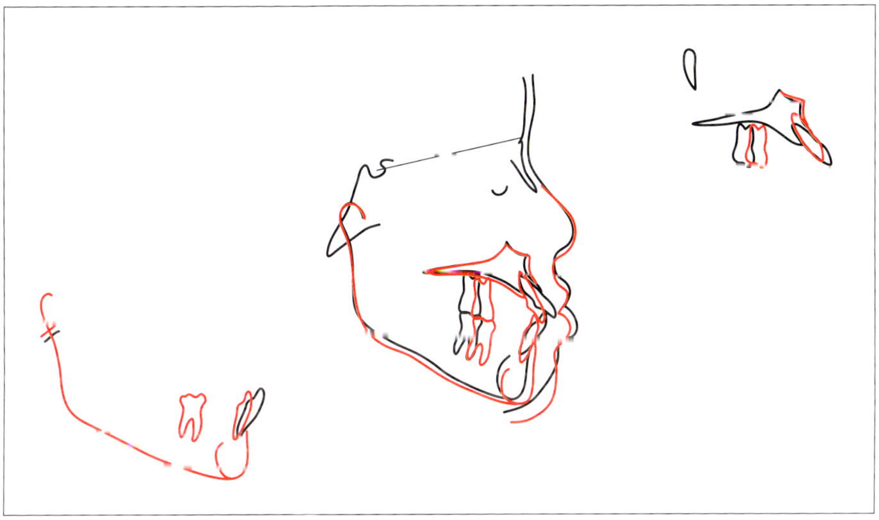

図 18-54　第一期治療前(黒)と第二期治療後(赤)のセファログラムトレースの重ね合わせ．切歯の位置と軟組織側貌の変化を示している．

原則

19

注意深く装置を撤去することで，保定の安定性が向上する

“年単位で生じる変化は，短い月日では決してわからない多くのことを教えてくれる”

—Ralph Waldo Emerson

保定装置の設計，使用時間，第三大臼歯をどうするかなどをきちんと考慮に入れた保定計画を立てることによって，長期安定性が得られる可能性はさらに高まる．

矯正装置の撤去

長い間待ち焦がれていた日がついにきた．装置が外れるお祝いの日だ．患者にとってこの日の予約はわくわくすることであろうし，家族，友達，診療所スタッフにとっても記念すべき出来事だ．

まず，ブラケットはブラケット撤去鉗子で除去し（図 19-1），バンドは臼歯バンド撤去鉗子（図 19-2）（Hu-Friedy）で外す．

撤去をする際には専用の拡大鏡の使用を強く勧める（図 19-3）．拡大鏡を使うと作業部位は拡大し，術者は必要な仕事をより良く行うことができ，同時に目の保護にもなる．拡大鏡はブラケットを接着するときや，隣接面エナメル質削除を実施するときにも非常に役に立つ（術者の年齢に関係なく）．

ブラケットを外したのち，余剰接着剤はカーバイドフィニシングバーを付けた高速ハンドピースで除去する（図 19-4）．そののちに，ポリッシングカップで着色を落とし，エナメル質を研磨する（図 19-5）．

ダイヤモンドバーを使って歯の形態を再形成したり，切歯切縁の不揃いを修正する．また，犬歯間保定装置（図 19-6）を接着する際の準備として，下顎 6 前歯の舌側面を平坦にするためにも利用する．

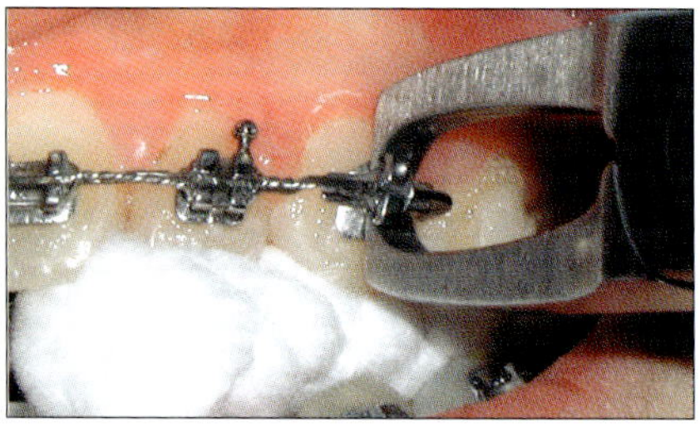
図 19-1　ブラケット撤去鉗子によるブラケットの撤去．緩やかに，ブラケットが歯から“ポン”と離れるまで，プライヤーを握る．アーチワイヤーはブラケット撤去の間，結紮したままであることに注意．

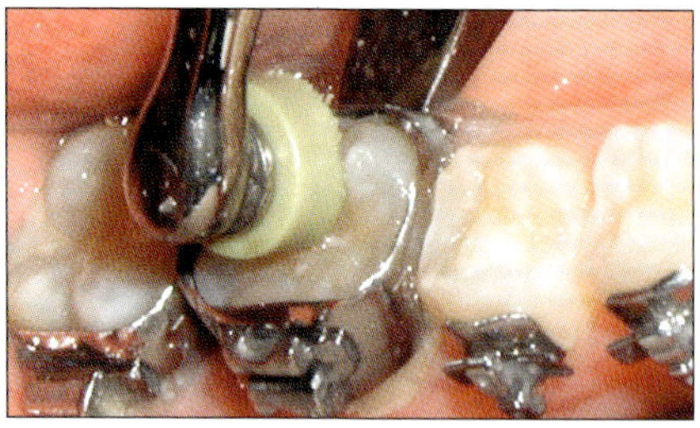
図 19-2　臼歯バンド撤去鉗子によるバンドの撤去．最初に頬側からバンドを緩める．続いて（必要なら）舌側からも緩めて除去を完了する．

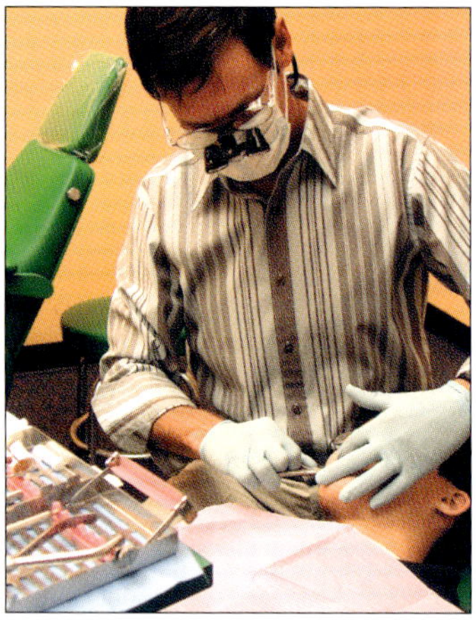
図 19-3　接着剤除去時における拡大鏡の使用．唇側のエナメル質表面から余剰接着剤や着色を除去する作業時に拡大鏡の使用を強く推奨したい．

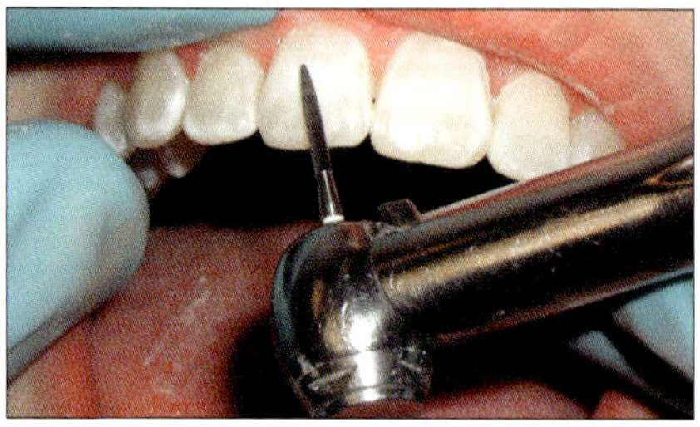
図 19-4　ハイスピードのフィニシングバーによる余剰接着剤の除去．

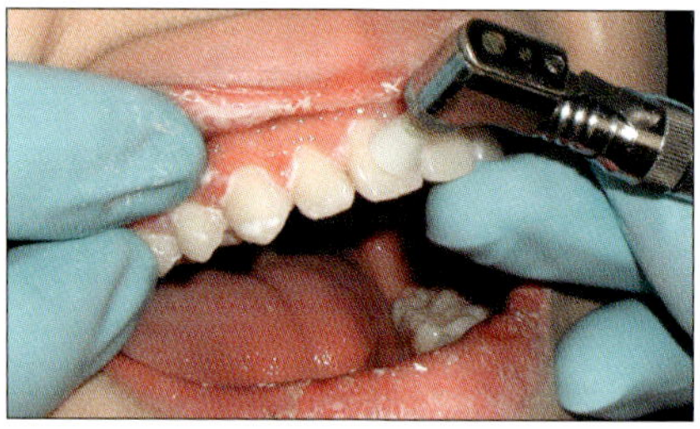
図 19-5　着色の除去とポリッシングカップによるエナメル質の研磨．

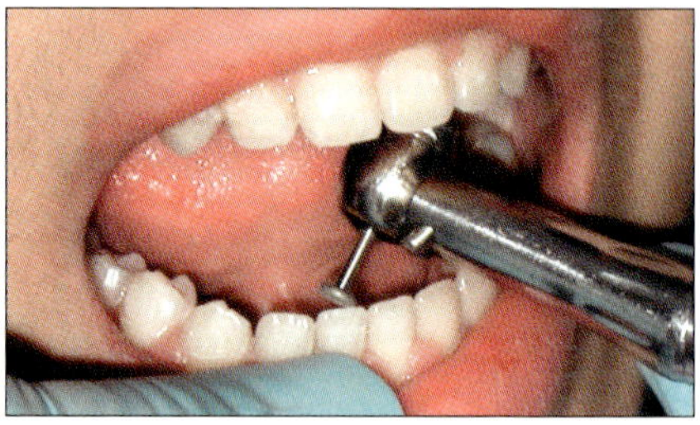
図 19-6　固定式保定装置を接着する前にダイヤモンドバーで下顎前歯の舌側表面を粗くしておく．

治療結果の説明

患者を帰す前に，治療の結果について説明するため，両親に診療室内に入ってもらう．初診時の模型や写真と，ブラケットを外したのちの口腔内とを比較して見せる．これは動的治療の終了を祝う特別な瞬間である．

治療後のパノラマエックス線写真は第三大臼歯について検討するのに用いる（図 19-7）．第三大臼歯の問題について動的治療後に方針を説明しておくと，両親の不要な心配を除くことができる．装置が外れたとき，患者にとっても，術者にとっても，治療中の辛かったことは全部忘れることができる．ここで大事なのは“患者，両親，術者とスタッフ全員が協力して成功したのだ”ということを強調することである．

術者はこの場にふさわしい祝いの言葉を患者と両親に伝える．両親は，子どものために治療代を払い，車に一緒に乗り，文句を言われ，患者がルールに従うように励まし続けた“称えられることのない英雄”であるので，そのことに触れて感謝の言葉を伝える．患者はこのことを矯正医の言葉を通して思い出す．しばしば，患者と両親は泣き始める．それは誰にとってもとても感動的な時間である．

患者はそのときに矯正治療卒業証書である”Super Smile Award”（図 19-8）を受け取る．矯正医は「すべてのスタッフを代表して，あなたが矯正器具から卒業したと宣言できることは大きな喜びです．あなたはこの素晴らしい経験を決して忘れないでしょう．これがあなたの卒業証書です」と述べる．この卒業証書には「矯正治療という道程が終わって，これから○○（患者名）には新しい道が拡がっているのです」と書かれている．

この文面の目的は患者が勝利者としてゴールインしたということを思い出させるためである．このあと，患者と両親にはメインの診療室で風船やキャンディ，ガムが与えられる．そして家族のアルバム用に写真（図 19-9）を撮り，そのコピーは待合室の掲示版に貼ってほかの患者からの称賛を受けられるようにする．

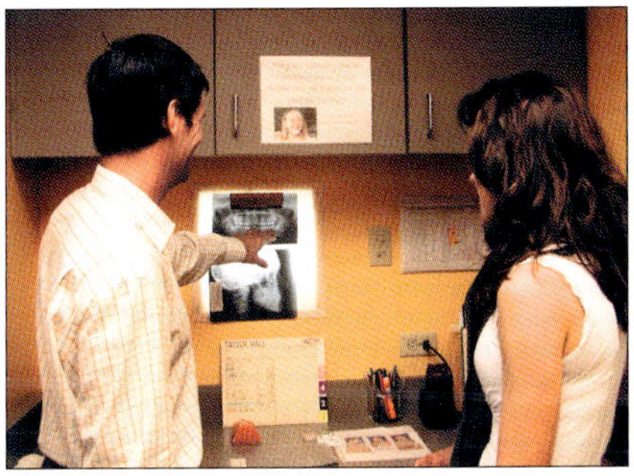

図 19-7　パノラマエックス線写真による第三大臼歯の評価．

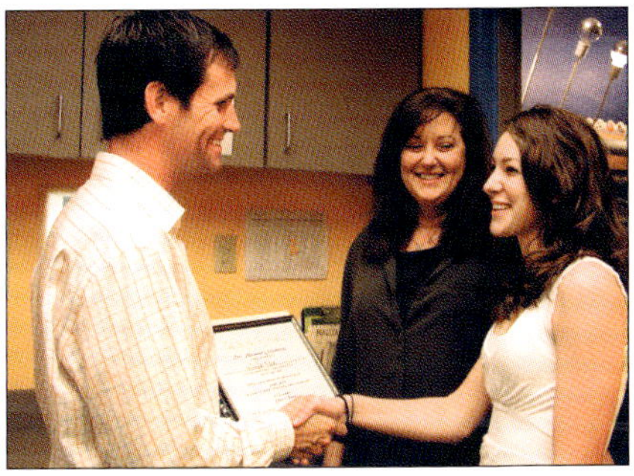

図 19-8　矯正治療の卒業証書を渡して患者，両親，医師が一緒に祝う．

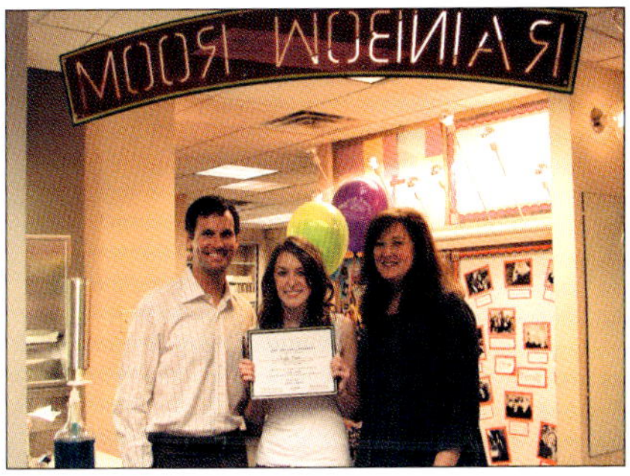

図 19-9　動的治療終了時の記念写真．

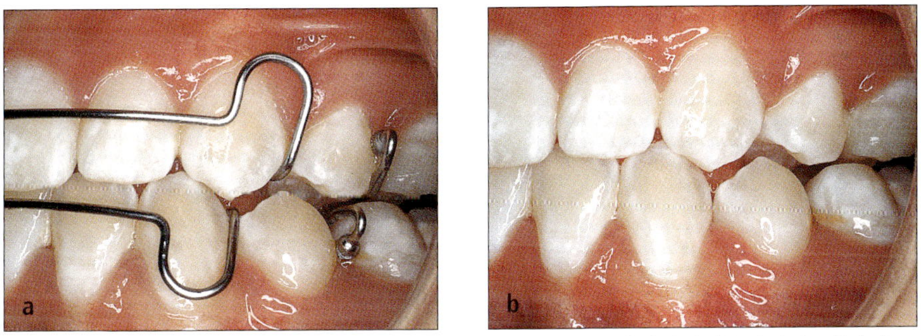

図 19-10　(a)ワイヤーが咬合面を横切る保定床の設計．(b)保定床を除去したとき，保定床のワイヤーによって緊密な咬合が妨げられていることに注意．歯がきちんと咬合したら，保定床はもはや適合しないだろう．

保定

名前が示すように，保定の目的は歯をその最終的な位置に維持することである．長年にわたって，矯正医は理想的な保定装置を発明しようとして，さまざまな保定装置の設計や保定の技術を考案してきた．実際，すべての患者に対しての唯一の完璧な設計などはありえない．混合歯列期の保定装置は永久歯列期の保定装置の設計とは異なる．特別な理由によって何人かの患者は永久的なbonded retainer(接着型保定装置)が必要となる．また特別な症例ではポジショナーが必要になることもある．

われわれの医院では，真空形成器で作る透明の保定装置は一時的な使用という場合でのみ利用している．これは作製するのに時間もかからず価格も高くない．ただこの方法の大きな問題点は，歯がわずかでも動くと保定装置がもはや適合しなくなることである．また，この保定装置は装着時の不快感もあってそのために患者は装着しなくなる．さらにこのタイプの保定装置は長持ちせず，材料が擦り減ってひびが入ることもある．

過去何年もの間，私は理想に近い状態で仕上げようと思った症例，またあるときは開咬の患者といった特定の症例にポジショナーを使ってきた．ポジショナーは約3か月間使用して，そのあと通常の保定装置を渡している．

最初の著書“The Alexander Discipline”[1]の14章で，保定における基本的理念を述べたが，それは現在も有効な理念である．保定の目的は歯がその生理学的にバランスの取れた位置で“落ち着く”ことが認められるまで，治療の最終段階で並べた位置とほとんど同じ位置に歯をとどめておけるような保定装置を設計することである．

原則18で“ドリフトドンティクス”の現象について述べた．これは歯が何ものかによって動かされるのではなく，抜歯空隙に向かって近遠心的に自発的移動をすることである．同様にすべての装置が歯から外されたとき，“垂直”のドリフトドンティクスが見られる．もし妨げるものがないなら，上下顎の歯はお互いに接触するまで垂直方向に動くだろう．この落ち着くという効果は患者に理想的な臼歯部での咬合を与えることになる．

いくらブラケットの位置が正しく，またフィニシングエラスティックスを使って緊密な咬合に仕上げたとしても，歯が生理学的な位置に動き続けることを許すような保定床の設計がしてあるならば，咬合力が歯をさらにいっそう安定した場所へ動かすであろう．咬合面を横切る保定床のワイヤーは歯の落ち着きを妨げることになるので，こういった保定床の設計は避けるべきである(図 19-10)．

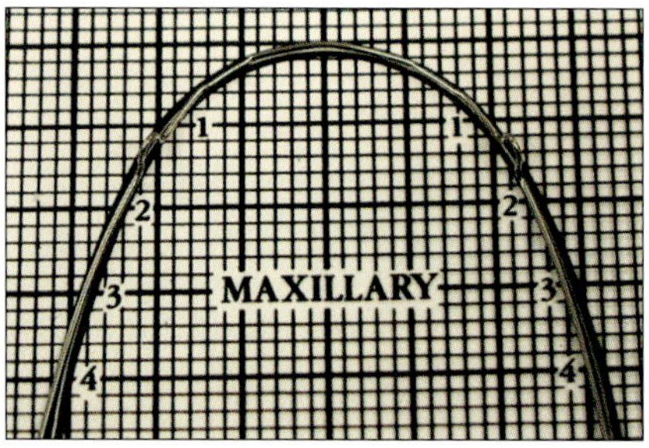

図 19-11　アレキサンダーアーチフォームに合うように形作られた上顎保定床の唇側線.

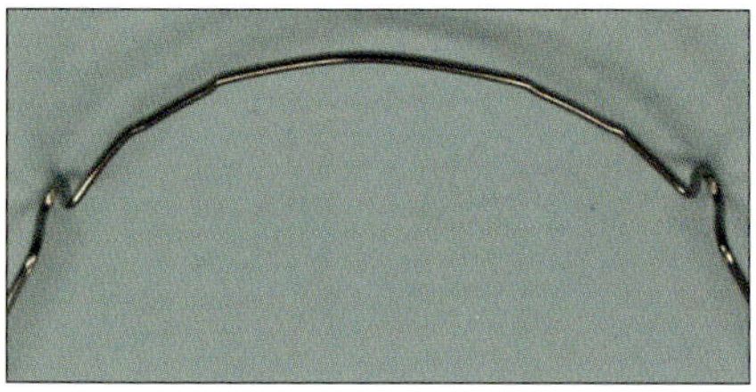

図 19-12　外側は丸い面，内側は平坦な面を有する前歯部の唇側線.

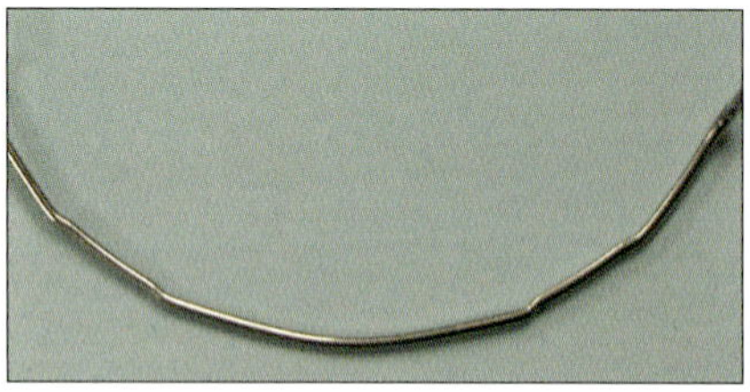

図 19-13　側切歯のオフセットベンド.

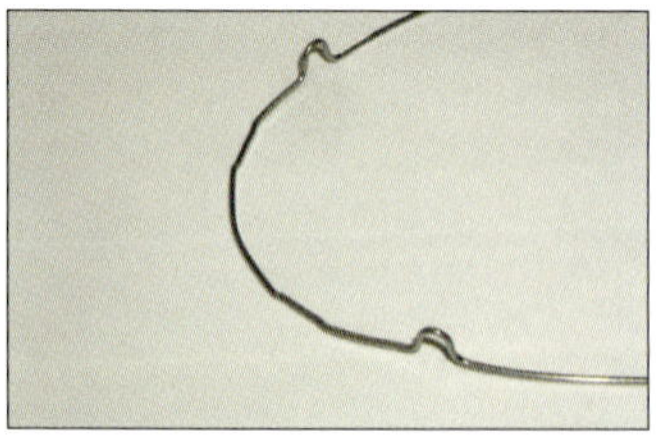

図 19-14　切縁–歯肉間の位置決めのコントロールがしやすいように，調節ループは小さくしてある.

上顎の保定床

設計

上顎のwraparound型の保定床のワイヤーは咬合面を横切らないように設計する．咬合面を横切るワイヤーは，歯が通常の咬合力に対して反応するのを妨げてしまい，歯は良い位置に落ち着くことができない．咬合力は歯を対合歯と咬合するまで咬合面方向に動かす．治療の最終段階で，歯がトルク，ティップ，イン–アウト（頬舌側方向）に関して良い位置に排列されているならば，矯正器具を外してから6か月後には，頬側から見た咬合がずっと良くなっているのを認めることができる．

作製

上顎の唇側線は現在私が独特の設計で作らせた既製のものを使っている．いくつかの理由で，この唇側線はユニークでかつ非常に効果的なものとなっている．まず，唇側のカーブは上顎のアレキサンダーアーチフォームに適合するように作られている（図 19-11）．

前歯部の唇側線は，ループからループまでの前歯部に適合するように設計されている．ワイヤーの外側面は丸く，内側面は平らである（図 19-12）．これはワイヤーの内側面が歯の唇側面と一定幅の面で接触し，歯肉方向へワイヤーが滑るのを防止し，またワイヤーの外側面は丸みがあって上口唇に対して快適だからである．

側切歯へのオフセットベンドは側切歯の唇面に接するようにワイヤーに前もって曲げてある（図 19-13）．これらのベンドの位置は切歯の大きさによって変わるので，この保定床用唇側線には3つの異なったサイズがある．

調節用のループは一般的なものよりも小さい（図 19-14）．私はしばしばなぜホーレータイプの保定床に大きなループを設計するのか不思議に思っていた（図 19-10a）．ループが大きいほど唇側線は曲がりやすくなり，コントロールがより難しくなる．私がデザインしたこの保定床のループは高さも幅も小さいので，ワイヤーはより硬く，切縁歯肉間の正しい位置でワイヤーを調節することができる．たいていこの位置は中切歯の臨床歯冠の真ん中にある．切歯の唇側傾斜が通常よりも大きいときには，ワイ

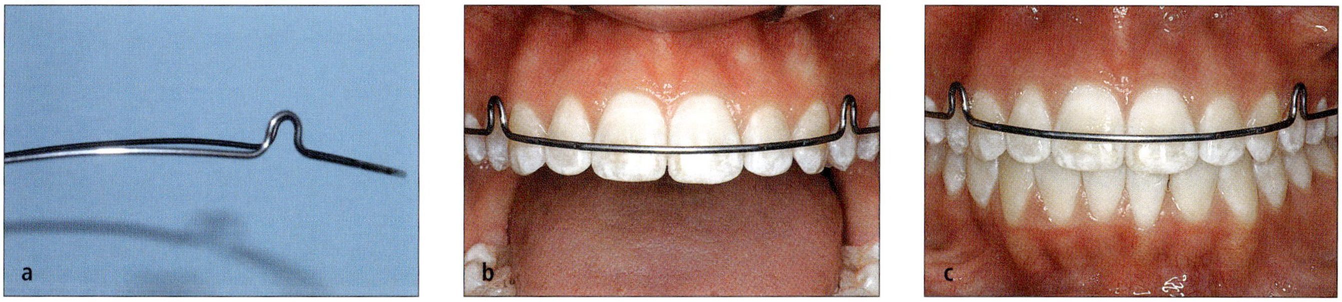

図 19-15　(a)前歯唇側面で唇側線が歯肉方向に滑ることを防ぐためのリバースカーブ．(b)前歯部に対し理想的なコントロールが可能となるよう唇側線は通常この位置のあるのが好ましい．(c)ワイヤーは咬合面を横切らないので，上下の歯は互いに咬合することができる．

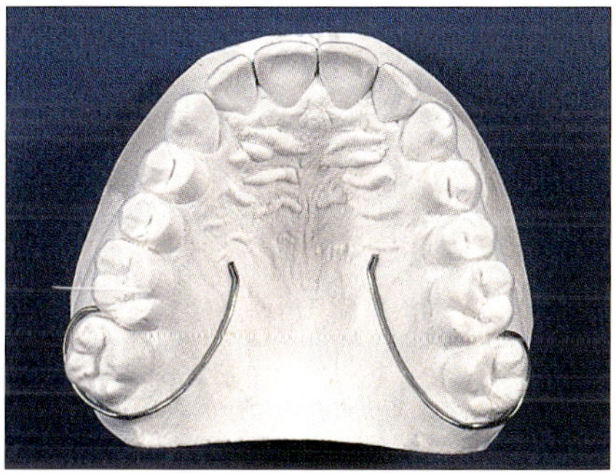

図 19-16　(左図)C－クラスプは第二大臼歯の遠心舌側咬頭を十分に避けるように曲げる．

図 19-17　(右図)唇側線は遠心頬側咬頭の部分でC－クラスプに蝋着する．

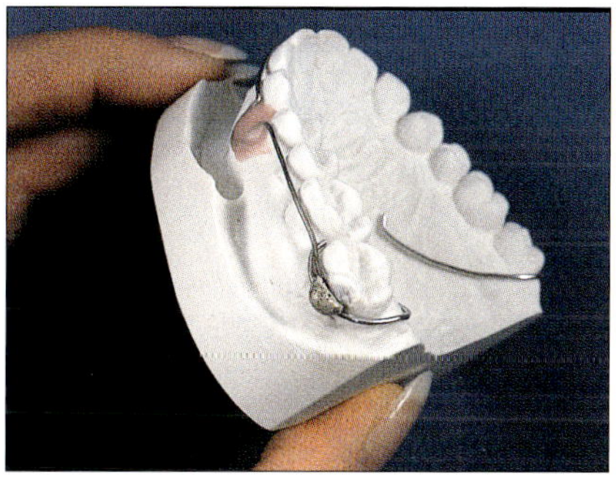

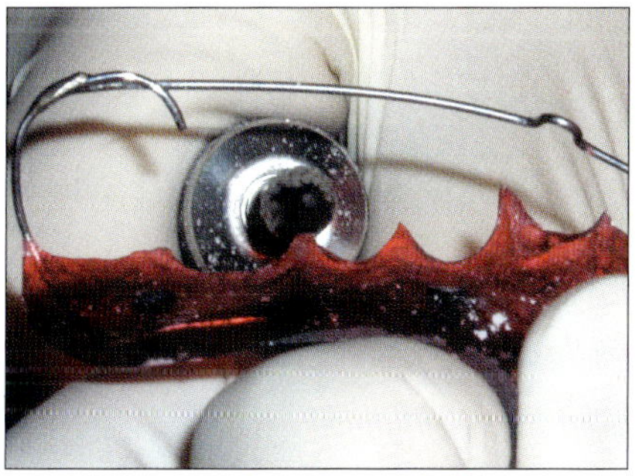

図 19-18　鼓形空隙部分のすべてのレジンを除去する．

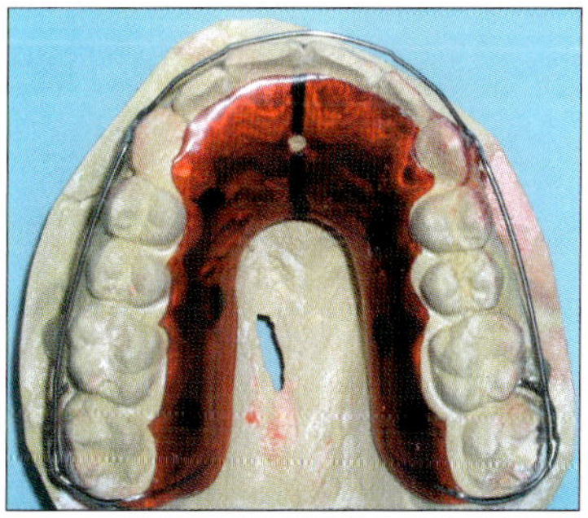

図 19-19　歯に接触しないように十分な量のレジンを除去する．口蓋のレジン前歯部の小さな穴は，舌の位置を示す．

ヤーがより切縁寄りに位置するようにわずかにリバースカーブを入れる(図 19-15)．

保定床の設計についての仕上げはクラスプであるが，私はC-クラスプを最後の臼歯，つまり第二大臼歯に使う(図 19-16)．もし第二大臼歯が舌側にドリフトすることが必要ならば，クラスプ線を遠心舌側咬頭から離して曲げる．唇側線を遠心頬側咬頭の場所でC-クラスプに蝋着する(図 19-17)．もし，第二大臼歯が十分に萌出していないならば，クラスプは第一大臼歯にかける．このときクラスプの咬合面部の位置は，第一大臼歯の遠心辺縁隆線とちょうど同じ高さにおく．こうすることで，第二大臼歯はC-クラスプの咬合面の干渉をほとんど受けることなく，良好な咬合状態になるまで萌出することができる．

レジンを追加するとき，口蓋側にわたって厚く盛り過ぎないようにし，ほど良い厚さになるように注意する．初診時に過蓋咬合であった場合には，前歯部にバイトプレートを組み込むこともできる．

調整

レジンが硬化したら，鼓形空隙部分のすべての余剰レジンをトリミングする(図 19-18)．もし患者が拡大装置を用いる治療をしていたのなら，臼歯部舌側部のレジンの接触はそのままにしておく．なぜなら研究によって，上顎臼歯部拡大症例で後戻りが生じやすいことが示されているからだ．

拡大が重要ではないとか，治療終了後に頬側オーバージェットが大きめの症例なら，床縁のレジンは歯に触れないように十分に除去する(図 19-19)．これによって臼歯は最終的な咬合を求

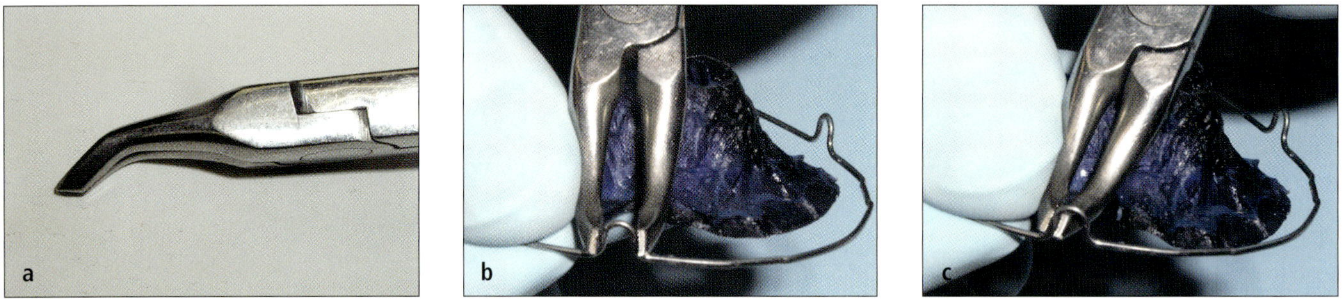

図 19-20　唇側線の調節.(a)45°リテーナープライヤー.(b)唇側線を締める.(c)ワイヤーの後方部と前方部を平行にする.

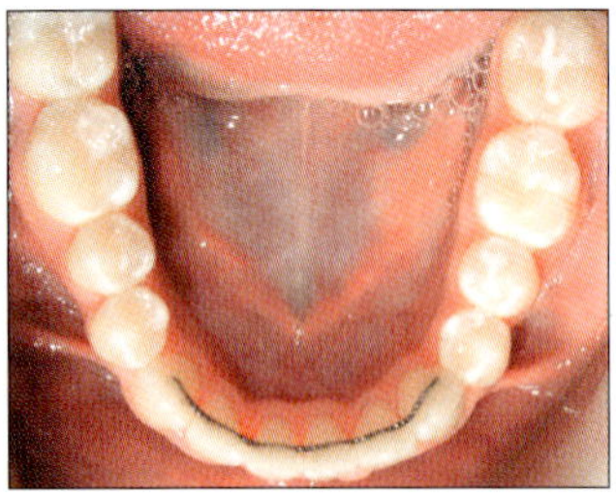

図 19-21　下顎の固定式保定装置.

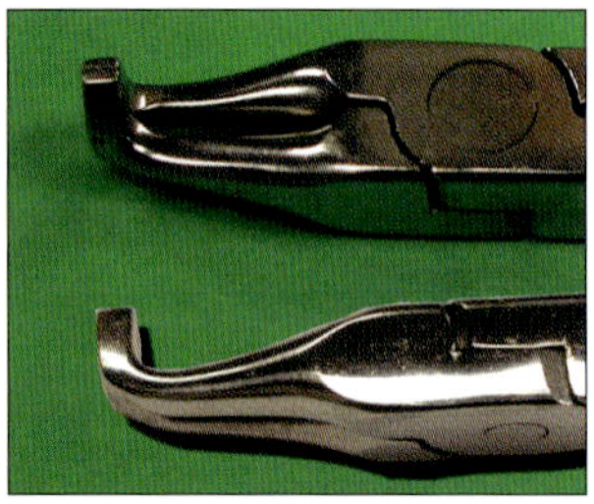

図 19-22　犬歯間保定装置を接着する間に切歯の捻転を是正するのに使う90°ユーティリティプライヤーの角度を変えた.

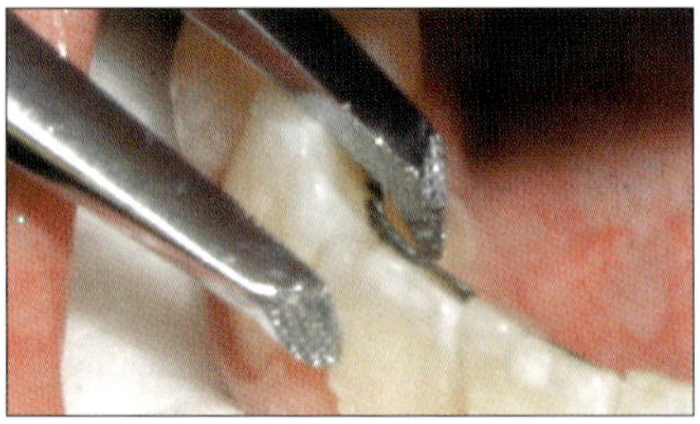

図 19-23　ユーティリティプライヤーを用いて捻転を是正している.

めて頬舌的に自由に動けるための十分なスペースを得る.

保定床を渡す前に上顎切歯の舌側面に触れている余剰レジンも除去する.前歯部の舌側鼓形空隙部分からレジンを除去することはむしろ好ましいことである.これによって,リテーナー唇側線のループが締められると切歯は舌側に位置するように力が効果的にかかる.

バイトプレートはレジンが下顎前歯切縁にぎりぎり当たらない高さになるように調整する.治療前に過蓋咬合であった患者が治療後にもオーバーバイトがやや大きいといった場合には,小さなバイトプレートを下顎前歯部に当てて臼歯部がわずかに咬合しない状態に保っておく.

保定床を患者に渡す前に,クロージングループを調整し,患者が少しきついとか,締まったと感じるようにしておく(図 19-20).

下顎の保定装置

われわれの医院では固定式の下顎の犬歯間保定装置を使っている.接着法が使えるようになるまでは,帯冠を用いる犬歯間保定装置を使っていた.今日では,0.0215インチのマルチストランディッド ステンレススティールワイヤーを下顎前歯部の舌側面に適合するように曲げて,それぞれの歯に直接ボンディングする(図 19-21).

もし,わずかな捻転が生じているならば,このワイヤーを舌側面にボンディングするときに特別な90°ユーティリティプライヤーで是正することができる(図 19-22).ユーティリティプライヤーの先の片方を歯の近心舌側におき,もうひとつの先を隣在歯の遠心唇側におく.プライヤーをゆっくりと締め付けることによって捻転歯を理想的なコンタクトポイントへ動かすことができる(図 19-23).捻転している歯がこの位置で保たれている間に,接着剤を重合させる.

帯冠式の犬歯間保定装置を使っていた頃は,患者は保定装置が外れるまで必ず予約日にチェックのため来院したものだ.今では接着型の固定式保定装置になってとてもハッピーなのか,時々リコールの予約を忘れ,年1回のチェックにも来ない者がいる.

保定装置の使用時間

ブラケットを外したのち,患者に上顎の保定床を渡す.患者には1日に8～10時間だけ着ければいいと説明する.保定床は夕食後に装着し,翌朝に外す.患者には保定床を家の外では装着しないように指示した結果,保定床の紛失や破損は著しく減少した.

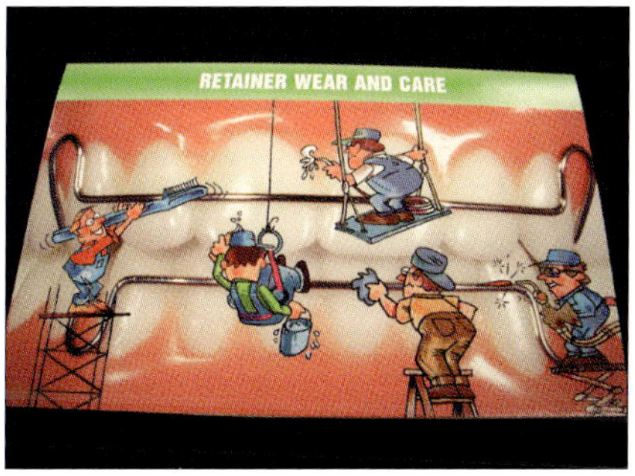

図 19-24　保定装置の使用と手入れについてのパンフレット(Retainer Wear and Care, OREC).

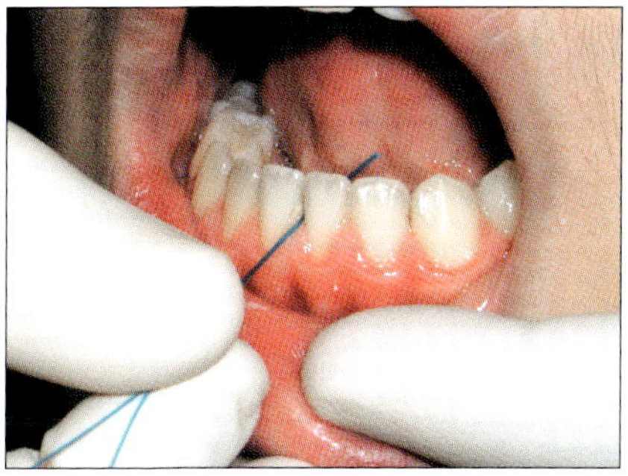

図 19-25　フロス通し器. 固定式の犬歯間保定装置使用時に使う.

ほとんどの矯正医は装置が外れたのち，数か月間にわたって，患者に１日24時間保定床を装着させている．私は最初から患者に夜間だけに保定床を着けるように言う．この理論的根拠は，われわれのほとんどすべての患者に実施している典型的なアーチワイヤーの使用順序とフィニシングアーチワイヤーを長時間装着することにある．大多数の患者は0.017×0.025インチ ステンレススティールワイヤーを途中でほとんど調節することなしに６～12か月間着けたままにしておく．要するに最初の２，３か月間で歯はその最終的な位置へと動き，そののちアーチワイヤーは固定式保定装置として働いているのである．着脱式の保定装置に移行するころには，歯はすでに数か月間保定されているのだ．

自宅で守ること／患者の教育

毎朝保定床を外したとき，歯磨き粉で磨き，タオルまたはティッシュペーパーで乾かし，リテーナーケースに入れて洗面所においておく．夜になってブラッシングやフロッシングをしたのちには，綺麗な保定床を口のなかに入れるよう患者に指導する．患者は保定装置の説明を親と一緒に受ける(図 19-24)．患者には固定式の下顎保定装置のフロッシングのやり方を説明し，毎晩フロッシングするように言う(図 19-25)．

長期の保定

もし，治療目標が達成されているならば，歯は安定した部位に位置し必要な保定は最小限のものとなる．保定装着についてのプロトコールは長年の間患者の保定期間中の経過観察を続けた結果でき上がったものである．

この期間に，重要であるにもかかわらず不明なことは，患者の今後の成長である．すべての成長が完了するまで保定装置を続けるようにと私に教えてくれたDr. Schudyは，いくつかの良いアドバイスをくれた．上顎の保定床は最初の１年間，いつも夜だけでいいから必ず装着しなければなりません．２年目からは週に３回装着しなさい．３年目になったら，週に１回，たとえば毎週日曜日装着しなさい．それ以降は，患者に「あなたが自分自身の矯正医になりなさい」と伝える．もし保定床を装着したときにきつかったら，歯が動いたのだから保定床をそれまでよりも頻繁に装着しなくてはいけないと．

下顎の犬歯間保定装置は，すべての成長が終わるまで装着しておかなくてはならない．このワイヤーを外すとき，患者には“わずかに歯の移動が起こることもある”と説明しておく．そうすると何人かの患者は，この保定装置を装着し続けることを選択する．

私は患者に着脱式保定装置の使用をやめるようにとか，捨てても良いとは決して言わない．しかしながら，実質的には無期限に保定床を使い続ける患者はいないであろう．したがって，もし歯が矯正治療中にできるだけ安定した場所に排列されているなら，患者が保定装置の使用を中止したときでも実際の歯の動きは，起こったとしても最小限のものである．

CSF：歯槽骨上線維歯周切断術

治療の初めに著しい捻転，埋伏歯，位置異常の歯があるとき，歯周線維の切断術を子どもたちにはいつも勧めている．

この手法はまた，捻転歯を有するすべての大人の患者にも勧めている．科学的証拠に基づいているわけではないが，上顎中切歯がもともと近心舌側／遠心唇側に捻転していると，後戻りの傾向が強いことはしばしば観察される．これはとくに大人に対しては真実である．

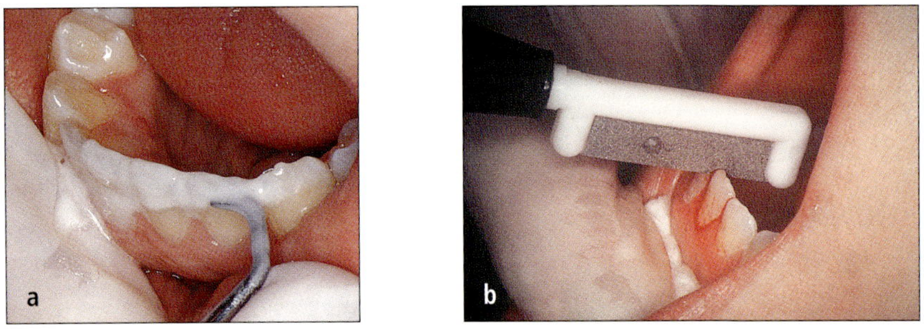

図 19-26 (a)隣接面エナメル質削除に備えてフッ素入りの歯磨剤を塗布.(b)隣接面エナメル質削除の際に使われる器具.

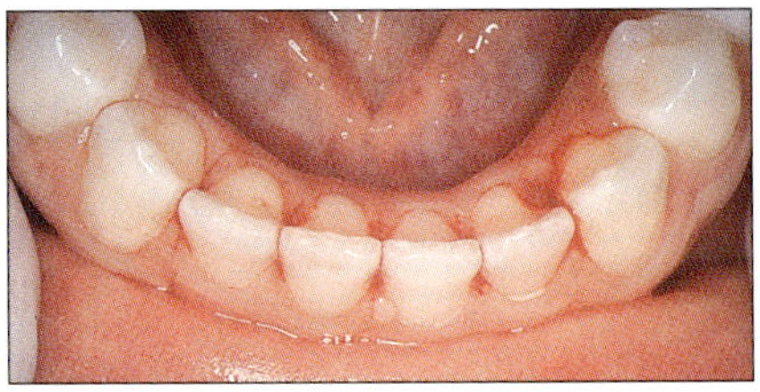

図 19-27 隣接面エナメル質削除後. 接触表面が曲面でなくて平面になっていることに注目.

第三大臼歯

第三大臼歯はしばしば後戻りの原因とされるが, 研究では歯の安定性に影響を与えないことが示されている. 後戻りの原因はここまでに説明したいくつかの原則のなかでも述べた. しかしながら, 重要なことは第三大臼歯の問題点について患者と両親に話をしておくことである. 患者に対する矯正医の責任は, 第三大臼歯が抜歯になるのか, または普通に萌出するのか, この問題が解決するまで患者を見続けることである.

もし, 下顎の骨体長が十分にあり, 第三大臼歯が歯列弓内に正常に萌出し機能できる位置にあるならば, 抜歯する必要はない. そうでない状況で第三大臼歯を口腔内に残したままにしておくと, のちのちに智歯周囲炎の問題を引き起こす原因になりうる. 抜歯症例では, 第三大臼歯のための十分な場所ができることがしばしばある.

隣接面エナメル質削除

もし, 動的治療中に下顎の犬歯－犬歯間隣接面エナメル質削除をしていないのなら, 固定式の犬歯間保定装置を外すときに, これはとても重要な処置となる(図 19-26). 手順は, 接触点を接触面に変えてほんのわずかな隙間を与えることで, 後戻りが生じることを激減させる(図 19-27). これはまた, 後戻りという現象を生じずに歯がわずかな位置調整することを可能にする. この処置が終わったらいつもフッ素を塗布する.

生涯の保定

生涯の保定は歯科矯正学でよく聞く言葉である. 基本的概念は, 歯は矯正治療を受けていても受けていなくても生涯を通して動くので, 患者の残りの人生の間ずっと歯を最終的に矯正で並べた位置にとどめておくように計画するのは道理にかなっている, ということである. 年月とともに歯が動くことには疑問の余地はないが, ことによると生涯の保定というのは治療中に不安定な部位に故意に歯を位置づける言い訳だったり, 患者が生涯にわたって保定装置を装着してくれることの希望だったりする.

私の臨床の現実では, 15,000人の患者のうち, ほんの一握りの成人患者のみが下顎の永久保定をしている. そこで挑戦することは, すべての患者の歯を“生涯の保定”なしでも安定可能な部位に位置づけすることである.

長期安定性

私の約10,000人の患者の治療前後の資料は, 多くの大学院生たちが研究のために使用することが可能となっている. このことは一方で, 私が臨床経験から考えたことを科学的根拠に裏打ちされたものとして証明してくれた. 50以上の卒業論文に加えて, 保定後5～40年経過した私の患者の資料を使って7編以上の研究論文が書かれた. Tetragon-plus analysisや, 矯正治療を成功に導く15の鍵(**原則4**)は, これらの長期にわたる研究から発展したものである.

この本の続編は「長期安定性」という重要な主題がタイトルとなる予定だ.

結論

矯正装置を注意深く除去したのち，上顎のwraparound型の保定床と下顎の固定式保定装置，そして第三大臼歯についての説明を含めた保定計画を実行することで，長期安定の可能性は向上するであろう．しかし思い出してほしい．それは1つの大きな“こと”ではない．それは多くの小さなことの積み重ねなのだ(**原則2“些細なことというものはない”**)．私は読者の皆さんに治療の仕上げと保定の方法についての手引書を提供しようとこの原則をまとめた．詳細にわたって完全にこのアドバイスを守ることができる．しかし，もしも動的治療中に下顎切歯のコントロールを失っていたり，犬歯間幅径を拡大，歯根の正しい位置を無視していたならば，あなたの治療結果に安定性を望むことはほとんど無理となる．

参考文献

1. Alexander RG. The Alexander Discipline: Contemporary Concepts and Philosophies. Glendora, CA: Ormco, 1986.

原 則
20

患者の協力を得ること

“知っていても行動しないということは，知らないのと同じだ”
—Chinese Proverb

どの患者も多少はそれぞれにユニークではあるが，共通点もまた多いとも言える．ほとんどの症例では，これまでの各原則で概説したように，まず上顎から治療を開始し，一定の順序でアーチワイヤーを使用する．もし患者が顎整形治療を必要とするならば，上顎に最初の段階で急速拡大装置やフェイスボウ，またはフェスマスクを用いて治療を始める．

約４～６か月後，下顎の治療を開始し，一定の順序でアーチワイヤーを使用して下顎の歯を位置づける．最終アーチワイヤーを装着してから，適切なエラスティックスを使用して上下歯列をコーディネートして咬合を仕上げる．それから保定装置へと移行する．

このように日常的なシステムとして，基本的で段階的な手順に従うことで，矯正医は１人ひとりの患者を完璧なコントロール下におくことができる．次回の来院時に行う処置の内容が予想できるため，予約のシステムは単純化される．また治療の進行度合いを簡単にチェックできて，予定どおりに終了することが容易となる．そのため美しい治療結果が，予定どおりの期間内に完了し，患者も両親も矯正医も幸せな結果になるのである．—ただし患者が協力的であればだが．

何が矯正医をこんなにもユニークな職業にしているかといえば，矯正医の指示に患者が従うことに頼る必要性があるからである．実際，アーチワイヤー，ファンクショナルアプライアンス，エラスティックスによって歯を動かすということは，同時に患者に痛みを与えることでもある．ほぼ毎回の処置ののちで経験する不快感が長期的には価値のあるものになるということを，矯正医は何らかの方法で患者と両親に理解させなくてはならない．つまり成果を喜べるのは忍耐や努力ののちになるのだから．

ここでの原則では，患者による協力度合いを向上させるテクニックについて述べる．これらのテクニックの効果は，矯正医の積極的な態度と努力にかかっている．

動機づけテクニックの採用とその応用

成功した矯正の治療結果は患者が積極的に頑張ってくれたことによる，ということは疑いのないところである．この頑張りをどうやって引き出すことができたのか，それが問題である．患者の協力の達成にはいろいろな方法があるだろう．しかしながら，使われる方法や手法はそれぞれの患者や矯正医によって異なるのだ．

この本に述べられている治療のメカニクスについては，世界中のどの患者にも使えるものであるが，一方で患者の動機づけのテクニックは，それぞれの国や社会によって大きく変わりうるものだ．ここでの原則で書かれている方法は40年以上もの間，テキサスのアーリントンで治療した私の患者との経験に基づいている．同じ診療所においても，患者の気質は時代とともに変わる．ある患者には毎回効果的な動機づけの方法であっても，ほかの患者にはまったく機能しないこともある．テキサスの12歳の患者の考え方はドイツや南アメリカの子どもの考え方とはまったく違うだろう．しかしながらすべての患者には，個人の責任を受け入れて努力すればそれによって成功できる，という機会が与えられているのだ．

読者のなかには，ここで述べられている考えや方法は馬鹿馬鹿しくて使えないと思う人もいるだろう．そのような読者にとってはそのとおりかもしれない．しかしながら，これらの概念を信じ，自分自身の考え，スタイル，テクニックのなかで応用させようとする人にとっては，誰にでもこの方法は有効なのである．思慮深い読者ならここでの原則で学ぶ点があるだろうし，以下のページで述べられている方法を自分の個性や振る舞いのなかにどう応用すると良いのかわかるであろう．

良いニュースは，子どもは世界中どこでも子どもであることだ．患者を教育し，動機づけをするために2，3分取ることで，矯正医は矯正治療の成功の可能性を高めることができる．この特別な時間は，患者に治療に対する協力の動機づけをするだけでなく，そこで身につけた思考とアイディアは患者自身のものとなって，彼らのその後の人生に積極的な影響を与え続けることだろう．

協力度

矯正医はしばしばどのように“非協力的な”患者を治療するかということに焦点を当てる．たしかにハーブストやペンデュラム，マグネットのような装置は，患者の協力がなくても，Ⅱ級不正咬合を治すことができる．ある種の症例ではこれらの装置やほかにも顎整形的な方法が効果的なこともあるが，患者からすべての責任を取り去るというのは，治療計画の妥協を意味する．

真実は，患者の協力が不要な治療などないということだ．すべての患者はちゃんと歯磨きをし，くっ付く食べ物は食べず，エラスティックスを着け，予約日に来なくてはならない．むしろ，異なるのは“協力度”である．不幸にも，患者のなかには彼ら自身の行動に責任を取れない子どももいる．努力，責任，規律といった言葉は今日の流行ではないかもしれないが，どこのオフィスにおいても基本的な患者教育プログラムのなかに記載されるべき用語である．矯正医は歯をまっすぐに並べるのに加えて，患者が個人的な責任を果たすよう励まし，その努力によって得た成功を体験させることで，若者に積極的で前向きな生き方を身につけさせる機会を与えられているのだ．

私の人生で大きな喜びの1つは，患者が外見的に美しくなることと同時に精神的な態度の面からも成長するのを見ることである．患者や両親からの手紙，何年ものちになってから患者が言ったコメントなどから，これら動機づけのために行った努力が相手の胸にちゃんと届いていたことがわかる．

矯正治療のゴール

一般的に受け入れられている矯正治療のゴールは，質の高い治療結果である．しかしながら，実際には異なる術者が異なる目標をもち，質に対しても異なった理解をしている．たとえば骨格性Ⅱ級の治療では，バランスの取れたプロフィールとはどのようなものか，下顎切歯の位置はどこが正しいのか，臼歯部の望ましい拡大量はどうか，—すべてが長期安定性に影響することであるのに—が異なった意見をもつ矯正医の間で議論される論点となっている．

しかし，治療のアプローチに違いがあったとしても，術者の指示に従うように患者を動機づけすることは良い結果を生むであろう．実際，どんな装置を使用したとしても，すべての患者は一定程度協力的でなければならない．治療を成功させようと思うのであれば，口腔清掃や食べ物のコントロール，装置の装着，エラスティックスの着用のような基本事項はすべての患者が最低限守らなくてはならないことである．

協力を得る

患者が指示に快く従うようにすることは可能である．矯正歯科治療それ自身がアートの一面を有しているように，患者への心理学的な扱いはすべての部分がとても重要なアートなのである．協力を得るテクニックは，矯正歯科のメカニックスと同様に教えることができる．しかしながら，指示に従うように患者を動機づけするためにはいくつかの必要な要素があるに違いない．

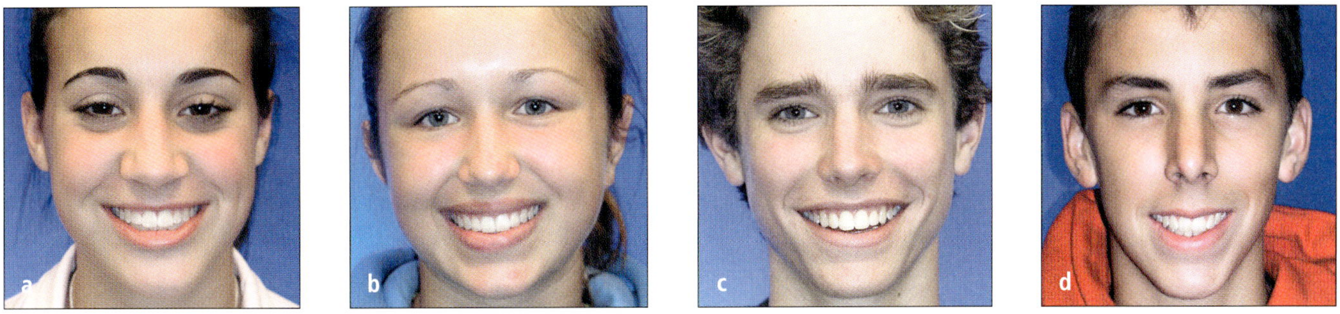

図 20-1a~図 20-1d　治療後のいい笑顔.

図 20-2　この患者教育用パンフレットをすべての患者の最初の来院日に渡す. なかにはドクターの紹介, 治療計画の説明, 早期治療, 全顎治療, ブラケット, 付加装置, インビザライン, 舌側矯正などについて記載がされている. 治療中に避ける食べ物やブラケットの正しいケアとブラッシングについて, そして保定についても書いてある. このパンフレットはORECにて入手できる.

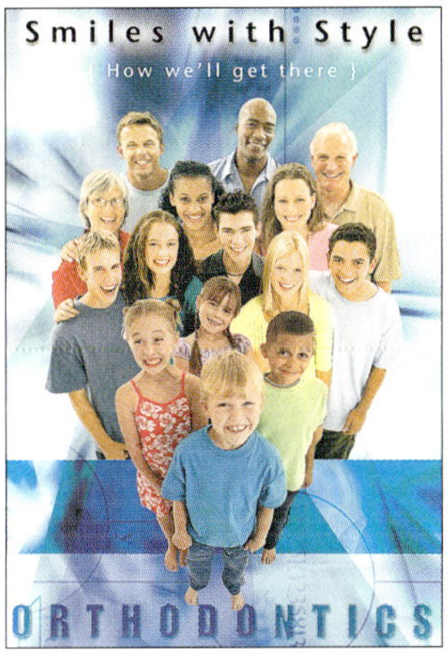

図 20-3　成人の患者教育はまったく異なるので, まったく異なるパンフレットが必要となる. 外科的矯正の劇的な結果と, 成人の治療の重要な相違点が取り上げられている. また診断と治療計画が治療のオプションとともに解説されている. 将来はこのシリーズのなかにすべての章が成人矯正について書かれたものが加わるだろう.

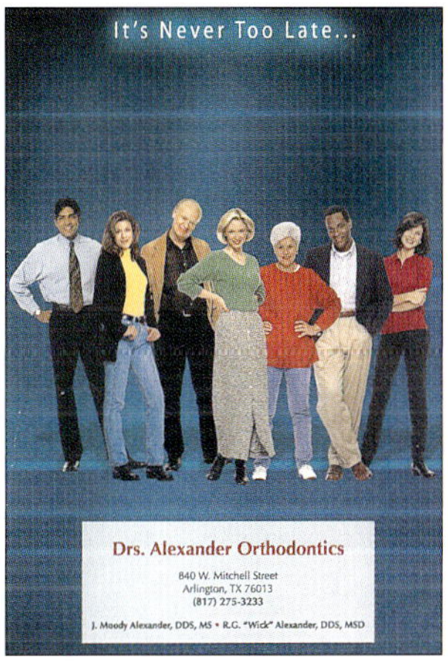

治療技術に対する自信

協力的な患者を作るための最初の条件は, 臨床家が自分の技術に自信をもっていることであり, スタッフも患者が指示を守りさえすれば予想どおりの治療結果になると信頼していることである. Kenneth Cooper[1]は「信念は人がもっているもっとも有効な動機づけの道具だ—その使い方を学ぶことさえできれば」と言った. 治療をシンプルにして, 順序立てて遂行していくことによって, 患者への説明も治療経過の確認も容易になる. もちろん矯正医がこれらの努力が確かな結果を生むということを知っている必要があるが, この本に述べられている原則に従えば, コンスタントに質の高い治療結果を生み出すことができる(図 20-1).

質を定義するなら, それは要求に対する一致性ということである. 矯正歯科において要求されるものは良く知られている. 矯正医は, 自分がやるべきであると知っていることをするだけで, 質の高い治療結果を生むことができるだろう.

私が患者とフェイスボウを着けることの利点について話し合うとき, 彼らはこれらのテクニックにおける私の信念と自信を感じ取ることができる. 矯正医は, 各自のやり方で良いので, 患者が指示を守ればその装置はちゃんと効果がある, ということを患者に伝えなくてはならない.

患者教育

協力を確実にするための2つ目の必要条件は, 患者と両親が何をしなければならないかということと, それがなぜ重要なのかということを正確に理解することである. 両親も一緒でなければならない. 両親のサポートは非常に重要である. 彼らには時間, お金, 努力の観点から, 矯正治療の費用と便益の関係を知ってもらう必要がある. この教育には時間—スタッフの時間と矯正医の時間がかかる. 能率の専門家は時間を"節約(saving)"することを話すかもしれないが, 人々は実際には時間を"費やす(spend)"ことしかできない. 大切なことは, そういった時間をどうやってより効率的に使うかである. 矯正装置のメカニクスについていろいろと考える時間を少なくできれば, より多くの時間を患者教育に費やすことができる(図20-2, 図20-3). 治療前に患者教育を十分にしておくことで治療が始まってから起りうる多くの問題をあらかじめ除去することができる. つまり, "(後で言い訳をするのではなく)事前に知らせておきなさい"ということである.

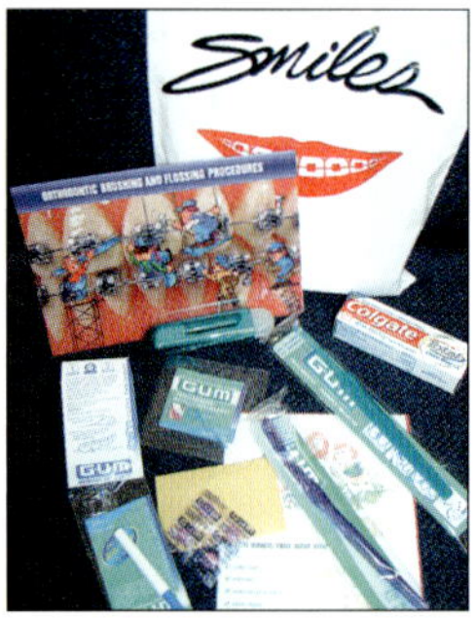

図 20-4　上顎にブラケットが装着した日に渡す患者教育のキット．

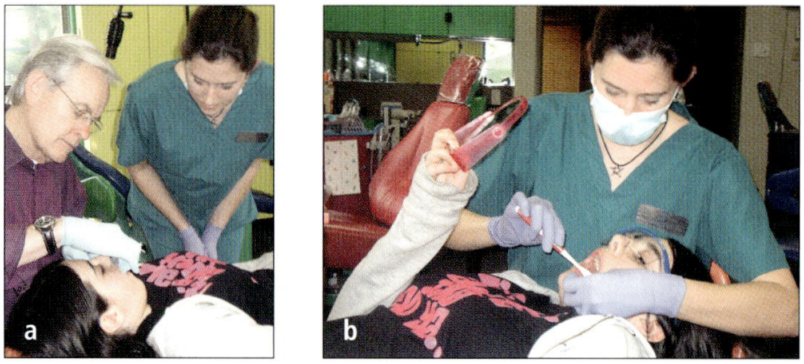

図 20-5　(a)ドクターがスタッフを教育する．(b)アシスタントが患者を教育する．

上顎の歯にブラケットが着いた日，患者には日常用の歯ブラシ，旅行用の歯ブラシ，歯磨剤，フッ素ジェル，歯間ブラシ，旅行用の歯間ブラシ，フロス，フロス通し器，スーパーフロス(Oral-B)，歯垢染めだし剤，ワックス，を一揃い渡している(図 20-4)．

スタッフが歯ブラシ，フロス，歯間ブラシの正しい使い方を指示し，それから患者はスタッフと両親の前でこれらの手順を繰り返す．

患者を教育するということは，一通りの単調な説明の繰り返しであってはいけない．矯正医とスタッフは，患者や両親と意思を通じあい新しい友達になれることを楽しむように熱心に取り組むべきである．現在の矯正治療の方法で，多くの処置や手順をスタッフに教えて代行させる傾向がある．そして術者は患者と両親を自ら教育する時間をあまりもとうとしない．そこで，スタッフが患者を教育することを任命されたとき，自分が何をどうすべきなのか理解していることは非常に重要となる．スタッフを教育することに時間を費やしてこそ，スタッフ職員は患者教育を手伝うことができるようになる．患者は何をすべきか，何が重要かを正確に理解しなくてはならない．スタッフ教育のためには十分な時間を使うべきだ(図 20-5)．

患者の動機づけ

協力的な患者を生むための3つ目の条件は，患者に動機づけするための矯正医とスタッフの能力である．最初に，診療所で働く者は，“人は変わることができる”という前提を理解していなくてはならない．William James(しばしば“アメリカの心理学の父”と呼ばれる)の言葉に，“20世紀におけるもっとも重要な発見は，個人の態度は変わることができるということだ”[2]とある．

動機づけテクニックの研究[3]から学ぶべき教訓は，唯一本当に成功する方法は“自律的動機づけ”である，ということだ．決起集会の演説のように話したのでは誰も耳をかさない．動機づけを効果的にするには，相手の心に響くようにしなくてはならない．鍵となるのは，どのアプローチが各個人の患者に力を与えるかを判断することである．

各個人の態度はどのようにして変わることができるのか，あるいはできないのか—つまり協力的な患者を生むというチャレンジ—については異なる意見もある．これは社会の変化とともに進化し続ける不確実な科学とも言える．しかし，数多くの事例からいくつかの答えは見えてきたし，このテーマは私が40年以上も試行錯誤を重ねた追求に値するものと考えている．

性格の特性

患者が中心になる矯正歯科では，患者こそがシステムを走らせるエンジンである．患者を理解するのが，矯正医の責任である(逆であってはならない)．スタッフと矯正医は，良い治療結果を得るために必要な指示を患者が守ってくれるように仕向けるためのテクニックを学ぶことができる．まず，患者の性格特性を知っておくと役立つ．一般的に，4種類の個性のタイプが存在する．

1. 権力タイプ：すぐに結果が出ることによって動機づけされる．
2. 感化タイプ：他人との相互作用によって動機づけされる．
3. 堅実タイプ：予測可能で確実な結果によって動機づけされる．
4. 細心タイプ：詳細さ，正確さによって動機づけされる．

患者の性格の特徴を知っておくことによって，矯正医は動機づけを成功させるために，その個性に合った特定のアプローチを用いることができる．

患者の個人差

すべての術者は，患者の“自律的動機づけ”の程度が実際には患者個々で差があることを知っている．支えてくれる両親のいる安定した家庭で育った患者は，自分のフェイスボウをきちんと着け，歯も綺麗にしている割合が高いようだ．このような患者は，両親，友人，先生，周囲の人々から良い影響を受ける．問題は，すべての患者がチアリーダーや学級委員ではないということだ．術者の本当の挑戦は，自己評価の低い，典型的な非協力患者にいかに接するか，ということだ．

ほとんどの矯正医は，すべてを悪いほうへ行動してしまう患

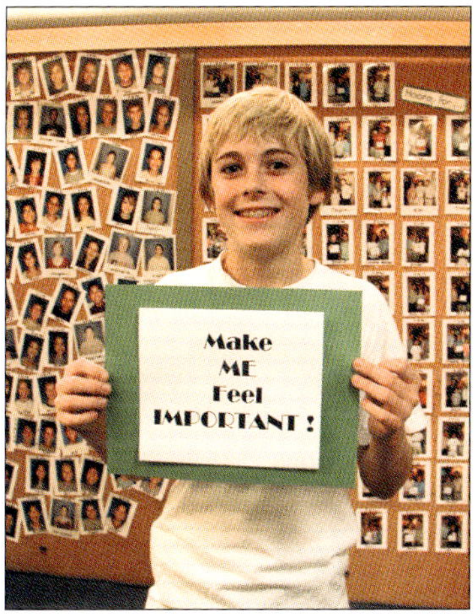

図 20-6　患者が診療室に入ってきたとき，あなたは彼／彼女がこのサインをもっているとイメージしなくてはならない．

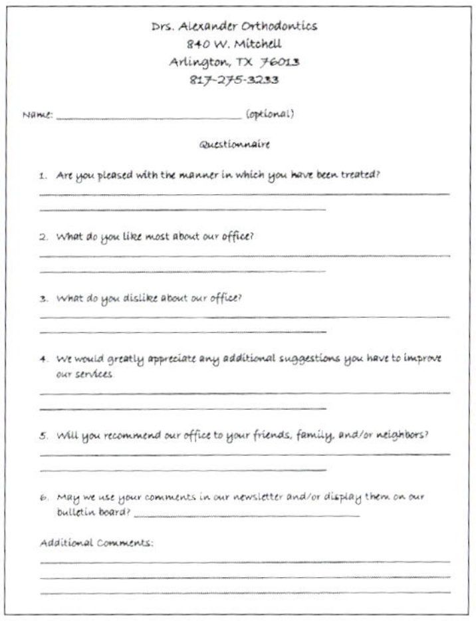

Drs. Alexander Orthodontics
840 W. Mitchell
Arlington, TX 76013
817-275-3233

Name: ______________________ (optional)

Questionnaire

1. Are you pleased with the manner in which you have been treated?
2. What do you like most about our office?
3. What do you dislike about our office?
4. We would greatly appreciate any additional suggestions you have to improve our services
5. Will you recommend our office to your friends, family, and/or neighbors?
6. May we use your comments in our newsletter and/or display them on our bulletin board? ______________

Additional Comments:

図 20-7　矯正治療を経験してどう思ったか，患者と両親の感想をこのアンケート用紙に記入してもらう．

者に少なくとも1人は出会っている．予約をすっぽかす，予約の時間に遅れて来院する，歯磨きがきちんとできていない，ブラケットを外す，指示にきちんと従わないなどなど．矯正医やスタッフたちはしばしばそのような患者が診療室に入ってくると，消極的な反応を示す(あのBillが来た．さっさと治療して，できるだけ早く帰ってもらおう)．

反応はまったく正反対でなければならない．ここには矯正医とスタッフの助けと配慮をまさに必要とする若者がいるのだ．彼らは崩壊した家庭から来て，いつも学校で問題を起こし，悪い連中と一緒にいて，変てこな服を着て，ピアスを付け，入れ墨をして，髪型もおかしいかもしれない．このような患者は，十中八九口腔衛生状態が悪く，装置は着けないし，誰かが彼らの口のなかを見たらすぐに叱責すると予想できる．このような状況でこの若者に対する評価を決めつけてしまわないのは難しいことではあるが，ここで矯正医にはどちらの道を選択するのかが問われる．

態度の順応と変化

Stephen Covey[4]は刺激と反応との間に存在する“間(space)”について述べている．この“間”の存在によって，人はどう反応するかを選択する．たとえば，ほかの車が運転手の前に割り込もうとした時(刺激)，運転手の瞬間的な思考と態度(間)は怒りになり，その車の前に戻ろうとする(反応)かもしれない．結果は，“運転のイライラによる逆上”となる．しかしながら，もしこの“間”で彼が建設的な態度を選択したとしたら，すべては変わる．刺激自体は変わらないが，この“間”をどのように使うか，その選択を自己認識することによって個人の態度と反応は変化することができる．どのように“間”を利用し，相手の反応を予想して対処するかは，練習と深慮がいる．安全運転のために，良い運転手ならばほかの運転手に気をつけて，相手に行かせ自分は怒らない術を知っている．同じ状況が非協力的な患者の場合にも起こるのである．

たとえば，矯正医が言う．「以前にブラケットを着けたときとまったく同じように，君がエラスティックスを着けて数時間すると，歯は痛くなるよ(刺激)．前のときは，君が自分でブラケットを外せなかったので，痛みを我慢して遊んだね．そして数日後には痛みも消えたね．今度は先生の質問です．エラスティックをつけて歯が痛み始めたとき，何をするつもりですか」．矯正医は患者が考えるのを待たなくてはならない(間)．そして彼らは約束する．「エラスティックスを着けたままにします」(反応)．患者は歯が痛み始めたとき，何をするのかを前もって決定したのだ．そして彼らはエラスティックスを使い続ける．

矯正歯科医院は多くの若者の人生のなかで建設的な影響を及ぼす数少ない場所の1つかもしれない．もし，患者が個人の責任を受け入れることを学び，矯正医やスタッフから前向きな影響を受けることができたら，彼らの態度は改まるだろう．このような非協力的な患者が医院にやってきたら，矯正医は“私を大切な人だと感じさせて”というシグナルを彼が示しているとイメージすべきだ(図 20-6)．難しいことではあるが，矯正医やスタッフは相手の何か良いところを見つけてこのような患者に言わなくてはならない．そういった小さなことが，患者の人生を変えることがあるのだ．

態度が改善されれば患者が指示に従うのを助け，おそらく良い治療結果に導くという点でこのアプローチは好循環を生む．成功の感覚は，患者に新たな前向きの経験を築き上げる基盤を提供し，そして，“誰かが自分を気にかけてくれている”のを知ったことによって，矯正医とスタッフは患者に重要な影響を与えることができる．

医院の環境

良い医院の環境は協力を生みだすのに良い影響を与える．なぜなら，どの医院もそれぞれ矯正医の人格を反映しているからだ．自分の“医院の個性”がどう受け止められているか知るためには，矯正医は誰か定期的に訪問する矯正器材のセールスに尋ねてみると良い．

自分の医院を評価するとき，本当にそれがどのようなのかを

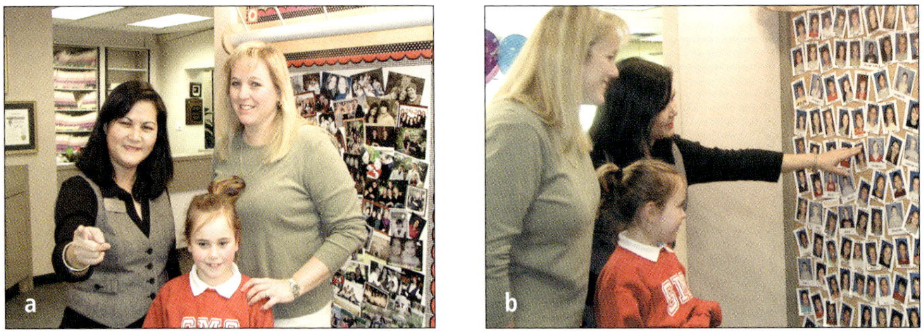

図 20-8a, 図 20-8b　新患とその親にはオフィスツアーをしてもらう.

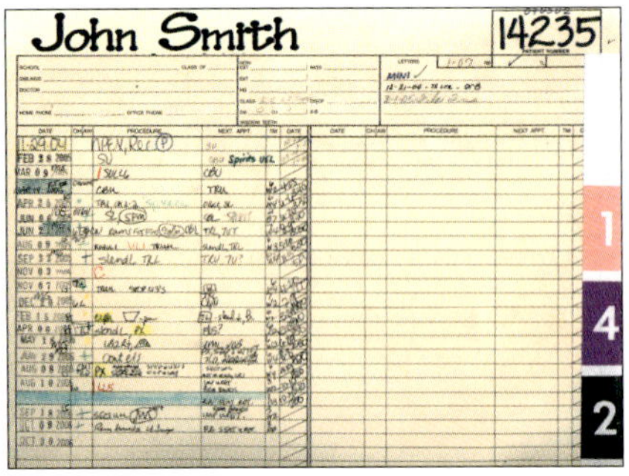

図 20-9　患者の名前が大きく書いてある治療カルテ.

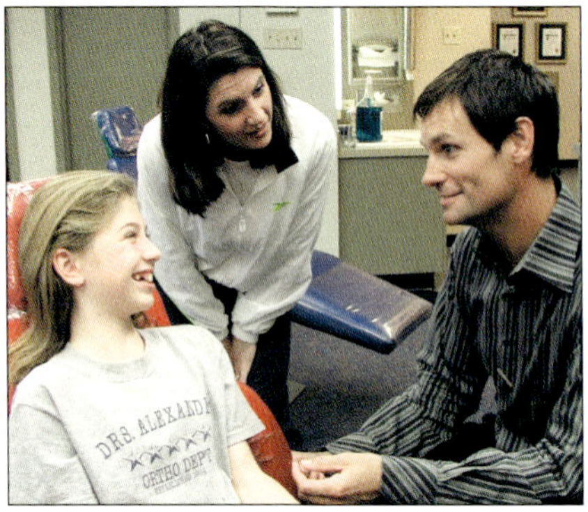

図 20-10　Dr Moodyが患者と母親に治療の説明をしているところ. 患者は特製のアレキサンダーTシャツを着ている.

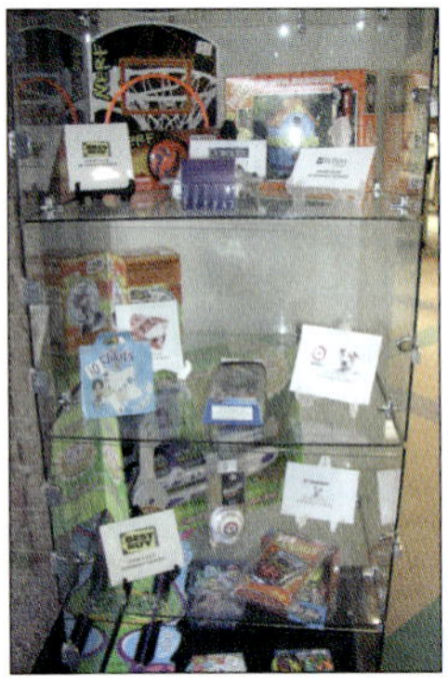

図 20-11　ご褒美の品物がある展示ケース.

知りたい矯正医だったらきっと他人の感想を求めるだろう. われわれの医院では, 装置が外れる日に患者と親にアンケート用紙を渡すことにしている(図 20-7). 好意的なコメントを読むのは嬉しいことだが, 否定的な意見は改善が必要な部分を示唆する助けにすることができる. 私の医院の大人用の治療室は"Rainbow Room(当初はここで子どもの患者と一緒に大人も診ていた)"で治療していた大人の患者のコメントによって作ったものである.

大切なことは矯正医が自分自身にとって快適な場所となる医院のなかで, 積極的に前向きな環境を創り出し, 維持することである. 目標は, 親近感, 安心感, 温かさ, 思いやり, プロフェッショナルな雰囲気を保ち, それによって患者が, 最高品質の治療を受けられ, 医院から最高なものが与えられると感じ取ることである. こうして, 矯正医は自分の医院を質の高い治療結果を達成した患者で満たしていく. 環境とは前向きの雰囲気を暗黙のうちに発散するものである.

協力的な患者を生むことは, 最初の電話での会話から始まる. 前もって矯正治療についての情報が書いてあるパンフレットを歓迎の手紙とともに送っておく. 最初の来院時には, 患者は院内の見学ツアーをする(図 20-8).

世界でもっとも美しい音声の1つは, 自分自身の名前が呼ばれる声を聴くことである. HiとかByeと挨拶を交わすことは, 上述した目標に合致したことだし実行もしやすい. 私の医院では, 患者が来たときと帰るときに彼らの名前をみんなが呼べるようにカルテに大きな文字で書いておくようにしている(図 20-9).

非言語的コミュニケーションは患者を動機づけするのに重要な要素である. われわれの医院の玄関を入った所の壁には, "Effort equals Results(努力＝結果)"の言葉が掲げられている(原則1). James Allenの引用によるこのモットーは, スタッフメンバーにも患者に対しても医院のあらゆる場面で目に触れるようになっている.

ご褒美システム

患者に"努力＝結果"の精神を身につけてもらうために, 協力が良いと褒美がもらえるプログラムを私の息子のJ. Moodyが考案した. 下記の4項目の"約束(rules)"のリストを患者に渡しておき, 来院のたびに"約束"を守っていたら"木製コイン"を与える. 約束とは,

- 予約時間を守って来院すること.
- 良好な口腔衛生状態を維持すること.
- 良好な協力を示すこと(ヘッドギヤー, 保定装置など).
- 来院時に"アレキサンダー"Tシャツを着ていること(図 20-10).

所定の数のコインが貯まったら, 患者はそれで展示ケースにおいてある品物を"買う"ことができる(図 20-11).

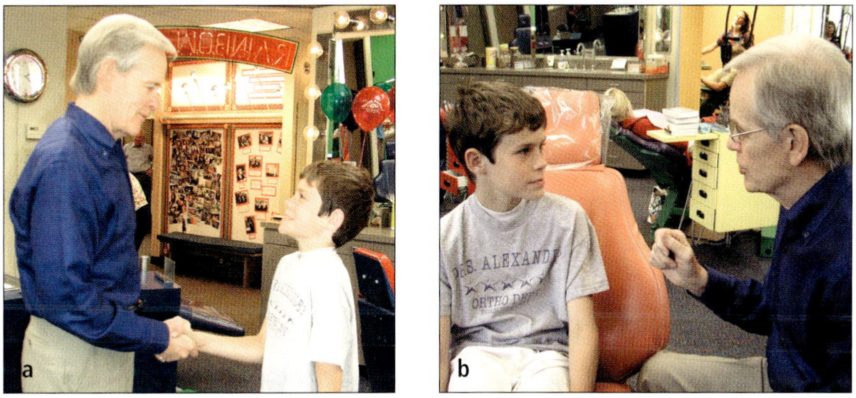

図 20-12 (a)患者と握手をしているDr Alexander. (b)患者との間の水平的コミュニケーション.

握手

世界中のいろいろな国では異なる場合があるかもしれないが，私は父から教わったテキサスの伝統的な作法を，私の医院に治療に来るすべての患者に教えている．握手は非言語的コミュニケーションの1種であり，ここでの原則で述べる一連の原則に準ずる行動と言える．そして，私は弱く握る握手をする患者に会うと，いつも彼らに私が父から教わったことを言うのだ．父はいつも私に，手は強く握り，相手の目を見て，姿勢良く立って，そして笑顔を見せるように言った(笑顔は私がつけ足したのだが)．そして私はいつもこう言う．「いつか教授に紹介されるときとか，あるいは仕事を探すときなど，状況がどうであれ最初の印象は君の握手なんだよ．自信をもって前向きの姿勢で行こう」(図 20-12a)．

コミュニケーションの技術

毎日の生活のなかで積極的な生き方をしていると，それはその人の人生を変えるほどの力になるのだろうか．RathとClifon[6]は著書のなかで，「あなたのバケツにはどれくらい水が入っていますか」と問いかけている．彼らは柄杓とバケツを例にした理論を説明している．つまり，それぞれの人は目に見えないバケツと目に見えない柄杓をもっている．前向きな態度でほかの人に何かを言う人は，聞き手のバケツを満たしている．否定的な言い方をする人は，まさに正反対である．聞き手のバケツを空っぽにしてしまうだけでなく，話している自分自身のバケツも空にしているのだ．

矯正医は1日中バケツを満たす独特な立場にある．患者だけでなく，両親も積極的な刺激を必要としている．同じことがスタッフにも言える．意識してこれらのバケツを満たすことを試みていると，まわりの人々すべてに矯正医は良い影響を与えることができる．つまり，コミュニケーション，生産性，健康，そして幸福感を向上させるのだ．

目を見なさい．もし患者の幸福を心に留めておくならば，動機づけの機会というのは矯正医が患者のチェアサイドに座った瞬間に訪れる．患者の多くは何か言われる前にすぐに口を開こうとする．そんなとき私は「しばらく口を閉じていて．私はあなたを見たいのです」と言う．矯正医は患者の口のなかを見る前に，目を見る時間をもつべきである．こんなちょっとしたことが，矯正医に，患者はタイポドントではなくて人間なのだということを思い起こさせる．臨床家は，医院の外でこの子どもに何が起きているのか知らない．矯正医が患者と前向きに会話する時間はほんの少ししかない．その時間を有効に利用することは重要である．

会話はいつも個人情報から始まる．学校，スポーツ，音楽といった患者の日常生活や，興味を起こさせるものは何でも質問しておくと役に立つ．各々の患者を星に見立ててどこで輝いているかを心に留める．そしてこの情報は忘れないようにカルテに書いておく．患者個人の人生における一般的な関心事を知っておこうとするのも有益である．慎重に選んで話す言葉と声のトーンは，テレビのハイライト番組のように中身が濃く，患者にやる気を起こさせ動機づけができる重要な要素だ．

水平的なコミュニケーション．同じ目線の高さで話す，水平的なコミュニケーションは，重要なコミュニケーションのテクニックである(図 20-12b)．重要な内容の話をするとき，矯正医が腰掛けに座り，患者は診察チェアの上に起き上がる．矯正医の目の高さが患者の目の高さよりも上である状況は避けなくてはならない．彼らと話すときに横に立って話すことも避けるほうが良い．良いコミュニケーションは，お互いに正直で双方向であるべきだ．そして矯正医は積極的な聞き手としての腕を磨かなくてはならない．治療の処置内容についての説明が終わったら，私は「何か質問がありますか」と言うのではなくて，「どんな質問がありますか」と聞く．そこには重要な言葉づかいの違いがある．そして私は患者の言うことを聞くのだ．

プログレスレポート．患者と両親には治療経過について，その時々の状況を説明しておくべきである．最新のデジタルカメラを利用すれば簡単に口腔内を撮ることができ，洗面所の鏡の横に貼っておくようにと渡す．そうすれば彼らは自分の治療の進み具合をモニターできる．

Box 20-1　激励の表現

- どんなことでも最初から簡単なんてものはないよ.
- 可能なことができない, ということは自分自身のせいだよ.
- 辛くて困難なことに直面しても, それに対する準備ができている人は乗り越えられるし, あきらめない.
- 私の役目はあなたのために仕事をすることだけど, あなたのお世話をすることではない.
- 私はあなたに最高の仕事と努力を期待する.
- もしあなたが決心したら, あなたはなんでもできる.
- 自分がこうなりたいと考え続ければそのようになれる.
- 夢はぼんやり想っていないで, 紙に書くんだよ. そうすれば, それは目標となるのだ.
- あなたの価値はあなたが決めるのだ.
- 誰だってやってみて初めて自分ができるってわかるんだよ.
- やるだけだ. 目標をもって.
- 正しいことを正しいときに正しい理由で行え.
- 規律の定義. それをしたいかどうかにかかわらず, それをすべきであるときには, それをしなさい. 言い訳はなし！

激励. 心から賞賛したり, 心配している気持ちはさまざまな方法で表すことができる. 矯正医は言葉がもっている力を理解し, 正しいときに正しい言葉を使わなくてはならない. 適切なときに大好きな表現を患者と共有することは, とても価値のあるものだ. Box 20-1は, 私のお気に入りのフレーズだ.

これらのよく使う動機づけの表現のうちでも, 最後のフレーズが私は一番好きだ. それはdiscipline(規律)という言葉が私のテクニック(つまりアレキサンダーディシプリン)の特徴を表現しているからかも知れない.

口腔衛生

疑いなく, 患者がきちんと続けて行わなくてはならないもっとも重要な行動は口腔衛生管理である. 装置の種類に関係なく, この基本的手法を患者に教え, 実行させなくてはならない.

医院や患者によってさまざまな指導法があっても良い. 患者に対する指導は1人ひとり行う場合やグループで行う場合もあろうが, メッセージは同じだ. 患者が治療室に入ってくるときには, 歯にプラークが付いているのが見えるような状況であってはならない.

プラークの話. 何人かの子どもたちにはプラークの影響についての話に参加させる.

> プラークって何か知っているかい. それは歯をいつも綺麗にしておかないとできてくる, ねばねばした物質のことだよ. スケーラーで少量のプラークを除去し, 硝子版に乗せ, 水を1滴たらしてゆっくりとかき混ぜ, 顕微鏡の下におきます. 何が見えるかわかるかな. 何千何万という微生物…細菌…バクテリアがそこら中を泳ぎ回っている. それはあなたの歯と歯の間に住んでいるのだよ.
>
> あなたはそれらの大好きな食べ物を知っているかい. 砂糖だ！　あなたも先生も好きだよね. キャンディーやクッキーを寝る前に食べて, 歯磨きを忘れると何が起きるかを想像してみよう. バイ菌が夜通し砂糖を食べ…おなかいっぱいになり…そして…何が起こるかわかるかい. (小休止)あなたの口の中でうんちをするのだよ！げぇー！
>
> バクテリアは生きているので, あなたたちや先生と同じで, トイレに行かなくてはならないのだ. バクテリアにとって問題なのは, その排せつ物が酸であることだ. この酸は口のなかで見られるすべての問題を引き起こすのだよ…歯ぐきからの出血, ムシ歯, 歯の変色. だから, あなたが歯ブラシを使うとき, ただブラシでこすっているだけではなくて, もっと…つまり歯を綺麗にしなくてはいけないのだよ.
>
> プラークが付いてない歯にすることが, お口の清潔の正しい目標だよ. そうすれば矯正装置もピカピカできれいな状態に保たれるのだよ.

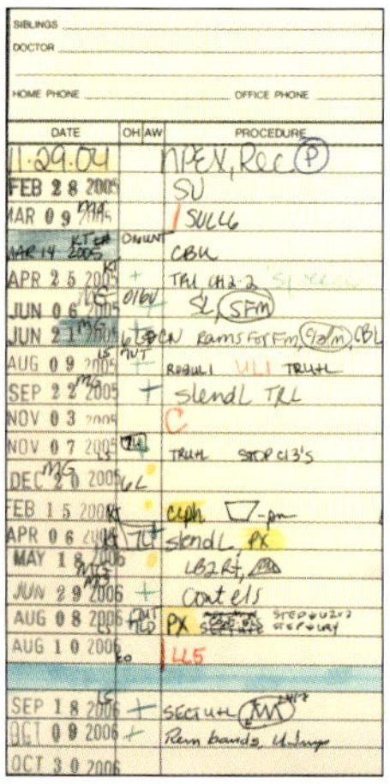

図 20-13　口腔衛生状態の評価. 毎回来院時に記録する.

治療中のモニタリング

それぞれの患者の状況は, 治療期間を通して, 動機づけと協力を維持するために絶えずチェックする. 毎回の来院時, 最初に患者の口腔清掃状態をチェアーサイドアシスタントが評価する(図 20-13). 緑(＋)＝優秀, 黄(0)＝良, 赤(－)＝不可. この患者の口腔衛生状態の追跡記録は, 両親に治療経過を説明する際に利用する. 良い報告としても悪い報告としても.

結婚式の話. 女の子には, 私が結婚式の話をすることがある.

図 20-14　インフォームドコンセントの書式．治療前に患者と両親に署名してもらう．

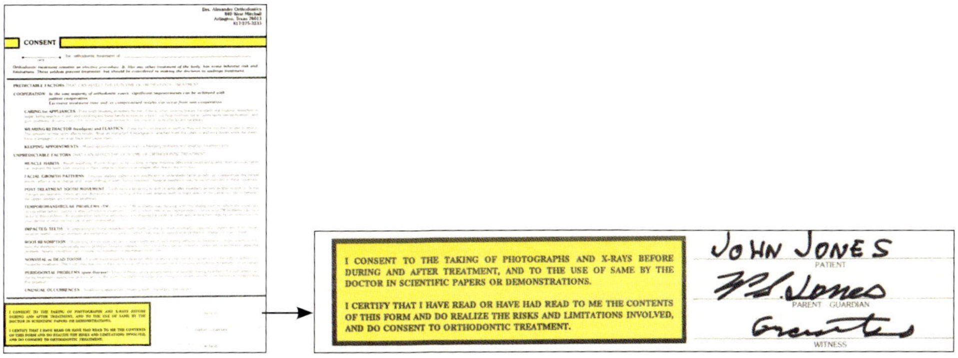

10年後の未来のあなたの結婚式を想像してみましょう．真っ白のガウン，素敵な髪とメイクアップ…完璧な日だ．さて，ここで鏡を見てスマイルをしてみましょう！　あなたの歯はどんな感じですか．あなたのスマイルが将来のその日にどれくらい美しいかは，あなたが今行っていることで決まるのですよ．

短期の目標

患者のオーバージェットを減少するなどの達成可能な短期の目標を定めることは，とても重要である．オーバージェットは来院のたびに計測することができる．改善が見られたときには，スタッフは必ず患者を称賛して，成果を親と分かち合う．良い口腔衛生状態と協力に対してご褒美をあげるのも，価値のあることだ．たとえば，ある医院では，口腔衛生状態が優秀で３つの“プラス”を受け取った患者に１ドル銀貨を授与しているところもある．良い結果が出たとき，協力に対し感謝の言葉を述べ，さらにそれを強化させることは重要である．

最後の方策

一部の患者はどうしても治療が当初の予定よりも遅れる場合がある．もしそれが骨格的な成長があまりないようなコントロールできない原因によるものならば，そのことを説明したうえで，治療を計画どおりに続行しなくてはならない．もし進行状況が遅いことが患者の非協力によるものならば，第一段階として，ミニコンサルテーションの時間をもって患者と両親に状況を説明し，非協力の結果，治療が遅れていると話す．

親に直接話すことはしばしばとても効果がある．親は子どもの矯正に多額のお金を“投資”していたのに，この時点で“投資”に対する良い“リターン”を受け取ることができないのだ．ビジネスに関心のある父または母はこの類似点をすぐに察知することができる．

あきらめない，怒らせないということは重要だが，現実的であることも等しく重要だ．まさにこの時点で，患者と両親にとって何が一番大切か，と同時に矯正医にとって何がベストかを決める必要がある．“行為”と“行為者”は区別して扱われなくてはならない．スタッフは行為者（患者）は好きだが，（非協力という）行為は好きではない．

新しい目標．新しい，明確で，達成できる目標を患者と両親に示すことが必要となる．ある程度の成功を保証するのには妥協も必要である．たとえば，「もしもエラスティックをフルタイムで着けるなら，フェイスボウを着けるのをやめても良い」と言うこともある．進展が見えてこないとき，矯正医はあらゆる動機づけのテクニックを試し，正確な記録を取り，両親に手紙でフォローアップしなくてはならない．

動機づけの言葉．元アスリートで今でもスポーツ愛好者である私は，多くの患者に治療が終盤にさしかかったころの会話の際にスポーツに関連したフレーズを使う．

- “ダメ押し”の場面だ．
- あなたが勝者だ（敗者ではない）．
- われわれは２分間の警告中だ．
- 今頑張るか，後で後悔するか．
- １点入れれば勝ち，でも時間がもうない．
- あなたは勝者としてゴールインしたくないですか．

非協力が続く場合．いろいろと努力したにもかかわらず，上手くいかない患者も少数だがいる．いくらやっても非協力という問題が改善しないなら，治療終了予定日の６か月前に患者と両親とでもう一度ミーティングをもつ．そのとき，４つのオプションが提示される．

1. 患者は治療目標の達成のためにフェイスボウやエラスティックスの着用にこれから最大の努力をして，予定どおりに治療を終わらせる．
2. フェイスボウを上顎のバンドに結紮して固定するか，あるいはHerbstやForsus（3M Unitek），もしくは特別なコイルスプリングのような“協力を要しない装置”に変える．
3. 治療は当面継続し，両親が承認の手紙に署名したのち，装置は前もって予定していた期日に外す．
4. 良い結果が得られるまで，毎月の追加料金を支払ってもらって，予定の期日が過ぎても治療を続ける．

両親はすでに多額のお金を投資しているので,「さらにお金を払わせるのはフェアじゃない. その代わり患者自身に治療の完成のために自分のお金を少し投資してはどうか」と言う. 最初のコンサルテーションのときに両親の同席のもと, すべての患者が署名する個人の責任同意書のなかに追加料金のオプションについては記載されている(図 20-14). しかしながらほとんどの両親は, 少しでも早く治療が完了するようより多くの努力をするほうを選ぶ.

もしも予定した期間よりも治療が3～6か月余分にかかる程度ならば, ふつう追加料金は発生しない.

結論

協力的な患者を生むことは, 矯正医の態度から始まる. 矯正医は「人」を対象とした仕事に携わっているのである. 治療目標は, 矯正医がコミュニケーションの重要性を信じ, きちんと患者を教育し, 彼らが指示を守るように効果的に動機づけをしたら, 達成できるだろう. この種のコミュニケーションは時間がかかるが, やりがいのある結果を生む.

“協力を要しない装置”にも存在理由はあるが, それを使えばすべての問題が解決されるわけではない. 本当に“協力不要”というのならば, 患者が良い口腔衛生状態を維持するとか, 装置を大事に扱うとか, 予約日を守るとか, 治療を成功に導くためのいくつかの“些細なこと”をする必要もないだろう.

GlennとNelsen[7]による“放縦な世の中において独立独行の子どもの育て方”という本で, 彼らは賢明な言葉との協調がもたらす結果について言及しているが, それらの言葉は患者の動機づけにも用いることができる. 子育てについての彼らの考えは, 矯正医と患者の関係にも当てはまる. 矯正医は, 患者自身が治療のパートナーとして重要な役割を担っており, 単なる治療の対象者とか受け身の存在ではない, と思わせるようなやり方で患者に対応しなくてはならない. 矯正医は患者をチームの一員だと感じさせるとともに, 治療が成功したときにはその功績を認めて称えるようにしなければならない.

John Naisbitt[8]は, このことについて実に素晴らしい表現をしている. “少なくともわれわれの心のなかには, 技術が進歩すれば個人の規律や責任を必要としない時代がもう間際まで来ているのだ, という考えが浮かぶ. しかし結局のところそれは決して実現しないし, 将来もありえない”. もし矯正医がいつも高水準の治療結果を出そうとするなら, 患者は治療のすべての場面でつねに協力的でなくてはならない. 因果応報の法則は今も決して変わらない. つまり患者にとっても矯正医にとっても—依然として努力に応じただけの結果が得られるのである.

参考文献

1. Cooper K. It's Better to Believe. Nashville: Thomas Nelson, 1995.
2. Peale NV. My Favorite Quotations. Norwalk, CT: Gibson, 1990.
3. Waitley D. The Psychology of Human Motivation [audiocassette tapes]. Niles, IL: Nightingale Conant, 1991.
4. Covey S. First Things First. New York: Simon and Schuster, 1994.
5. Allen J. As a Man Thinketh. 1902.
6. Rath T, Clifton DO. How Full Is Your Bucket? Positive Strategies for Work and Life. New York: Gallup, 2004.
7. Glenn HS, Nelsen J. Raising Self-Reliant Children in a Self-Indulgent World, ed 2. New York: Three Rivers, 2000.
8. Naisbitt J. Megatrends: Ten New Directions Transforming Our Lives. New York: Warner, 1982.

索引（五十音・英字順）

お

か

き

く

け

こ

さ

し

す

せ

英字

A

B

C

D

E

F

G

H

I

J

K